骨折
髄内固定治療マイスター

■編集
澤口 毅
富山市民病院副院長・整形外科部長

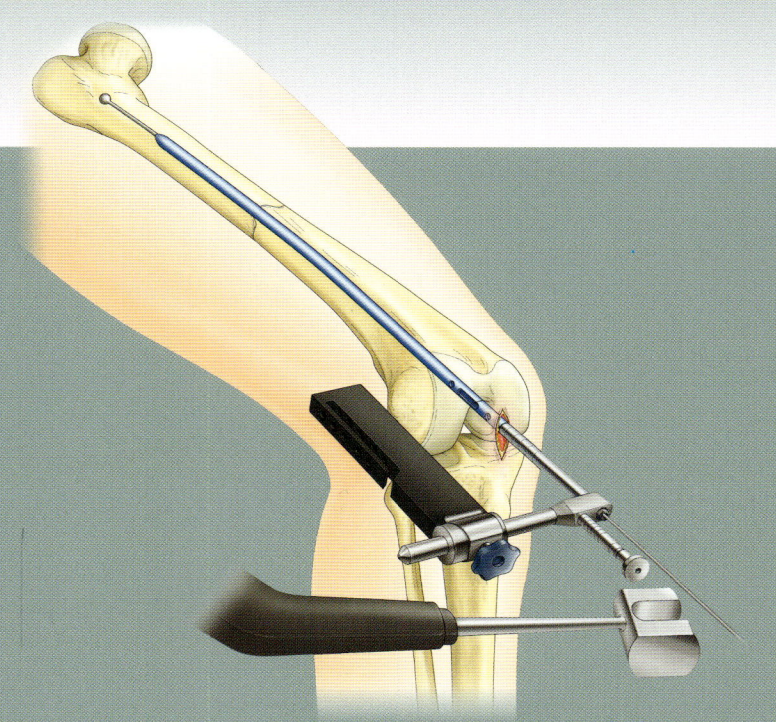

MEDICAL VIEW

本書では，厳密な指示・副作用・投薬スケジュール等について記載されていますが，これらは変更される可能性があります。本書で言及されている薬品については，製品に添付されている製造者による情報を十分にご参照ください。

Fracture　Master of intramedullary fixation
（ISBN978-4-7583-1369-8 C3047）

Editor : Takeshi Sawaguchi

2016. 4. 10　1st ed.

ⓒMEDICAL VIEW, 2016
Printed and Bound in Japan

Medical View Co., Ltd.
2-30 Ichigayahonmuracho, Shinjuku-ku, Tokyo, 162-0845, Japan
E-mail　ed@medicalview.co.jp

序　文

　骨折治療の目的は損傷された四肢機能を早期に回復し，1日も早く受傷前の社会生活に復帰させることにあります。もちろん保存療法により良好な結果の得られる骨折も少なくありませんが，多くの骨折では観血的整復内固定を必要とします。プレート固定に関しては，2012年に刊行した『骨折　プレート治療マイスター』が好評をいただき，『髄内固定治療マイスター』刊行の要望を多数いただきました。そこで髄内釘のみに限らず，髄内で固定する方法としてスクリューやKirschner鋼線を含めて網羅することにいたしました。『骨折　プレート治療マイスター』と合わせると，成人の四肢骨折手術の大部分をカバーできると思います。

　骨折治療を髄内から固定する試みは，古くは16世紀の中米アステカ帝国において，長管骨の偽関節に対して木製の棒を髄内に挿入する治療が行われていました。また19世紀から20世紀初頭にかけてドイツを中心に象牙のペグで固定することが試みられました。第一次世界大戦ではイギリスのHey Grovesが，骨折部から挿入した金属製の髄内釘を使用しましたが，高い感染率を伴いました。1931年にアメリカのSmith-Petersenが，大腿骨頸部骨折に対するステンレススチール製の三翼釘による良好な成績を報告して以降，金属製インプラントによる髄内釘が普及するようになりました。また同じアメリカのRushらは，尺骨近位部骨折と大腿骨近位部骨折にRushピンを用いた固定を行っております。

　長管骨骨幹部骨折に対する髄内釘は，1940年にドイツのGerhard Küntscherにより報告されました（Marknagelung）。当初は懐疑的な意見が多く，なかなか受け入れられませんでしたが第二次世界大戦後，世界的に急速に普及するようになりました。Küntscherの功績は，骨幹部骨折の髄内固定に加えて，骨折部から離れた場所から髄内釘を挿入することにより骨折部を損傷しない閉鎖性髄内固定と，早期機能運動を推奨したことにあります。その後，髄内釘は髄内リーマーやX線透視装置の進歩，さらには横止め髄内釘の導入による適応の拡大があり，現在のような著しい進歩を遂げています。

　わが国におけるKüntscher髄内釘は，1950年代初めに神戸大学　柏木大治教授，久留米大学　宮城成圭教授により導入され，さらに1970年代には北里大学　山本　真教授，糸満盛憲教授のグループが，詳細な基礎研究による円筒横止め髄内釘を開発しています。

　本書では各部位の髄内からの固定に関して，エキスパートの先生方に豊富な経験と工夫に基づいて，適応，局所解剖，各インプラントの特徴，骨折分類，画像診断と読影のポイント，手術体位，手術アプローチ，整復と固定のコツ，後療法，合併症予防について詳述いただきました。骨折状態の正しい評価，しっかりとした術前計画，そして解剖を熟知して手術を行うことが非常に大切です。また軟部組織の状態をしっかり評価することも重要です。本書は髄内固定に関する実践的マニュアルです。皆様には本書を活用され，着実な骨折治療を行っていただけることを期待しております。最後に多忙ななか，執筆いただいた先生方に厚くお礼申し上げます。

2016年3月

富山市民病院副院長・整形外科部長　澤口　毅

骨折　髄内固定治療マイスター

目　次

I　上肢

鎖骨骨折　　2　　井上悟史ほか

- 手術の基礎知識 ･････････････････････････ 3
- 髄内固定手技 ･････････････････････････････ 3

上腕骨近位部骨折　　10　　井上尚美

- 手術の基礎知識 ･････････････････････････ 12
- 髄内固定手技 ･････････････････････････････ 13

上腕骨骨幹部骨折（順行性髄内釘固定）　　24　　白濱正博

- 手術の基礎知識 ･････････････････････････ 26
- 髄内固定手技 ･････････････････････････････ 29

前腕骨骨幹部骨折　　36　　小林由香

- 手術の基礎知識 ･････････････････････････ 37
- 髄内固定手技
  - 尺骨（順行性髄内釘固定）････････････ 40
  - 橈骨（逆行性髄内釘固定）････････････ 43

橈骨遠位端骨折　　48　黒田　司ほか

- 手術の基礎知識 ……………………………… 49
- 髄内固定手技 ………………………………… 52

手指骨折　　58　大久保宏貴ほか

- 手術の基礎知識 ……………………………… 59
- 髄内固定手技 ………………………………… 64

II 骨盤・下肢

骨盤輪骨折(スクリュー固定)　　70　澤口　毅

- 手術の基礎知識 ……………………………… 71
- 髄内固定手技
    - Iliosacral スクリュー固定 ……………… 76
    - 恥骨上枝逆行性髄内スクリュー固定 …… 80
    - 臼蓋上方腸骨髄内スクリュー固定 ……… 82

大腿骨頚部骨折(Hansson Pin固定)　　86　野々宮廣章

- 手術の基礎知識 ……………………………… 87
- 髄内固定手技 ………………………………… 92

大腿骨頸部骨折（スクリュー固定・SHS固定）
98　坂越大悟 ほか

- 手術の基礎知識 ･･････････････････････････ **99**
- 髄内固定手技
    - CCHS固定 ･･････････････････････････ **105**
    - SHS固定 ･･･････････････････････････ **109**

大腿骨転子部骨折（short femoral nail固定）
115　徳永真巳

- 手術の基礎知識 ･･････････････････････････ **117**
- 髄内固定手技 ････････････････････････････ **121**

大腿骨転子部骨折（PFNA固定）
138　南里泰弘

- 手術の基礎知識 ･･････････････････････････ **140**
- 髄内固定手技 ････････････････････････････ **143**

大腿骨骨幹部骨折（順行性髄内釘固定）
154　渡部欣忍

- 手術の基礎知識 ･･････････････････････････ **155**
- 髄内固定手技 ････････････････････････････ **157**

大腿骨骨幹部骨折（逆行性髄内釘固定）
168　吉田健治

- 手術の基礎知識 ･･････････････････････････ **169**
- 髄内固定手技 ････････････････････････････ **170**

大腿骨遠位部(顆部・顆上)骨折　　189　　最上敦彦

- 手術の基礎知識 …………………… 193
- 髄内固定手技 ……………………… 196

脛骨骨幹部骨折　　212　　生田拓也

- 手術の基礎知識 …………………… 213
- 髄内固定手技 ……………………… 215

脛骨遠位部骨折　　225　　伊勢福修司

- 手術の基礎知識 …………………… 226
- 髄内固定手技 ……………………… 230

踵骨骨折（Westhues変法）　　242　　北村貴弘ほか

- 手術の基礎知識 …………………… 243
- 髄内固定手技 ……………………… 247

中足骨骨折　　254　　寺本 司ほか

- 手術の基礎知識 …………………… 255
- 髄内固定手技 ……………………… 262

索引 …………………… 269

執筆者一覧

● 編　集　　澤口　　毅　　富山市民病院副院長・整形外科部長

● 執筆者
　（掲載順）

井上　悟史	中江病院整形外科
栗山　新一	京都大学大学院医学研究科整形外科学
百名　克文	日本赤十字社和歌山医療センター副院長，整形外科部長
井上　尚美	東北労災病院人工関節センター長，関節外科部長
白濵　正博	久留米大学医学部整形外科学骨折外傷担当教授
小林　由香	東海大学医学部外科学系整形外科学講師
黒田　　司	新須磨病院整形外科部長
筒井　美緒	新須磨病院整形外科医長
大久保宏貴	琉球大学大学院医学研究科整形外科学
金谷　文則	琉球大学大学院医学研究科整形外科学教授
澤口　　毅	富山市民病院副院長・整形外科部長
野々宮廣章	静岡赤十字病院整形外科第二整形外科部長
坂越　大悟	富山市民病院関節再建外科部長
徳永　真巳	福岡整形外科病院診療部長
南里　泰弘	厚生連滑川病院院長
渡部　欣忍	帝京大学医学部整形外科学教授
吉田　健治	聖マリア病院整形外科手外科センター長
最上　敦彦	順天堂大学医学部附属静岡病院整形外科准教授
生田　拓也	熊本整形外科病院副院長
伊勢福修司	仙台医療センター整形外科医長
北村　貴弘	唐津赤十字病院整形外科副部長
白仁田　厚	しらにた整形外科クリニック院長
寺本　　司	福島県立医科大学外傷学講座教授，総合南東北病院外傷センター副センター長
家田　俊也	大洗海岸病院院長

I

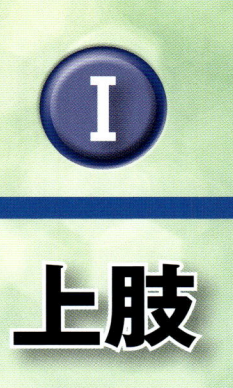

上肢

上肢

鎖骨骨折

中江病院整形外科　井上悟史
京都大学大学院医学研究科整形外科学　栗山新一
日本赤十字社和歌山医療センター副院長，整形外科部長　百名克文

髄内固定のメリット

1. 低侵襲である。
2. プレート固定法と比較して，皮切が小さく整容的によい。また，軟部組織への侵襲が少なく，骨癒合時期が早い[3,6〜8]。鎖骨は完全な解剖学的整復位を得られなくても機能障害は生じにくく，プレート固定法までは必要としないときに用いる。
3. 保存療法と比較して，除痛を早期に獲得できる。また，偽関節を生じにくく，機能的な予後もよい[1,2,4,5,9]。

使用する髄内固定器具

Kirschner鋼線（K-wire）

基本的に2.4mm径のK-wireを1本用いているが，以前は3.0mm径のK-wireを使用することもあった（図1）。しかし，当院の臨床成績において，術後にK-wireの近位への引き抜きによる皮膚傷害を生じたものは84例中8例（10％）であり，すべて3.0mm径を使用した症例であったため，現在は2.4mm径のみを用いている。2.4mm径が引き抜きを予防できた理由として，K-wireが適度に弯曲するためではないかと考えている[10]。

図1　K-wire

手術の基礎知識

◆ 髄内固定治療の適応

　中1/3の鎖骨骨幹部骨折が対象となる。鎖骨の横径以上に骨折部が転位し，主骨片間に接触がない症例のうち，偽関節が危惧される場合や疼痛の強い場合に年齢を考慮して手術適応とする。その際にわれわれは本法を第一選択としている。

　長い斜骨折や大きな第3骨片を有する症例に対しては，K-wireでの固定が困難と考えられ，プレート固定法を選択することもある。しかし，このような症例でも，骨折部に小切開を加え，strong sutureを第3骨片や斜骨折部に追加で締結することにより，本法で対応できることも多い。切開を加えるのであればプレートで強固に固定をするほうがよいという考え方もあるが，軟部組織への侵襲はプレート固定法のほうが大きい場合が多く，骨癒合への影響を考え，われわれはできるだけ本法を行うように心がけている。

◆ 画像診断と読影のポイント

　多くの症例は，単純X線像のみで前述の適応に基づき治療方針を決定している。しかし，長い斜骨折や大きい第3骨片を有する症例に対しては，CT画像を併用して手術法を検討する必要がある。

◆ 整復法のポイント

　手術適応と判断した場合は，術前に整復することはない。

髄内固定手技

◆ 展開

　体位は仰臥位で，骨折部の短縮を改善させるため，胸椎の後方（正中）に折り込んだシーツを入れ，肩甲骨を内転させ胸の張った状態にする。

　次に，ヘッドアップを30°程度行う。消毒は鎖骨部のみ行い，ドレーピングは鎖骨部のみあけておく。術者は患側に，助手は健側に立つ。透視は健側から助手の頭側よりベッドに対して垂直に入れる。透視の基本的な角度はベッドの傾きに合わせて30°傾ける（図2）。

◆ 近位骨片への髄内固定(K-wire)の刺入

　K-wire刺入の前に，両端鋭のK-wireがない場合は，K-wireの鈍のほうをワイヤーカッターで斜めにカットし，可能な範囲で鋭な状態にしておく。

図2 術前準備（左鎖骨骨折の場合）

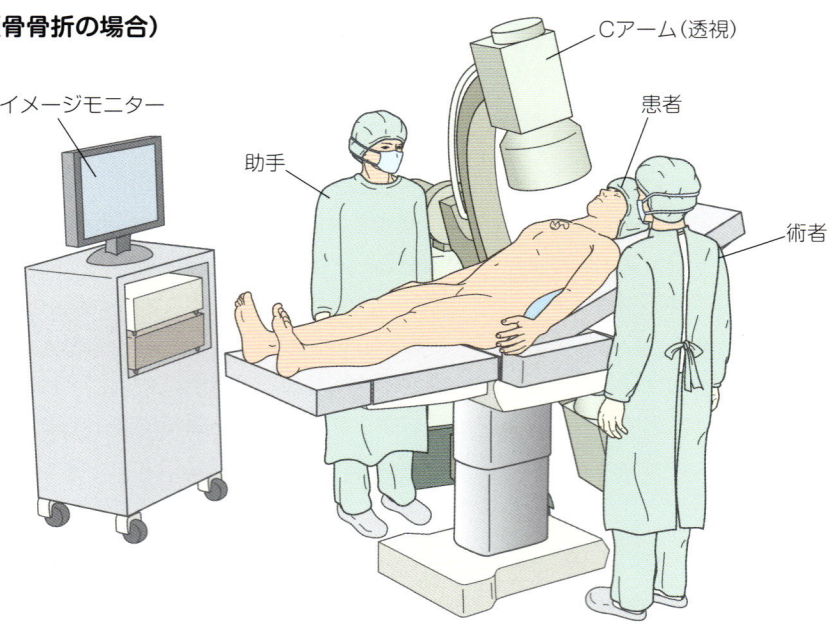

　骨折部の同定は，骨折部位が転位しているため，視診・触診にて明らかな場合も多いが，術前透視での骨折部の確認を怠らない。

　骨折部より約3cm遠位側からK-wireを，近位骨片の骨軸に沿って，近位骨片髄腔を目指して刺入する。その際，K-wireで皮膚を貫通して刺入し，特にメスで皮切を加えない。その理由として，皮切により皮膚の挫滅は生じにくいが，刺入部が不適切であった場合，さらに皮切を作製しなければならないためである。ワイヤーカッターでカットした尖端は，鋭の尖端と比較して鋭くないため，鋭のほうから皮膚を貫くと皮膚の挫滅は少ない。動力は付けずに，K-wireを直接手で把持し，透視下で近位骨片髄腔入口を探る。髄腔入口にK-wireが到達していると思われたら，その位置を保持し，K-wireに動力を装着して，髄腔内へ挿入していく。

Meister Check

◆手でK-wireを把持する理由◆

　最初から動力でK-wireを把持すると，髄腔入口に達している感触がわかりにくいからである。刺入する方向は，動力の手元をやや背側に下げ，近位骨片皮質骨のやや前方を貫くようにする。そうしないと，K-wireが近位骨片髄腔内を胸鎖関節付近に到達して，皮膚を貫いたK-wireが清潔区域外に出てくる危険性があるからである。

　近位骨片皮質骨を貫いたら，助手が皮下に突出したK-wireを触診または視診で確認する。K-wire突出部のすぐ近位を骨膜剥離子などによりカウンターを加え，皮膚上へ突き抜けるように誘導する（**図3**）。このように誘導しないと，皮膚貫通部がかなり近位になってしまう。

皮膚を貫いた鎖骨近位端のK-wireを助手が動力で把持し，透視下でK-wireの遠位端が骨折部に位置するまで近位へ引き抜く。

◆ 骨片の整復

整復は術者が行う。骨折部を把持するために，5mm程度の小切開を近位骨折部に2箇所，遠位骨折部に2箇所加える。同部からモスキート鉗子を挿入し，骨片に達するまで軟部組織を剥離する。骨鉗子の先端を小切開部から挿入し，近位骨片，遠位骨片を把持する（図4）。

図3　K-wireの誘導

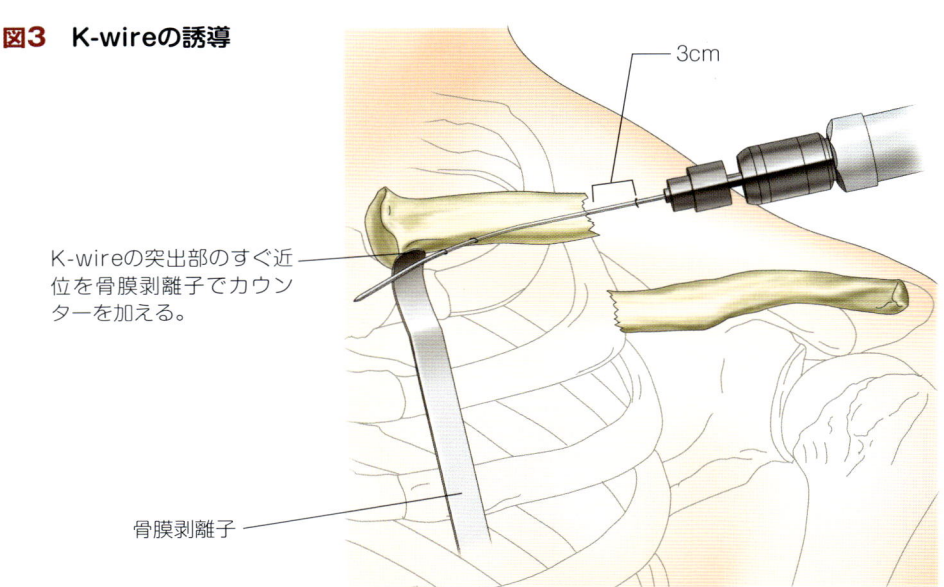

K-wireの突出部のすぐ近位を骨膜剥離子でカウンターを加える。

骨膜剥離子

図4　近位骨片，遠位骨片の把持

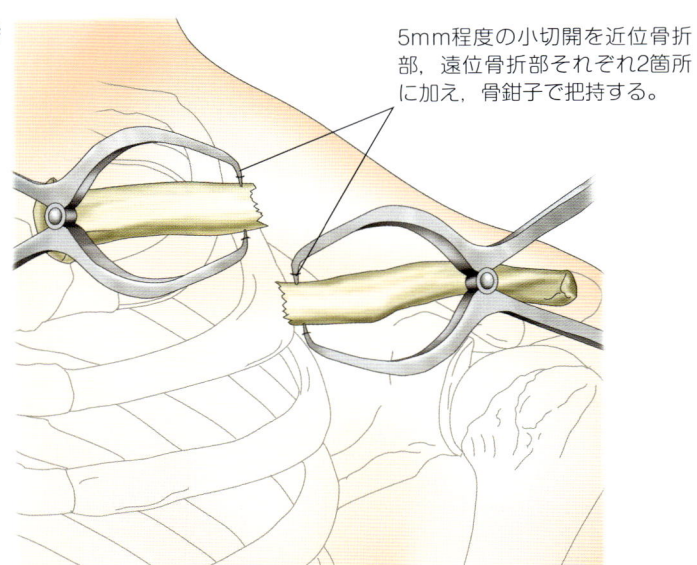

5mm程度の小切開を近位骨折部，遠位骨折部それぞれ2箇所に加え，骨鉗子で把持する。

> ||||||||||||||||||||||||||||||||||||||||||||| **Meister Check** |||||||||||||||||||||||||||||||||||||||||||||
>
> ◆骨を把持する位置のコツ◆
> 　把持する位置は，できるだけ骨折部に近いほうが，骨片の操作性はよくなる。鎖骨は前後の幅が広く頭尾側の幅が薄い形態をしているため，把持する方向は前後よりも頭尾側から把持したほうが滑りにくい。骨鉗子先端を小切開部から挿入する際，特に尾側は神経血管損傷に注意する必要がある。

　透視下に整復操作を行う。完全に整復できなくても，近位骨片に挿入したK-wireの外側端が遠位骨片髄腔内へ刺入できる程度に整復されればよい。骨片間の接触があれば，まず骨癒合すると思われ，機能障害や整容的な問題が生じることは少ない。整復のポイントとして，体位をとる際に胸を十分に張って，短縮を改善させておくことが重要である。また，透視にて頭尾側に整復されたように見えても，前後に転位を残存していることもあり，把持した骨鉗子で骨折部を回すと整復されるときがある。

◆ 遠位骨片への髄内固定(K-wire)の刺入

　K-wireが遠位骨片髄腔内へ刺入できる程度に整復されたら，助手がK-wireの近位端を動力で把持し遠位骨片髄腔内へ刺入する。その間，術者は骨鉗子を把持して整復位を保っておく。K-wire刺入中に，K-wireの皮膚貫通部で熱傷を生じやすいため，同部に生食水を常に噴射して，冷却し続けることが重要である(**図5**)。

図5　遠位骨片へのK-wireの刺入

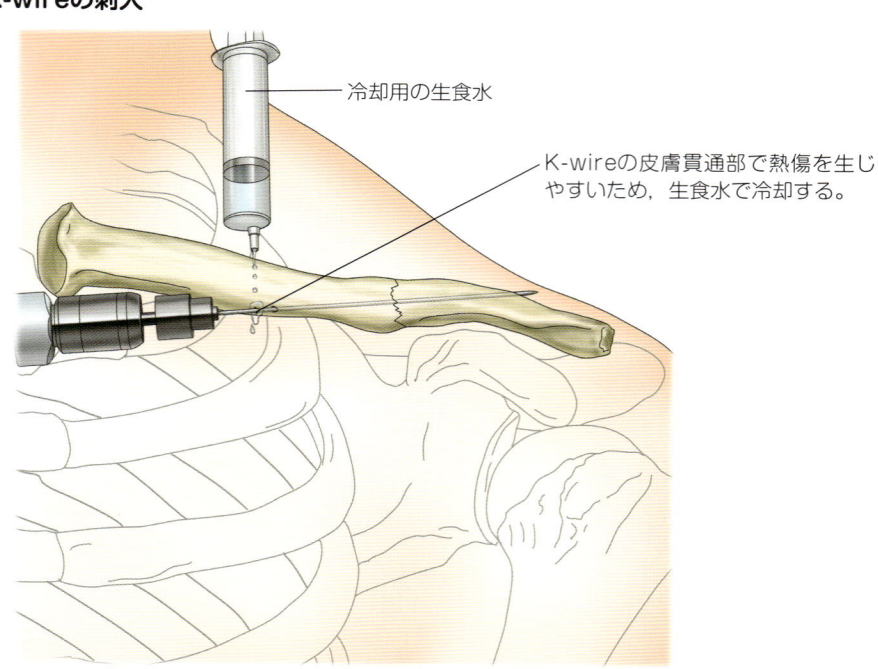

> **Meister Check**
>
> ◆髄内固定がうまくいかない◆
>
> 整復が不十分で，数回同様の操作を行っても遠位骨片髄腔内へ刺入されないときは，骨折部に3〜5cm程度の横皮切を加え，軟部組織の剥離を最小限行い骨折部を展開する。目的は，完全な整復位を得ることではなく，遠位髄腔内にK-wireを刺入できる程度に整復することであり，必要以上な軟部組織の骨片からの剥離は避ける。

　骨折部への小切開を必要とした場合，皮切部から直接骨片を骨鉗子で把持し，直視下に整復すると，容易に遠位骨片髄腔内へK-wireを刺入できる。当院の臨床成績では，小切開を加えて骨折部を展開しても，骨癒合期間の延長を生じなかったため，閉鎖的整復にこだわる必要はないと考えている[10]。むしろ，頻回に動力での刺入操作を繰り返すことにより，K-wireの皮膚貫通部で熱傷を生じるため，閉鎖的整復にこだわるべきではない。その理由として，当院における本法の感染率は84例中5例（6%）と比較的高率であり，熱傷による皮膚の損傷が考えられたからである[10]。

　K-wireを遠位骨片髄腔内へ刺入した後，さらにK-wireを進めて遠位骨片の後方皮質骨を貫く。術後，同部におけるK-wireの突出が疼痛の原因になることがあるため，透視下にK-wireが皮質骨をわずかに貫いたところで止める。この後にK-wireを皮下へ埋没させる際，さらに数mm突出するため，この段階では貫いた部分はできるだけ短いほうがよい。

　近位のK-wire刺入部に小切開を加え，近位骨片に近い部位でK-wireに弯曲を加える。弯曲部を尾側に回転させ，K-wireの近位端を打ち込み，皮下へ埋没させる（図6）。同部においてもK-wireが突出していると，術後に痛みの原因となるため，しっかりと打

図6　K-wireの打ち込み

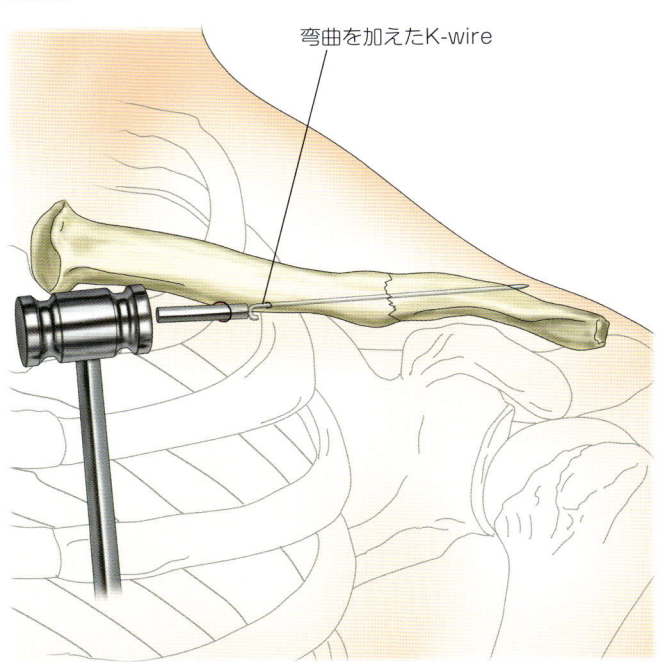

弯曲を加えたK-wire

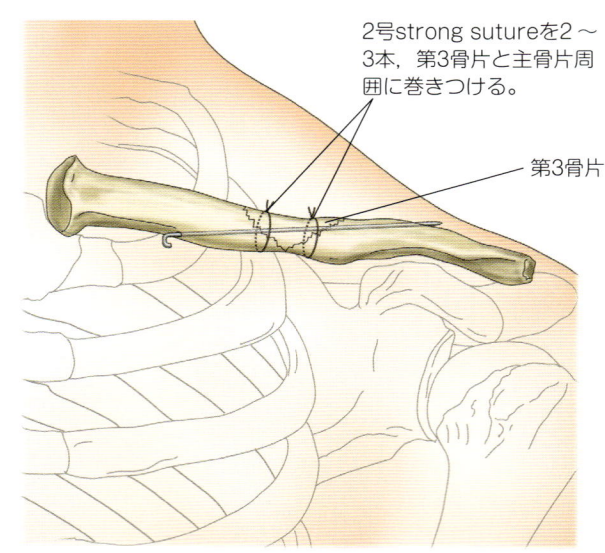

図7 追加固定

ち込んでおく。また，第3骨片が整復されず皮下に大きく突出している場合は，皮膚の上から閉鎖的におさえて整復を試みる。閉鎖的に整復が困難な場合は，切開を必要最小限加えて直接整復する。第3骨片が不安定と判断した場合は，閉鎖的にK-wireが刺入できたとしてもためらわずに皮切を加え，2号strong sutureを2〜3本程度，第3骨片と主骨片の周囲に巻き付け追加固定する（**図7**）。長い斜骨折の場合にも，整復が不十分なときは，斜骨折部にstrong sutureを巻き付ける場合がある。

◆ 創閉鎖

切開部を洗浄し縫合する。術後，骨癒合を確認した後にK-wireを抜去する。局所麻酔で抜去することも可能であるが，K-wire抜去時に痛みを伴うため，全身麻酔で行う場合もある。皮下にK-wireの突出部を触診できない場合は透視を用いる。

◆ 後療法

術後早期より疼痛のない範囲で自動運動を許可する。重量物の保持は骨癒合まで制限する。

Meister Check

◆感染症と皮膚傷害◆

本法で最も回避したい合併症の1つに感染症が挙げられる。当院の症例のなかには，感染症のためにK-wireを早期に抜去せざるをえないものも存在した。K-wireの刺入操作を動力で頻回に行うことによる皮膚の熱傷や，同操作による皮膚常在菌の深部への混入が感染症の誘因ではないかと推察する。当院の臨床成績では小切開を加えても骨癒合期間は遷延しなかったため，閉鎖的に整復が困難な場合は小切開をためらう必要はないと考える[10]。

また，当院の臨床成績において，術後にK-wireの近位への引き抜きによる皮膚傷害を84例中8例（10%）に認めた。K-wireは2.4mm径の使用を推奨し[10]，抜去時のことを考え，皮下への打ち込みが不十分になることは望ましくない。

難治症例

　47歳，男性。第3骨片を2個有する左鎖骨骨折に対して本法を行った。閉鎖的な整復が困難であり，小切開を加え骨折部の展開を必要最小限行った。直視下に整復し，主骨片間をK-wireで固定した後，第3骨片の周囲にstrong sutureを3本巻き付けて追加固定した。

　術後3カ月で骨癒合し，術後7カ月でK-wireを抜去した。抜去の時点で可動域に左右差はなく，機能障害を残さず治癒した（図8）。

図8 症例
a：術前X線像，**b**：術前3D-CT，**c**：術直後X線像，**d**：術後7カ月X線像（K-wire抜去後）

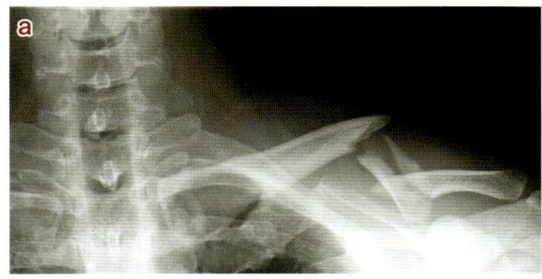
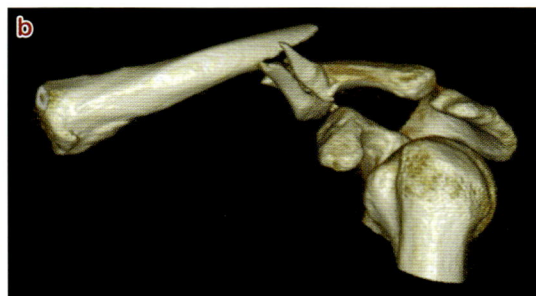
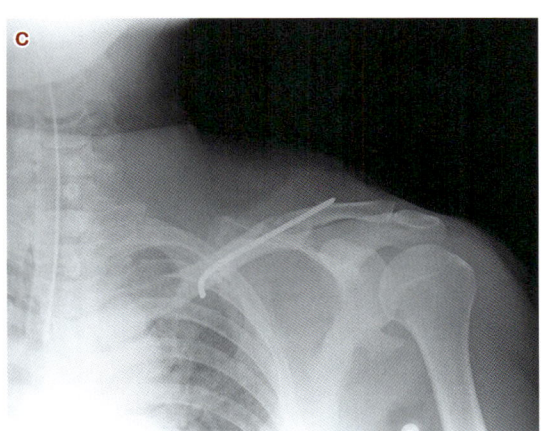
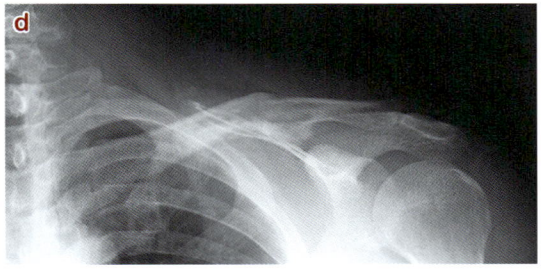

文献

1) Bernstein J. Nonoperative treatment compared with plate fixation of displaced midshaft clavicular fractures. J Bone Joint Surg Am 2007；89：1866.
2) Hill JM, et al. Closed treatment of displaced middle-third fractures of the clavicle gives poor results. J Bone Joint Surg Br 1997；79：537-9.
3) 伊藤岳史, ほか. 鎖骨骨幹部骨折における手術治療後の骨癒合期間の検討－髄内固定法とプレート固定法－. 整・災外 2011；54：1637-40.
4) McKee MD, et al. Deficits following nonoperative treatment of displaced midshaft clavicular fractures. J Bone Joint Surg Am 2006；88：35-40.
5) Robinson CM, et al. Estimating the risk of nonunion following nonoperative treatment of a clavicular fracture. J Bone Joint Surg Am 2004；86：1359-65.
6) 佐々木真一, ほか. 鎖骨骨折新鮮例に対する経皮ピンニング法の経験. 臨整外 2002；37：301-4.
7) 澤田貴稔, ほか. 鎖骨骨幹部骨折（Robinson分類2B1）に対するK-wire固定術とプレート固定術の検討. 骨折 2011；33：619-22.
8) 玉井孝司, ほか. 鎖骨骨幹部骨折に対するピンニング固定とプレート固定の検討. 中部整災誌, 2011；54：915-6.
9) Zlowodzki M, et al. Treatment of acute midshaft clavicle fractures：systematic review of 2144 fractures：on behalf of the Evidence-Based Orthopaedic Trauma Working Group. J Orthop Trauma 2005；19：504-7.
10) 井上悟史, ほか. 鎖骨骨幹部骨折に対する髄内ピンニング法の治療成績. 肩関節 2013；37：629-31.

上肢

上腕骨近位部骨折

東北労災病院人工関節センター長，関節外科部長　井上尚美

髄内固定のメリット

❶肩関節が大きな可動域を有する関節であるため，必ずしも解剖学的な整復位を必要としない。
❷アライメントの獲得が容易である。
❸髄内釘で骨頭骨片を把持できる（head anchoring）。

使用する髄内固定器具

Polarus® humeral nail（Acumed社）（図1）

　Polarus® humeral nail（Polarus®）（図1a, b）は，2000年にわが国に導入された。Polarus®は，①左右がないこと，②9°弯曲していること，③近位横止めスクリューの長さが5mm刻みであること，④スクリューヘッドの形状，などの問題点があった。
　筆者の臨床評価を基に，2005年11月より，Polarus®を改良したPolarus® 2 humeral nail（Polarus® 2）（図1c, d，図2）の使用を開始した。Polarus® 2は，弯曲角度4°，近位部径は10mmで遠位端はテーパー形状である。遠位端がテーパー形状であることは，blocking screwやblocking wireを使用したときに乗り越えやすいという利点となる。スクリューあるいはワイヤーを越えるまで髄内釘先端を後方に向けて挿入し，blocking screwを越えた後に髄内釘先端を外側に向けて挿入する。近位横止めスクリューは，2.5mm間隔になり，ロッキングスクリューも導入され，スクリューヘッドの形状も改良された。近位横止めスクリューホールはバックアウト防止機構を有している。
　Polarus® 2は，A/Pホールなし（以下，髄内釘）（図2a）とA/Pホール付き（以下，A/P髄内釘）（図2b）の2種類がある。筆者は，今までA/Pホールを使用した経験はないが，A/P髄内釘は，遠位横止めスクリューホールが，10mm遠位にあるので骨幹端骨折や一部骨折線が骨幹部に及ぶ症例に使用している。
　近位横止めスクリューは，5.3mm径で長さは2.5mm刻みであり，スクリューヘッドをロープロファイルにすることで，軟部組織への侵襲を低減している。
　近位横止めキャンセラススクリューは，ノンロッキングとロッキングの2種類があり，斜め挿入と水平挿入のコーティカルスクリューがある。またラウンドワッシャー（スパイク付き）も使用可能である。
　エンドキャップ（Polarus® Cap Screw，図2c）は，0mm，4mm，8mmの3種類で，髄内釘のねじ切り部への組織埋入の防止と，最近位の横止めスクリューを固定する機能がある。
　近々導入される次世代のPolarus® 3では，髄内釘が左右別になり，骨頭を把持するスクリュー挿入方向と，スクリューのバックアウト防止機構（ロッキング機構の強化）の改良がされている。

図1　Polarus® humeral nail
a：Polarus® humeral nail，b：単純X線像，c：Polarus® 2 humeral nail，d：単純X線像

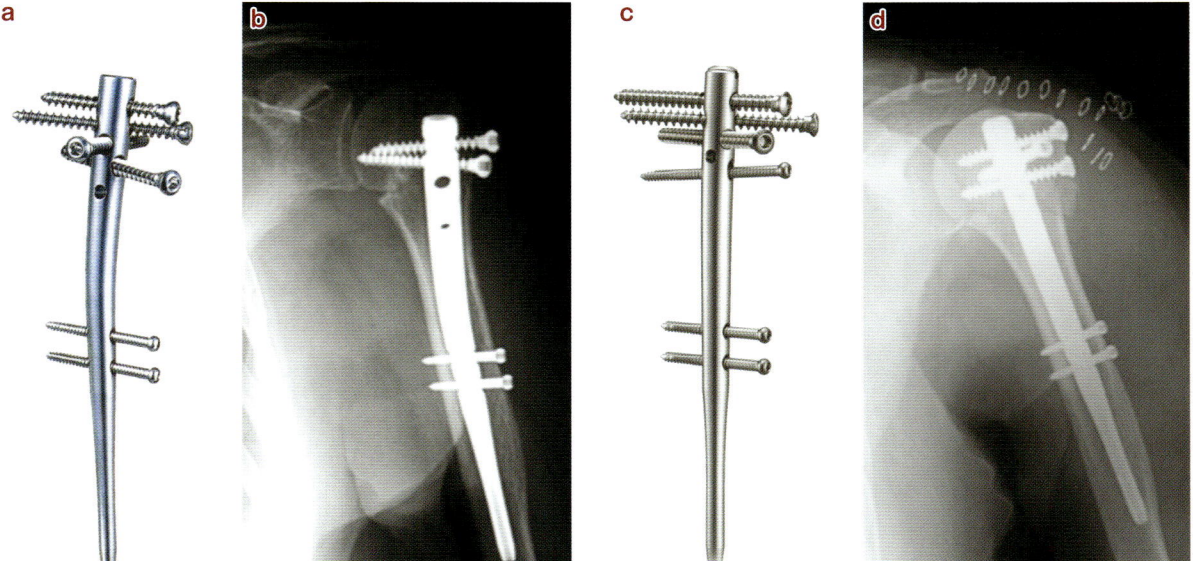

（a,cはAcumed社より提供）

図2　Polarus® 2 humeral nailインプラント
a：Polarus® 2（A/Pホールなし），b：Polarus® 2（A/Pホール付き），c：Polarus® Cap Screw（0mm，4mm，8mm）

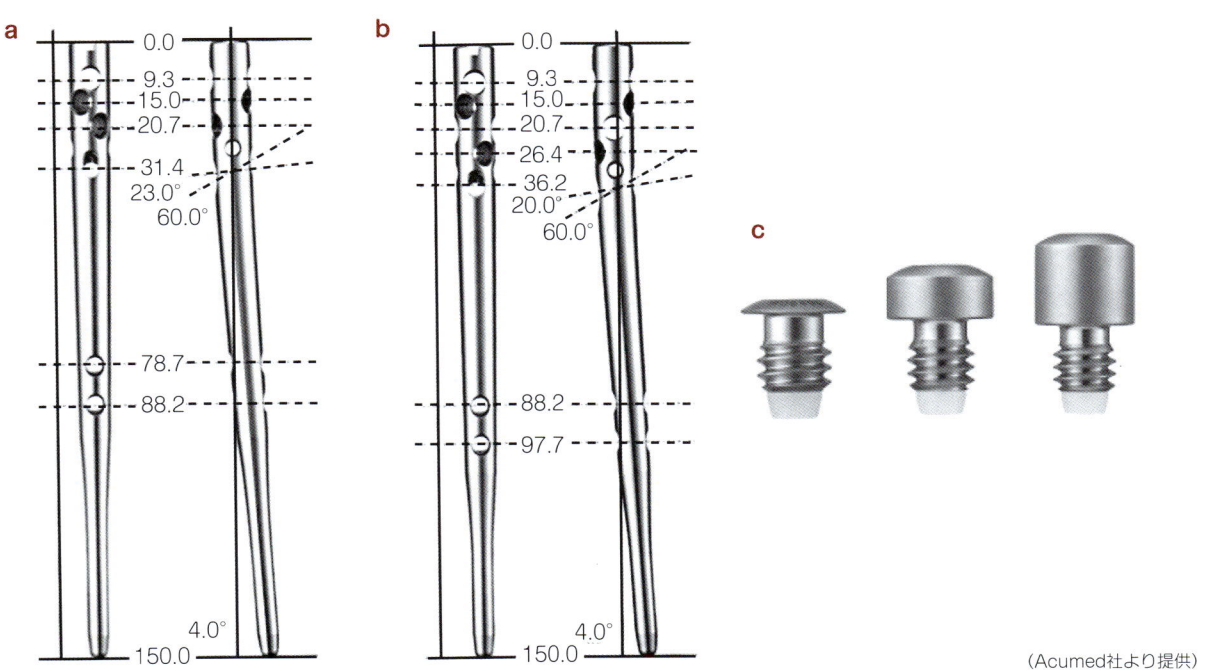

（Acumed社より提供）

手術の基礎知識

◆ 髄内固定治療の適応

　手術適応は，Neer分類[1~3] 2-part外科頸骨折，3-part骨折（頸部＋大結節，頸部＋小結節）と4-part外反嵌入型骨折[4]である。骨折転位の評価は，外科頸部では横径の1/3以上の側方転位または長軸方向のgapがあること，大結節骨片は，骨片近位端が骨頭と同じかそれ以上高位であること，小結節骨片は，骨頭あるいは骨幹部と明らかに遊離していることとしている。

　4-part骨折は，若年者で骨質がしっかりしていれば，骨接合術を第一選択としているが，原則として前述したように4-part外反嵌入型骨折を適応とする。

　4-part骨折では，上腕骨頭壊死の合併が危惧される。大腿骨頭と異なり，荷重関節ではない上腕骨頭壊死はADL障害となることは少ない。骨頭壊死の危険性を予測する因子として，Brooksら[5]，Reschら[6]は，外側転位が少ない例では，内側関節包の血流が温存されていて骨頭壊死を回避できる可能性があると述べている。またHertelら[7]は，medial calcar lengthが8mm以下で，骨頭の外側転位が2mm以上の症例は，骨頭壊死の可能性がきわめて高いと述べている。

　筆者はこれまでの経験より，これらの因子に加えて骨頭骨片と骨幹部近位端の間に明らかなgapがある症例は，現在人工骨頭置換術の適応としている。また，高齢者で骨質が脆い症例では内固定が不十分になりやすく，外固定期間が長くなり拘縮の危険性が高くなるため，外反嵌入型であっても人工骨頭置換術の適応とする。

Meister Check

◆骨頭壊死◆
　筆者の経験した骨頭壊死症例は，全例4-part骨折であった。従って，骨接合術，人工骨頭置換術の治療法の選択には，3-part骨折と4-part骨折の判別が重要である。上腕骨近位端骨折の3-part骨折の多くは大結節骨片を伴った骨折型であることから，小結節骨折の評価が重要になる。

◆ 画像診断と読影のポイント

　術前準備として，肩関節単純X線正面像（内・外旋位）とY-viewを撮影している。骨頭骨片が回旋転位した症例では，健側の肩関節正面像も撮影し，骨頭骨片の整復の指標とする。また肩関節3D画像も含めたCT撮影は，術前の骨折部の転位方向と，転位のない骨折線の有無の確認に有用である。

◆ 整復法のポイント[8~16]

　本術式の要点は，髄内釘挿入前にアライメントおよび回旋転位の整復を得ること，至適な髄内釘挿入点の決定と髄内釘の挿入深度の調整で，近位骨片（骨頭骨片，大結節）を確実に固定することである。

骨頭骨片

- 2-part骨折では回旋転位および後屈（前方凸）転位に注意する。
- 骨頭骨片が内反あるいは外反した骨折では，整復後のガイドピンの挿入方向が重要である。
- 軟骨下骨の骨質が良好な部分に髄内釘近位端を置き，髄内釘で骨片を把持する。

大結節骨片

- 大結節近位端が上腕骨頭近位端より下方になるように整復位を保持する。
- 大結節骨片が粉砕している場合には，主要骨片に付着している軟部組織に非吸収糸をかけ，スクリュー固定に軟部組織の縫合固定を追加する。

小結節骨片

- 大結節骨片に非吸収糸で縫合固定を行う。

骨幹部

- 2-part骨折での骨幹部の側方転位は整復し，骨幹部近位端を骨頭骨片内に嵌入させる。
- 遠位横止めスクリュー挿入前に，肘部から中枢に圧迫を加えて骨折部離開をなくす。

髄内固定手技

◆ 展開

体位は，上半身挙上位（beach chair position）とし，患側肩関節が伸展できるようにしておく（図3）。患側肩関節背側に枕を入れ，手術台より浮かせている。透視装置は体軸に垂直に設置する[10]。

原則としてdeltoid splitting approachに準じて皮切を行うが，骨幹端内側部がbeak状で軟部組織が整復障害となる場合は，deltopectoral approachの小皮切を加えて整復する（図4）。肩峰下滑液包を剥離し，絹糸をかけて縦割する。腱板には非吸収糸をかけ，肩峰下，骨頭，大結節周囲の癒着をそれぞれ用手的に剥離する。

◆ 骨片の整復[13〜16]

骨片の整復操作は，以下に述べる手技を症例ごとに応用して行う。筆者は整復用手術器械を作製して使用している（図5）。

骨頭骨片

2-part骨折では，骨頭骨片は後内方に回旋しており，骨折部で前方凸変形を伴っていることが多い。肩関節伸展位として骨頭骨片を肩峰の前方にもってくる。腱板の大結節付着部に非吸収糸をかけて骨頭の回旋および後屈を整復し，症例によっては3mm径Kirschner鋼線（K-wire）をjoy stickとして用いる（図6）。

図3　手術体位

a：上半身挙上位(beach chair position)で患側肩関節が伸展できるようにしておく。

b：患側に枕を入れるため，透視装置を体軸に合わせて傾ける。

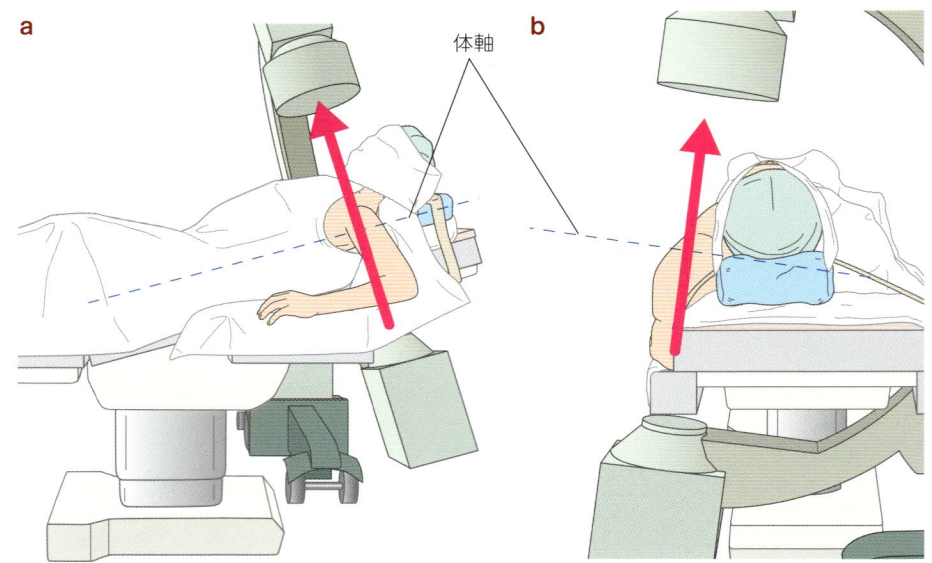

図4　皮切

a：正面
b：側面

①：Deltoid splitting approach。肩峰前縁に沿って皮切。

②：Deltopectoral approachの小皮切。骨幹端内側部がbeak状で軟部組織が整復障害となる場合，皮切を行い整復を行う。

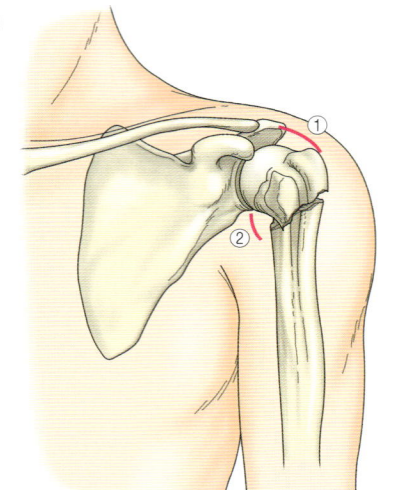
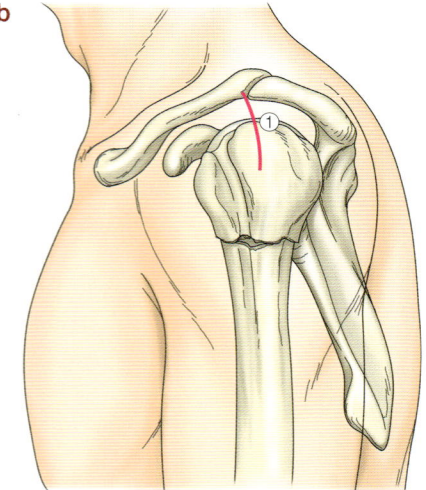

図5　整復用手術器械

整復用の先端が直と弯曲した2サイズのエレバトリウムを作製して使用している。

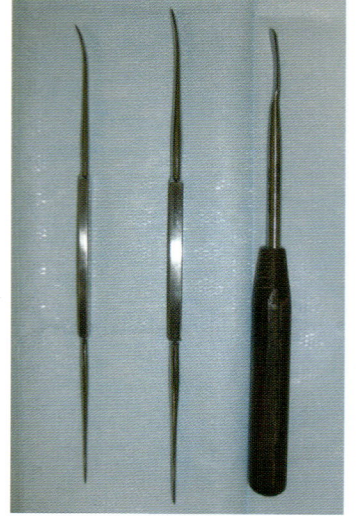
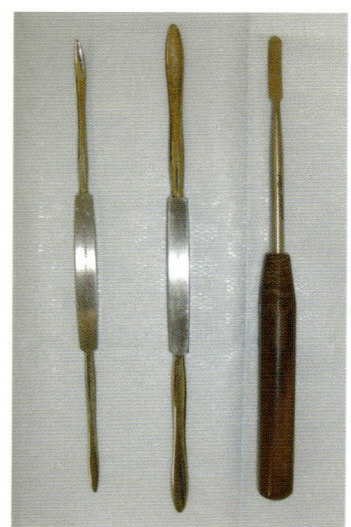

図6 Joy stick法（Neer分類2-part骨折）
a〜d：術中透視像，e〜h：手技の実際

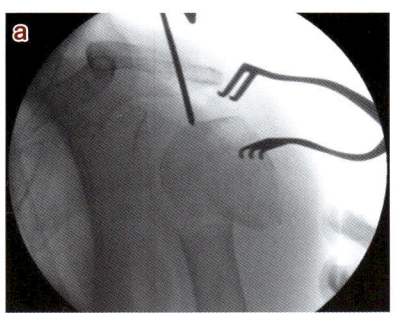
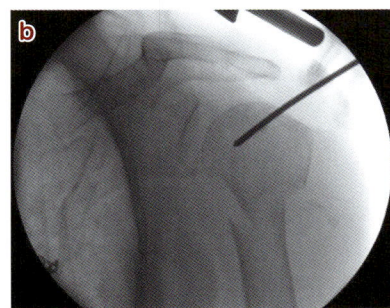
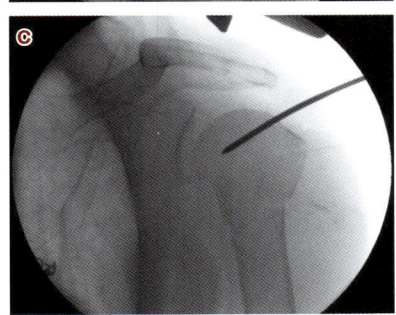
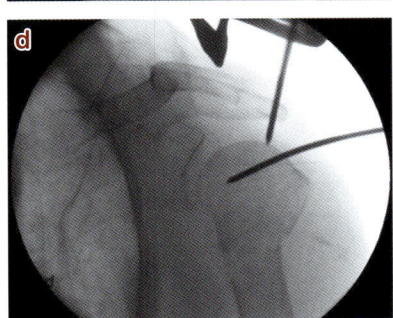

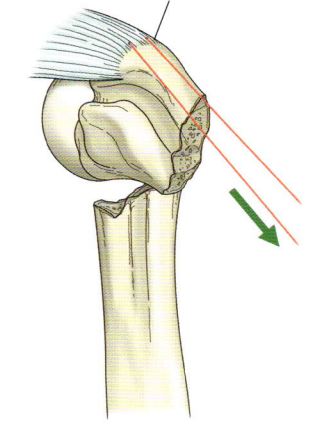

腱板の大結節付着部近傍に絹糸をかける。

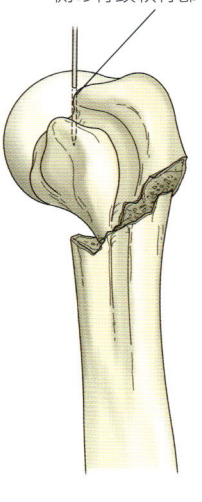

3mm径K-wireを骨頭骨片に刺入する。刺入部位は、大結節内側の骨頭軟骨部である。

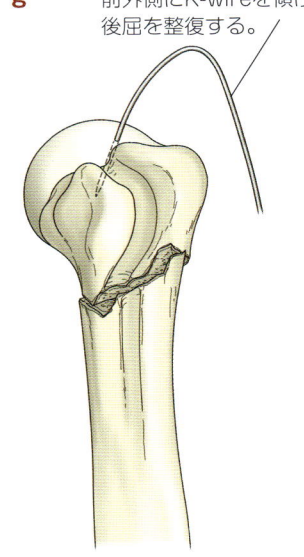

前外側にK-wireを傾け、後屈を整復する。

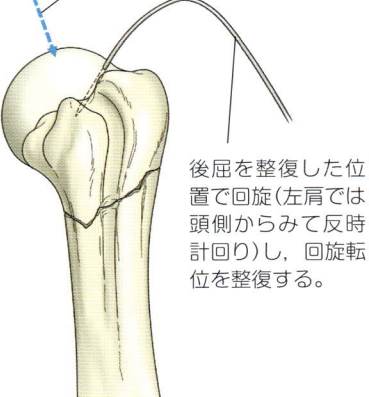

整復位を保持し、ガイドワイヤーを刺入する。

後屈を整復した位置で回旋（左肩では頭側からみて反時計回り）し、回旋転位を整復する。

内・外反した骨頭骨片の転位の整復法は、joy stick法やエレバトリウムを骨折部より挿入して整復する。内・外反転位を整復する際には、骨頭内側骨折部を温存するように注意し、過矯正にならないようにする（図7，8）。

髄内釘挿入のためのガイドピンは、内反型では上腕骨軸よりやや内側（正中側）から外側に、外反型では外側から内側に傾けて挿入すると、髄内釘挿入孔を作製し、髄内釘を挿入すると整復位が得られる。

図7 骨頭骨片の内反転位の整復
a～d：術中透視像，e～g：手技の実際

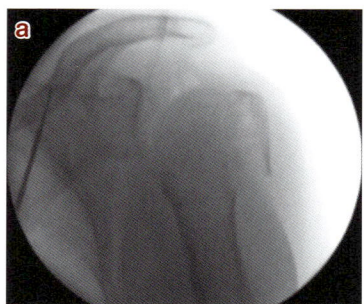
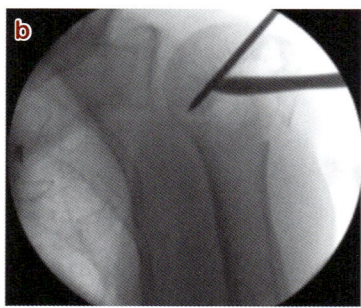
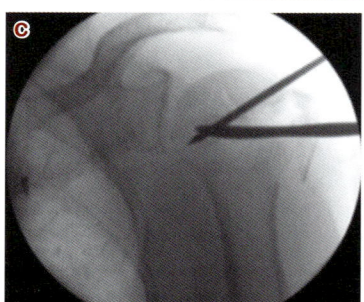
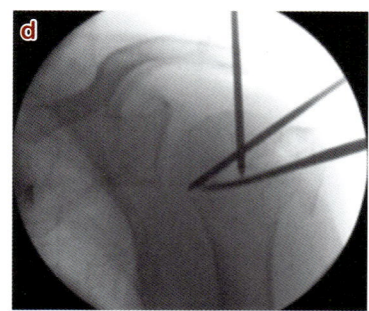

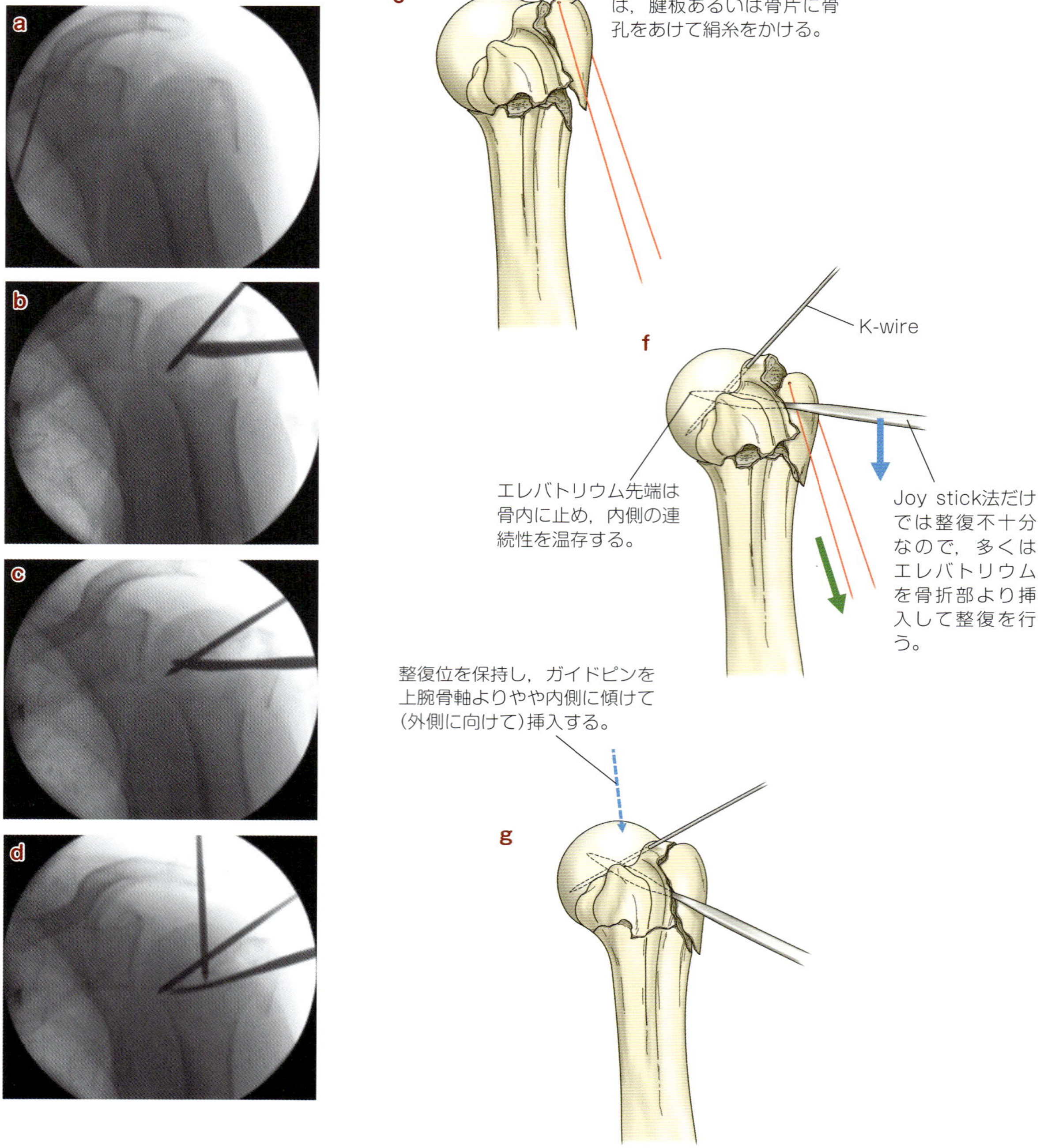

e：大結節骨片がある症例では，腱板あるいは骨片に骨孔をあけて絹糸をかける。

f：エレバトリウム先端は骨内に止め，内側の連続性を温存する。
Joy stick法だけでは整復不十分なので，多くはエレバトリウムを骨折部より挿入して整復を行う。
K-wire

g：整復位を保持し，ガイドピンを上腕骨軸よりやや内側に傾けて（外側に向けて）挿入する。

大結節・小結節骨片

　腱板に非吸収糸をかけ，大結節近位端が上腕骨頭近位端より下方になるように整復を行う。小結節骨片は，多くは結節間溝より外側の大結節の前方部分を含んでいる。大結節部分に骨孔をあけ，非吸収糸をかけて整復し，大結節骨片に穴をあけて縫合固定する。大結節骨片は後上方に転位し，小結節骨片は内側に転位するので，この骨片を縫合固定することで安定性が得られる。

図8　骨頭骨片の外反転位の整復
a〜d：術中透視像，e〜h：手技の実際

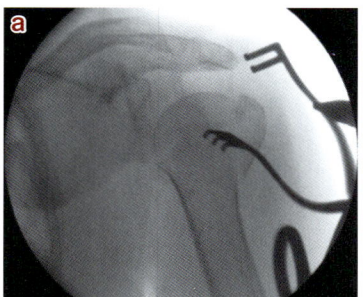

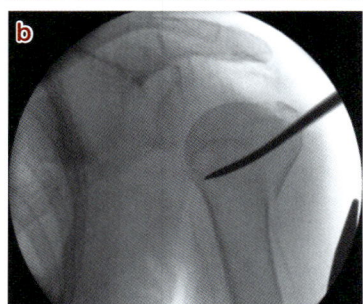

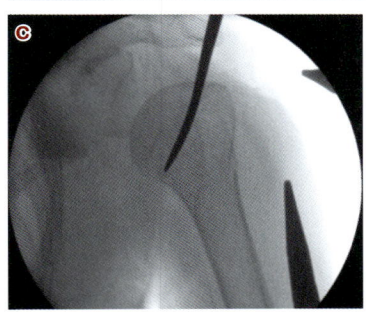

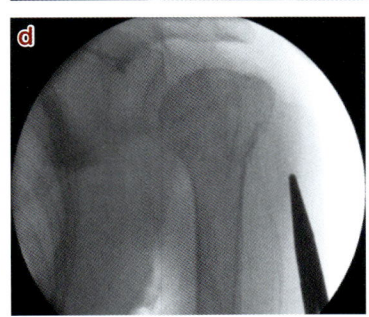

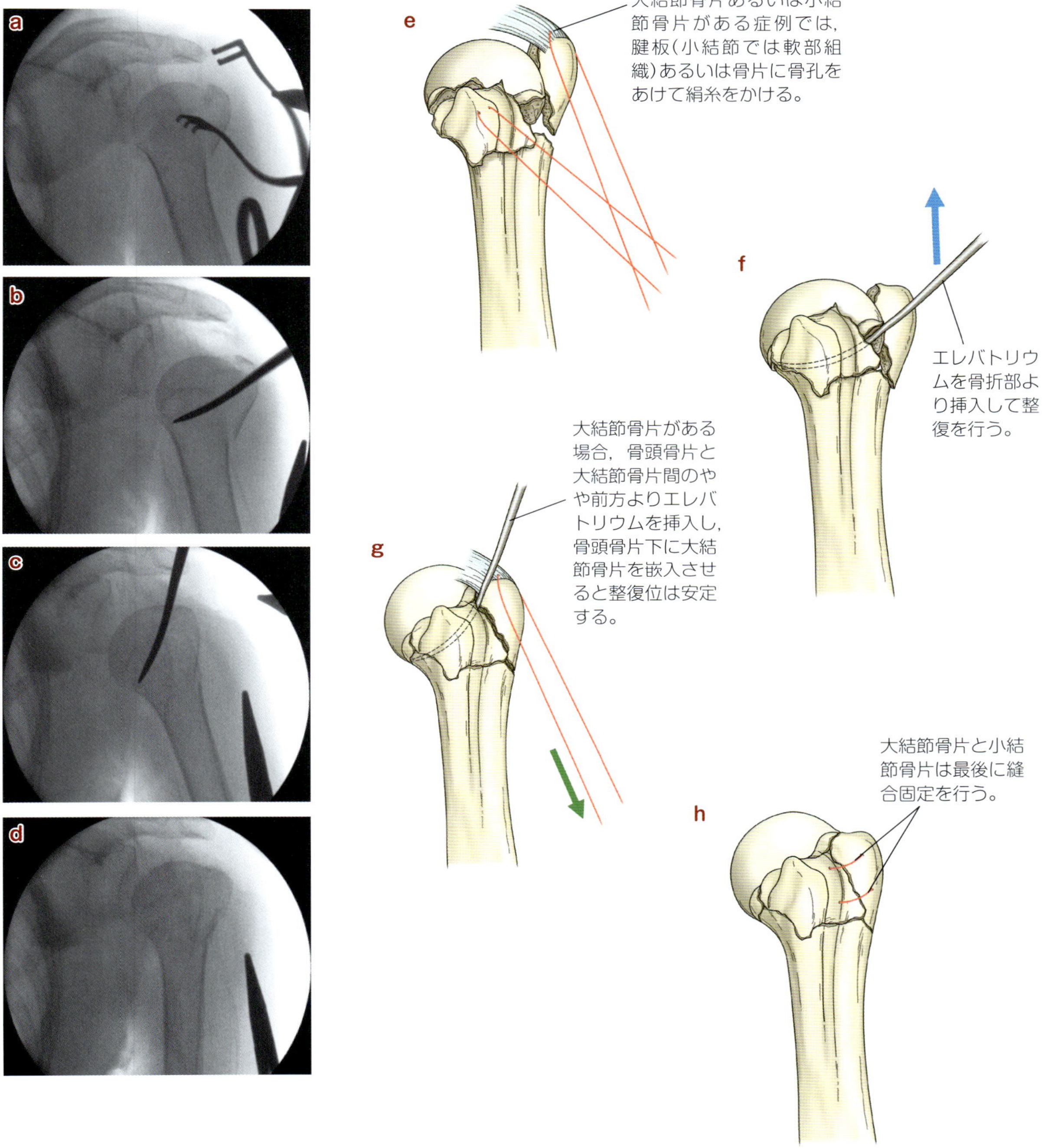

a
b
c
d
e
大結節骨片あるいは小結節骨片がある症例では，腱板(小結節では軟部組織)あるいは骨片に骨孔をあけて絹糸をかける。
f
エレバトリウムを骨折部より挿入して整復を行う。
g
大結節骨片がある場合，骨頭骨片と大結節骨片間のやや前方よりエレバトリウムを挿入し，骨頭骨片下に大結節骨片を嵌入させると整復位は安定する。
h
大結節骨片と小結節骨片は最後に縫合固定を行う。

骨幹部(図9)

骨幹部の内側転位は，骨頭外側より遠位骨幹部髄腔内にエレバトリウムを挿入して整復する。この整復位を保持し，肘頭より長軸中枢方向に圧迫して骨折部を嵌入させて安定させる。この操作で不安定な場合や髄腔が広い症例では，エレバトリウムを挿入した状態で髄内釘を挿入する。

図9　骨幹部の内側転位の整復
a：ガイドワイヤーの刺入．骨幹部の内側転位がある．
b：骨頭骨片外側よりエレバトリウムを骨幹部髄腔内に挿入する．
c：エレバトリウムを挿入した状態で髄内釘を挿入する．

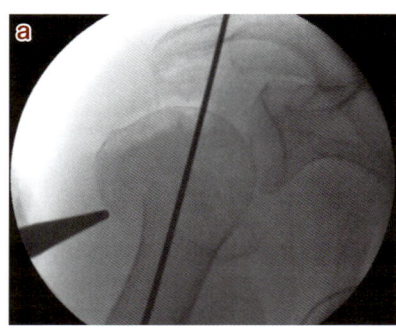 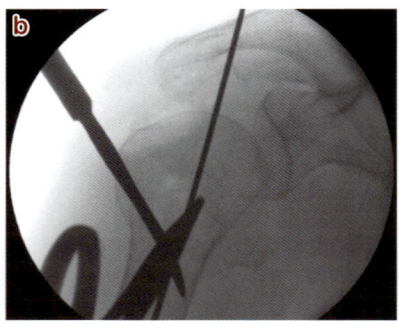 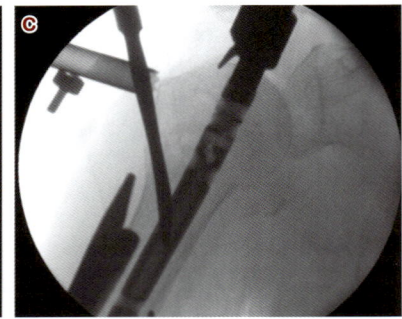

◆ 髄内固定

　整復位を保持した状態で腱板を切開する．挿入点から外側に腱板を切開して切開部から小エレバトリウムを挿入し，上腕二頭筋長頭腱を損傷しないように保護して内側を切開する．

　挿入点の決定は透視下に慎重に行い，骨頭頂点の軟骨部より挿入し，骨頭を髄内釘とスクリューで固定する．髄内釘挿入点は，骨頭内旋位で骨頭中央，骨頭外旋位で骨頭中央やや外側の軟骨部分である．挿入点にガイドピンを挿入し，再度透視下に確認する．

　骨折部が整復されている場合は，ガイドピンを遠位骨幹部髄腔まで進めて，エントリーリーマー（**図10a，b**）を用いて開窓する．Nail height gauge（**図10c，d**）を装着して髄内釘を挿入し，大結節骨片を伴う症例では，骨片を確実に固定できる挿入深度を選択する．

> **Meister Check**
> ◆骨粗鬆症例◆
> 　骨粗鬆症の著しい症例では，骨頭骨片を確実に髄内釘近位端で把持することが重要である．髄内釘近位端を骨頭軟骨直下に位置させるためにもnail height gaugeが有用である．

　近位横止めドリルガイドを2あるいは3本挿入し，それぞれが近位骨片を捉えていることを確認してからドリリングを行う．ドリルガイドは，近位骨片の把持にもなる．ドリリングは，透視下に深度を確認する．

　最近位横止めスクリューは，ノンロッキングスクリューを使用し，大結節骨片の骨質が脆い，あるいは粉砕している場合は，ワッシャーの使用や腱板にかけた糸をスクリューまたは骨幹部軟部組織に縫合する．2本目以遠は，ロッキングスクリューを使用する．遠位横止めスクリューは，挿入前に肘頭より長軸中枢方向に圧迫し，頸部の離開をなくした状態で2本挿入する．

　最後に骨頭軟骨直下になる長さのPolarus® Cap Screwを選択して挿入する．

図10 骨頭骨片の外反転位の整復

a：クラウンリーマー。骨を開窓する長さが約40mmで，ガイドピンを至適位置に挿入しても髄内釘挿入孔作製時にずれが生じていた。

b：改良クラウンリーマー。骨を開窓する長さを20mmとしたので，ガイドピン挿入点を中心に正確に髄内釘挿入孔を作製できる。

c, d：Nail height gaugeの使用方法。フック先端は360°回旋する。

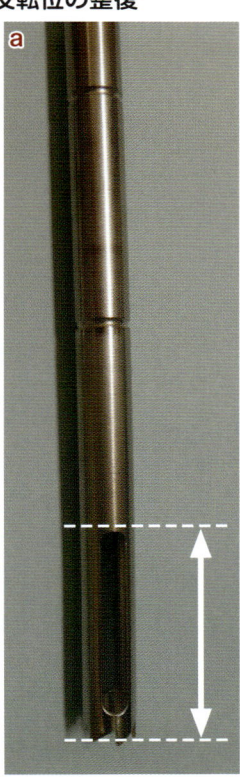
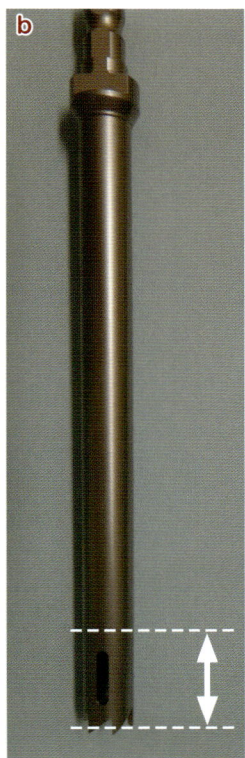
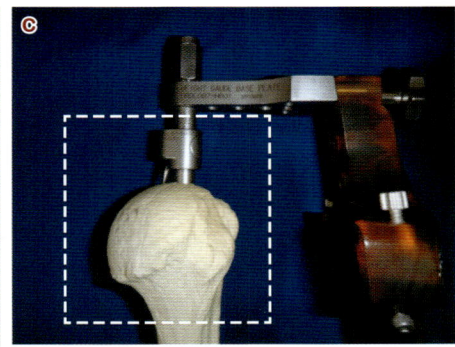
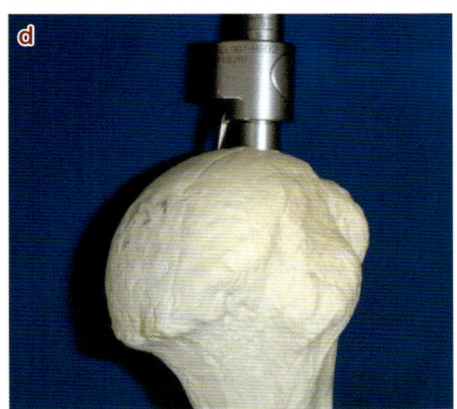

上肢　上腕骨近位部骨折

============ Meister Check ============

◆**骨癒合遷延**◆

2-part骨折に多くみられる傾向がある。頚部の離開を遺残させないことが重要である。遠位横止めスクリュー挿入前に長軸中枢方向に圧迫し，可能であれば骨頭骨片に遠位骨折端を嵌入させる。頚部の離開をなくした状態を確認した後に遠位横止めスクリューを挿入する。

◆ 創閉鎖

腱板は非吸収糸を用いて縫合し，滑液包は吸収糸を用いて可及的に縫合する。

============ Meister Check ============

◆**整復位の損失**◆

仲川らの提唱する2-part内反短頚型骨折[17]では，整復位の損失が危惧される。整復操作においては，blocking wire, screwを用いて整復位を保持し，髄内釘近位端を骨頭軟骨直下に置き，head anchoring効果を得る（図11）。

図11 2-part内反型骨折の整復例

74歳，女性。

a, b：受傷時単純X線正面像

c：単純CT

d〜f：術中透視像

d：髄内釘挿入孔を作製後，ガイドピンを挿入。骨頭骨片の内反遺残がみられる。

e：ガイドピンの外側にblocking wireを刺入する。

f：Nail height gaugeを用いて髄内釘を挿入。髄内釘先端がテーパー形状であるので挿入しやすい。

g：術後単純X線像。内反転位は整復され，髄内釘近位端は骨頭軟骨直下に位置している。

h：術後6カ月単純X線像。整復位の損失はなく，骨癒合を認める。

i：術後6カ月時。疼痛なく，120°の挙上が可能である。

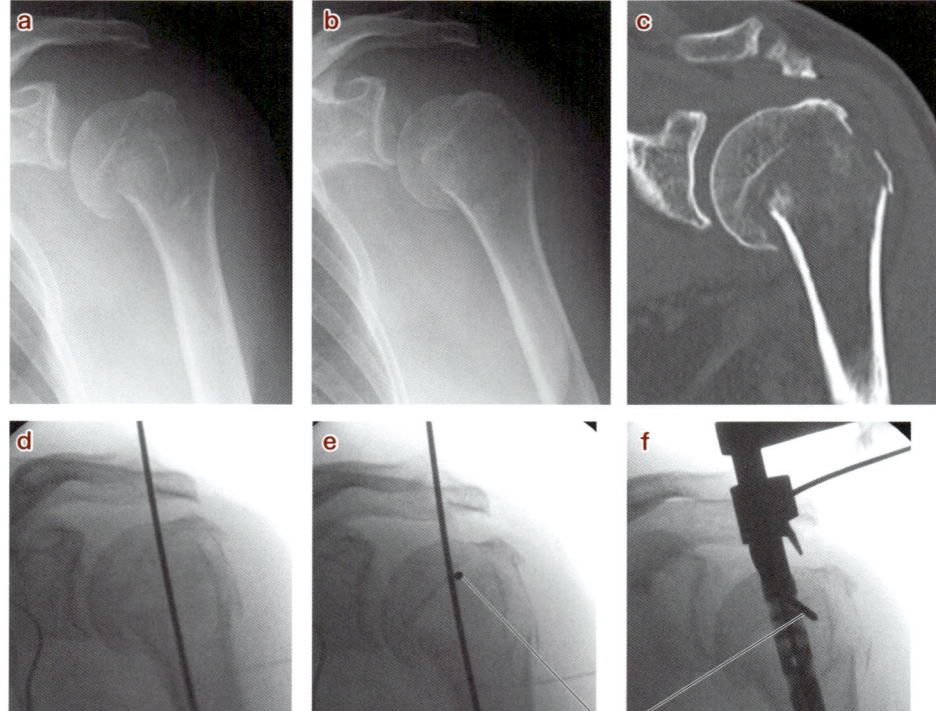
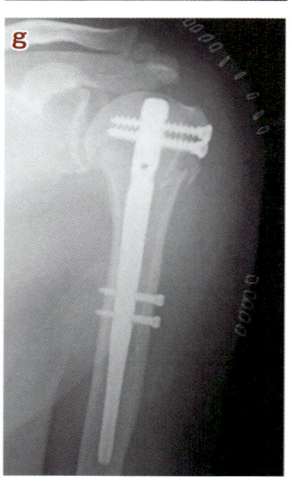
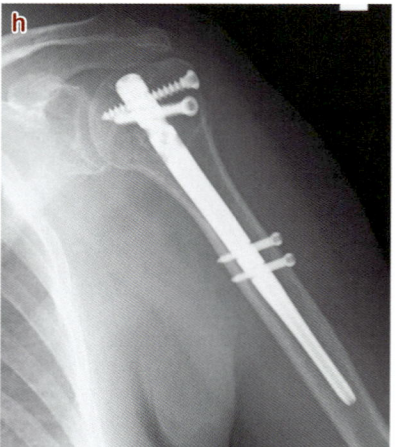
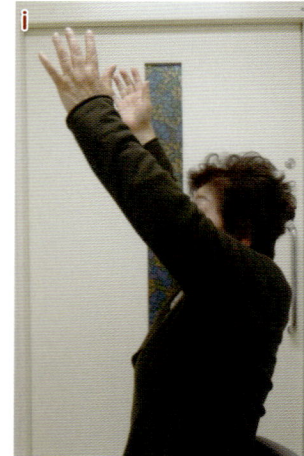

後療法

術後1週以内に，背臥位で健側上肢にて患肢を保持して前方挙上訓練を行い，拘縮予防を始める。自動挙上および伸展運動は，2-part骨折で骨質が良好であれば術後1週より開始し，骨粗鬆症を伴う症例，3-partおよび4-part骨折では，術後3週以降より許可する。内・外旋運動は全例，術後3週以降で許可する。

難治症例

　67歳，女性。4-part外反嵌入型骨折（**図12**）。受傷時単純X線像では，骨頭骨片が外反している。3D-CTでは，大結節骨片，小結節骨片の転位を認める。

　術中透視像を提示し，整復方法を示す。

　腱板に絹糸をかけ，大結節骨片が整復されることを透視下に確認する。小結節骨片は，小さい場合は付着している軟部組織に絹糸をかけるが，本症例のように結節間溝を越えて大結節の一部を含む症例では，骨片に骨孔をあけて絹糸をかける。

　骨頭骨片が外反位であるので，大結節骨片の前方より整復用エレバトリウムを挿入する。エレバトリウム尖端は骨内に止め，内側の連続性を温存して愛護的に整復する。腱板にかけた絹糸を用いて大結節骨片を整復し，大結節近位端が骨頭近位端より下方になるように整復する。骨頭骨片の外側端に大結節骨片を嵌入することができれば整復位は安定するが，不可能の場合は絹糸を用いて整復位を保持する。

　透視下に挿入点を確認し，腱板を切開してガイドピンを挿入し，リーマーを用いて挿入孔を作製する。Nail height gaugeを用いて髄内釘を挿入（本症例では挿入深度を5mmとし，内側にガイド尖端を置いた）する。

　大結節骨片の整復位を確認し，近位横止めスクリューのガイドスリーブで保持する。ドリリングは，骨質が脆い症例では対側に貫通しないように注意し，透視下で先端の位置を確認する。小結節骨片は大結節骨片と縫合固定する。

　遠位横止めスクリュー挿入前に長軸中枢方向に圧迫し，頸部の離開をなくした状態を確認して遠位横止めスクリューを2本挿入する。

　術後整復位は良好で，術後1週時より他動挙上訓練を開始した。術後4年で肩関節可動域は，挙上170°，伸展40°，内旋Th12，外旋60°と良好で，疼痛もなく単純X線像で骨頭壊死の所見も認めない。

図12　症例提示
67歳，女性。4-part外反嵌入型骨折。
a：受傷時単純X線正面像。骨頭骨片と骨幹端部のgapがほとんどない。
b，c：3D-CT。大結節骨片，小結節骨片の転位を認め，4-part外反嵌入型骨折と診断。

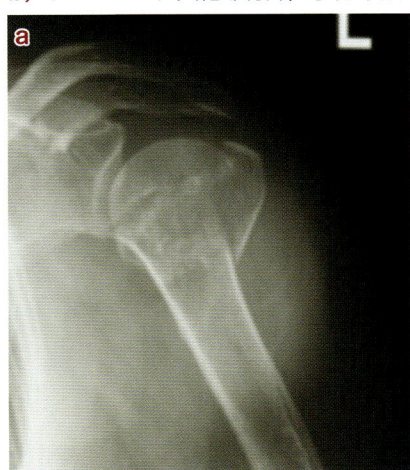
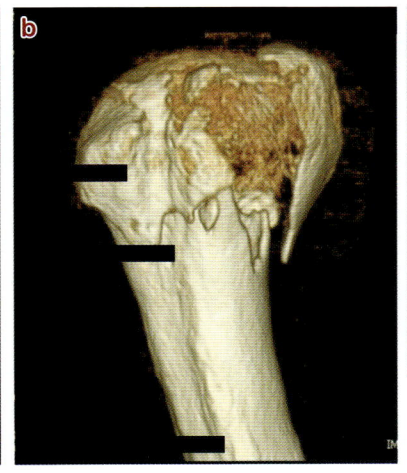
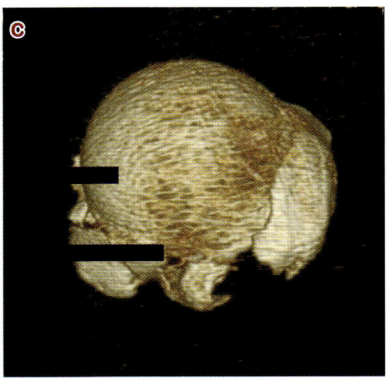

図12 症例提示（つづき）

d：骨頭骨片が外反位であるので，大結節骨片の前方より整復用エレバトリウムを挿入する。

e：エレバトリウム先端は骨内に止め，内側の連続性を温存して愛護的に整復を行う。腱板にかけた絹糸を用いて大結節骨片を整復し，大結節近位端が骨頭近位端より下方になるように整復を行う。

f：骨頭骨片の外側端に大結節骨片を嵌入することができれば，整復位は安定不可能の場合では絹糸を用いて整復位を保持する。

g：透視下に挿入点を確認し，腱板を切開する。

h：Nail height gaugeを用いて髄内釘を挿入する（本症例では内側にガイド尖端を置いた）。

i：大結節骨片の整復位を確認し，近位横止めスクリューのガイドスリーブで保持する。遠位横止めスクリュー挿入前に長軸中枢方向に圧迫し，頸部の離開をなくした状態を確認して遠位横止めスクリューを2本挿入する。

j, k：術後単純X線像

l, m：術後4年時単純X線像

n, o：術後4年時。肩関節可動域は，挙上170°，伸展40°，内旋Th12，外旋60°と良好である。

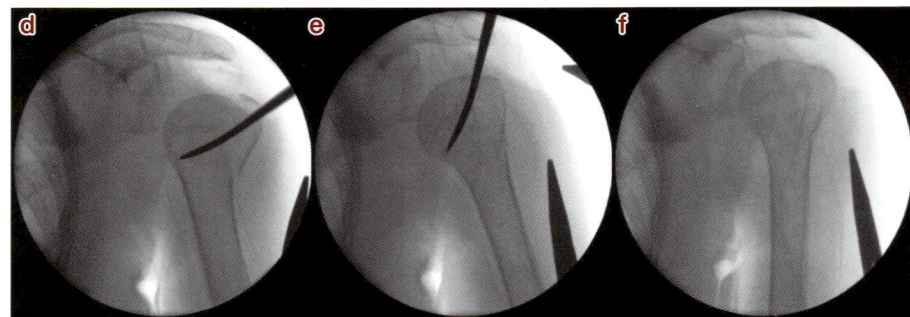
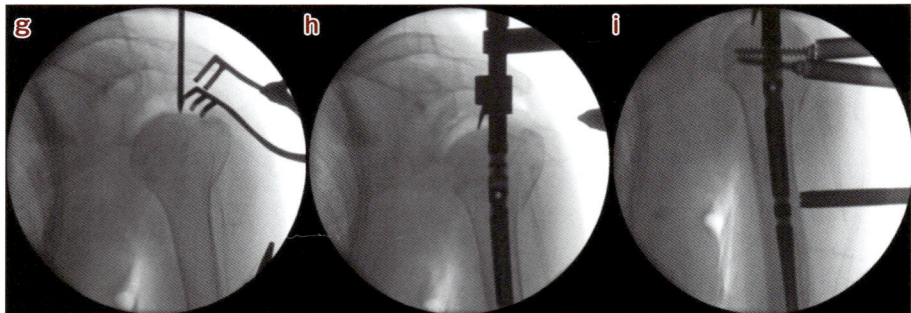
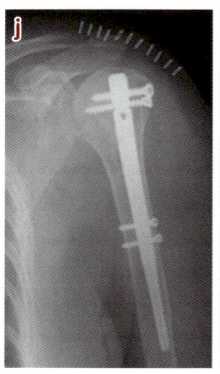
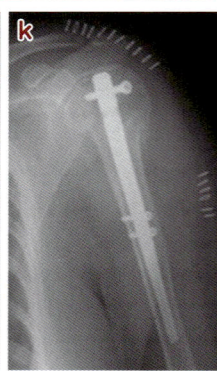
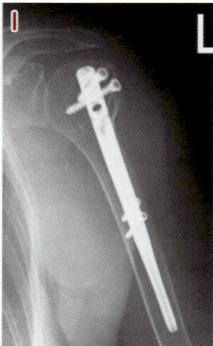
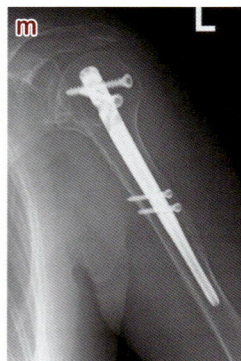
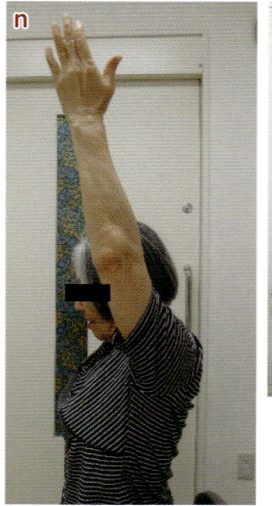
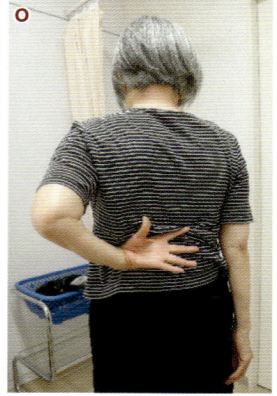

文献

1) Neer CS 2nd. Displaced proximal humeral fractures, part I Classification and evaluation. J Bone Joint Surg Am 1970；52：1077-89.
2) Neer CS 2nd. Displaced proximal humeral fractures, part II Treatment of three-part and four-part displacement. J Bone Joint Surg Am 1970；52：1090-103.
3) Neer CS 2nd. Four-segment classification of proximal humeral fractures：purpose and reliable use. J Shoulder Elbow Surg 2002；11：389-400.
4) Jacob RP, et al. Four-part valgus impacted fractures of the proximal humerus. J Bone Joint Surg Br 1991；73：295-8.
5) Brooks CH, et al. Vascularity of the humeral head after proximal humeral fractures. An anatomical cadaver study. J Bone Joint Surg Br 1993；75：132-6.
6) Resch H, et al. Reconstruction of the valgus-impacted humeral head fracture. J Shoulder Elbow Surg 1995；4：73-80.
7) Hertel R, et al. Predictors of humeral head ischemia after intracapsular fracture of the proximal humerus. J Shoulder Elbow Surg 2004；13：427-33.
8) 井上尚美, ほか. 上腕骨近位端骨折に対する髄内釘骨接合術-Polarus humeral nailを用いた手術手技-. 整・災外 2007；50：309-17.
9) 井上尚美, ほか. 上腕骨近位端骨折に対する髄内釘骨接合術-手術手技の注意点と工夫-. 骨折 2010；32：321-5.
10) 井上尚美. 上腕骨近位端骨折；髄内釘法. MB Orthop 2010；23(11)：1-11.
11) 井上尚美. 髄内釘固定. 上腕骨近位端骨折 適切な治療法の選択のために. 玉井和哉編. 東京：金原出版；2010. p101-6.
12) 井上尚美. 高齢者の上腕骨近位端骨折-手術療法-. 達人が教える外傷骨折治療. 糸満盛憲, ほか編. 東京：全日本病院出版会；2012. p78-88.
13) 井上尚美. 上腕骨近位端骨折. 関節外科 2012；31：1133-41.
14) 井上尚美. 上腕骨近位端粉砕骨折に対する髄内釘固定. 関節外科 2013；32：728-38.
15) 井上尚美. 上腕骨近位端骨折①-髄内釘固定-. 関節外科 2013；32：1020-7.
16) 井上尚美. 上腕骨近位端骨折の最小侵襲手術 Polarus nailによる治療. 整外最小侵襲術誌 2014；70：35-46.
17) 仲川喜之, ほか. 上腕骨外科骨折2, 3-part骨折の細分類-Polarus Humeral Nailの治療経験より-. 肩関節 2006；30：435-9.

上肢

上腕骨骨幹部骨折(順行性髄内釘固定)

久留米大学医学部整形外科学骨折外傷担当教授　白濱正博

髄内固定のメリット

❶侵襲が少ない。
❷すべての骨折型に適応となる。
❸骨幹部の広い範囲が適応になる。
❹強固な固定が得られるため,早期リハビリテーション開始が可能である。

　上腕骨骨幹部骨折に対して髄内固定はgold standardである。上腕骨骨幹部骨折に対するプレートを用いた観血的整復固定法は,前外側進入法にしても後方進入法にしても,また近年多く用いられている最小侵襲プレート固定(minimally invasive plate osteosynthesis；MIPO)法においても,腋窩神経や橈骨神経,筋皮神経などの損傷の危険性もあり,軟部組織の展開・侵襲も大きくなり,出血も多くなる可能性がある。Changulaniら[1]はプレートと比較して成績に差はなく,髄内釘のほうが感染率も低く骨癒合期間が短いと報告している。

使用する髄内固定器具

T2上腕骨ネイル(T2 Antegrade Humeral Nail)(Stryker社)

　コンプレッションスクリューを用いることで,機械的に骨折部に最大6mmのコンプレッションをかけることができる。近位ロッキングスクリューの挿入がトランスバース,オブリークの選択が可能である。25mmまでのエンドキャップがある。サイズバリエーションが豊富である。遠位ロッキングスクリューがAP,MLの2方向から挿入できる。遠位ロッキングスクリューはネイル先端から最低30mm以内である(図1a)。

T2上腕骨ネイル近位骨折用ロングネイル(T2 Proximal Humeral Nail)(Stryker社)

　骨頭に4本のロッキングスクリューを挿入できるため,近位骨幹端部から骨幹部中央にかかる骨折に使用できる(図1b)。

　各メーカーの髄内釘比較を図2に示す。メーカーによる大きな差はないため,使い慣れた適切な機種を選択したほうがよい。

図1 T2上腕骨用髄内釘
a：T2上腕骨ネイル（T2 Antegrade Humeral Nail）
b：T2上腕骨ネイル近位骨折用ロングネイル（T2 Proximal Humeral Nail）

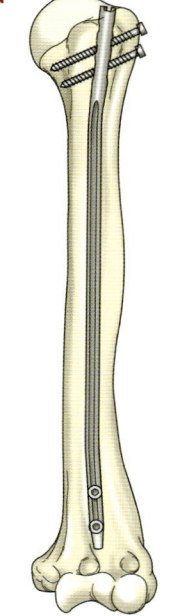
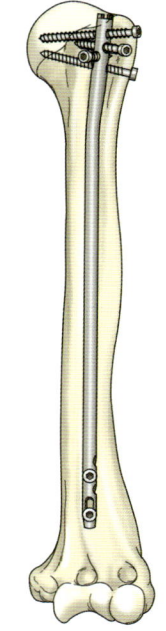

図2 各社の上腕骨用髄内釘
①T2上腕骨ネイル（Stryker社）
②T2上腕骨ネイル近位骨折用ロングネイル（Stryker社）
③マルチロック上腕骨ネイル（DePuy Synthes社）
④エキスパート上腕骨ネイル（DePuy Synthes社）
⑤ターゴン上腕骨ネイル（Aesculap社）
⑥バーサネイル上腕骨用髄内釘（Biomet社）
⑦トライジェン上腕骨ネイル（Smith & Nephew社）

	①	②	③	④	⑤	⑥	⑦
径(mm)	7, 8, 9	10	7, 8.5	7, 9	7, 8	7, 8, 9	8, 9, 10
長さ(mm)	200〜260	220〜240	180〜315	190〜260	180〜260	180〜280	180〜280
エンドキャップ(mm)	0〜25	2, 4	0〜15	0〜10	0〜35	0〜10	0
遠位ロッキングスクリュー位置(mm)	25, 10	25, 10	44, 29, 14	44, 29, 14	24, 12	39, 17	30, 10

上肢　上腕骨骨幹部骨折（順行性髄内釘固定）

手術の基礎知識

◆ 手術解剖

髄内釘挿入に関与し，注意を要する解剖学的構造物を**図3**に示す。

近位挿入部

上腕骨骨頭周囲には，大結節，小結節，上腕二頭筋長頭，棘上筋，肩甲下筋，腋窩神経があり，体幹側には肩甲骨，肩峰，烏口突起と肩峰下滑液包がある。

骨幹部中央部

橈骨神経は上腕骨の中央1/3と遠位1/3の境界部の後外側の橈骨神経溝（螺旋溝）を通り，筋間中隔を貫通して下降する。筋間中隔部では可動性が乏しいので損傷を受けやすい。

遠位部

肘頭窩，内・外顆と正中神経，上腕二頭筋，上腕動脈，尺骨神経などがある。

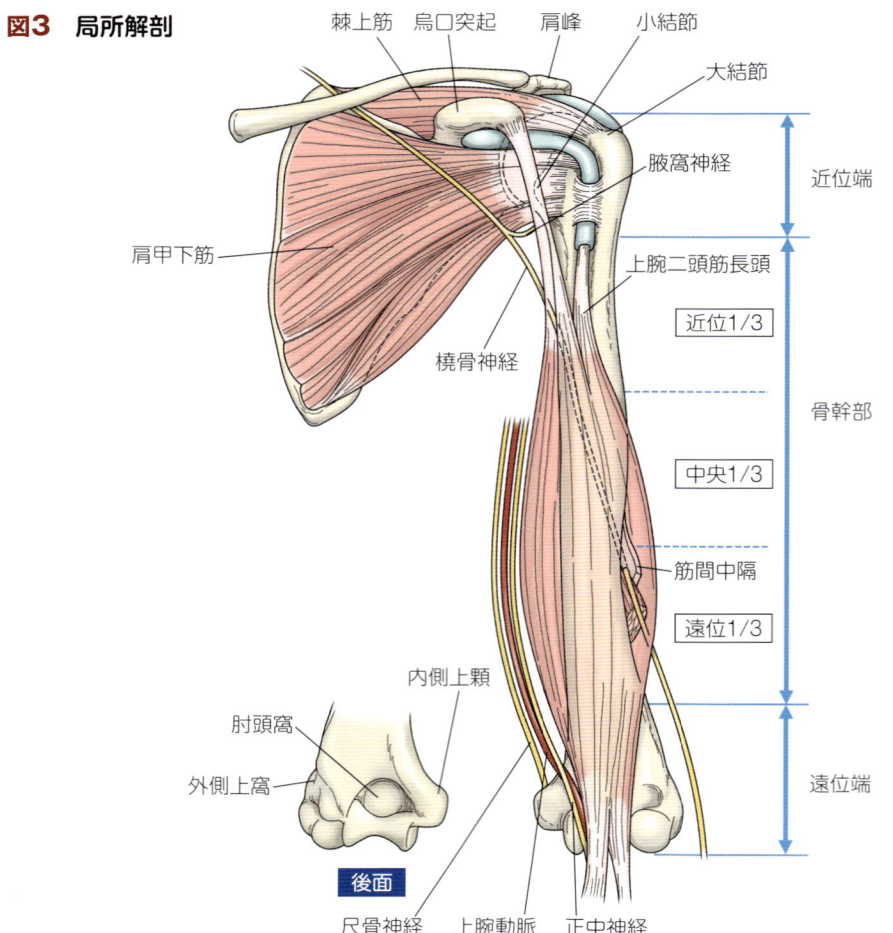

図3 局所解剖

骨折分類

AO分類が用いられる（図4）[2]。

手術適応

①転位のある骨折，②外固定では整復位を保持できない骨折，③AO分類A3の骨折型，④遠位骨幹端が肘頭窩から4cm残っている骨折，⑤通常の骨幹部の上下3cmまでの骨幹部＋骨幹端部が適応となる（図5）。

図4　AO分類

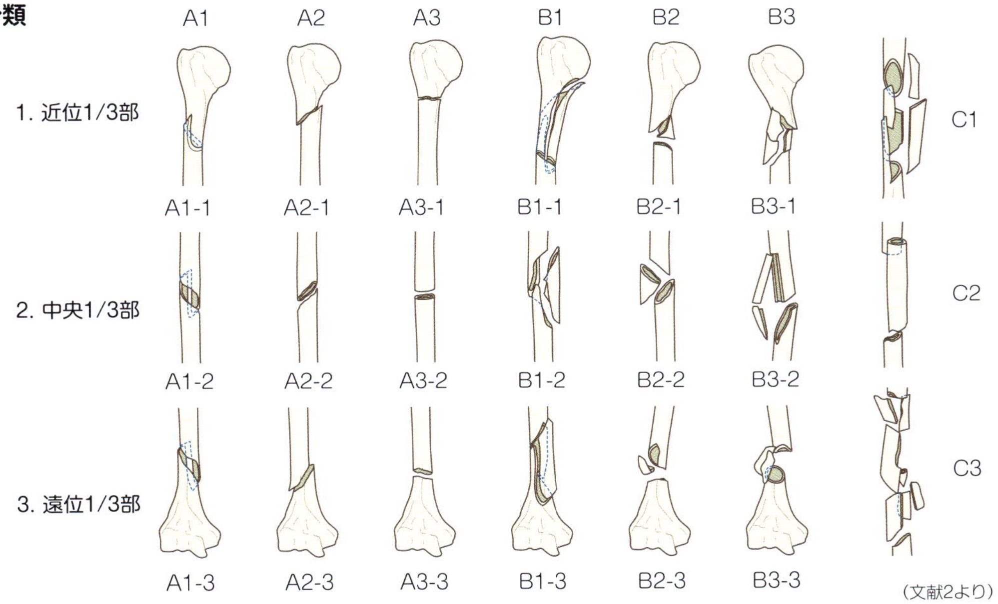

（文献2より）

図5　手術適応部位
a：通常の骨幹部範囲
b：髄内釘の適応範囲

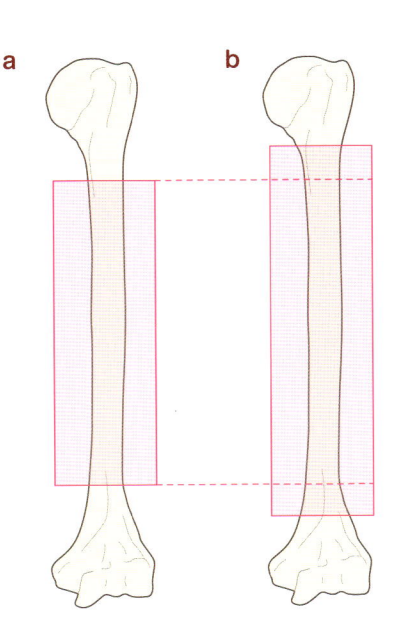

画像診断と読影のポイント

単純X線
　前後像と側面像で骨折の転位と粉砕の程度を評価し，近位骨折線が頚部および骨頭まで達してないか，遠位骨折線が顆上部まで達していないかをそれぞれ評価する．疑わしい場合はCTを撮影して確認する．骨幹部の骨折部位，第3骨片の転位と橈骨神経の位置関係，および髄腔径を評価する．

CT
　近位，および遠位骨幹端部の骨折線の有無を確認する．

術前準備

術前診察
　上腕骨骨幹部骨折で最も注意を要する合併損傷は橈骨神経麻痺である．橈骨神経麻痺の有無を十分確認する．Shaoら[3]によれば文献的には発生率は11.8%で，約70%は自然回復すると述べている．また，術前麻痺のほとんどがneuropraxiaのため95%は自然回復する可能性があるとされている．しかし，橈骨神経固有知覚領域の完全麻痺があれば，橈骨神経重度損傷および断裂の可能性もあるため，直視下に確認して修復する必要もある．

麻酔・体位
　全身麻酔で行う．仰臥位で上半身を挙上するbeach chair positionで行う．透視が手術台のフレームと重ならないように患者を健側に寄せ，患肢を手術台の内側にもってくる，もしくは体をぎりぎり手術台の外側に寄せて患肢を手術台の外に置く．背中にスポンジか枕を入れて肩を浮かすようにする．Cアームは対側から体幹に垂直に挿入し，患肢にも垂直になるようにする．さらにCアームが20～30°回旋できるようにする(**図6**)．

消毒
　患肢全体から肩関節まで消毒して，患肢を自由に動かせるようにする．

図6　手術体位と透視位置

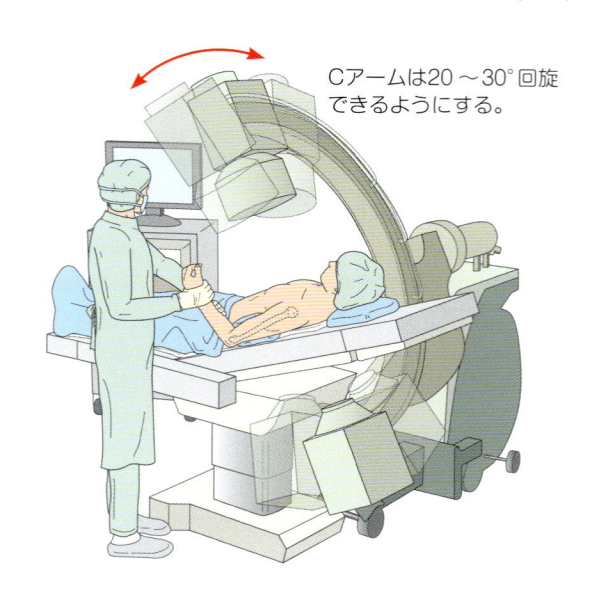

Cアームは20～30°回旋できるようにする．

髄内固定手技

◆ 皮切と展開

皮切は肩峰先端から外側に3〜5cmとする。皮下を剥離して三角筋を筋線維に沿って割って入り，棘上筋腱を展開する。棘上筋腱を筋線維に沿って約2cm縦切して骨頭に達する（図7）。

図7　皮切とアプローチ
a：肩峰先端から外側に3〜5cmの皮切を置く。
b：骨頭に対する皮切部位。
c：三角筋腱を避けて棘上筋腱を展開する。
d：棘上筋腱を割って骨頭に達する。

棘上筋腱

三角筋

上肢　上腕骨骨幹部骨折（順行性髄内釘固定）

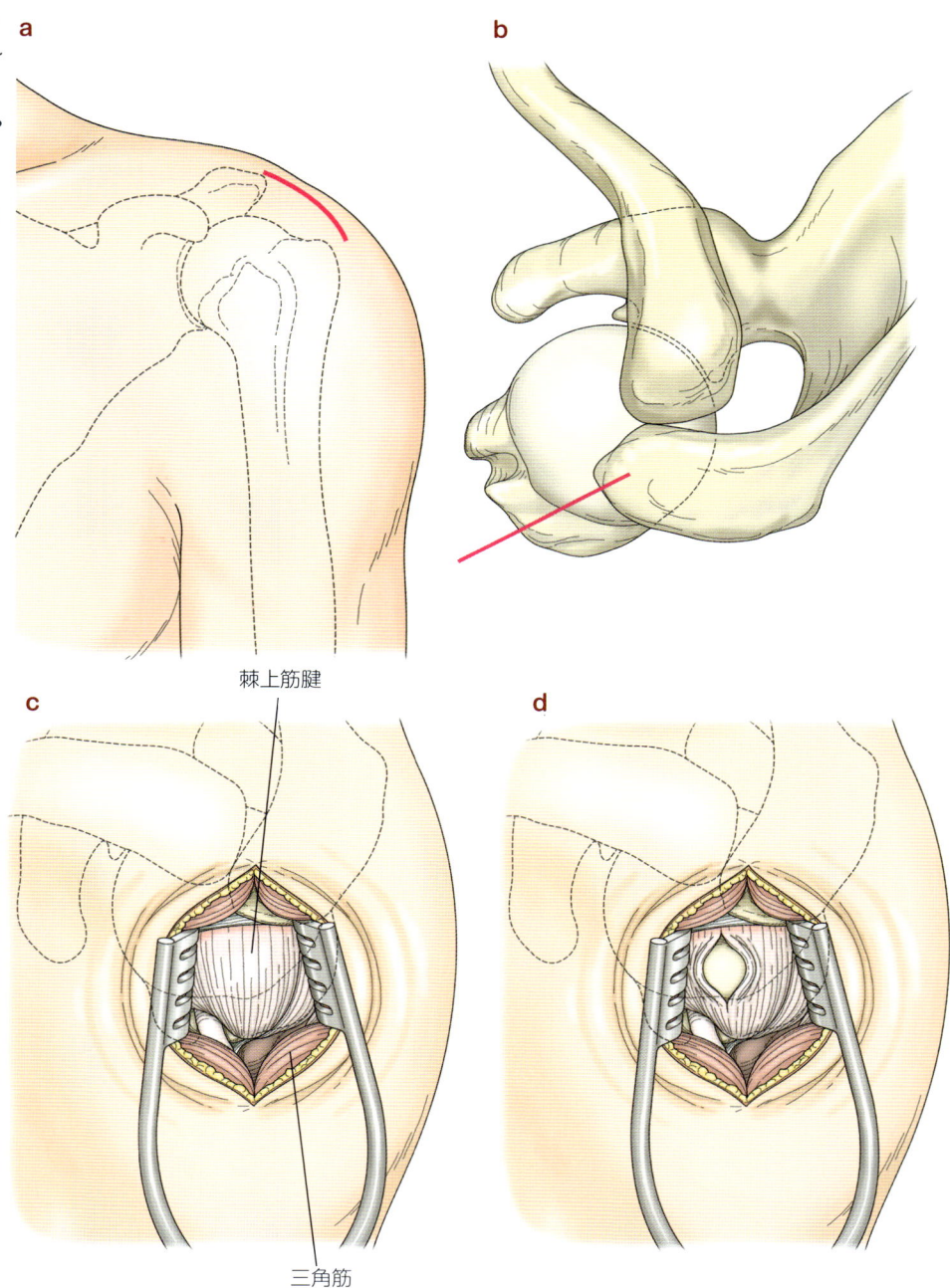

|||||||||||||||||||||||||||||||||||||| **Meister Check** ||||||||||||||||||||||||||||||||||||||

◆腱板の保護◆
　順行性挿入で最も気を付ける必要がある操作である。腱板の付着部から髄内釘を挿入すると断裂や痛みの原因になるため，腱板の付着部から約1cmくらい残して縦切するほうがよい。メスを用いて鋭的に切開し，レトラクターでしっかり開窓して腱板を保護する。また，骨頭のやや前方内側の棘上筋と上腕二頭筋腱の間の腱板疎部（rotator interval；RI）から挿入することで，腱板損傷を軽減するという報告もある[4]（図8）。

髄内釘挿入部作製

　ガイドピン挿入部は上腕骨を軽度伸展位として，骨頭大結節境界部から骨頭頂点側に約1.0～1.5cm中枢側，上腕骨骨軸延長から挿入する。ガイドピンにドリルスリーブをセットしてオウル，またはコアリーマーで骨頭を開窓し，ガイドピンを抜去してガイドワイヤーに入れ換える。骨折部を整復してガイドワイヤーを遠位部まで刺入する（図9）。

図8　腱板疎部（rotator interval）

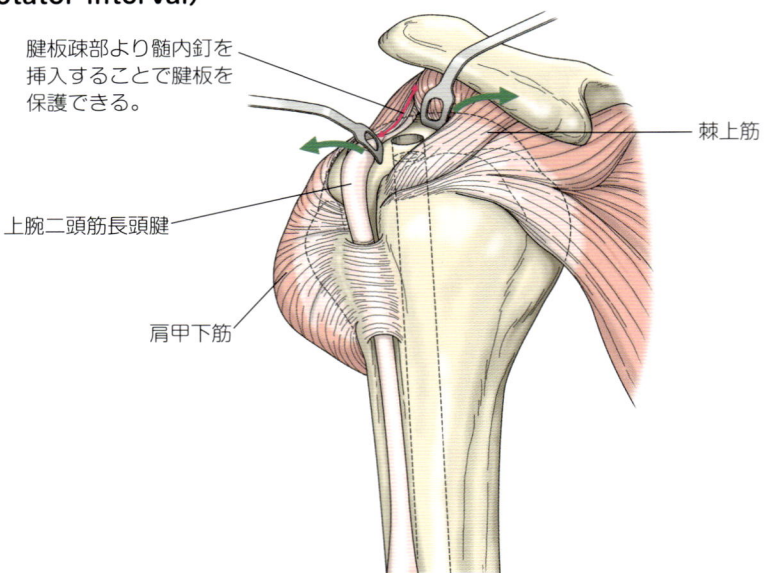

- 腱板疎部より髄内釘を挿入することで腱板を保護できる。
- 棘上筋
- 上腕二頭筋長頭腱
- 肩甲下筋

図9　エントリーポイント

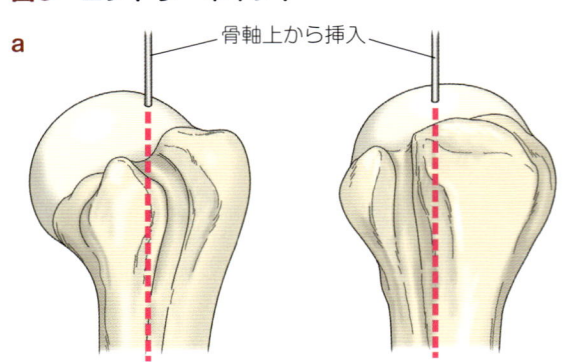

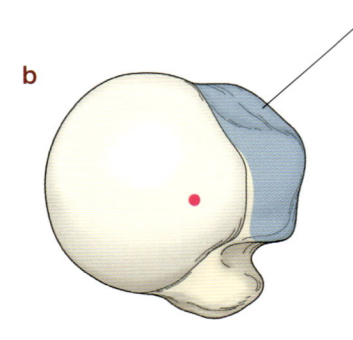

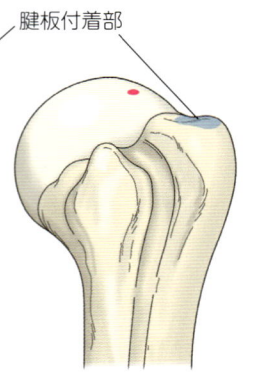

a　骨軸上から挿入
b　腱板付着部

図10 肘頭窩までのリーミング
a：ガイドピンを肘頭窩まで挿入。
b，c：肘頭窩までリーミング。

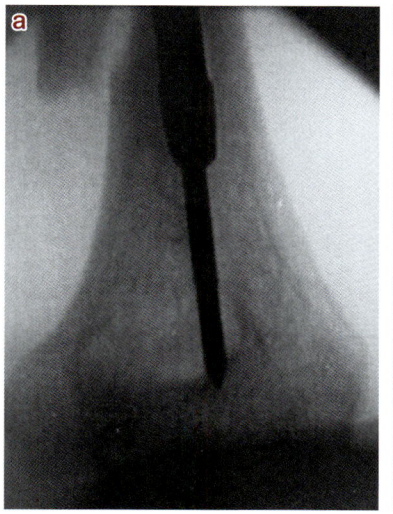

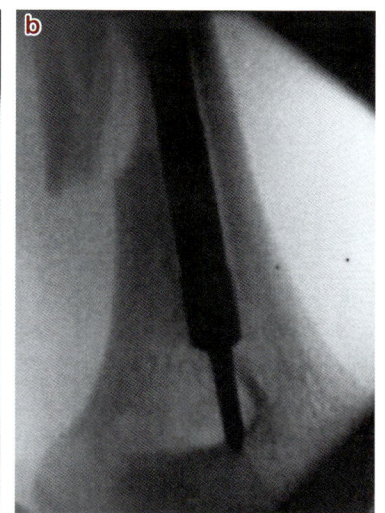

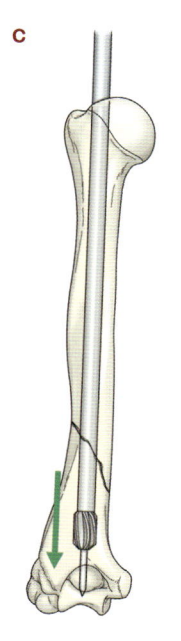

◆ リーミング

　実際に挿入する髄内釘の径より1.0～1.5mm大きくリーミングする。荷重骨ではないため大きな径の髄内釘を入れる必要はない。適度なリーミングを行う。もし，骨折線が遠位骨幹端にかかる場合は，ガイドワイヤーをガンマネイル用のねじ切り付きのガイドピンに換え，透視下に肘頭窩まで挿入してここまでリーミングを行う（**図10**）。

◆ 髄内釘の挿入

　髄腔長を計測後，デバイスに髄内釘を設置して挿入する。横骨折でコンプレッションを加える場合は10mm短い髄内釘を選択する。

Meister Check

◆骨片による神経損傷のおそれ◆
　骨幹部中央に骨折線がある場合，整復操作および髄内釘挿入操作で神経損傷を危惧することもあるが，一般的に術前麻痺がなければ髄内釘挿入操作で麻痺をきたす心配はない。

ロッキングスクリュー固定

骨折線が近位骨幹端まである場合

近位ロッキングスクリューは，骨頭に多くのスクリューが挿入できるタイプの髄内釘を選択する。

AO分類A-3骨折の場合

骨折部に間隙が残存すると偽関節になる可能性があるため，十分コンプレッションを加えて骨折部を圧着しておく必要がある。通常は近位ロッキングスクリューから挿入するが，コンプレッションを加える場合は遠位ロッキングスクリューから挿入する（**図11**）。

骨折線が遠位骨幹端まである場合

肘頭窩までリーミングをして髄内釘の先端を肘頭窩まで挿入する。遠位ロッキングスクリューを必ず2本挿入し，髄内釘先端で3点固定とする。

図11　骨片間間隙に対する処置
a，b：T2コンプレッションスクリュー（Stryker社）を用いた圧迫。
c，d：DePuy Synthes社のデバイスを用いた圧迫方法。

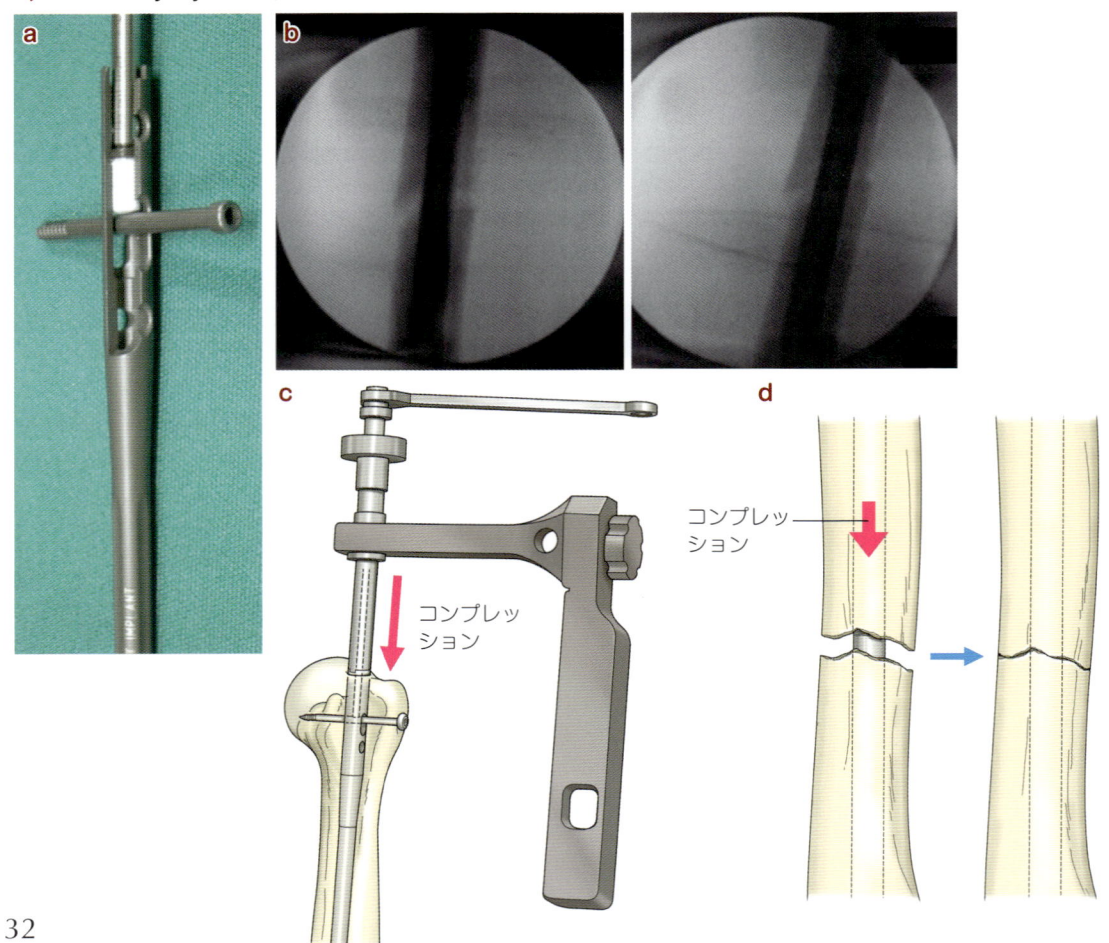

🔷 エンドキャップ挿入

順行性の場合，髄内釘は関節内の骨頭から挿入しているため，突出してはならない。少し埋没するくらいの短めを選択する。

🔷 創閉鎖

挿入部を十分洗浄した後，縦切した腱板をしっかり縫合する。ドレーンを留置して皮膚を閉鎖する。外固定は必要ない。
術後X線検査で整復および固定状態を確認する。

🔷 後療法

術翌日から肩関節および肘関節の自動運動を開始する。術後2週目ごろから肩関節挙上訓練を開始する。

🔷 抜釘

高齢者では必要ないが，通常成人では術後1～2年で行う。しかし，抜釘時に再び腱板を損傷するおそれがあるため，希望がない場合は抜釘しないほうがよい。

Accident & Recovery

術中および術後の合併症を未然に防ぐためには以下のことに注意をする。

1. 偽関節
①できるだけ大きな径の髄内釘を用いる。
②骨折部から遠位ロッキングスクリューまでの距離を確保する。
③骨折部間隙をできるだけ縮小する。

2. 肩関節の痛みと運動制限
①腱板を愛護的に扱う。
②髄内釘が骨外に突出しないように挿入する。
③術後早期から挙上訓練を行う。

3. 橈骨神経麻痺
①骨片整復をできるだけ愛護的に行う。
②ガイドワイヤーおよびリーマーの突出を防ぐ。
③無理なリーミングを行わない。
④リーミング時に骨片が転位しないよう保持する。
⑤もし術後に麻痺が生じても約6カ月で回復するため経過をみる。

難治症例

◆**症例1**（図12）
　24歳，男性。交通事故で受傷。骨幹部中央から遠位骨幹端に至る粉砕骨折。橈骨神経麻痺を合併していた。手術はガンマネイルのガイドピンを用いて肘頭窩までリーミングを行い，順行性のT2上腕骨ネイルを挿入した。術後7カ月，麻痺も回復して骨癒合も得られた。

◆**症例2**（図13）
　70歳，男性。転倒して受傷。骨幹部〜近位骨幹端部まで骨折線が入っている。手術はガンマネイルのガイドピンを用いて肘頭窩までリーミングを行い，順行性のT2上腕骨ネイル近位骨折用ロングネイルを挿入した。術後10カ月で骨癒合が得られた。

図12　症例1
24歳，男性。
a：受傷時X線前後像
b：受傷時X線側面像
c：術直後X線前後像
d：術直後X線側面像
e：術後7カ月X線前後像
f：術後7カ月X線側面像

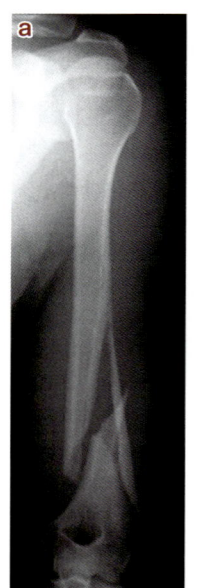

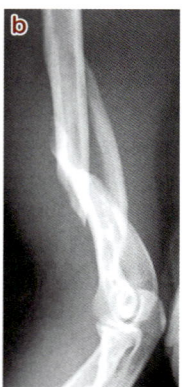

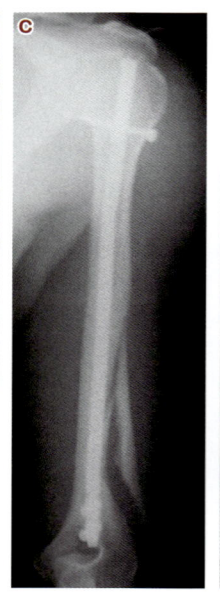

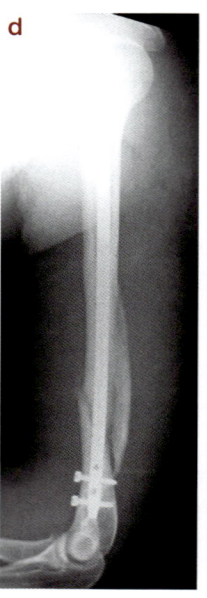

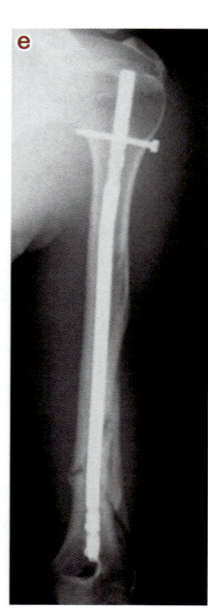

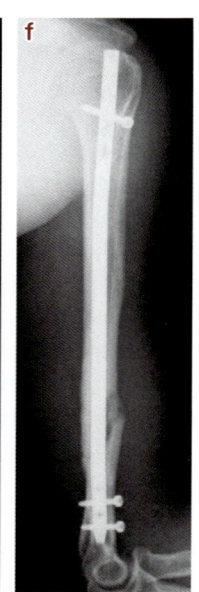

図13 症例2
70歳,男性。
a:受傷時X線前後像
b:受傷時X線側面像
c:術直後X線前後像
d:術直後X線側面像
e:術後10カ月X線前後像
f:術後10カ月X線側面像

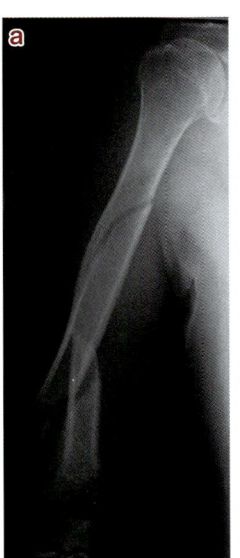

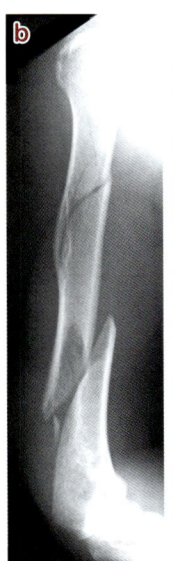

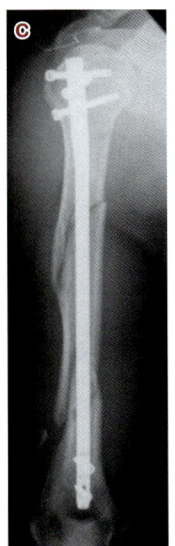

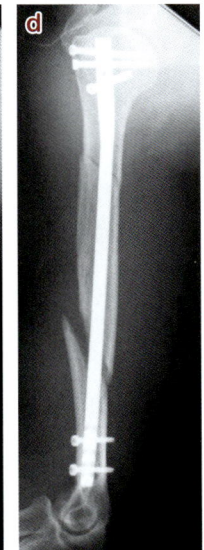

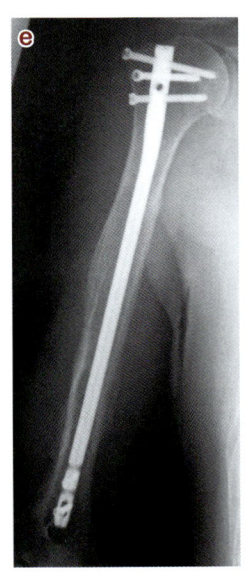

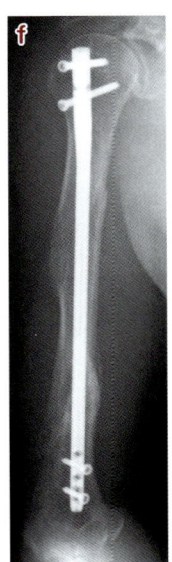

文献

1) Changulani M, et al. Comparison of the use of the humerus intramedullary nail and dynamic compression plate for the management of diaphyseal fractures of the humerus. A randomised controlled study. Int Orthop 2007;31:391-5.
2) Müller ME, ほか著, 廣畑和志訳. The Comprehensive Classification of fractures of long Bones. 骨折治療のためのAO分類法. 東京:シュプリンガー・フェアラーク東京;1991. p54-85.
3) Shao YC, et al. Radial nerve palsy associated with fractures of the shaft of the humerus:a systematic review. J Bone Joint Surg Br 2005;87:1647-52.
4) Park JY, et al. Antegrade humeral nailing through the rotator cuff interval:a new entry portal. J Orthop Trauma 2008;22:419-25.

上肢

前腕骨骨幹部骨折

東海大学医学部外科学系整形外科学講師　小林由香

髄内固定のメリット[1]

1. 前腕骨の生理的弯曲に合わせて挿入できるため，解剖学的整復位が保持できる。
2. 骨長が維持できる。
3. 手術展開が容易で，創が小さく低侵襲である。
4. 整容面に優れる。
5. X線像上骨癒合の評価が確実である。
6. 抜釘後の再骨折のリスクが少ない。

使用する髄内固定器具

HAI Forearm Rod System®（ホムズ技研）

　ロッドは日本人の橈骨と尺骨の骨形状に合わせて，解剖学的形状にデザインされている。軸径は3mmと4mmの2種類である（図1a）。ロッドは横止めロッキングスクリューにより固定されるため，バックアウトを防止し，回旋固定性を維持できる。橈骨ロッドは先端がスプーン状に形成されているため，髄腔内への挿入が容易で，挿入部の骨皮質のカットアウトを防止できる（図1b）。

図1　HAI Forearm Rod System®
a：橈骨と尺骨の解剖学的骨形状にデザインされている。
b：橈骨ロッドは先端がスプーン状に形成されている。

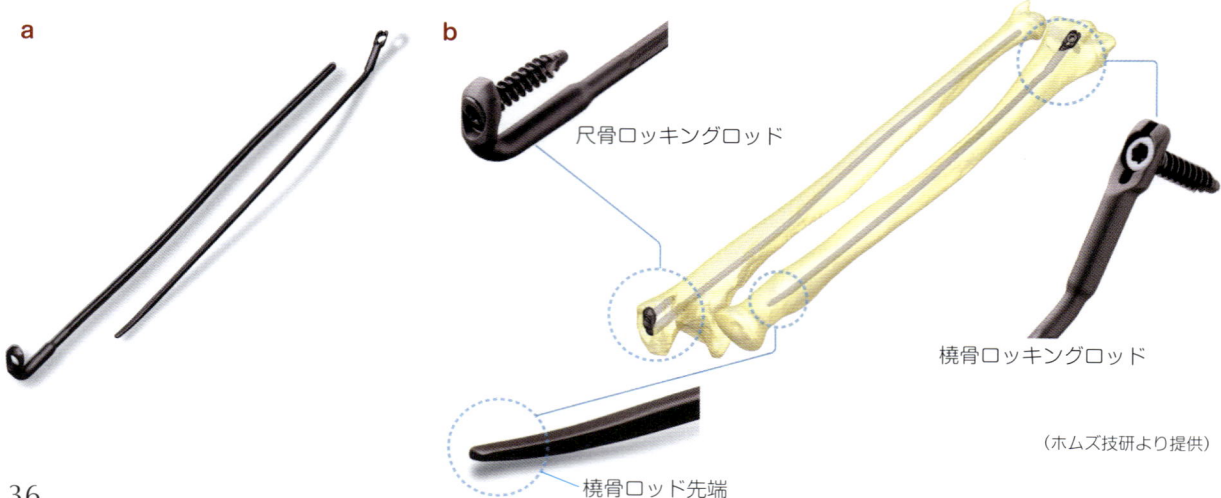

（ホムズ技研より提供）

手術の基礎知識

◆ 髄内固定治療の適応

適応とする骨折型はAO分類22-Aと22-Bである（**図2**）[2]。ただし，22-Bは内固定時に短縮が予測される大きな楔状骨片の場合は適応ではなく，プレート固定が適応となる。

前腕骨骨幹部骨折の治療における，プレート固定と髄内釘の骨癒合期間や術後成績は同等である[3,4]。

髄内釘の長所は，骨折周囲の軟部組織の展開を最小限とし，骨膜を剥離しないため，遷延癒合を回避できること[5]，健常組織に対して低侵襲で，皮切が小さく整容面に優れ，軟部組織損傷が高度の症例への適応があることである。さらに，プレート固定のようなstress shieldingによる骨皮質の菲薄化が生じないため，必ずしも抜釘を要しない。しかし，楔状骨片を有するAO分類22-Bでは，骨片を正確な位置に整復固定可能なプレートと比較して骨癒合が遅れる[3]。

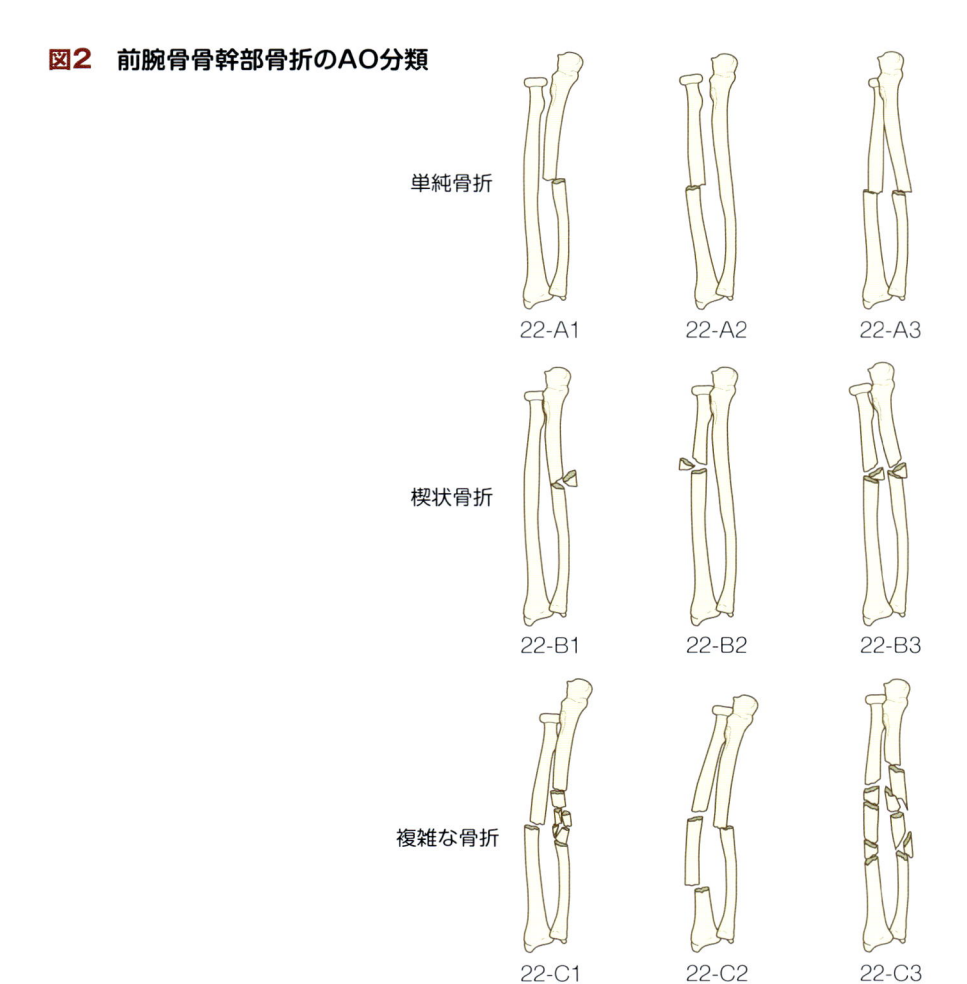

図2 前腕骨骨幹部骨折のAO分類

単純骨折
22-A1　22-A2　22-A3

楔状骨折
22-B1　22-B2　22-B3

複雑な骨折
22-C1　22-C2　22-C3

適応外は，①前腕髄腔の最峡部が3mm以下の細い症例，②髄腔径が広い骨粗鬆例，③橈骨遠位50mm・近位25mmと尺骨近位25mm・遠位30mm以内での骨折例（**図3**），④骨端線の未閉鎖例，⑤骨幹部分節型骨折や2つ以上楔状骨片のある骨折例，⑥感染症例，である。

◆ 画像診断と読影のポイント

術前に健側前腕のX線正面像で，髄腔の最峡部を計測しておく（**図4**）。

図3 髄内固定の適応範囲

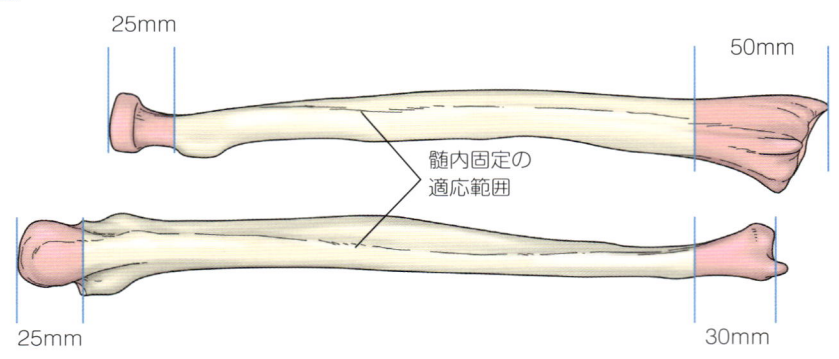

図4 健側前腕X線像
健側前腕の正面X線像で髄腔の最峡部（矢印）を計測する。

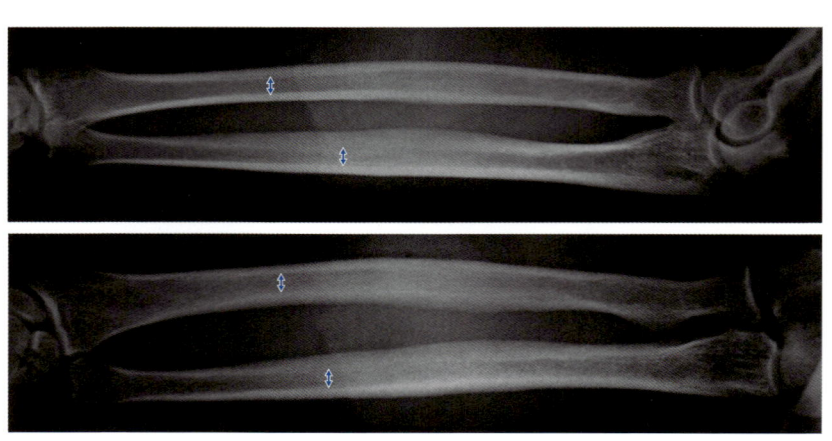

◆ 整復法のポイント

体位
　仰臥位で患肢を透視可能な手台に乗せて整復する(**図5a**)。上肢の牽引装置があれば、側臥位で牽引をしたまま手術を行う(**図5b**)。

◆ 術前整復
　X線透視下に骨軸方向へ牽引を行う。徒手整復操作の繰り返しは軟部組織の腫脹を悪化させるため、牽引による整復が困難であれば、骨折部直上に小皮切を置き、エレバトリウムを用いて整復する。

図5　体位
a：仰臥位で患肢を手台に乗せ、前腕を軸方向へ徒手牽引を行い整復する。
b：側臥位で示・中・環指をフィンガーネットに入れ、牽引装置で牽引をして徒手整復する。

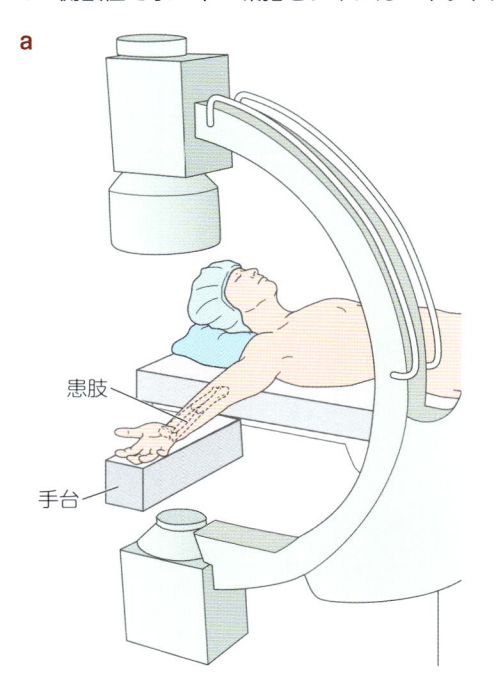

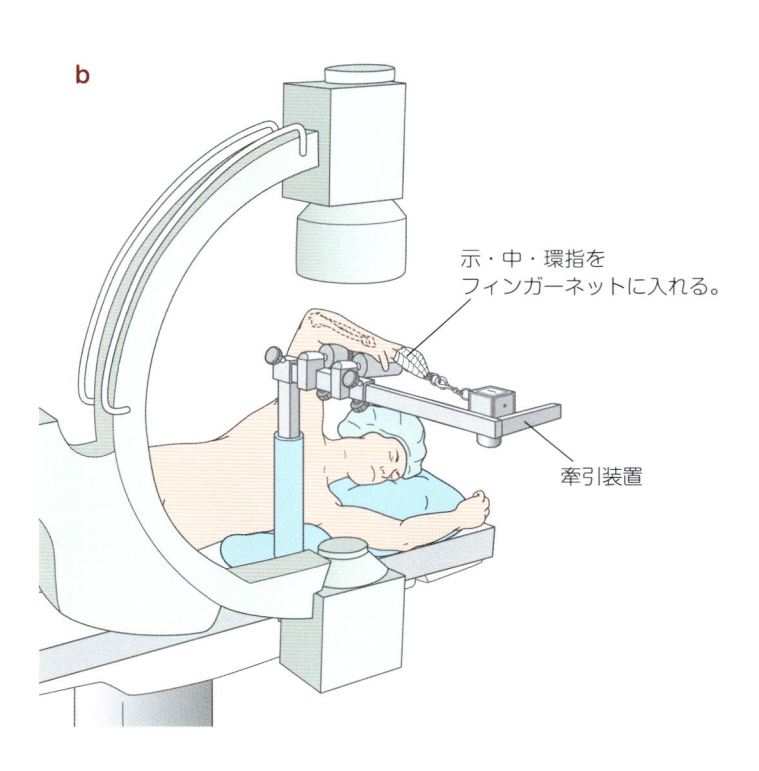

髄内固定手技

尺骨（順行性髄内釘固定）

◆ 皮切と展開

　尺骨の内固定から行う。肘頭直上に約5mmの皮切を置く。上腕三頭筋腱を縦切して肘頭骨膜まで達する（**図6a**）。透視下に肘頭の中央挿入部を確認し，ペアン鉗子で展開して尺骨ロッド用オウルで開窓する。尺骨軸に沿って，オウル上の深さ40mmのラインまで挿入する（**図6b**）。

> **Meister Check**
>
> ◆神経損傷の予防◆
> 　肘頭尺側の肘部管には尺骨神経が走行しているため，イメージで肘頭の中央のオウル挿入点を確認して展開する。

図6　皮切と展開
a：透視下に尺骨骨軸を確認し，肘頭に約5mm縦切する。
b：尺骨ロッド用オウルを回し，骨軸に沿って開窓する。

40mm

尺骨ロッド用オウル

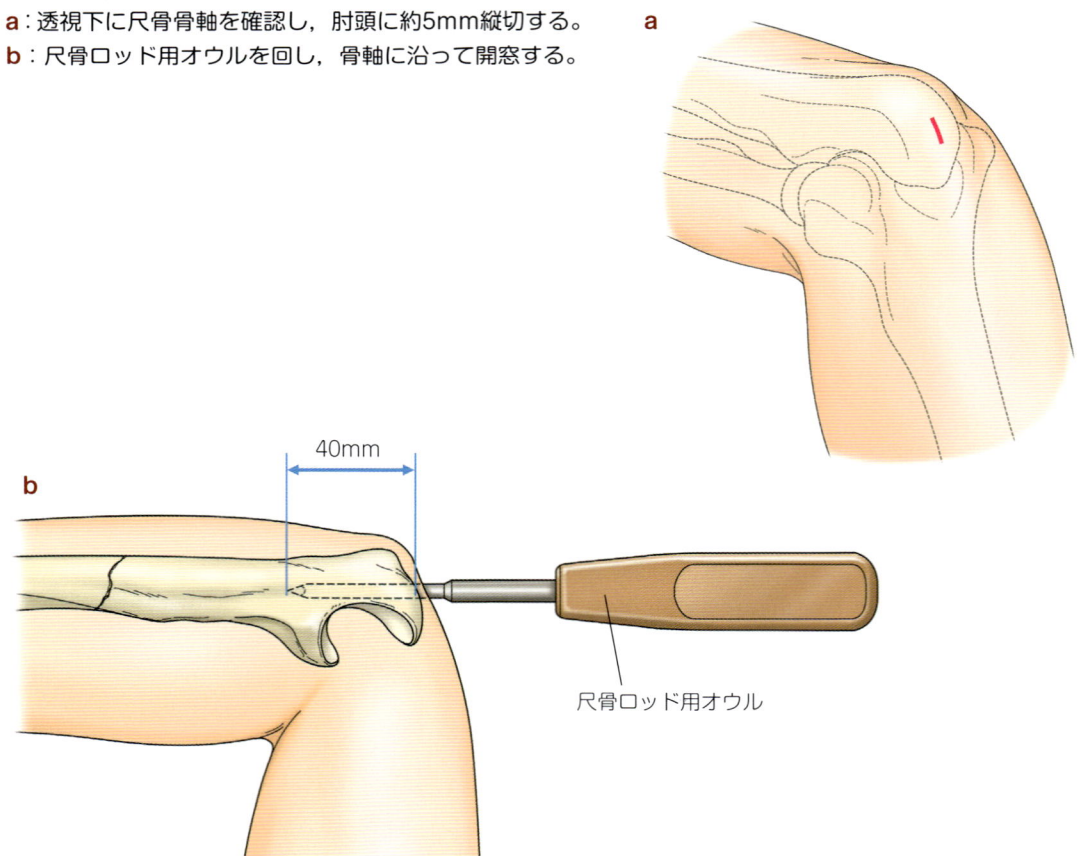

◆ 整復操作

患者の手を持ち，骨軸方向の末梢へ牽引を行う。助手が患者の腋窩をおさえていると整復が容易となる。腫脹が強く牽引による整復操作が困難なときには，骨折部に約1cm皮切を追加してエレバトリウムで整復する（図7）。

◆ 髄腔長の計測

透視下側面像で，前腕皮膚上に尺骨スケールプレートを置き，肘頭から尺骨遠位端軟骨下骨までの髄腔の長さを計測する（図8）。

Meister Check

◆尺骨ロッドの選択◆

計測した髄腔の長さから−10mmの尺骨ロッドを選択する（図8）。しかし，ロッドが尺骨遠位10mmまで挿入できていないと，術後の骨短縮や，遠位の骨折では遷延癒合や偽関節のリスクが高くなるため，計測は正確に行う必要がある。

図7　整復操作

整復が困難なときは骨折部直上に皮切を追加して，エレバトリウムで整復する。

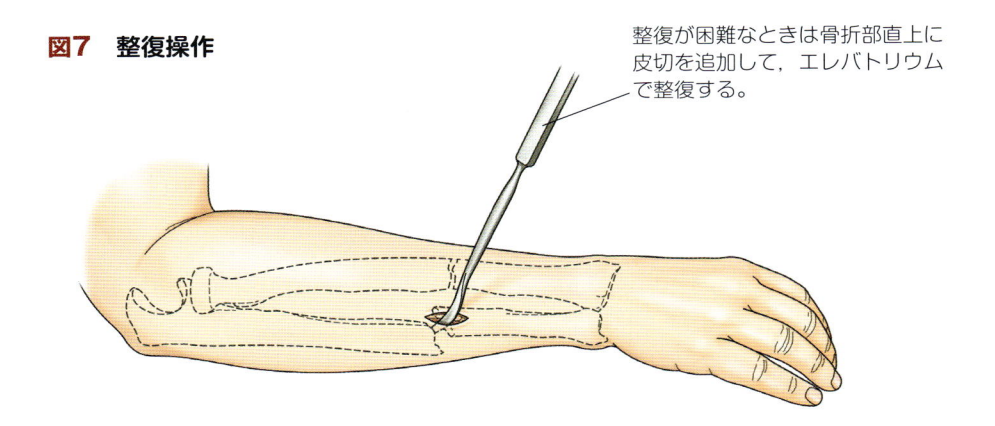

図8　髄腔長の計測と尺骨ロッドの選択
尺骨スケールプレートで計測し，計測した長さから−10mmの尺骨ロッドを選択する。

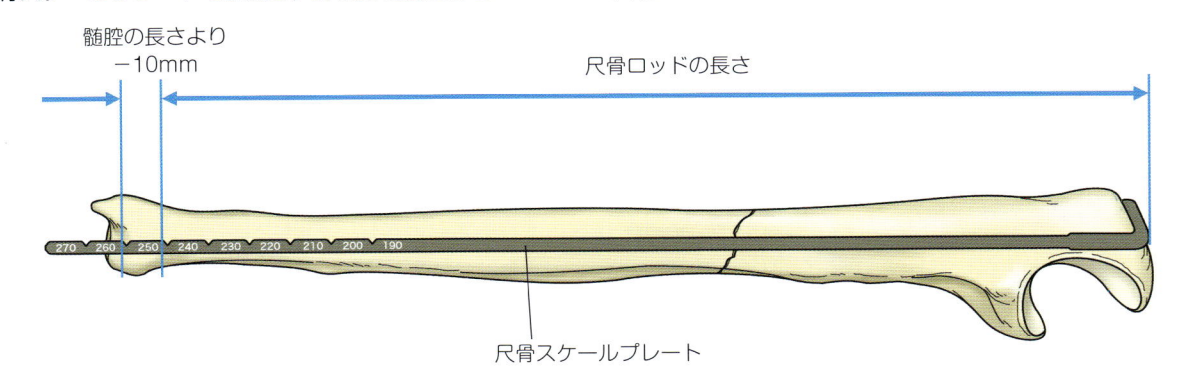

髄腔の長さより−10mm

尺骨ロッドの長さ

尺骨スケールプレート

◆ 尺骨ロッドの挿入

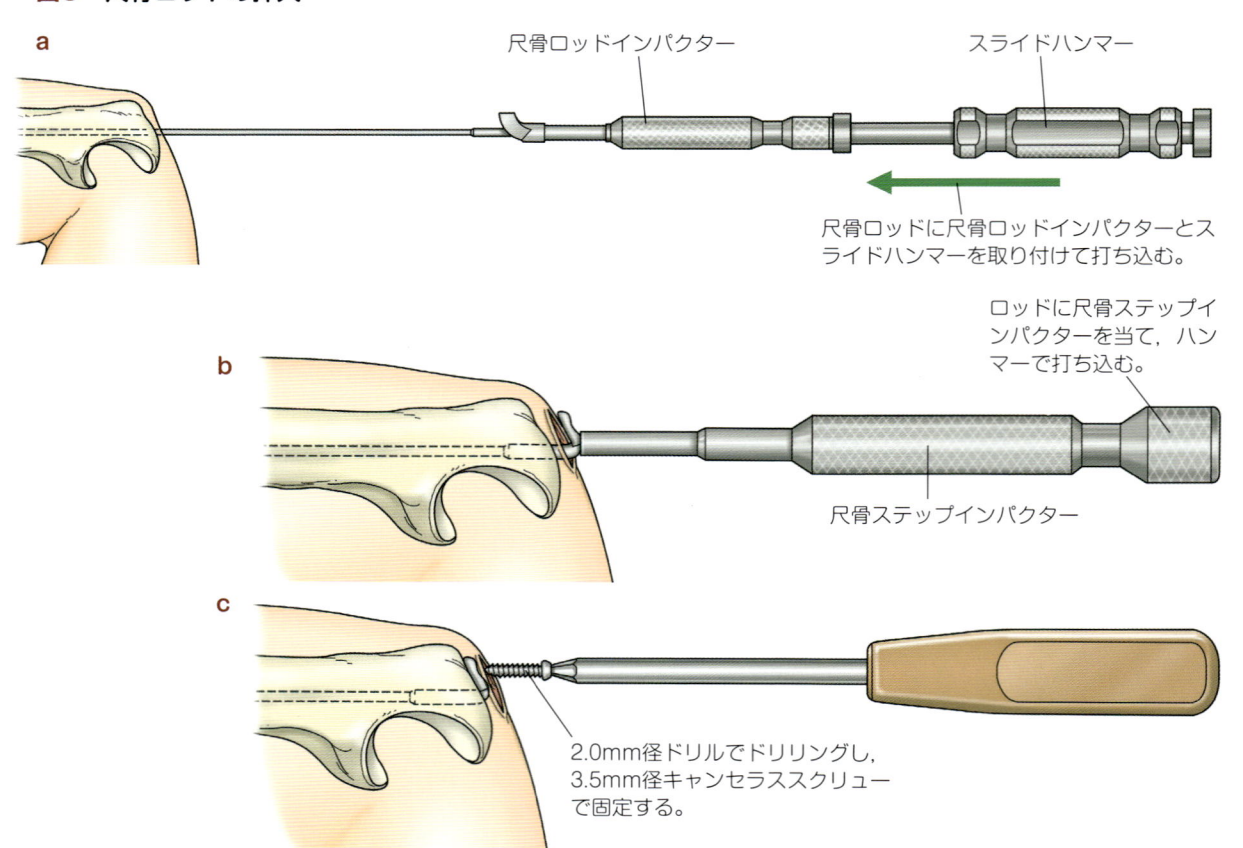

　尺骨ロッドの後端に尺骨ロッドインパクターをスライドさせて取り付け，固定螺子を締める．尺骨ロッドインパクターの後端にはスライドハンマーを取り付ける．尺骨開窓部から尺骨ロッドを髄腔に挿入し，インパクターを把持してスライドハンマーで打ち込む（**図9a**）．尺骨内にロッドが完全に挿入される前に尺骨ロッドインパクターをはずし，尺骨ステップインパクターを当て，後端をハンマーで軽く叩いて肘頭まで挿入する（**図9b**）．術後のロッドの回旋防止のため，透視下に2.0mm径ドリルをロッド軸と平行に最大30mmの深さまでドリリングして，3.5mm径キャンセラススクリューで固定する（**図9c**）．

||||||||||||||||||||||||||||||||| Meister Check |||||||||||||||||||||||||||||||||

◆尺骨ロッドの向き◆
　ロッドと尺骨の向きを確認しながら挿入する．挿入中にロッドを回旋させると，整復位の脱転やロッドの破損につながるため，一度抜去してから再挿入する．

図9　尺骨ロッドの挿入

a　尺骨ロッドに尺骨ロッドインパクターとスライドハンマーを取り付けて打ち込む．

b　ロッドに尺骨ステップインパクターを当て，ハンマーで打ち込む．

c　2.0mm径ドリルでドリリングし，3.5mm径キャンセラススクリューで固定する．

◆ 創閉鎖

術後X線像で確認した後，創部を洗浄し，皮下と皮膚を縫合する．骨折癒合後，肘頭に違和感が生じる場合のみ抜釘術を施行する．

◆ 後療法

術後1週間は前腕以下を外固定し，術後2週間は前腕の回内・外を自動運動のみとする．

橈骨（逆行性髄内釘固定）

◆ 皮切と展開

橈骨の整復が困難なときは先に固定する．手関節背側の橈骨Lister結節の尺側に約30mmの皮切を置く（**図10a**）．ペアン鉗子で展開し，伸筋支帯の近位2/3を縦切する．第3コンパートメント（長母指伸筋腱）を橈側に，第4コンパートメント（総指伸筋腱）は尺側に保護する（**図10b**）．

図10 皮切と展開
a：橈骨Lister結節の尺側に約30mm縦切する．
b：伸筋支帯の近位2/3を縦切し，長母指伸筋腱と総指伸筋腱の間を展開する．

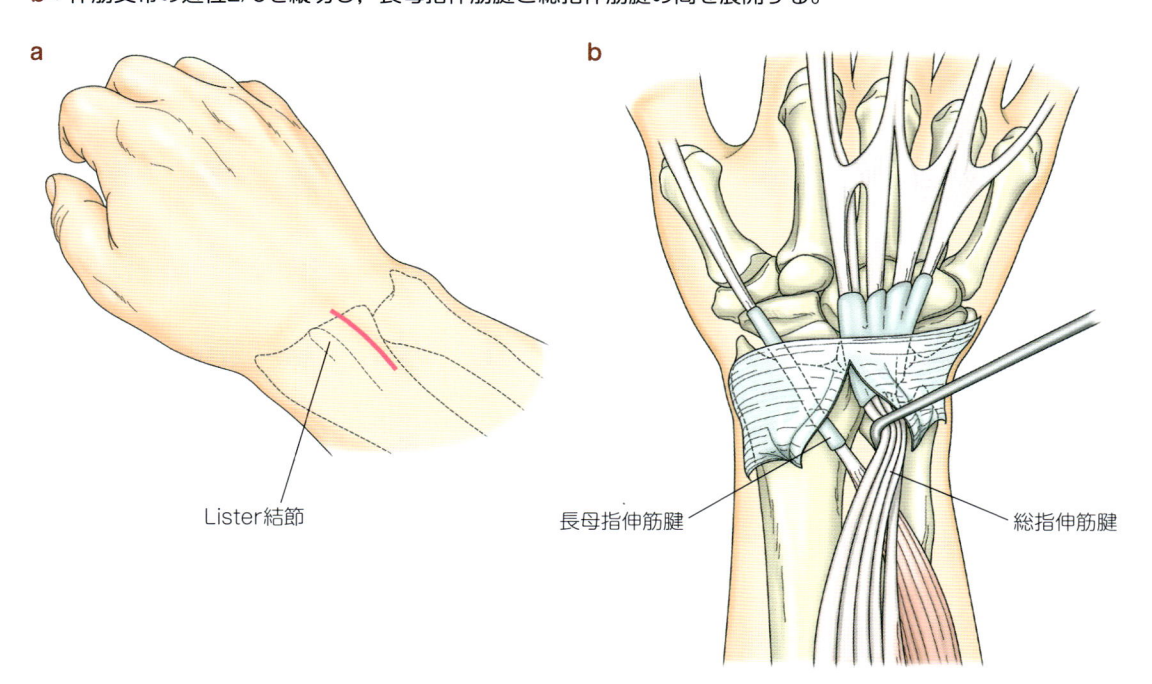

図11　橈骨ロッド用オウルの挿入

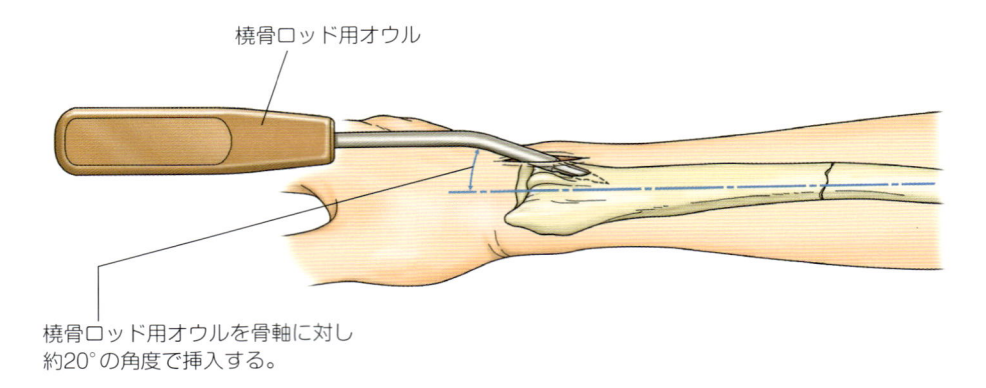

橈骨ロッド用オウル

橈骨ロッド用オウルを骨軸に対し約20°の角度で挿入する。

透視下に橈骨ロッド用オウルを，Lister結節の尺側で橈骨遠位関節面より15mm以上近位の位置で開窓する。骨軸に対して約20°まで寝かせて，オウルのストッパーラインまで挿入する（図11）。

> **Meister Check**
> ◆オウルの挿入角度◆
> オウルのグリップを骨軸に平行に合わせると，刃先は軸に対し20°になる。

◆ 整復操作

尺骨と同様，骨軸方向の末梢へ牽引を行う。牽引による整復操作が困難なときは，骨折部に約1cm皮切を追加してエレバトリウムで整復する。

◆ 髄腔長の計測

透視下正面像で，前腕皮膚上に橈骨スケールプレートを置き，Lister結節から橈骨頭までの髄腔の長さを計測する（図12）。

> **Meister Check**
> ◆橈骨ロッドの選択◆
> 計測した長さから−10mmの橈骨ロッドを選択する（図12）。しかし，ロッドが橈骨近位10mmまで挿入できていないと，術後の骨短縮や橈骨近位の骨折では遷延癒合や偽関節のリスクが高くなるため，計測は正確に行う必要がある。

図12 髄腔長の計測と橈骨ロッドの選択
橈骨スケールプレートで計測し，計測した長さから−10mmの橈骨ロッドを選択する。

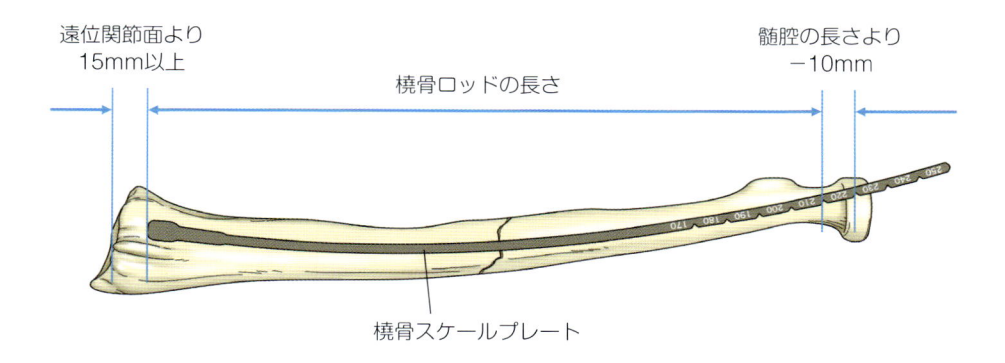

遠位関節面より 15mm以上　　橈骨ロッドの長さ　　髄腔の長さより −10mm

橈骨スケールプレート

◆ 橈骨ロッドの挿入

　橈骨ロッドの後端に，先端を開口した橈骨ロッドインパクターをはさんで装着し，固定螺子を締める。インパクターの後端にはスライドハンマーを取り付ける。橈骨開窓部から橈骨ロッドを髄腔に挿入し，インパクターを把持してスライドハンマーで打ち込む（**図13a**）。橈骨内にロッドが完全に挿入される前にインパクターをはずし，橈骨/尺骨兼用ステップインパクターを当て，後端をハンマーで軽く叩いて橈骨背側皮質から突出しないように挿入する（**図13b**）。術後のロッドの回旋防止のため，透視下に2.0mm径ドリルをロッド軸と垂直にドリリングして，3.5mm径キャンセラススクリューで固定する（**図13c**）。

Meister Check

◆橈骨ロッドの向き◆
　ロッドと橈骨の向きを確認しながら挿入する。挿入中にロッドを回旋させると，整復位の脱転やロッドの破損につながるため，一度抜去してから再挿入する。

◆ 創閉鎖

　術後X線像で確認した後，創部を洗浄し，皮下と皮膚を縫合する。
　骨折癒合後，橈骨背側皮質から突出しないように挿入しているため，抜釘術は施行しない（**図14**）。

◆ 後療法

　術後1週間は前腕以下を外固定し，術後2週間は前腕の回内・外を自動運動のみとする。

上肢　前腕骨骨幹部骨折

45

図13 橈骨ロッドの挿入

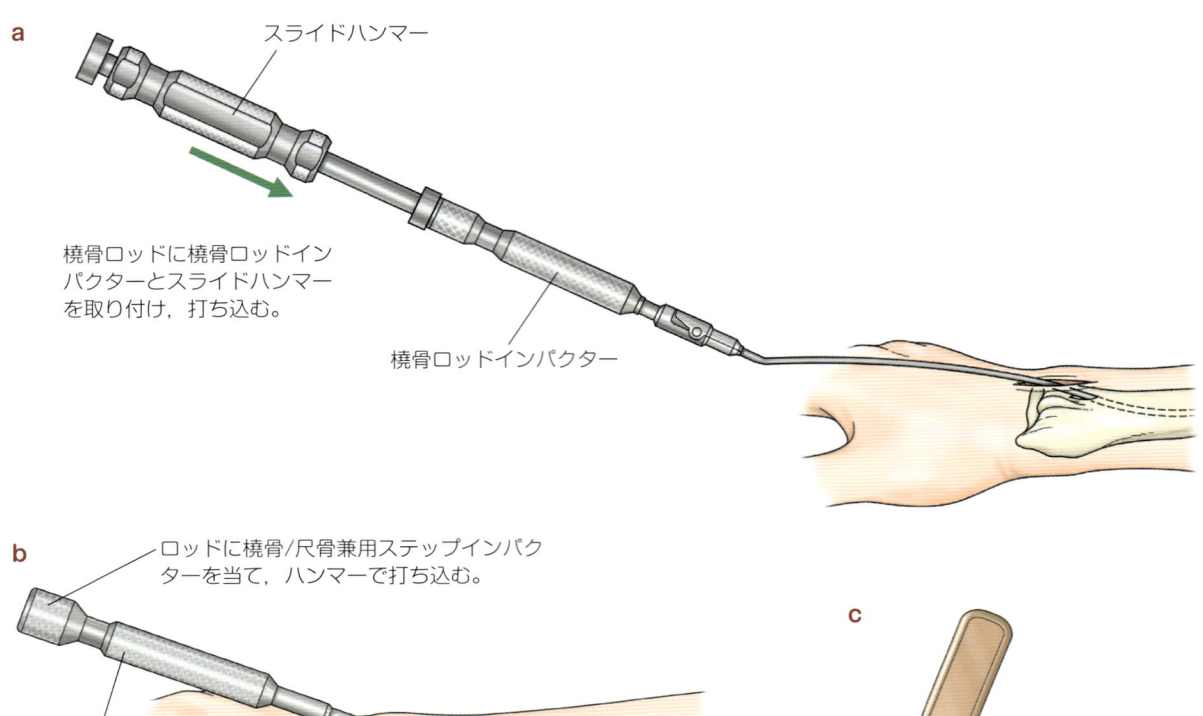

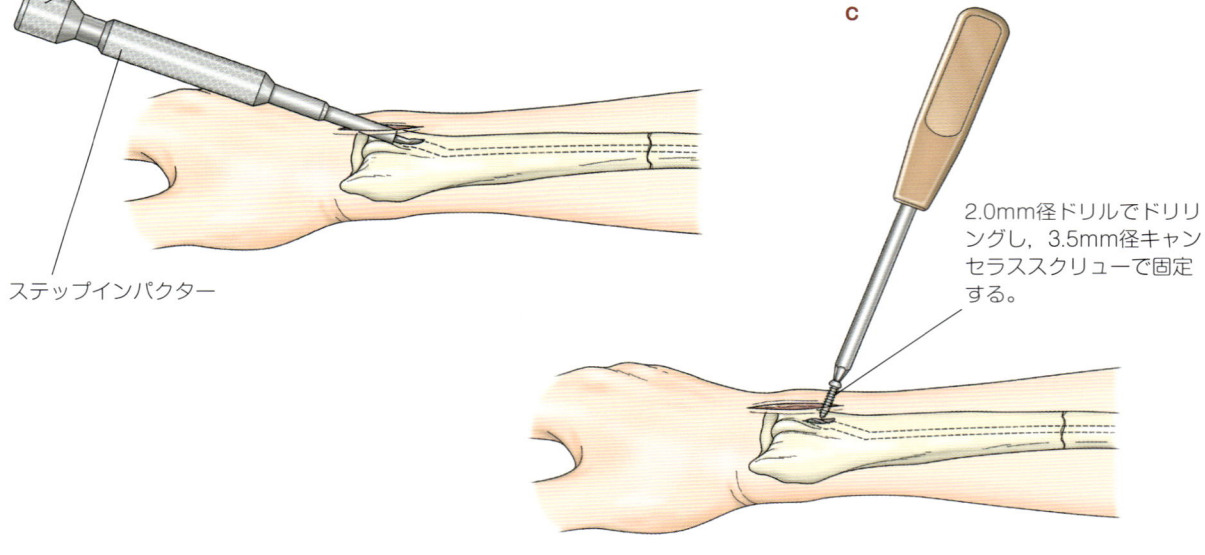

a

スライドハンマー

橈骨ロッドインパクター

橈骨ロッドに橈骨ロッドインパクターとスライドハンマーを取り付け，打ち込む。

b

ロッドに橈骨/尺骨兼用ステップインパクターを当て，ハンマーで打ち込む。

ステップインパクター

c

2.0mm径ドリルでドリリングし，3.5mm径キャンセラススクリューで固定する。

図14 術後X線像
a：術直後（True/Flex®は現在販売されていない）
b：最終検査時

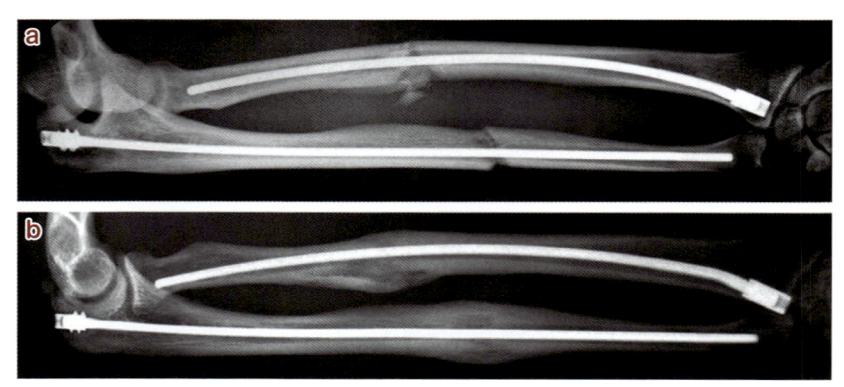

Accident & Recovery

図15は尺骨骨折遷延癒合例である。尺骨ロッドは回旋防止のスクリューで固定されており，挿入部の症状はないため，再手術せずに骨癒合が得られた。

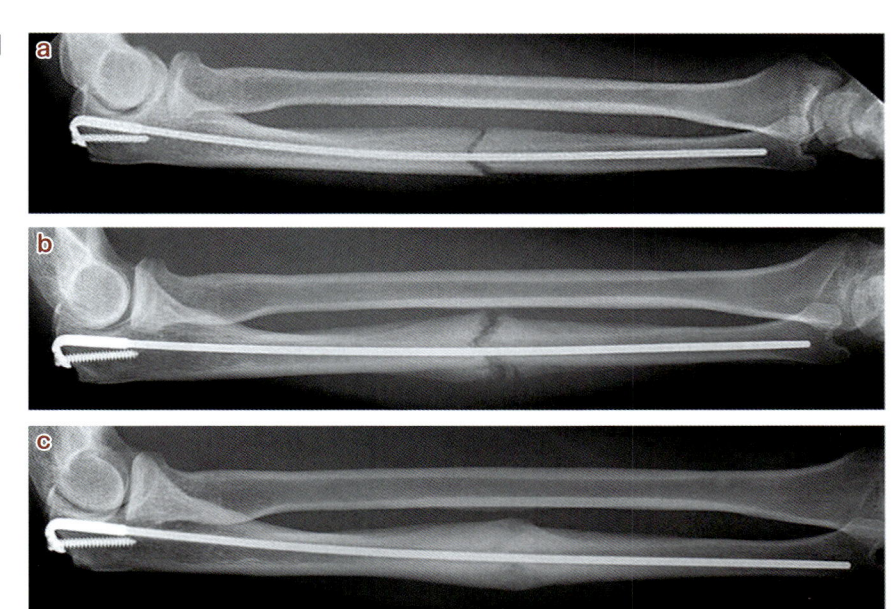

図15　尺骨骨折遷延癒合例
a：術直後X線像
b：尺骨骨折遷延癒合
c：最終X線像

文献

1) 小林由香, ほか. 成人橈・尺骨骨幹部骨折に対する髄内釘の治療検討. 骨折 2010；32：271-3.
2) Müller ME. 骨折手術法マニュアル AO法の実際 東京：シュプリンガー・フェアラーク東京；1994. p136-7.
3) Lee SK, et al. Plate osteosynthesis versus intramedullary nailing for both forearm bones fractures. Eur J Orthop Surg Traumatol 2014；24：769-76.
4) 小林由香, ほか. 成人橈・尺骨骨幹部骨折に対する手術療法の検討. 日手の外科会誌 2006；23：801-5.
5) Saka G, et al. New interlocking intramedullary radius and ulna nails for treating forearm diaphyseal fractures in adults：a retroapective study. Injury 2014；45 Suppl 1：S16-23.

上肢

橈骨遠位端骨折

新須磨病院整形外科部長　黒田　司
新須磨病院整形外科医長　筒井美緒

髄内固定のメリット

❶ 筋肉の切離を要しない。
❷ 骨膜の剥離が最小限で済み，骨癒合が良好である。
❸ 低侵襲な手術であり，保存療法よりも外固定期間が短い。術後早期からの疼痛軽減，機能回復が期待できる。

使用する髄内固定器具

MICRONAIL®（マイクロポート・オーソペディックス・ジャパン社）（図1）

　橈骨遠位端骨折用に開発された髄内釘である。3本の遠位バットレススクリューはロッキング機構により髄内釘本体に固定され，角度安定性を有する（図1b）。近位骨片は2本の皮質骨スクリューで固定される。髄内釘はほぼ全体が髄内に設置される（図1c）。髄内釘は#1～4とエクストラロング（EX，太さは#2と同様，皮質骨スクリュー孔は3箇所）の5種類があるが，通常#1もしくは#2のサイズで対処可能である。骨折が近位まで及んでいる場合はEXを使用する（図1d）。

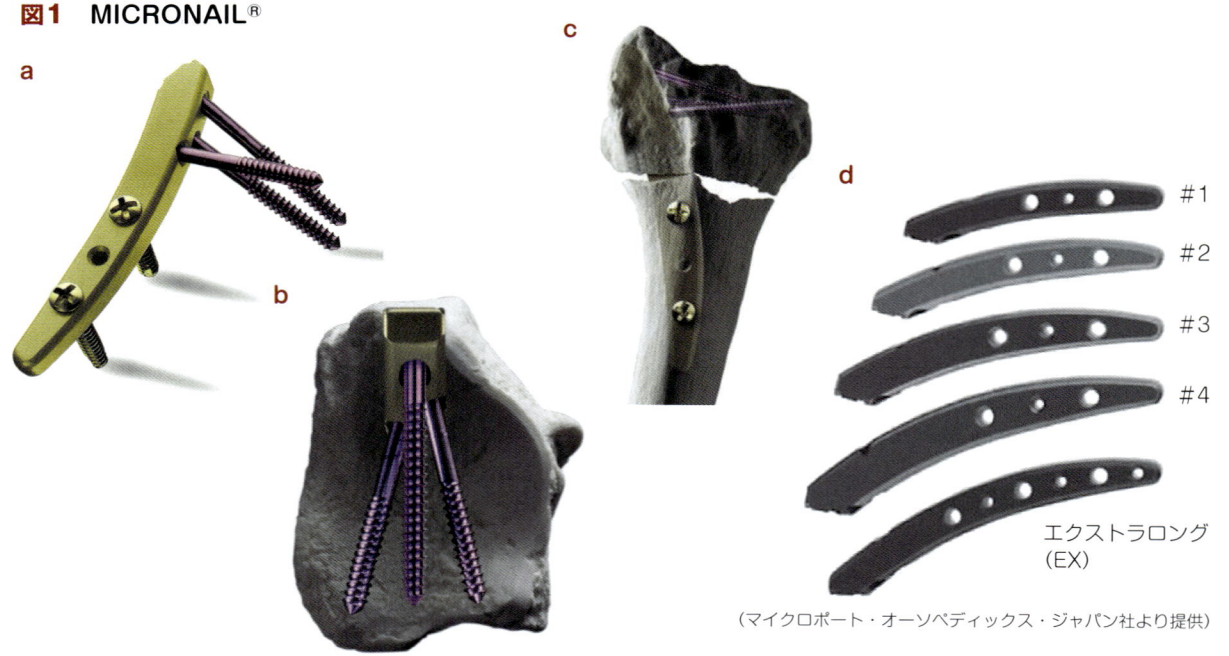

図1　MICRONAIL®

a
b
c
d

#1
#2
#3
#4
エクストラロング（EX）

（マイクロポート・オーソペディックス・ジャパン社より提供）

手術の基礎知識

◆ プレート固定と比較した長所，短所

　掌側ロッキングプレートは現在，橈骨遠位端骨折手術のgold standardだが，軟部組織に対する侵襲として，骨折部周辺の骨膜の剥離や方形回内筋の切離を要することがある。また，長母指屈筋腱皮下断裂を避けるために，抜釘の必要性もある。
　橈骨遠位端骨折の髄内釘固定では，軟部組織の剥離が少なく，早期からの疼痛軽減と機能回復が期待できること[1]，抜釘の必要がないことが長所である。しかし短所として，広範な骨折型に対応できる掌側ロッキングプレートに比べ，適応できる骨折型が限られること，髄内釘挿入部にある橈骨神経浅枝の障害を一時的にでも生じうることが挙げられる。

◆ 髄内固定治療の適応

　最もよい適応は，背側転位型の関節外骨折である。特に背側骨皮質の粉砕したAO分類A3骨折は，徒手整復後ギプス固定を行っても再転位することが多く，侵襲の少ない髄内釘のよい適応である。
　関節内骨折では，粉砕の強いAO分類C3は適応にならない。C1，C2では，矢状面方向の骨折線はバットレススクリューによる固定が行えるため，良好な整復位が得られれば適応可能であるが，冠状面方向に骨折線が走行する例（C1-3，C2-2）はバットレススクリューによる固定が困難なため，適応外である。術前のCTなどによる骨折型の評価が重要である（図2）。
　掌側転位型の骨折は，バットレス効果を期待できる掌側プレートを使用したほうがよい。バイオメカニカルな研究で，背側転位に対する髄内釘の固定性は掌側ロッキングプレートに遜色ないことが報告されている[2]。掌側転位に関して自験例から考察すると，橈骨遠位は掌側へ傾斜しているが髄内釘は直線状であり，背側寄りに挿入されやすい。また遠位バットレススクリューは，掌背側方向のほぼ1面での固定であり，多方向で固定可能なロッキングプレートほど強固ではない。従って，背側骨皮質の粉砕

図2 骨折型の評価と手術適応

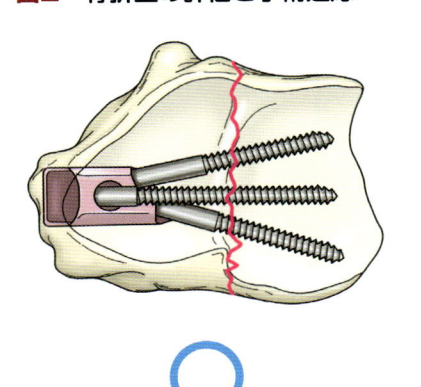

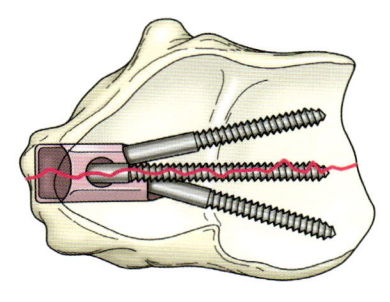

に加え掌側骨皮質の粉砕があり，掌側骨皮質の接触が得られていないと，掌側転位しやすくなると考えられる[3]。

また，高齢者で骨質の悪い例も，強固な固定ができるロッキングプレートを選択したほうがよい。

髄内釘手術導入初期は，掌側骨皮質などの整復不良や，冠状面の骨折線がはっきりしない場合などに備え，掌側ロッキングプレートをバックアップとして用意するほうがよい。

術前に，橈骨神経浅枝障害による母指および示指のしびれが一時的に生じる可能性があるが，数カ月で回復することなどの説明をしておく。

||||||||||||||||||||||||||||||||||| Meister Check |||||||||||||||||||||||||||||||||||

◆適応の見極め◆

本術式は適応を厳格にすべきであり，整復や固定が困難な粉砕症例への適応は避けるべきと考える。

冠状面の骨折や掌側皮質の粉砕例など，適応が厳しい症例にやむなく使用した場合は，4週程度の創外固定などの追加が必要となるが，早期の固定除去，機能回復という本術式の利点を無駄にしていることになると考える。

◆ 画像診断と読影のポイント

単純X線像（健側2方向，患側4方向）とともに，CTおよび2D，3D-CTによる詳細な骨折型の把握が必要である。特に冠状面の骨折がないか，関節面や掌側皮質の粉砕がないかを確認する。

◆ 整復法のポイント

本術式では，髄内釘挿入後の整復は困難であり，髄内釘挿入前に整復位を保持する必要がある。各施設でさまざまな整復，仮固定の方法が採られているが，ポイントはできるだけ解剖学的な整復位保持を図ることと，掌側骨皮質の連続性を得ることである。

筆者らは全身麻酔下に消毒，駆血後，示指および母指にフィンガートラップを装着し，手術台に滅菌した滑車を固定して2kgの砂嚢で水平方向へ牽引を行い，ある程度の短縮転位を矯正した後（**図3**），背側小切開を行い1.5mm径Kirschner鋼線（K-wire）の先端を曲げた弾性髄内ピンを骨折部から刺入し，整復仮固定を行っている[4]（**図4**）。Intrafocal pinningやInterfragmental pinningと違い，挿入する髄内釘やスクリューと干渉しにくいため有用である。

また掌側骨皮質に段差が生じている場合（**図5a**），背側骨折部からエレバトリウムを挿入して整復を行い（**図5b**），掌側骨皮質の連続性が保たれるようにする（**図5c**）。

図3 短縮転位の矯正

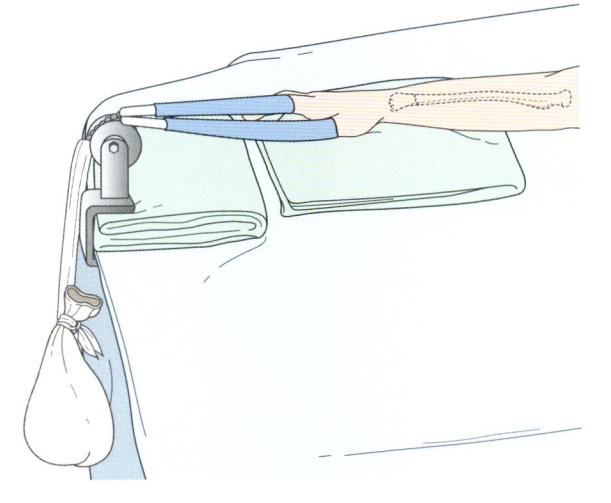

図4 整復仮固定
背側小切開を行い1.5mm径K-wireの先端を曲げた弾性髄内ピンを骨折部から刺入し，整復仮固定を行う。

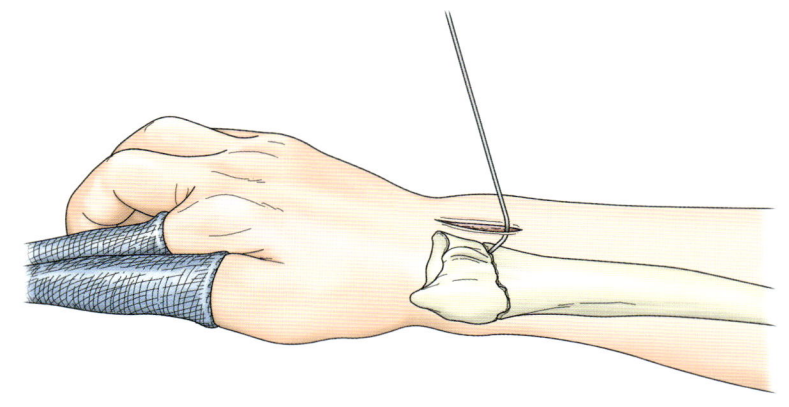

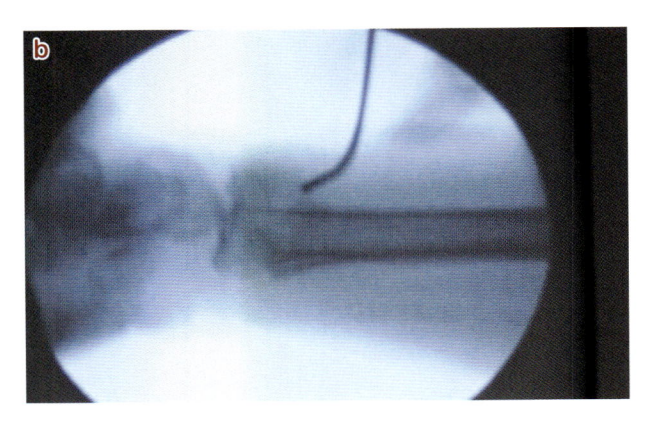

上肢 橈骨遠位端骨折

図5 整復操作
a：掌側骨皮質に段差が生じている。
b：背側骨折部からエレバトリウムを挿入して整復を行う。
c：掌側骨皮質の連続性が保たれるようにする。

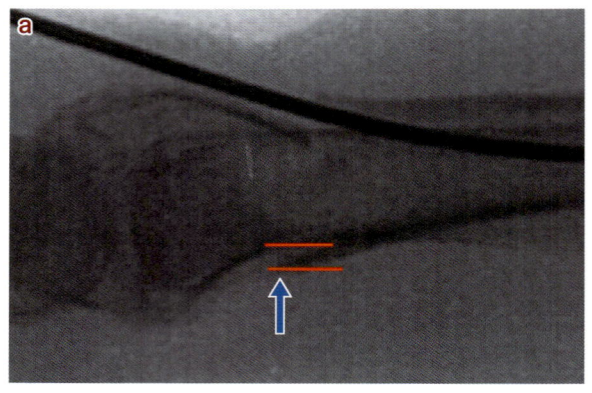

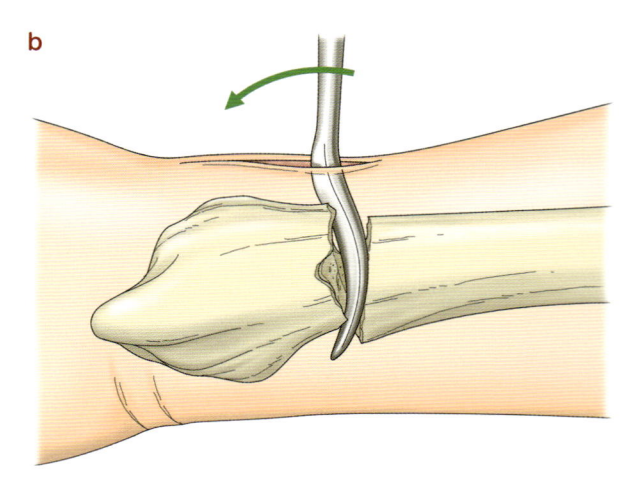

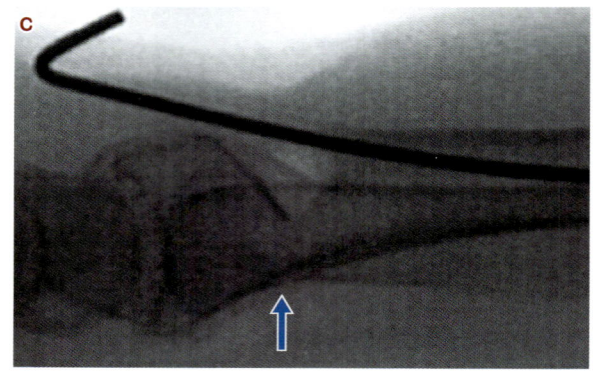

髄内固定手技

◆ 皮切と展開

　　イメージ側面像で橈骨近位骨髄腔の長軸方向を確認し，橈骨茎状突起上に約3～4cmの縦切開を加える．皮切のサイズにこだわることなく，橈骨神経浅枝を十分確認でき，後のバットレススクリューの挿入に無理のないような大きさの切開とする（**図6**）．皮下を展開して橈骨神経浅枝を確認し，これを周囲からできるだけ剥離せず[5]，通常背側へレトラクトする．第1区画は剥離，開放し，腱のレトラクトを容易にする．第2区画は骨膜下に剥離する（**図7**）．

◆ 髄内釘の挿入

挿入点の作製

　軟骨下骨下にバットレススクリューを挿入するためには，できるだけ遠位に挿入点を作製することが大事である．近位から挿入された場合，軟骨下骨下にバットレススクリューを挿入するためには，髄内釘遠位部の突出が危惧される．橈骨茎状突起，第1～2区画間中央やや掌側に1.5mm径K-wireを，側面で橈骨長軸方向，正面で約45°傾けた方向に刺入する．

図6 皮切

図7 展開
第1区画は開放，第2区画は骨膜下に剥離する。

a

背側
掌側

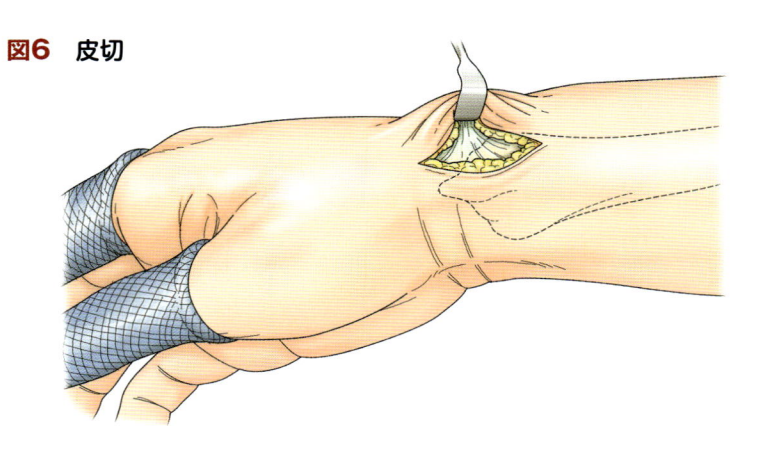

b

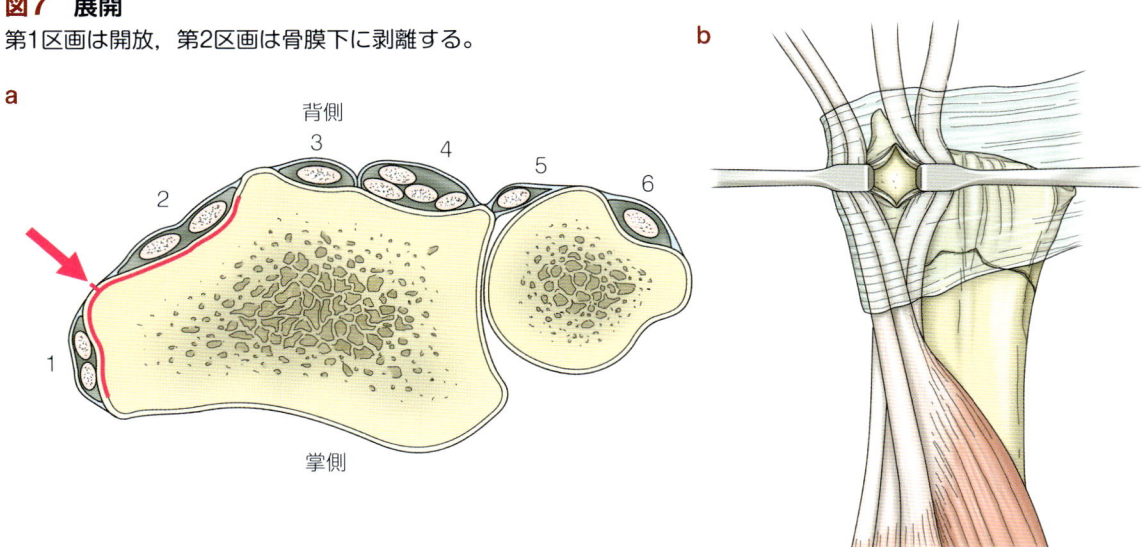

　刺入位置をイメージで確認後，8mm径のドリルで開窓する。その際，ドリルガイドを使用し橈骨神経浅枝などの軟部組織損傷を防止する（**図8a**）。開窓は通常，骨皮質のみで十分である。

　続いてスターター，トライアルにて髄腔の拡大を行う（**図8b**）。この際ブローチ（ラスプ）を使用する必要はなく，操作によりむしろ軟部組織損傷の危険が生じる。

挿入

　トライアルにてサイズ決定後，ジグに装着した髄内釘を徒手的に挿入する。挿入深度は遠位のバットレススクリューが，軟骨下骨下約1mm程度となるようにする（**図9**）。冠状面では，髄内釘をやや掌側へ向けたほうが固定性は良好であり，背側へのバットレススクリューの穿破も少ない[6]。

　用手的なドリリングの後，最遠位のスクリューを挿入する。さらに外筒や筋鉤を使用し，橈骨神経浅枝や橈側手根伸筋腱，短母指伸筋腱，長母指外転筋腱などを損傷し

53

図8　挿入点の作製

a：1.5mm径K-wire刺入位置をイメージで確認後，8mm径のドリルで開窓する。その際，ドリルガイドを使用し橈骨神経浅枝などの軟部組織損傷を防止する。

b：スターター，トライアルにて髄腔の拡大を行う。

a

8mm径のドリルで開窓する。

b

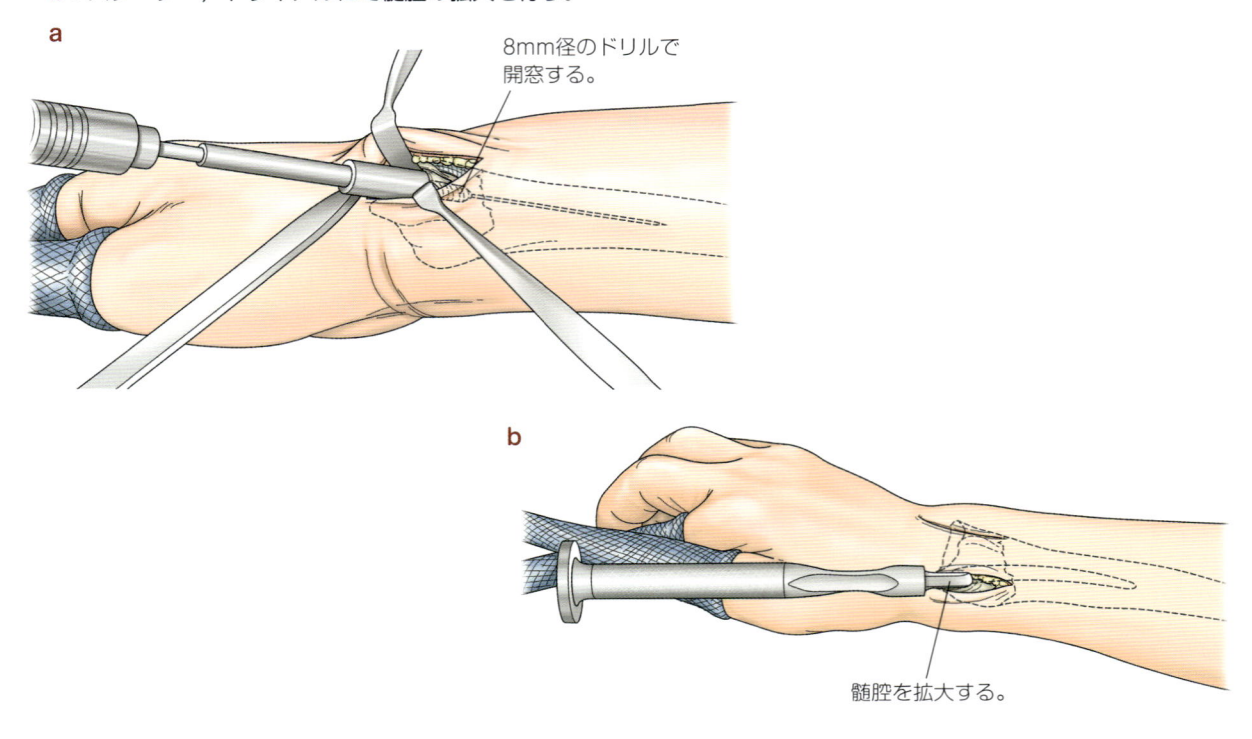

髄腔を拡大する。

図9　挿入

トライアルにてサイズ決定後，ジグに装着した髄内釘を徒手的に挿入する。挿入深度は遠位のバットレススクリューが，軟骨下骨下約1mm程度となるようにする。

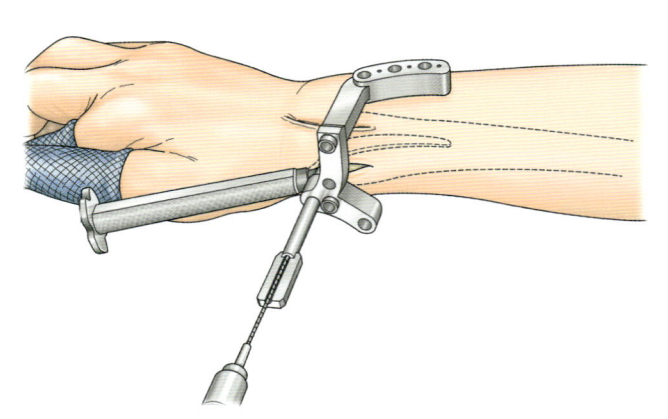

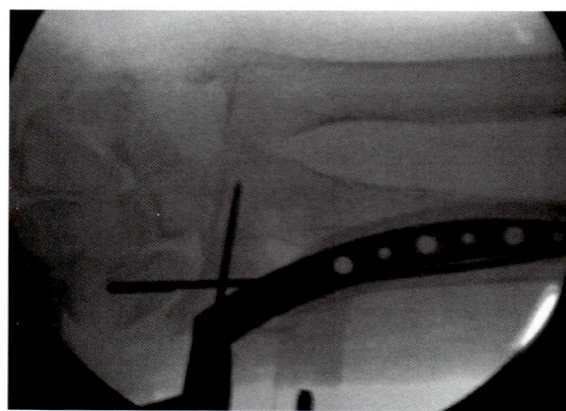

ないよう注意しつつ，外筒を設置してカウンターシンクで皮質骨を開窓した後にガイドを挿入してドリリングを行い，2本のバットレススクリューを挿入する。

続いてジグを使用し，近位皮質骨スクリューを挿入する。近位部骨皮質は硬いため，ドリリングはモーターを使用して行う。ほとんどの症例でバットレススクリュー長は16〜22mm，皮質骨スクリューは10〜14mmである。

◆ 創閉鎖

橈骨神経浅枝の刺激を避けるため，髄内釘挿入部を軟部組織で覆うことが望ましい。通常，剥離した骨膜の縫合が可能だが，覆いきれない場合，第1区画の腱鞘を利用して縫合する場合もある。

◆ 後療法

抜糸まで（約7〜10日間）背側ギプスシーネ固定とし，その後自・他動運動を開始している。尺骨骨幹部骨折を合併している場合などは，約3週間の上腕までのギプスシーネ固定を併用することもある。通常1〜3カ月で日常生活や職場復帰が可能である。

◆ 抜釘について

基本的に必要ない。また抜釘はきわめて困難である。抜釘を希望する症例には適応を避けたほうがよい。しかし患者の強い希望や，スクリューの穿破，整復位の破綻などの理由で抜釘せざるをえない場合もある。次に「難治症例」として抜釘を要した症例を示し，その手順と注意点を示す。

難治症例

75歳，女性。背側転位型，AO分類C2の骨折にMICRONAIL®による骨接合を行った。術後4年ごろから前腕遠位背側の違和感を感じるようになり，受診2週間前から同部の疼痛が増強してきたため来院した。単純X線正・側面像（図10a）およびCT（図10b）で，バットレススクリューの背側への穿破を認めた。髄内釘の挿入方向が背側向きであったためと考えられる。伸筋腱断裂も危惧されたため，抜釘を行った。

抜釘前のインフォームド・コンセントとして，①すべてのコンポーネントを抜去できない可能性，②橈骨神経浅枝障害，③術後再骨折の可能性，などについて十分な説明を行った。

抜釘の際，用意すべきものとして，通常の挿入器械に加え，①抜釘専用のドライバー（トルクが反時計回りにかかりやすくできている），②歯科用のスケーラーと小さめの骨ノミ・リュエル，③抜釘不能な場合にスクリューや髄内釘を削るためのカーバイドドリルやスチールバー，ダイヤモンドバー，④抜釘後のスペースを充填するための人工骨，⑤髄内釘やスクリューの位置を確認するためのイメージインテンシファイア（I.I.），などを準備しておく。

全身麻酔下に前回の遠位部皮切を切開する。橈骨神経浅枝や静脈が周囲と癒着しているため，拡大鏡

下に慎重に剥離し，第1～2区画を展開する．髄内釘先端が髄内に埋まっている場合は，骨ノミ・リュエルなどで開窓する．髄内釘先端が露出できたら（**図10c**），ジグを装着できるよう歯科用スケーラーで入り込んだ骨を十分に取り除く．

続いて近位へ橈骨遠位橈側の開窓を進める．近位2本のバットレススクリューの位置を確認するため，ジグを装着してカウンターシンクで開窓するのも一法である（**図10d**）．骨を近位へ開窓し，バットレススクリュー挿入部が明らかになってきたら，さらに骨ノミ・リュエルや歯科用スケーラーで十分に露出させ，無理なくドライバーが挿入できるようにすることが最大のポイントである．抜釘用ドライバーをスクリューヘッドに確実に装着後，慎重にバットレススクリューを抜釘する（**図10e**）．

続いて背側を切開し，近位皮質骨スクリューヘッドを露出し抜釘する．近位皮質骨スクリューは比較的容易に抜釘できる．髄内釘先端に抜去用デバイス，スライドハンマーを装着し，慎重に抜去する（**図10f, g**）．髄内釘抜釘後の骨欠損部に人工骨を充填し，剥離した骨膜を縫合する（**図10h**）．

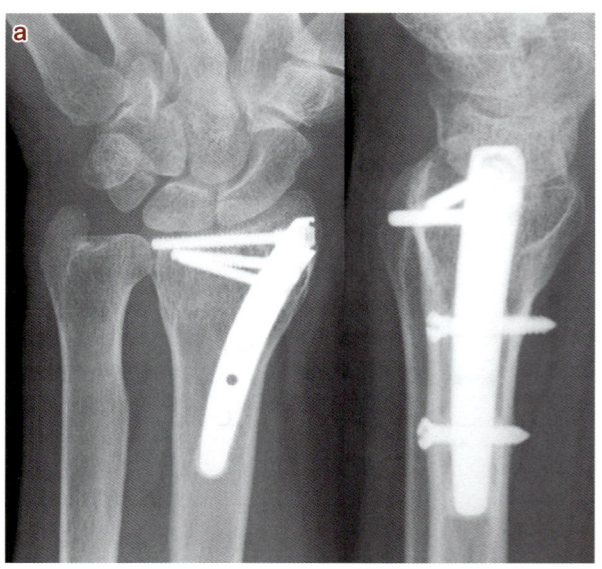

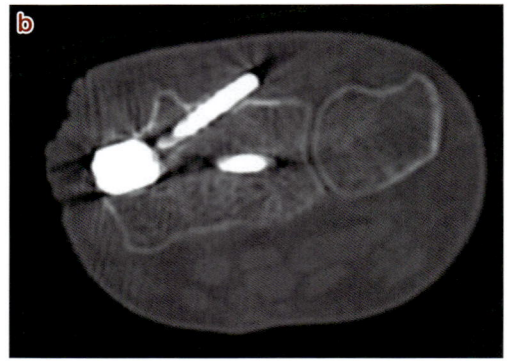

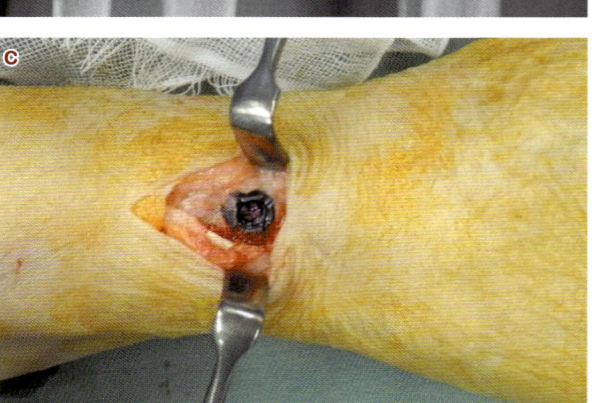

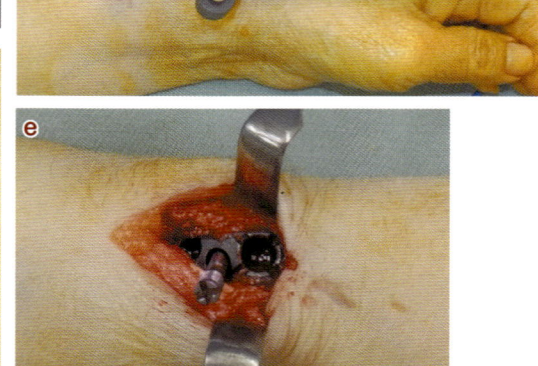

図10 難治症例
a：術前単純X線正・側面像，b：術前CT，c：骨ノミ・リュエルでの開窓，d：カウンターシンクでの開窓，e：バットレススクリューの抜釘

図10 難治症例（つづき）
f, g：髄内釘先端に抜去用デバイス，スライドハンマーを装着し，慎重に抜去する。
h：術後単純X線正・側面像

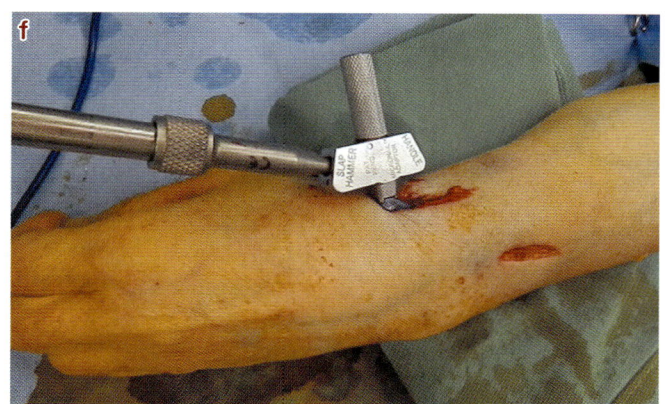

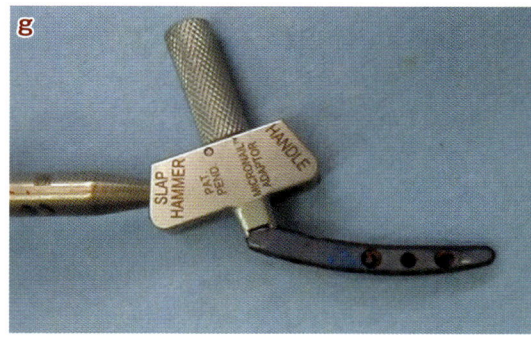

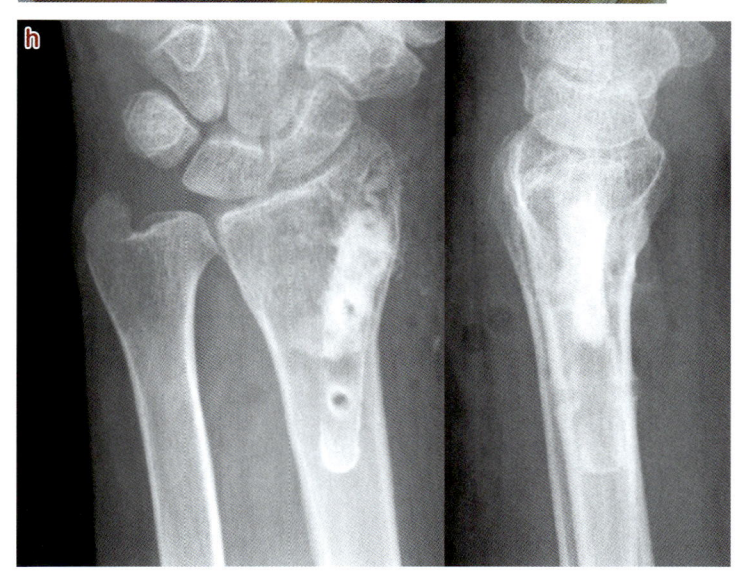

文献

1) 黒田 司, ほか. 橈骨遠位端骨折に対する髄内釘はプレートよりも短期成績が優れているか？ 日手会誌 2013；30：42-4.
2) Capo JT, et al. Biomechanical stability of four fixation constructs for distal radius fractures. Hand (N Y) 2009；4：272-8.
3) 黒田 司, ほか. 髄内釘による橈骨遠位端骨折治療－術後転位例の検討－. 骨折 2014；36：811-4.
4) 西川真史. 経皮鋼線固定法. 橈骨遠位端骨折 進歩と治療法の選択. 斎藤英彦, ほか編. 東京：金原出版；2010, p129-33.
5) 若杉琢磨, ほか. 橈骨遠位端骨折に対するMicronailによる骨接合術における, 橈骨神経浅枝障害の回避のための工夫. 日手外科会誌 2012；29：98-100.
6) 筒井美緒, ほか. 橈骨遠位端骨折に対する髄内釘による手術加療－1年以上経過例の検討. 日手外科会誌（会議録）2014；p88.

上肢

手指骨折

琉球大学大学院医学研究科整形外科学　**大久保宏貴**
琉球大学大学院医学研究科整形外科学教授　**金谷文則**

髄内固定のメリット

❶プレート固定に比べて侵襲が小さいため，腱の癒着や瘢痕形成が少なく，術後手指の拘縮を起こしにくい。
❷術後早期のリハビリテーションを可能にする初期固定性が得られる。
❸特別な機材が不要である。整形外科手術を行っている施設では常備しているであろう機材で施行可能である。
❹抜釘が容易である。

使用する髄内固定器具

Kirschner鋼線（K-wire）（図1）

　特別な機材は必要ない。四肢外傷治療を行う施設であれば常備しているであろう1.2～1.8mm径K-wireを使用し，骨の形態および骨折型に合わせて，これを弯曲・切断し，髄腔内に刺入して固定する。そのためK-wireのほかに，①ラジオペンチ，②ピンカッター，③ハンド用ハンマー，④X線透視装置，などの準備が必要である。
　ただし，骨折部の粉砕が強い例，または徒手整復で整復位が保持できない例では，髄内釘だけでは十分な固定が得られない可能性があるため，①プレート，②スクリュー，③吸収性ピン，④軟鋼線，⑤モーター，などをあらかじめ用意しておく。

図1　使用する機材
①髄内釘に使用するK-wire，②骨孔作製用の太めのK-wire，③ラジオペンチ，④ピンカッター，⑤ハンド用ハンマー。

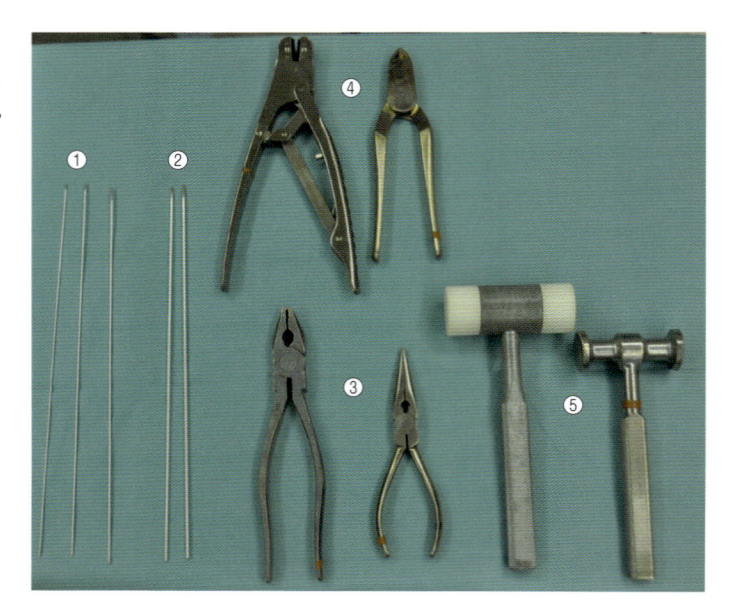

手術の基礎知識

◆ 髄内固定治療の適応

中手骨骨折

・骨頭骨折

　他の中手骨骨折（頚部骨折，骨幹部骨折）に比べまれで，髄内釘固定の適応は限られる。関節内骨折であり，転位がある場合は直視下に整復し，観血的骨接合術（K-wire，mini screw，吸収性ピンなど）を行うことが望ましい。

　骨片が比較的大きく，転位が軽度であれば髄内釘固定を行うこともあるが，適応は限られる（図2a，3）。

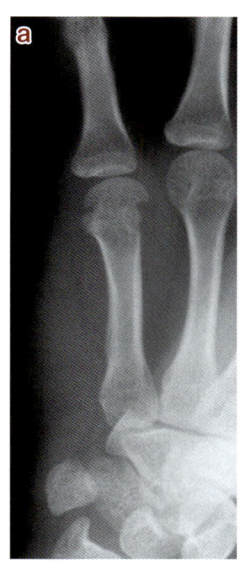

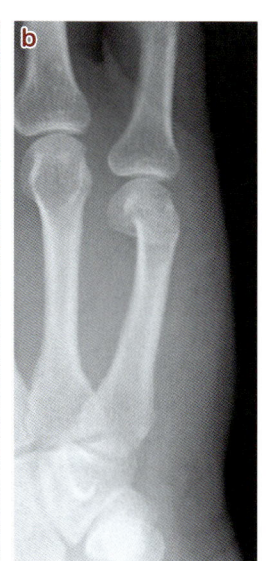

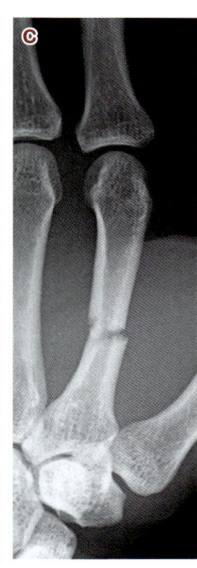

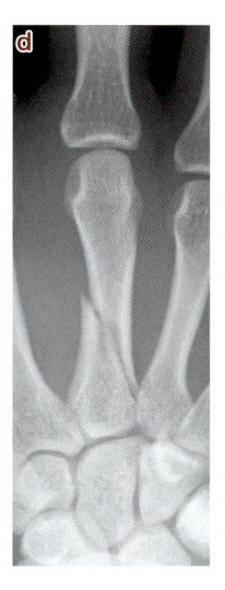

図2　中手骨折骨
a：骨頭骨折
b：頚部骨折
c：骨幹部横骨折
d：骨幹部斜骨折

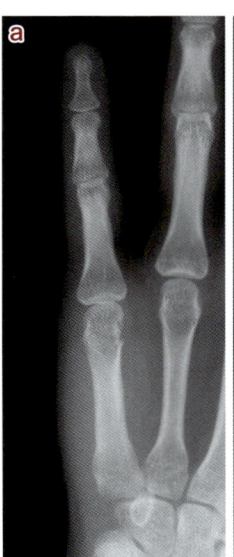

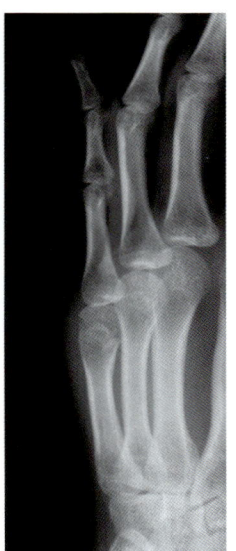

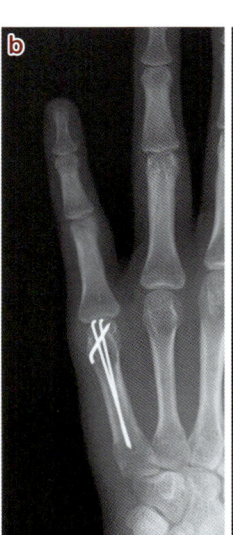

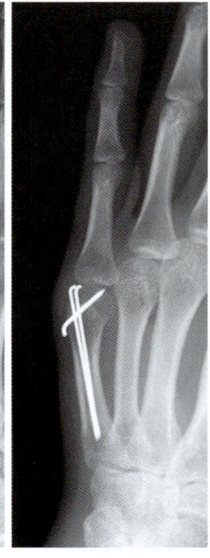

図3　中手骨骨頭骨折
骨折部の粉砕がなく，骨頭骨片が比較的大きかったため観血的に整復し，髄内釘と骨片固定ピンを用いた。
a：術前
b：術後

- 頚部骨折

　髄内釘の適応である。壁を殴ったりした場合などに発生し，第4～5中手骨に多く，ファイター骨折とよばれ，頻度は高い。一方で，第2～3中手骨頚部骨折はボクサー骨折とよばれ，ファイター骨折に比べ頻度は低い。中手骨頚部掌側が粉砕し，内在筋の作用で背側凸の屈曲変形が生じる（**図2b**）。第2～3中手手根間（CM）関節はほとんど可動性がなく，屈曲変形がCM関節で代償されないため，ボクサー骨折では解剖学的な整復を要する。一方でファイター骨折では第4～5CM関節に20～30°の可動性があるため，20°程度の屈曲変形はCM関節で代償され，機能障害が残りにくい。つまり，徒手整復で第2～3中手骨では解剖学的整復を，第4～5中手骨では屈曲20°以下の整復位を獲得・保持できない場合は手術適応となる[1]。

　保存療法として，ナックルキャスト［中手指節間（MP）関節屈曲位での早期運動療法］でも良好な成績が報告されているが[2]，腫脹が強く，整復位保持が困難な例もある。遠位骨片が小さい，または掌側だけでなく背側も粉砕している場合は，整復位保持が難しいので注意を要する（**図4**）。

- 骨幹部骨折：横骨折（**図2c**）

　不安定骨折であり，髄内釘固定のよい適応である。横骨折で認められる背側凸変形および短縮に関する手術適応に統一的な見解はないが，背側凸変形は示指・中指では10°，環指・小指では20°以上，中手骨は1mm短縮でMP関節が7°可動域制限が低下するので，短縮が3～4mm以上ある場合は手術適応とする報告もある[1]。

- 骨幹部骨折：斜骨折・螺旋骨折（**図2d，5**）

　髄内釘固定の適応であるが，回旋や短縮変形が残存しないように十分な注意を要する（**図6**）。特に回旋変形は中手骨では許容できない。しかし深横中手骨間靱帯があるので，単独骨折では回旋変形は少ない。回旋や短縮が矯正できない場合に備えて，スクリューやプレートなどを用意したほうがよい。

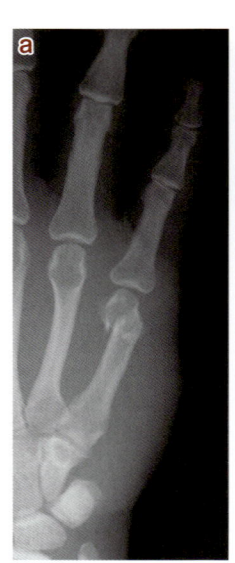

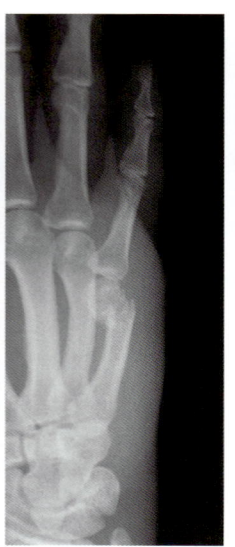

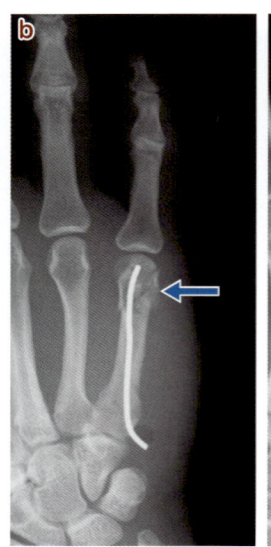

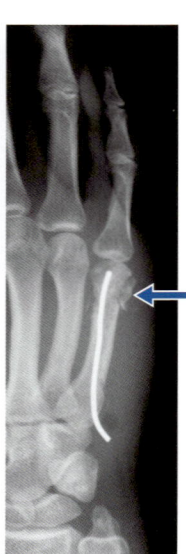

図4　第5中手骨頚部骨折
掌側骨皮質だけでなく背側骨皮質も粉砕していることがあり，術中の整復操作に注意する。
a：術前
b：術後

- 骨幹部骨折：粉砕骨折
   軟部組織の挫滅や他の骨折を合併していることが多く，髄内釘固定のみで整復位を保持することは困難である．髄内釘だけに固執せず，隣接中手骨へのK-wire刺入などの追加を考慮する．

図5　第4中手骨骨幹部螺旋骨折
回旋・短縮変形が残存しないように十分注意して髄内釘固定を行う．
a：術前，b：術後，c：最終観察時

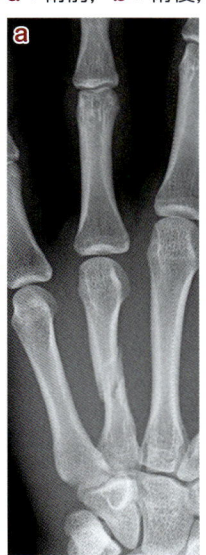

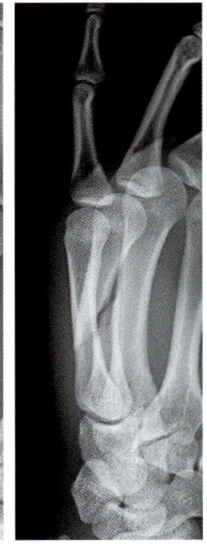

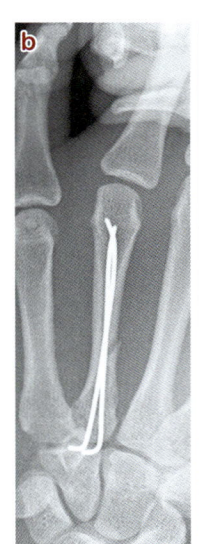

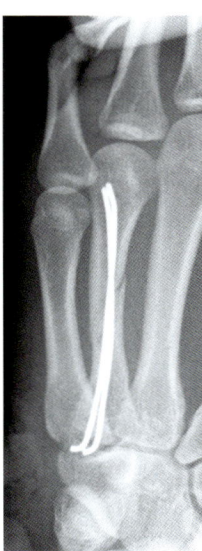

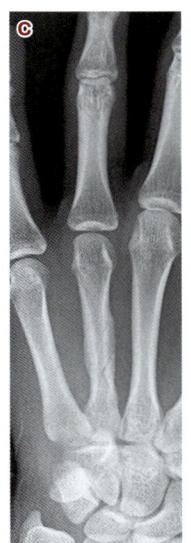

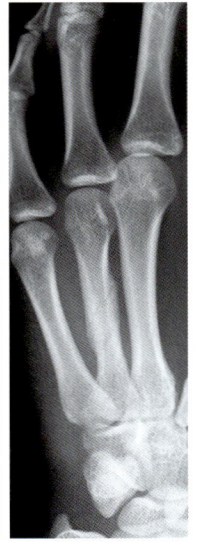

図6　回旋変形残存例
屈曲位にすると左小指に回旋変形が残存しているのがわかる．

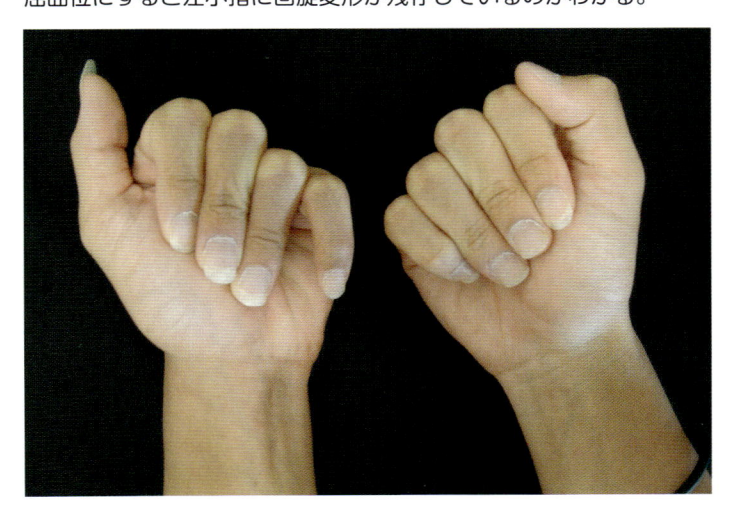

・基部骨折

　髄内釘固定の適応はない。第4〜5中手骨基部に多く，CM関節脱臼骨折の形をとる場合が多い（図7）。脱臼を整復しても保持が難しく，骨片にK-wireを刺入する，またはプレートでの固定を要する。髄内釘だけで整復位保持はできない。

基節骨骨折（図8）

　骨幹部および基部骨折は髄内釘固定の適応である。手術療法か保存療法かは各々一長一短がある。

図7　第4〜5CM関節脱臼骨折
単純X線像では中手骨基部の骨折が確認できる（a）。3D-CTでは有鉤骨が粉砕し，第4〜5中手骨が背側に脱臼していることがわかる（b）。髄内釘固定の適応はない。

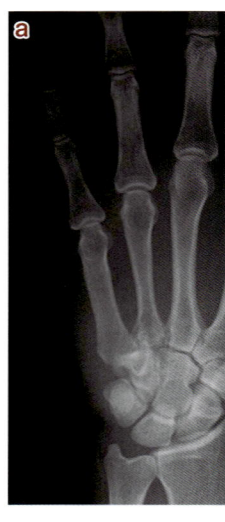

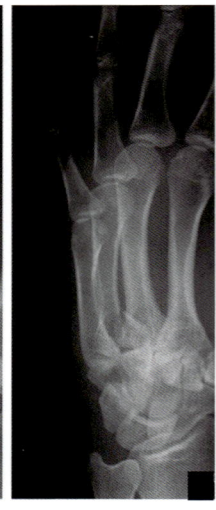

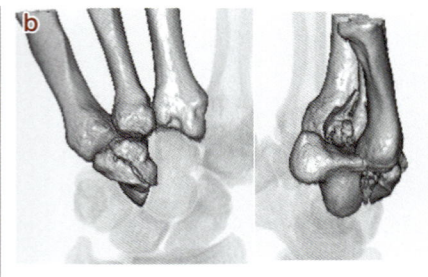

図8　第5基節骨基部骨折
基節骨骨折では交叉鋼線刺入を行うことが多い。
a：術前，b：術後，c：最終観察時

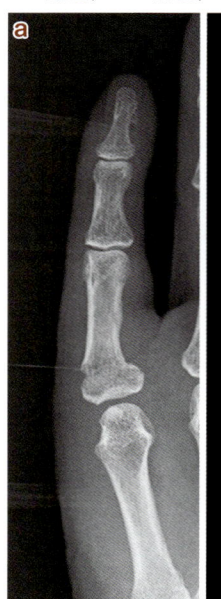

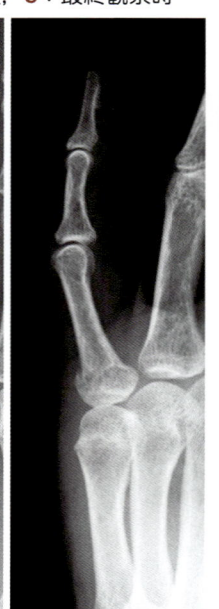

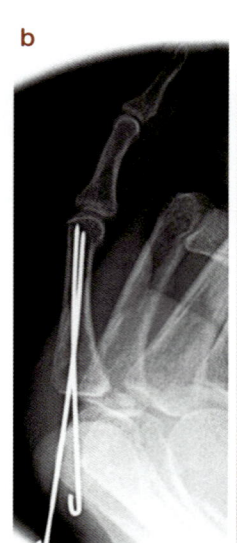

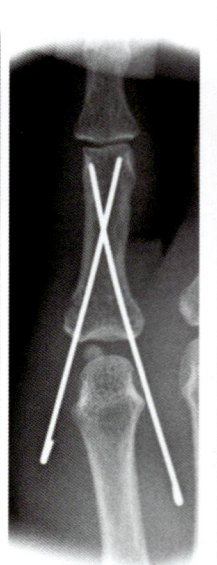

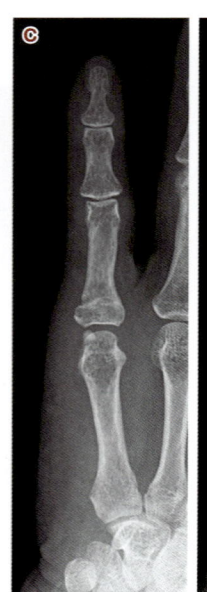

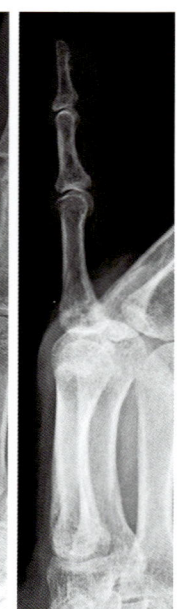

保存療法(ナックルキャスト)でも良好な成績が報告されている[2]が，MP関節を70〜90°屈曲位で保持することが難しく，4週間の固定期間が患者によっては苦痛を訴えることもある。

プレート固定[Low Profile Plate and Screw System(Arthrex社)]は初期固定性に優れており外固定期間を短縮し，早期のリハビリテーションを可能とするが，比較的大きな皮切を要し，腱の癒着や瘢痕形成のリスクが高い。髄内釘固定はこの両者の中間といえよう。腱の癒着を最小限にして，早期リハビリテーションが可能となる。

画像診断と読影のポイント

単純X線

骨折部を中心とした前後像，斜位像，側面像の3方向のX線像から，短縮，回旋，屈曲・伸展変形や粉砕の程度を評価する。短縮がある場合は健側のX線像が整復の指標として有用である。中手骨頚部骨折では掌側だけでなく背側も粉砕していることがあるので，注意深く観察する(図4)。

CT

中手骨骨幹部横骨折や斜骨折では，単純X線像で骨折の状態を十分把握できるが，関節近傍の骨折(骨頭骨折や頚部骨折)では，関節内骨折や粉砕の程度など，詳細な評価が単純X線像のみでは難しく，このような場合，CT(特に3D-CT)が有用である。

術前準備

術前検査

高血圧，糖尿病などの生活習慣病，抗凝固薬内服，アレルギー(金属を含めて)の有無を聴取し，感染症などを含めた全身スクリーニング検査を行っておく。

麻酔・体位

麻酔は腕神経叢部の伝達麻酔で行うことが多い，小児では全身麻酔で行う。

体位は仰臥位で，患肢を手台に乗せて行う。観血的整復を要する可能性も考慮して，上腕駆血帯を巻いて準備しておく。消毒する前に助手側からX線透視装置を挿入して，骨折部の全周が透視可能で，最も骨折部の転位が大きく見える方向を確認しておく。X線透視装置を拡大して最適な条件に設定しておく。

髄内固定手技

基節骨骨折では髄内釘固定よりも交叉鋼線刺入で固定することが多い。以下では頻度の高い中手骨頚部・中手骨骨幹部骨折に対する髄内釘固定について述べる。

◆ 展開

徒手整復で整復位の保持が可能であれば，通常近位側から髄内釘を挿入するため，中手骨基部背側の小切開で十分である。観血的に整復を要する場合は，骨折部背側に縦または斜切開を加える。中手骨は背側の浅い部位に存在しているが，中手骨に達するまでに皮神経，皮静脈，伸筋腱が密に存在しており，これらを損傷しないように注意する（図9）。

Meister Check

◆尺骨神経背側枝に注意◆

第4または第5中手骨折の観血的整復または髄内釘挿入時に，手背尺側皮下の尺骨神経背側枝を損傷しないように注意する。正しい整復位で骨癒合が得られても，手背の感覚麻痺が残存すると患者の満足は得られない。愛護的な手技で神経剥離を要することもあるので，手術用ルーペを装着しておく。

図9 展開 ― 尺骨神経背側枝

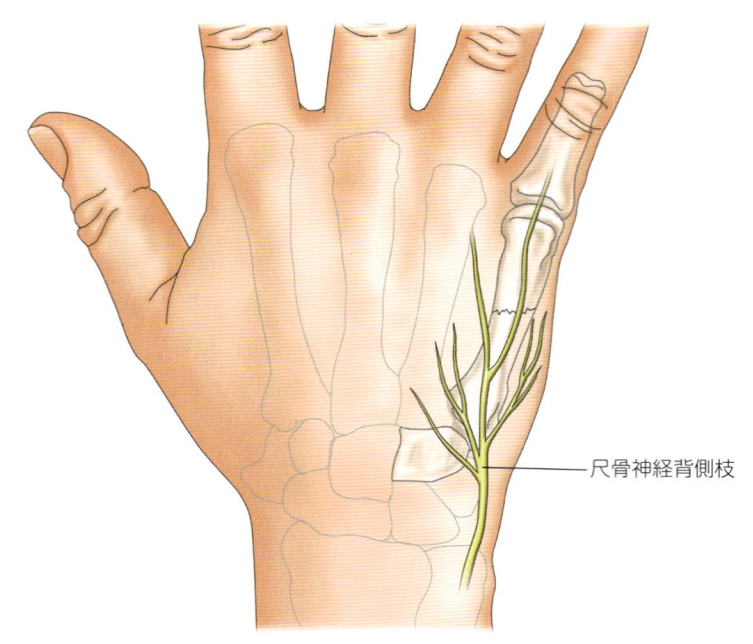

◆ 整復操作

頸部骨折では通常，掌側皮質骨が粉砕し，掌屈転位するため徒手整復はJahss法（いわゆる90°-90°法）で整復する（図10a）。しかし，掌側だけでなく背側皮質骨まで粉砕している場合には注意を要する。背側の支点がないため，Jahss法では整復位の保持が難しく，徒手的に遠位骨片を把持して牽引・伸展させて整復する（図10b）。ときに観血的整復，intrafocal pinningなどを要することがある。

骨幹部骨折では骨折型によって整復操作はさまざまである。基本的に，遠位骨片を把持して牽引し，転位の逆方向に力を加えることで整復する。この際，助手に前腕を把持してカウンターをかけてもらうとよい。短縮転位や回旋転位をきたさないように，術中透視（拡大視）下で最も強い転位がある方向で整復位を観察することが重要である。

Meister Check

◆徒手整復時の注意点◆
・髄内釘固定では，助手に整復位を保持してもらうことが多い。事前に整復方法を助手と確認しておく。
・骨折部の骨膜損傷を最小限にするためには，徒手整復が望ましい。しかし，徒手整復を繰り返し行うと，軟部組織の腫脹や骨折部の粉砕を悪化させる可能性があるので，徒手整復が困難と判断したら観血的整復に変更することを躊躇してはならない。

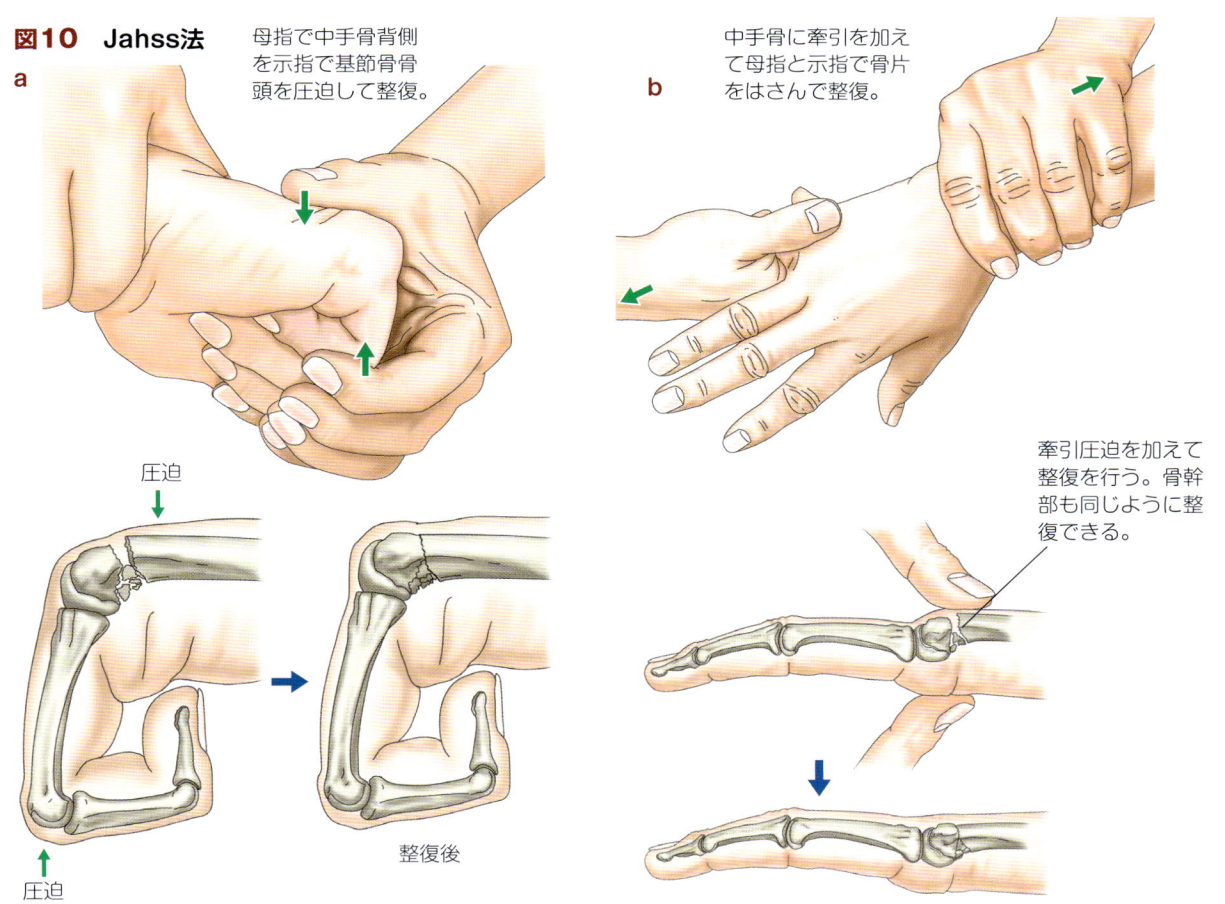

図10 Jahss法

a 母指で中手骨背側を示指で基節骨骨頭を圧迫して整復。

圧迫

圧迫

整復後

b 中手骨に牽引を加えて母指と示指で骨片をはさんで整復。

牽引圧迫を加えて整復を行う。骨幹部も同じように整復できる。

◆ 髄内固定の挿入

　K-wireを遠位（MP関節周囲）から経皮的に刺入すると，指伸筋腱機構を巻き込み，伸展拘縮を起こすので，中手骨近位から髄内釘を挿入する。

①透視下に整復位を保持した中手骨の長さに合わせ，先端から5～10mmの部分と中手骨の近位1/3部に，軽度のpre-bendingをしておく。近位部分は4～5cm程度とする。髄内釘の最近位部（把持部）を遠位部と同じ方向にL字状に曲げる。先端の弯曲と平行にL字状にすることで，挿入の際に先端の操作がしやすく，ハンマーで把持しやすくなる（**図11**）。

②中手骨背側にドリルポイントまたは太いK-wireで，伸筋腱を避けて髄内釘挿入孔を作製する。

③L字に曲げた髄内釘の近位部をペンチで把持してハンマーで打ち込んだり，ときに用手的に中手骨頭まで押し込む。この際，無理に叩き込んで骨折部に離開が生じないように注意する。K-wireは骨髄内で掌側骨皮質を滑らせて先端を骨頭まで押し込む。掌側骨皮質に当たって進みにくい場合は一度抜去して，先端の弯曲を強くする。K-wireを徐々に寝かせて骨頭部まで打ち込むようにする（**図12**）。細いK-wireを2～3本または太いK-wireを1本刺入できればよい。

　髄内釘に骨吸収材料を用いた方法も報告されている[3]。

▓▓▓▓▓ Meister Check ▓▓▓▓▓

◆髄内固定時の注意点◆
- 髄内釘の先端を鋭にしておくと，術後骨頭を穿破することがあるため，先端は鈍にしておく。
- できれば複数本挿入し，骨頭内でK-wireの先端が分散することが望ましい。しかし，若年者では髄腔が細く，1本しか挿入できないこともある。そのような場合は隣接中手骨へのK-wire挿入も考慮する。
- 複数本のK-wireを挿入後，K-wireを挿入したり引き抜いたりする際に，他のK-wireも同時に動いてしまい，バックアウトや骨頭穿破を起こしてしまうので，透視像を確認しながら行う。

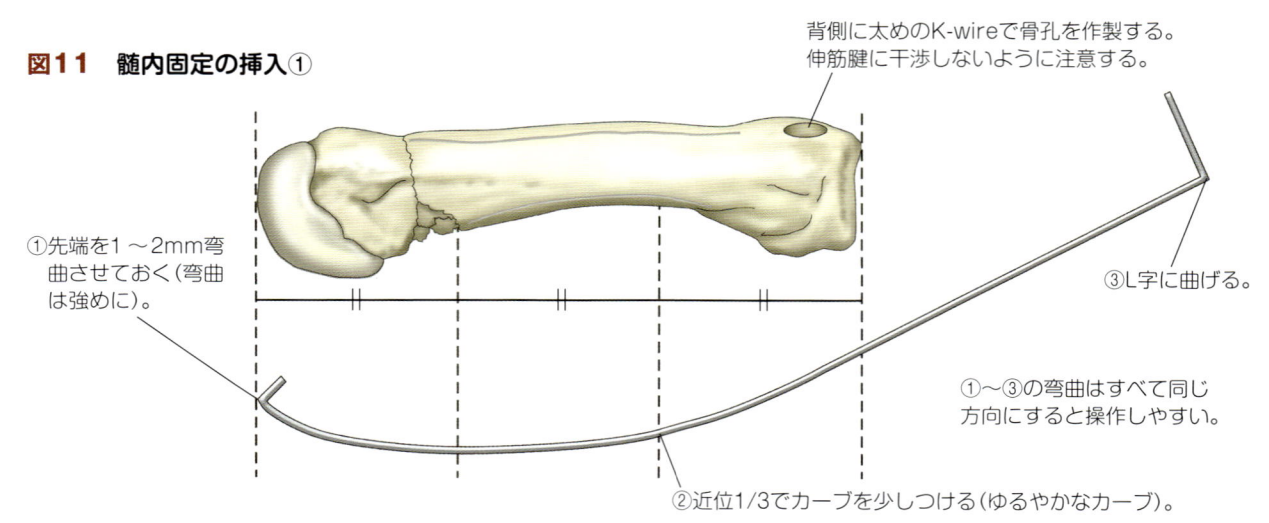

図11　髄内固定の挿入①

背側に太めのK-wireで骨孔を作製する。伸筋腱に干渉しないように注意する。

①先端を1～2mm弯曲させておく（弯曲は強めに）。

②近位1/3でカーブを少しつける（ゆるやかなカーブ）。

③L字に曲げる。

①～③の弯曲はすべて同じ方向にすると操作しやすい。

図12 髄内固定の挿入②

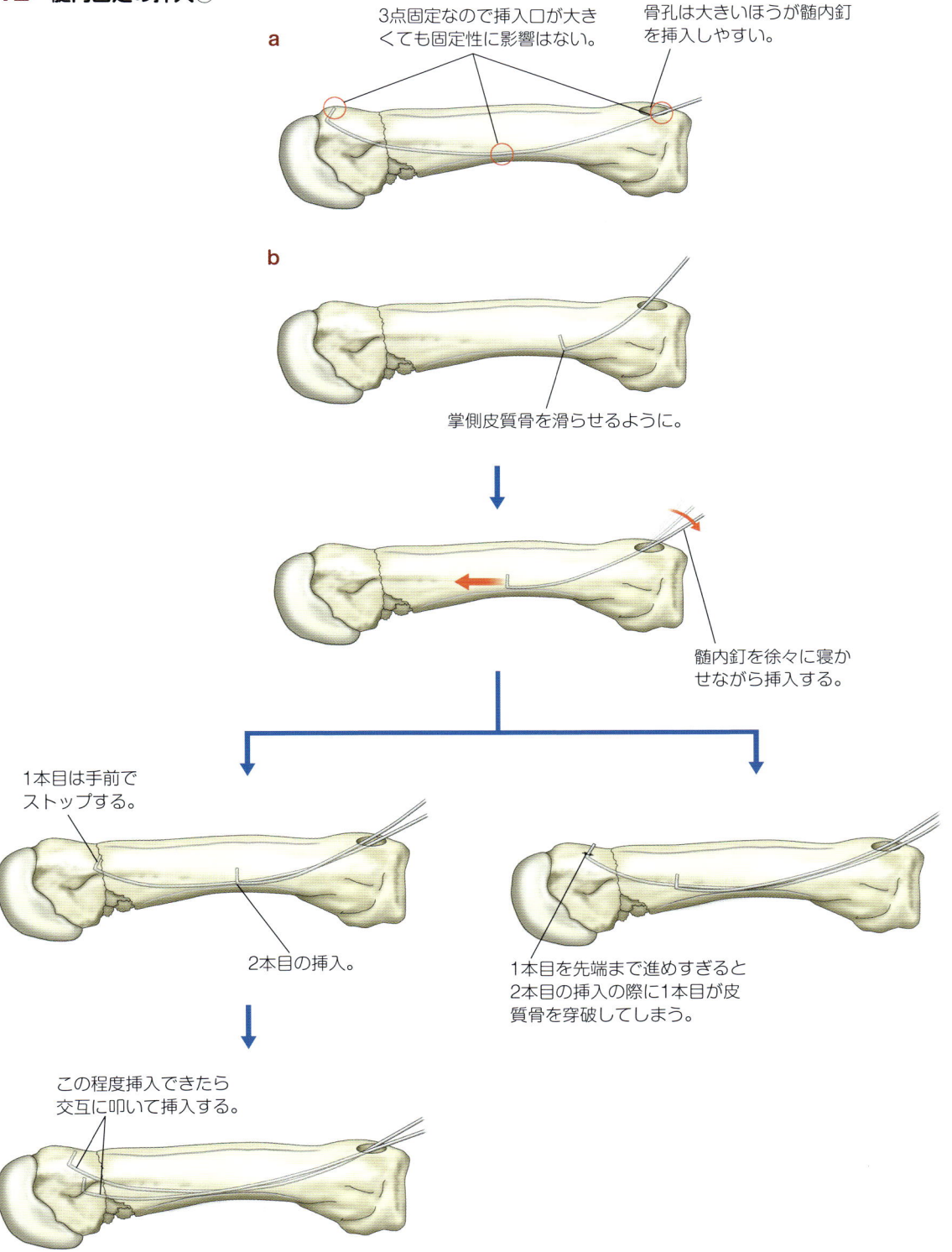

a

3点固定なので挿入口が大きくても固定性に影響はない。

骨孔は大きいほうが髄内釘を挿入しやすい。

b

掌側皮質骨を滑らせるように。

髄内釘を徐々に寝かせながら挿入する。

1本目は手前でストップする。

2本目の挿入。

1本目を先端まで進めすぎると2本目の挿入の際に1本目が皮質骨を穿破してしまう。

この程度挿入できたら交互に叩いて挿入する。

上肢　手指骨折

◆ 創閉鎖

　手背部の切開を要した場合は皮下縫合する．その際，前述した尺骨神経背側枝を縫い込まないように確認しながら縫合する．一般にK-wireの断端を伸筋腱に干渉しないように弯曲させて皮下に埋没させる．このほうが日常生活にて不便が少ない．中手骨頚部骨折などは比較的短期間で骨癒合が得られやすいので，K-wireを皮膚から出すこともあるが，感染徴候の有無を注意深く観察する必要がある．

　手指の髄内釘の場合，K-wire先端での皮膚刺激症状，骨頭穿破による軟骨損傷，バックアウトによる伸筋腱損傷を起こす可能性があるので，原則として骨癒合が得られたら，早めに抜釘を行う．

|||||||||||||||||||||||||||||||||||||||||||| Meister Check ||||||||||||||||||||||||||||||||||||||||||||

◆皮膚トラブルの回避◆
　手背部は軟部組織が少なく，術後に軟部組織の腫脹が軽減した際にK-wireの断端で皮膚トラブルを起こすことがある．皮下に埋没させる場合はK-wire断端を十分短く切断する．

◆ 後療法

　手部のみギプスシーネで数日間固定の後に，隣接指とのbuddy taping(**図13**)を行い，術後早期から自動屈曲・伸展運動を開始する．術後早期の腫脹軽減は非常に大切で，患肢の挙上に加えてハンドインキュベーター®(静脈灌流用循環補助システム)(日東工器/日本シグマックス社)を併用している．Buddy tapingは4週間程度とし，骨癒合が確認できれば髄内釘の抜釘を行い，重量物の把持やスポーツ復帰を許可している．

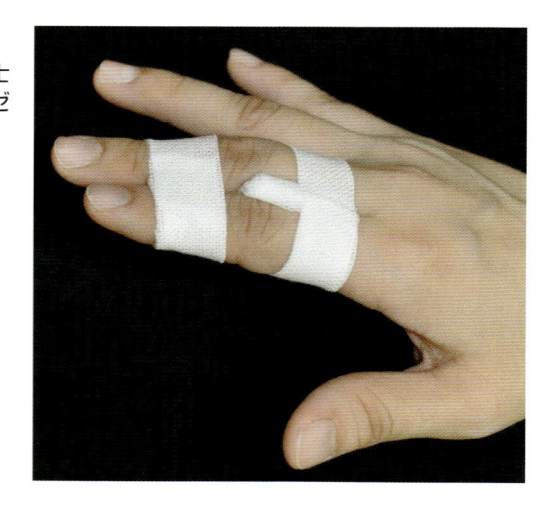

図13　Buddy taping
隣接指の基節骨，中節骨同士を固定する．指間にはガーゼをはさむ．

文献

1) 石黒　隆, ほか. 指基節骨および中手骨骨折に対する保存的治療－MP関節屈曲位での早期運動療法－. 日手の外科会誌 1991；8：704-8.
2) 坪川直人. 中手骨骨折. 手関節・手指Ⅰ 最新整形外科学大系 第15巻A. 三浪明男, 越智隆弘編. 東京：中山書店；2007. p246-51.
3) 畑中　渉, ほか. u-HA/PLLAピンによる中手骨頚部骨折髄内固定法の成績. 骨折 2011；33：535-8.

Ⅱ 骨盤・下肢

骨盤・下肢

骨盤輪骨折（スクリュー固定）

富山市民病院副院長・整形外科部長　澤口　毅

髄内固定のメリット

❶仰臥位で手術が行えるため，多発外傷や肺損傷症例に有利である。

❷ほとんどの症例で経皮的に行うので，プレート固定に比較して格段に侵襲が少ない。そのため，全身状態が不良で大きな手術が困難な場合にも適応できる。また仙腸関節脱臼や仙骨骨折の救急固定としても使用できる。

使用する髄内固定器具

AO皮質骨スクリュー，キャニュレイテッドスクリュー（Depuy & Synthes社）

　使用するスクリューは，主に恥骨上枝逆行性髄内スクリュー固定および臼蓋上方腸骨髄内スクリュー固定では，AO 3.5mm径および4.5mm径皮質骨スクリュー（Depuy & Synthes社）を使用する。
　腸骨外側から仙腸関節を貫き仙骨にスクリューを挿入するiliosacralスクリュー固定では，7.3mm径キャニュレイテッドスクリュー（Depuy & Synthes社）を使用する（図1）。

図1　使用するスクリュー
①3.5mm径皮質骨スクリュー，②4.5mm径皮質骨スクリュー，③7.3mm径キャニュレイテッド海綿骨スクリュー（全螺子），④7.3mm径キャニュレイテッド海綿骨スクリュー（螺子部分32mm），⑤ガイドワイヤー。

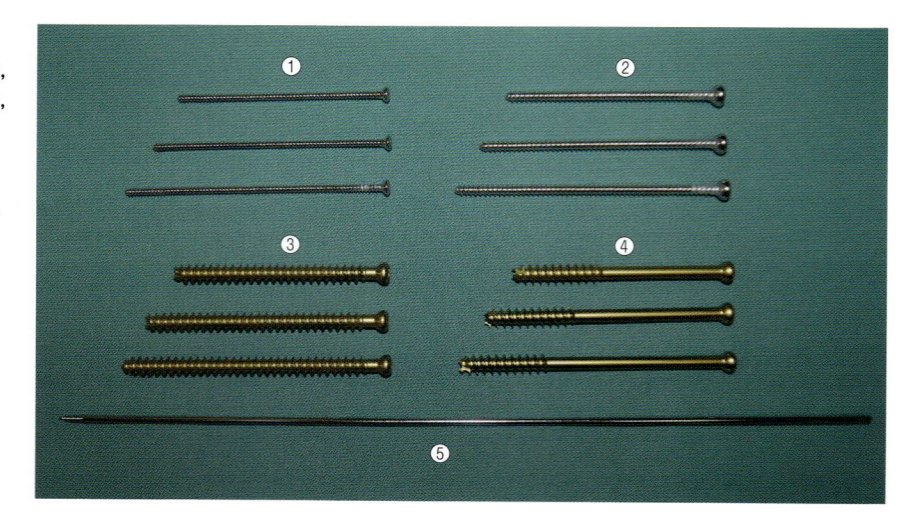

手術の基礎知識

治療の基本

骨盤輪は仙骨と両側の腸骨により構成され，その安定性は前方の恥骨結合と後方の靱帯群（前後の仙腸靱帯，仙棘靱帯，仙結節靱帯，腸腰靱帯）によって与えられている（図2）。骨盤後方部の破綻は骨盤輪の不安定性を生じるため内固定が必要である[1]。特に後方部の転位が1cm以上の場合は，後方の靱帯群は破綻している。骨盤輪骨折には損傷部により，

①恥骨結合離開
②恥骨上枝骨折
③腸骨骨折
④仙腸関節脱臼および脱臼骨折
⑤仙骨骨折

がある。

髄内固定治療の適応

骨盤輪骨折の多くはプレートにより固定されるが，髄内スクリュー固定の適応となるのは，①後方の不安定性を伴う恥骨上枝骨折，②仙腸関節脱臼および脱臼骨折，③仙骨骨折（片側のDenis Zone 1および2の骨折）である。

髄内スクリュー固定の最大の利点は，多くの場合経皮的に固定するので，プレート固定に比較し軟部組織を大きく展開することがないので，侵襲が少ないことである。欠点としては，良好な整復が得られない場合には挿入困難こと，骨外にスクリューが

図2 手術解剖

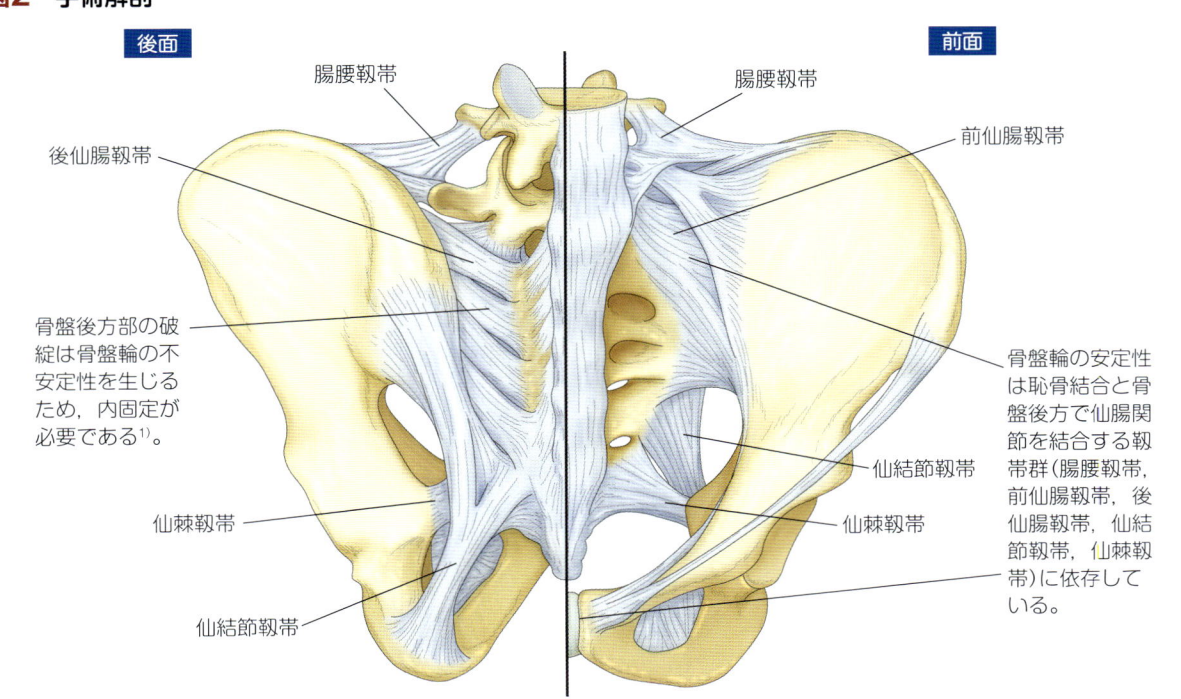

後面／前面

腸腰靱帯
後仙腸靱帯
前仙腸靱帯
骨盤後方部の破綻は骨盤輪の不安定性を生じるため，内固定が必要である[1]。
仙棘靱帯
仙結節靱帯
骨盤輪の安定性は恥骨結合と骨盤後方で仙腸関節を結合する靱帯群（腸腰靱帯，前仙腸靱帯，後仙腸靱帯，仙結節靱帯，仙棘靱帯）に依存している。

出ると恥骨上枝髄内スクリュー固定では大腿動静脈を，臼蓋上腸骨髄内スクリュー固定では，大坐骨切痕近傍で上殿動静脈を，iliosacralスクリュー固定では，仙骨翼前方に出ると第5腰神経，内腸骨動静脈を，脊柱管内や仙骨孔に出ると仙骨神経をそれぞれ損傷する危険があることである．また仙腸関節脱臼におけるiliosacralスクリュー固定の固定性は，仙腸関節前方プレートに比較すると劣ることも欠点である[2]．

◆ 髄内固定治療の適応

X線骨盤正面像・inlet・outlet viewおよびCTで骨折の状態を把握し，AO/OTA分類もしくはYoung-Burgess分類に従って骨折型を分類し，骨盤輪の安定性を評価する（**図3**）．

図3　Young-Burgess分類[3]

●：損傷部，➡：作用した力の方向．
APC-1：恥骨結合は離開するが，後方靱帯群の損傷はない．
APC-2：恥骨結合離開に，前仙腸靱帯の断裂を伴っている．
APC-3：恥骨結合離開に，仙腸関節の完全破綻を伴っている．
LC-1：片側仙骨の圧迫骨折と恥骨骨折を伴っているが，骨盤輪は安定している．
LC-2：骨盤前方および後方で骨折するが，後方靱帯群の損傷はない．
LC-3：LC-2に加え対側の後方靱帯が損傷して，対側寛骨が外旋する．
VS：骨盤前方・後方ともに完全に破綻して，患側寛骨は頭側方向へ転位する．
Complex：2つ以上の力の組み合わせにより生じる．図はLCとVSの複合により生じた骨折．

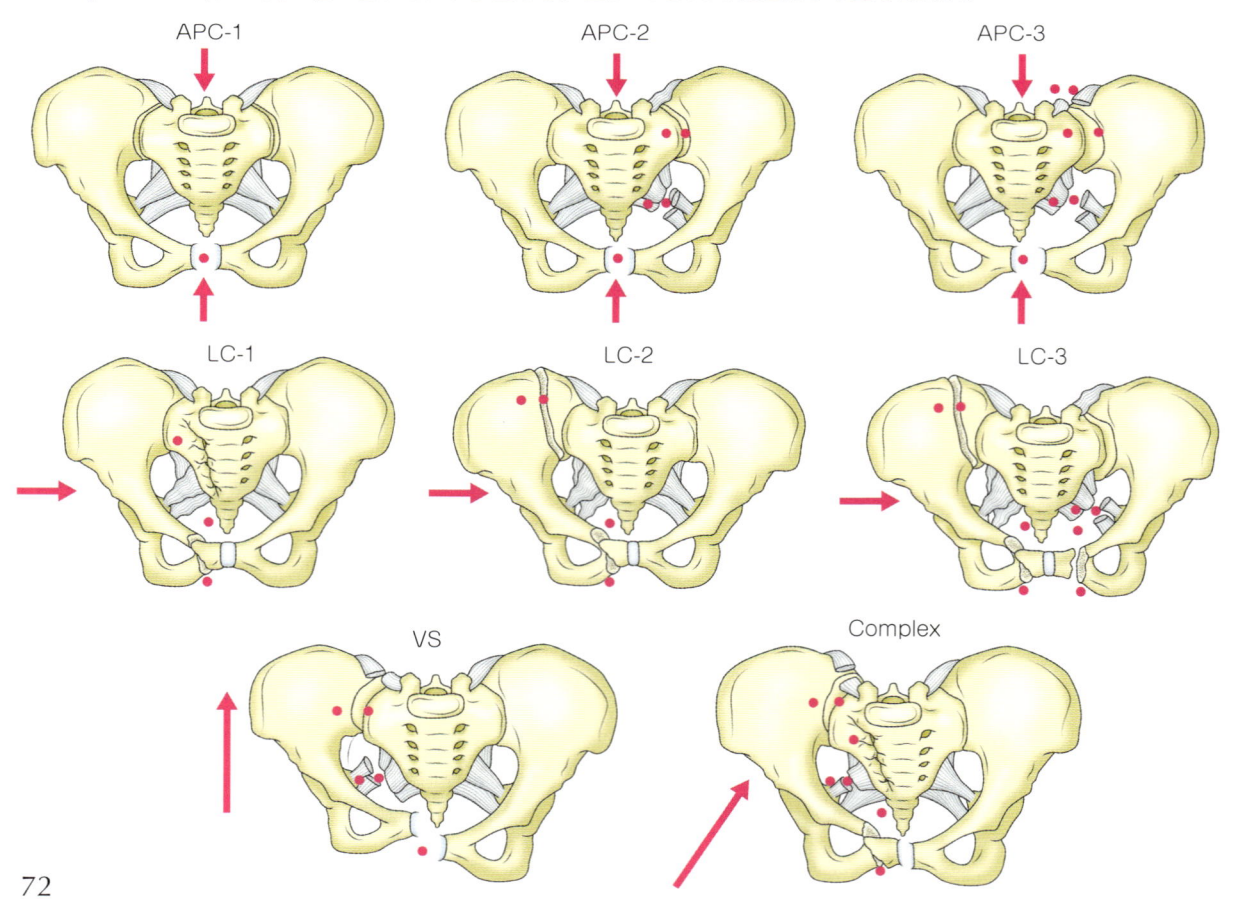

単純X線
・前後像
　腸骨稜の高さ，脊柱中心軸と恥骨結合のずれ，腸骨翼の大きさ，閉鎖孔の形状を左右比較して，骨盤が左右対称か否かを確認する（**図4a**）。前方では，恥骨結合離開や恥骨骨折，寛骨臼骨折を，後方では仙腸関節付近の骨折や脱臼，仙骨骨折を診断する（**図4b，c**）。

CT
　骨盤後方部の転位が1cm以上ある場合には，骨盤輪の不安定性を伴っている（**図4d**）。
　またCTでは，スクリュー挿入を予定する部位に十分なスペースがあるかを評価する。特に仙骨の低形成のある場合や，小柄な日本人女性では第1仙椎（S1）にiliosacralスクリューを挿入するスペースのない場合がある（**図5**）。筆者らの日本人屍体CTを用いた解析では，仙骨を横に貫ける部分の直径は，第1仙椎（S1）では30％で8mm以下であった。一方，第2仙椎（S2）では8mm以下のものはなかった（**図6**）。

図4　画像診断
a：X線前後像，b：両側恥骨骨折と左腸骨骨折，c：恥骨結合離開と左仙腸関節脱臼，
d：cのCT像。左仙腸関節脱臼が明らかである。

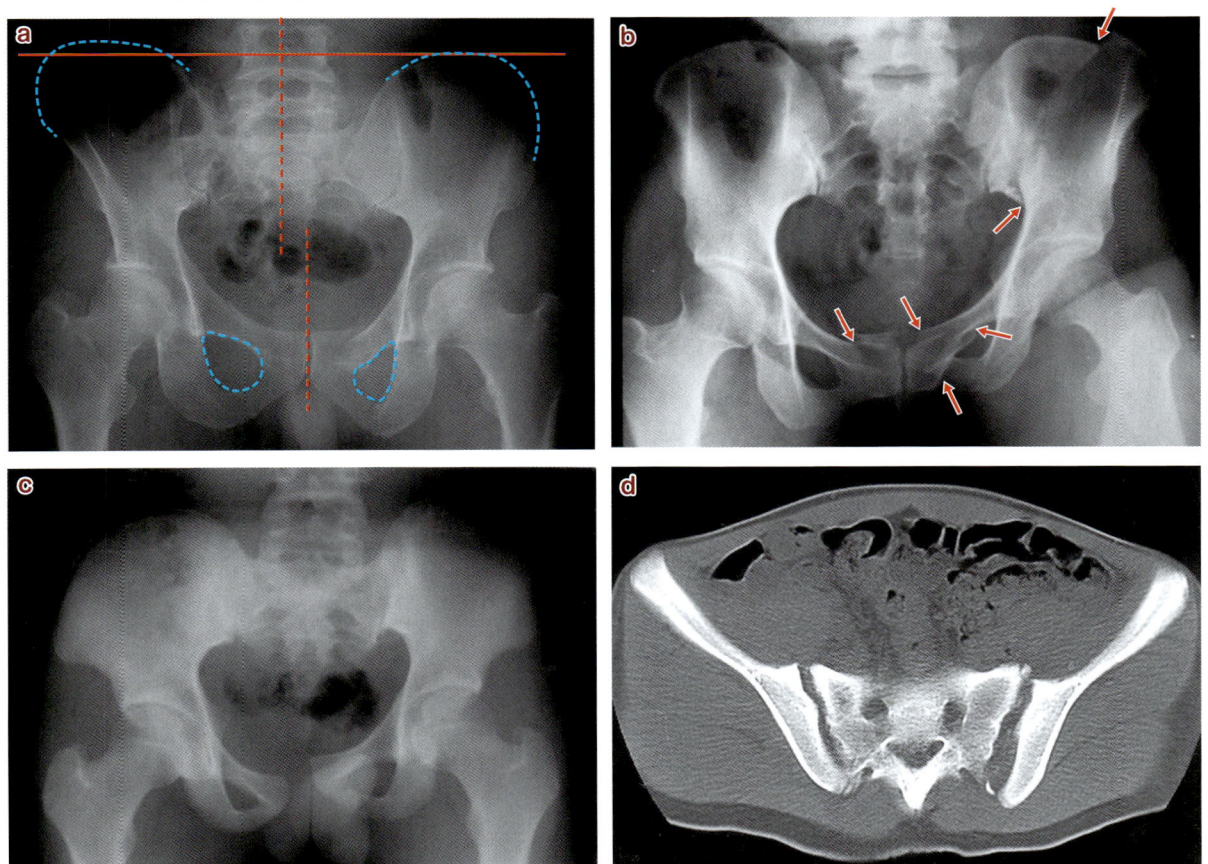

図5 仙骨異形成
a：正常
b：仙骨異形成

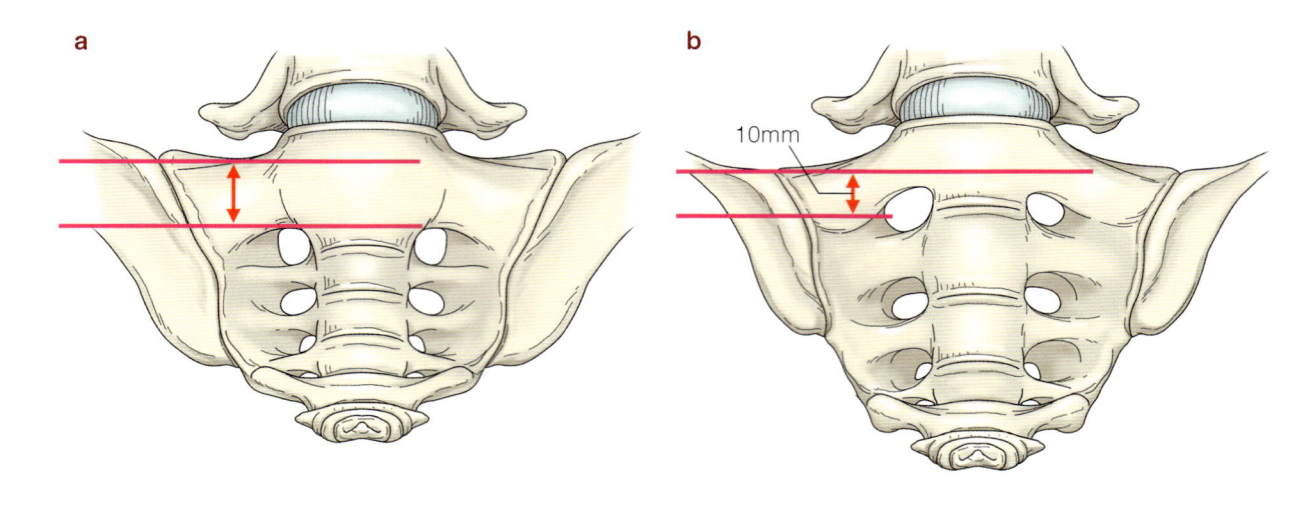

図6 日本人における仙骨を横に貫ける部分の直径
第1仙椎（S1）では30％で径8mm以下であった（impossible）。一方、第2仙椎（S2）では8mm以下のものはなかった。

S1	mean ± SD	10 ± 4.5
	critical（<12mm）	40/64（63％）
	impossible（<8mm）	19/64（30％）
S2	mean ± SD	14.2mm ± 2.4
	critical（<12mm）	14/64（22％）
	impossible（<8mm）	0/64（0％）

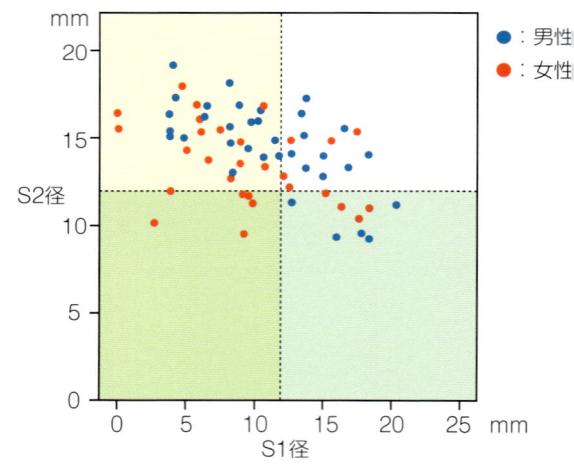

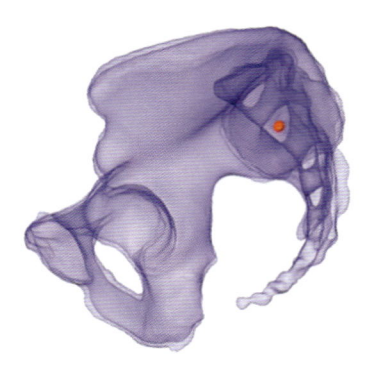

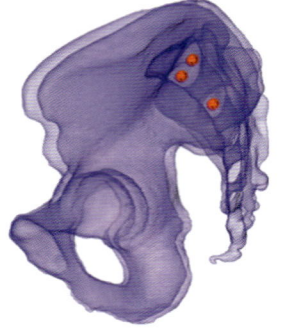

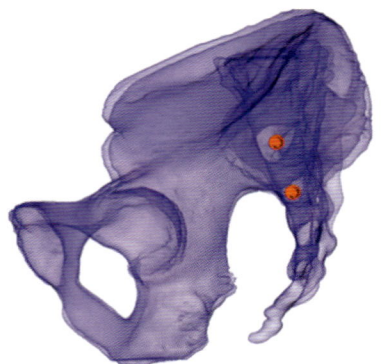

●：男性
●：女性

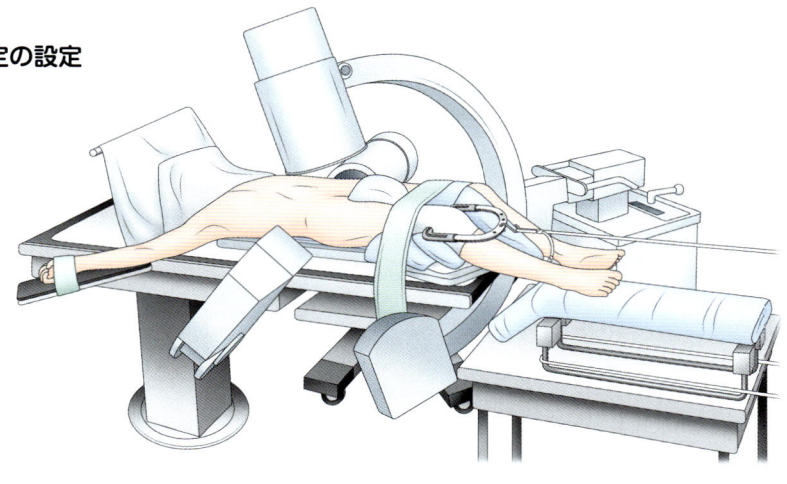

図7　Iliosacralスクリュー固定の設定
下肢直達牽引を併用する。

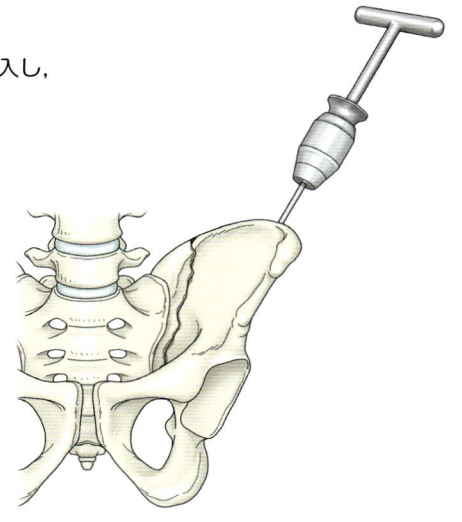

図8　整復補助
腸骨稜にSchanzスクリューを挿入し，joy stickとして用いる。

◆ 整復法のポイント

　恥骨上枝単独骨折で内固定の適応となることは少なく，多くの場合，骨盤後方部の損傷を伴っている。腸骨骨折の多くは垂直剪断骨折によるものである。仙腸関節脱臼および脱臼骨折を含めて，受傷時から強力な下肢直達牽引を加え，患側骨盤の頭側への転位を整復しておく必要がある。下肢直達牽引は初期治療として創外固定を用いた場合にも併用する。また手術の際には，下肢直達牽引を併用することも整復に効果的である（図7）。さらに腸骨稜へ徒手的に遠位方向への力を加えるか，腸骨稜にSchanzスクリューを挿入し，joy stickとして用いるのもよい（図8）。

髄内固定手技

　Iliosacralスクリュー固定，恥骨上枝逆行性髄内スクリュー固定，臼蓋上方腸骨髄内スクリュー固定は多くの場合，経皮的に行われる。いずれの方法とも全身麻酔下に仰臥位で行う。またX線透視可能な手術台を使用する。以下にそれぞれの固定法について解説する。

Iliosacralスクリュー固定

腸骨外側から通常，第1仙椎(S1)に1本もしくは体格の大きい人では2本のスクリューを挿入する。第2仙椎(S2)にも1本挿入可能な場合も少なくない。大切なことは，スクリューが必ず骨内に止まることである。スクリューの挿入方向は，仙腸関節脱臼ではスクリューが関節に対し垂直になるように外側遠位から内側近位に向かって挿入し，仙骨骨折では骨折に対し垂直になるように体軸に垂直に挿入する(**図9**)。術前には直達牽引を十分(10kg以上)に行っておく。高圧浣腸を行い腸管のガスをできるだけ少なくして，術中仙骨孔がよくみえるようにする。

◆ 体位，X線透視設定，皮切

仰臥位で股関節，膝ともにやや屈曲させ，牽引が効果的に行えるようにする。仙骨の下に固い布デッキを入れ骨盤を挙上する。X線透視は，まず側面，次いでinlet，outletの順に行う。安全に手術を行ううえでX線透視方向がきわめて重要で，側面像で第1仙椎(S1)が画像の中心になるようにした後，大坐骨切痕が重なるように透視方向と骨盤の回旋を調整する(**図10a，b**)。骨盤の回旋はタオルを殿部の下に入れて調整するとよい。Inlet viewは仙骨翼の弯曲がよく描出されるように，第1仙椎と第2仙椎(S1-2)の前方皮質が重なるようにする。第1仙椎(S1)の後方皮質や脊柱管がみえる場合は，管球を頭側に傾け過ぎである(**図10c，d**)。Outlet viewは恥骨結合が仙骨正中と重なり，恥骨結節が第1仙骨孔の下方にみえるようにX線透視を合わせる(**図10e**)。第1および第2仙骨孔が重要なランドマークになるので，消毒前に確認しておく。整復が得られない場合，高度の肥満または腸管ガス像が多く，X線透視で仙骨孔の確認ができない場合には，経皮的iliosacralスクリュー固定は困難であるため，他の方法への変更が必要である。

図9 Iliosacralスクリュー固定

a：第1仙椎(S1)におけるIliosacralスクリューを安全に挿入できる範囲(○印)。前方には第5腰神経，下方には第1仙骨神経，後方には脊柱管がある。

b，c：Iliosacralスクリューの挿入方向。仙腸関節脱臼ではスクリューが関節に対し垂直になるように外側遠位から内側近位に向かって挿入し，仙骨骨折では骨折に対し垂直になるように体軸に垂直に挿入する。

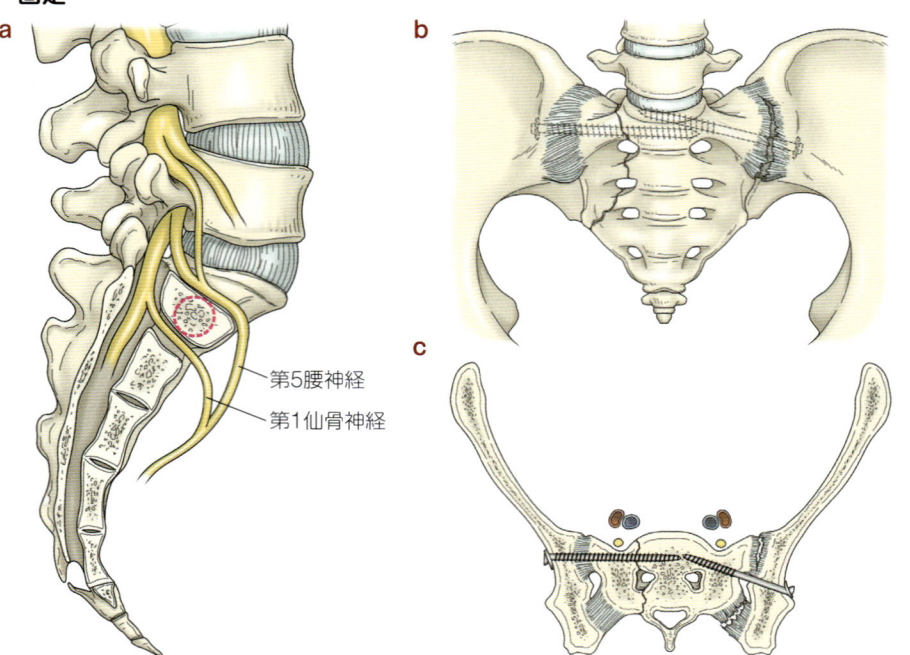

スクリュー挿入部位は，上前腸骨棘から手術台に垂直に引いた線と大腿骨軸の延長線の交点になる．消毒の後，ここに皮切を加え，剥離子で大殿筋を分け腸骨外面に達する(図10f)．

◆ 整復

整復は下肢直達牽引とともに腸骨稜を遠位方向に押して行う．

◆ スクリューの挿入

X線透視側面像で，ガイドピンを第1(S1)もしくは第2仙椎(S2)の安全領域に挿入する．安全領域は，前方および上方では仙骨翼，後方では脊柱管，下方では第1仙骨孔で取り囲まれる狭い領域である(図10b)．仙骨孔レベルでの第1仙椎(S1)の断面は，外

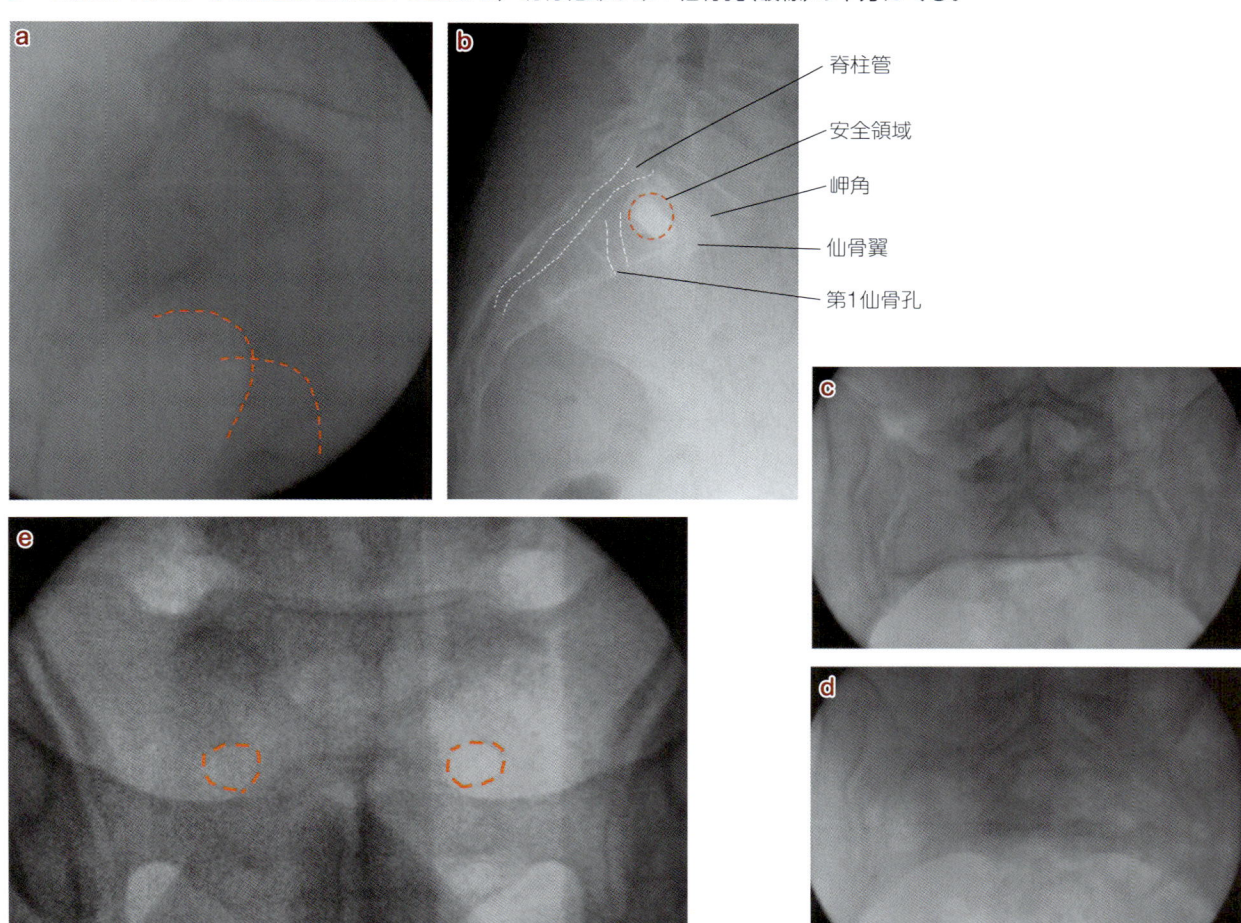

図10 IliosacralスクリューにおけるX線透視の設定
a：不良な側面像．左右の大坐骨切痕(破線)が重なっていない．
b：正しい側面像．左右の大坐骨切痕が重なっている．
c, d：Inlet view．第1，第2仙椎(S1-2)椎体前方皮質は重複する(c)．第1仙椎(S1)と尾骨が重複し，脊柱管がみえる．X線管球を頭側へ倒し過ぎである(d)．
e：Outlet view．恥骨結合が仙骨正中と重なり，恥骨結節が第1仙骨孔(破線)の下方にくる．

図10 Iliosacralスクリューにおける X 線透視の設定（つづき）

f：皮切のランドマーク
g：Outlet view。スクリューは第1仙骨孔より近位に挿入されている。
h：Inlet view。スクリューは第1仙椎中央に挿入されている。

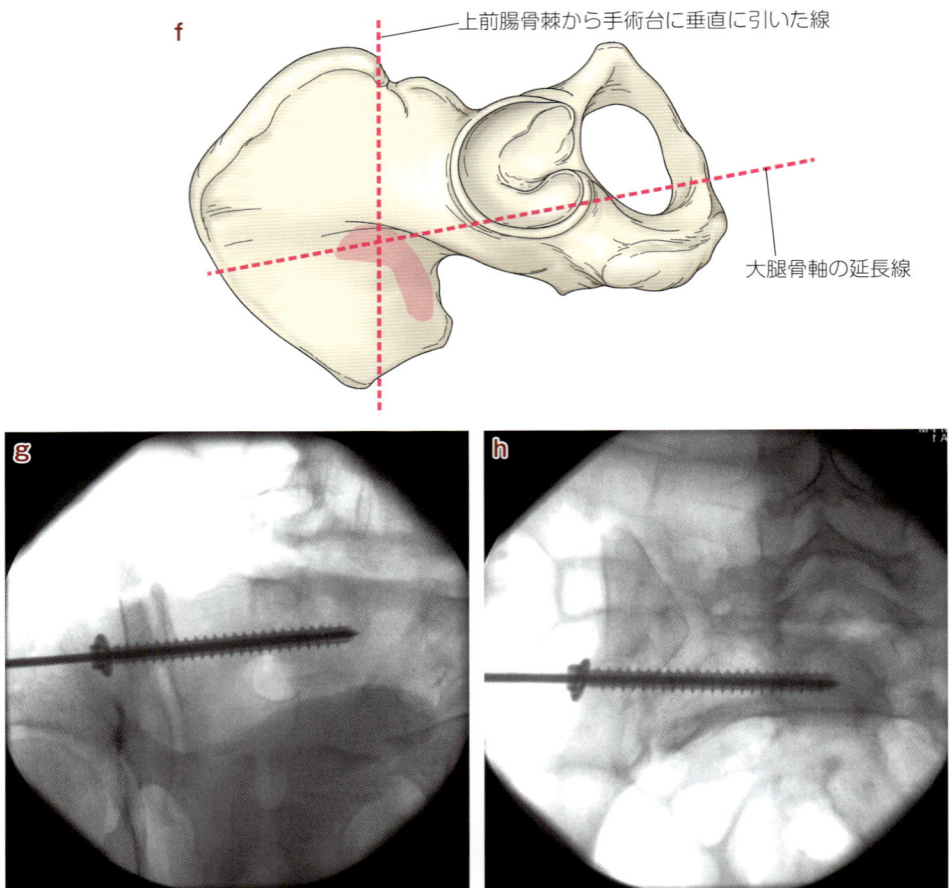

上前腸骨棘から手術台に垂直に引いた線

大腿骨軸の延長線

　下方から内上方にやや傾いているので，X線透視側面像でこの部分を確認して，仙腸関節脱臼ではスクリューが関節面に対して垂直になるように，ガイドピンは遠位から近位に向けて挿入する。仙骨骨折では，スクリューが骨折線に対して垂直になるようにガイドピンは安全領域のなかで点にみえるように挿入する。仙骨の岬角は第1仙椎(S1)外側部よりも前方にあり，仙骨翼は岬角と仙腸関節の間で凹となっているので，スクリューは岬角を目標にして入れると，前方に突出して第5腰神経や内腸骨動脈を損傷する危険性がある。側面像でガイドピン先端はあくまで第1仙椎(S1)内に収まるようにする。ガイドピンの挿入は，パワーツールを使用すると器具が重なってみにくくなるので，コッヘル鉗子で保持してハンマーで打ち込むと確認しやすく，また腸骨と仙骨の皮質を破る感触を感じながら進めることができる。

　ガイドピンが仙腸関節を抜けたところで，inlet viewとoutlet viewでガイドピンが第1仙椎(S1)内にあることを確認し，さらに第1仙椎(S1)椎体中央まで進める。ガイドピンが十分深く挿入されたら，スクリューをワッシャーとともに挿入する（**図10g, h**）。通常はfull threadのスクリューを使用するが，仙腸関節に圧迫力をかけたい場合には，32mm threadのスクリューを，ネジ部分が仙椎内に収まるようにして固定する。スクリューを挿入した後はガイドピンを抜去し，皮膚を縫合する。

🔷 後療法

片側のみの損傷では，術翌日より起座，術後数日から患側足底接地歩行を開始し，2週で部分荷重，6週で全荷重を行う。両側例では，他の部位の固定状態により荷重時期を決める。

🔷 仙腸関節固定の影響

仙腸関節が骨性に癒合した場合には，生理的な仙腸関節の動きがなくなるため，若い女性では分娩時に帝王切開が必要になる可能性がある。そのため術前に患者に十分に説明し，妊娠した場合には産婦人科医に骨盤を固定する手術を受けたことを告げるよう指導する。

::::::::::::::::::::::::::::::::: Meister Check :::::::::::::::::::::::::::::::::

◆ガイドピン挿入のコツ◆

ガイドピンの位置や方向が不良な場合にはそのままにして，最初のガイドピンを修正の指標として2本目のガイドピンを挿入した後，最初のガイドピンを除去する。これは最初のガイドピンを抜いて，方向を変えて挿入しようとしても同じところへ入ってしまうことを避けるためである。

🔷 症例1

53歳，女性。右仙腸関節脱臼骨折（**図11**）。

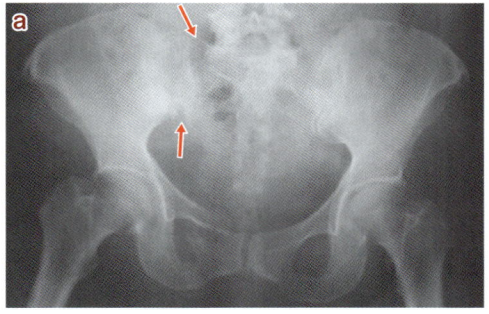

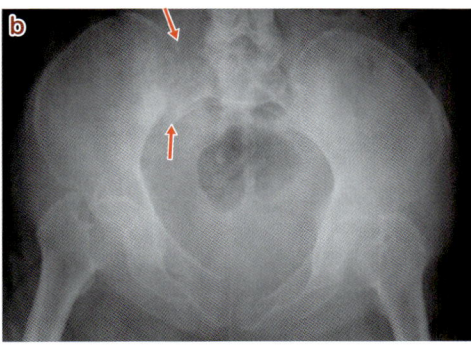

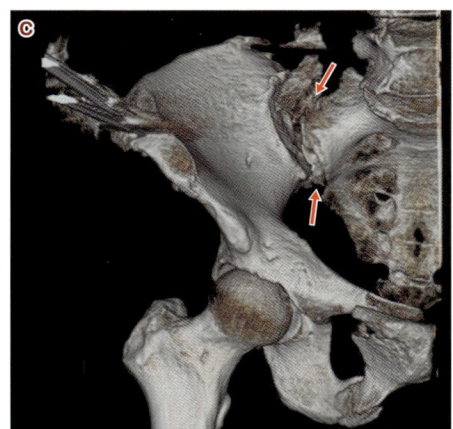

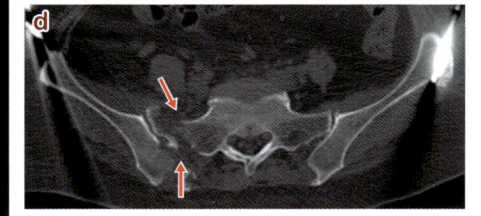

図11 【症例1】右仙腸関節脱臼骨折

53歳，女性。

a〜d：受傷時。X線像，CTともに右仙腸関節脱臼骨折（矢印）と右恥骨上下枝骨折が明らかである。

図11 【症例1】右仙腸関節脱臼骨折（つづき）

e, f：右第1～2仙椎（S1-2）にiliosacralスクリューを挿入し，創外固定を併用した。術後創外固定は2週間で除去した。

g：術後1年，良好な骨癒合が得られ疼痛もほとんどない。

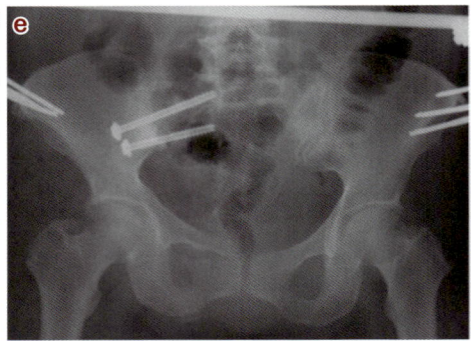

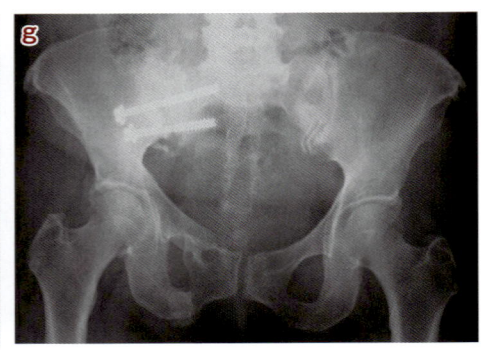

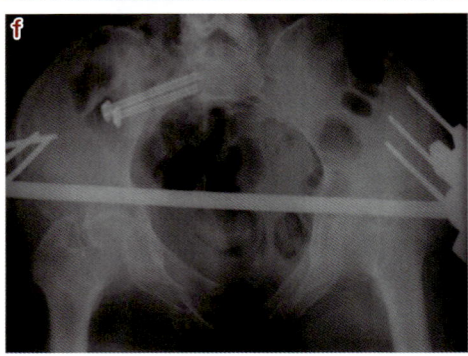

恥骨上枝逆行性髄内スクリュー固定（retrograde ramus screw）

恥骨結合部から恥骨上枝髄内にスクリューを挿入する方法である（**図12a, b**）。

◆展開

皮切は恥骨結合より約2横指遠位で，正中に近い部位に小切開を加える。

◆整復

通常は転位の少ない骨折が経皮的固定の適応である。転位のある場合には，恥骨結合上に小切開を加え腹直筋の間を展開し，指で恥骨上枝に力を加えて整復することも可能である。また遠位部にスクリューを挿入し，ドライバーでこのスクリューを操作して遠位部を動かして整復し，ガイドワイヤーを近位骨片の髄内に刺入することも可能である[4]。

◆スクリューの挿入

まず2.5mm径ドリルもしくはガイドワイヤーを挿入する。挿入点は，恥骨結節遠位やや外側である（**図12c**）。ドリルもしくはガイドワイヤーを予定する挿入部に当てた後，X線透視でinlet viewでは弓状線のわずかに外側で，obturator oblique viewでは，

恥骨上枝内に入るように挿入する（**図12d，e**）。良好なobturator oblique viewを得るには，Cアームは患側から入れ尾側へ30°倒し，かつ30°患側股関節方向へ回旋させる。これにより安全にスクリューを挿入できる恥骨上枝が確認できる。恥骨上枝外側の骨折では臼蓋上部まで挿入する。ドリルを除去した後，3.5mm径皮質骨スクリューを挿入する。3.5径mm皮質骨スクリューは髄内をしなって挿入できるので，骨外へ出ることは少ない。4.5mm径皮質骨スクリューを使用する際には，さらに3.2mm径ドリルでスクリュー挿入孔を拡大したのちに挿入する。キャニュレイテッドスクリューを使用する際にはガイドワイヤーを通して，4.5mm径海綿骨スクリューを挿入する。スクリューを挿入した後は皮膚を縫合する。

◆ 後療法

恥骨上枝単独で固定することは少なく，多くの場合後方部の内固定を伴うので，後療法は後方部の固定法に従う。

図12 恥骨上枝逆行性髄内スクリュー固定

a，b：恥骨結節遠位より逆行性に恥骨上枝髄内にスクリューを挿入する。

c：挿入部位は，恥骨結節遠位やや外側とする。

d，e：ドリル，ガイドワイヤーの挿入方向。恥骨結節遠位やや外側からinlet view(**d**)では弓状線のわずかに外側で，obturator oblique view(**e**)では，恥骨上枝内に入るように挿入する。

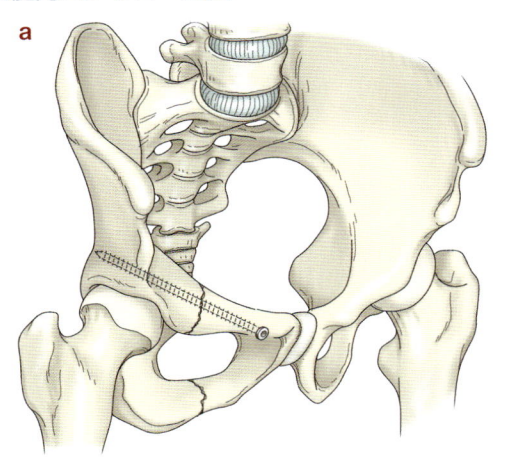

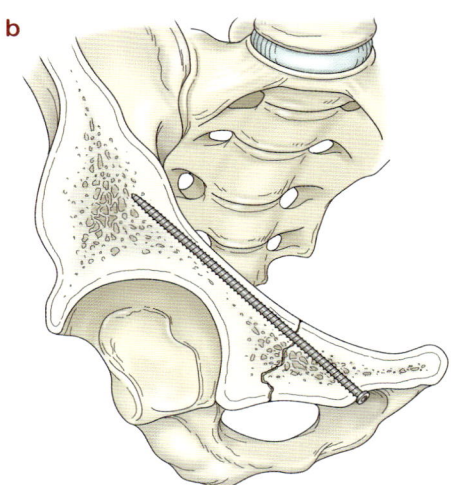

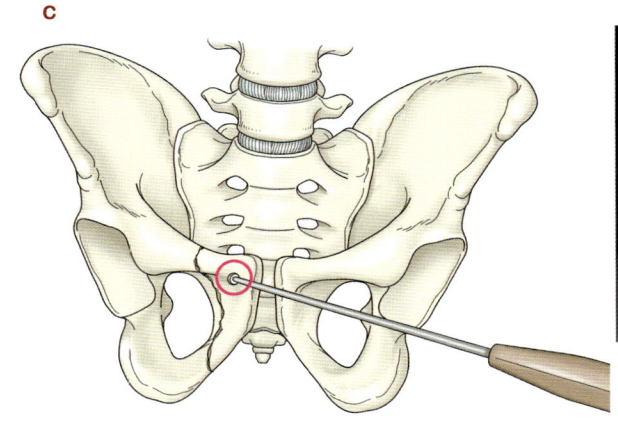

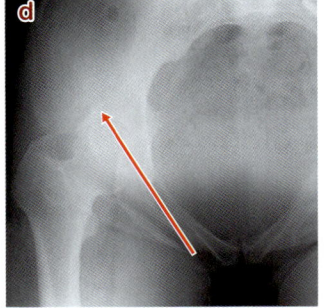

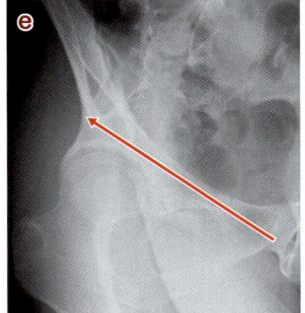

> ◆恥骨上枝逆行性髄内スクリュー固定の挿入部位◆
>
> **Meister Check**
>
> スクリュー固定の挿入部位は，恥骨結節遠位やや外側であって，決して恥骨結節ではないことを認識しておく必要がある．恥骨結節から挿入すると恥骨上枝外に出てしまう．ドリルが腸恥隆起部内側で骨外近位に出ると，外腸骨動静脈を損傷する危険性があり，股関節部では関節内に出ないように注意が必要である．Inlet viewとobturator oblique viewでドリルが骨内に留まっていることを確認する．

◆症例2

48歳，男性．Young-Burgess分類APC-2恥骨結合離開，右恥骨上下枝骨折，右仙腸関節の前方離開（**図13**）．

図13 【症例2】Young-Burgess分類APC-2骨折

48歳，男性．
a：受傷時．恥骨結合離開，右恥骨上下枝骨折，右仙腸関節の前方離開を伴っている．
b：初期治療として他院で創外固定を受け，当院を紹介．
c：術直後．恥骨結合プレート固定，右恥骨上枝逆行性髄内スクリュー固定とiliosacralスクリュー固定を行った．良好な整復が得られている．
d：術後1年．良好な骨癒合が得られて疼痛もない．Iliosacralスクリューが1本緩んでいるが愁訴はない．

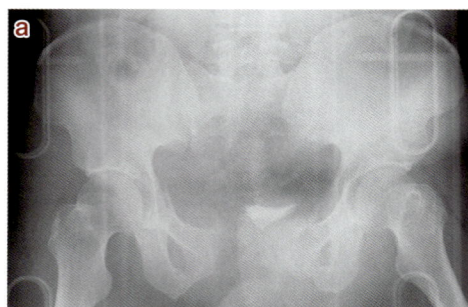

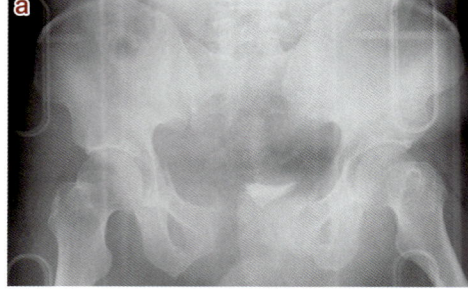

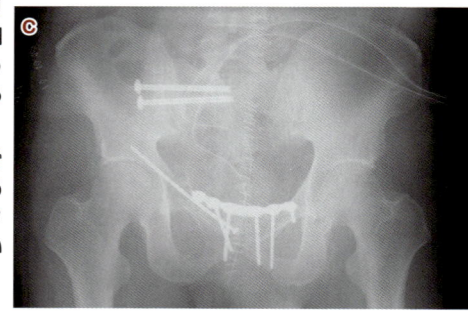

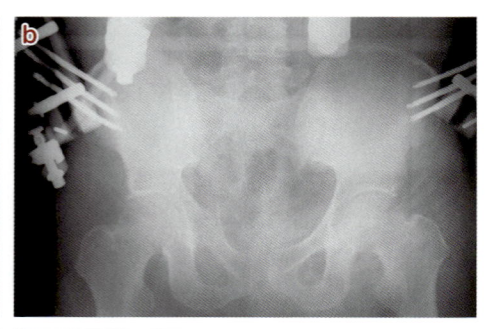

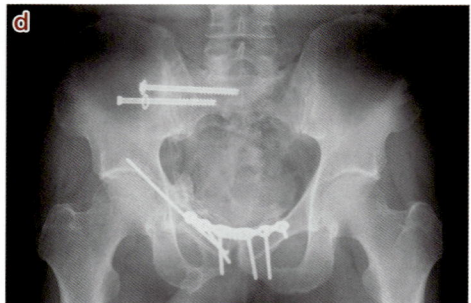

臼蓋上方腸骨髄内スクリュー固定

ちょうど創外固定のsupraacetabular pinを挿入する部位と同じ部位からスクリューを挿入して，腸骨の固定を行う方法である（**図14a，b**）．

◆展開

下前腸骨棘の外側で約3cmの縦切開を行い，大腿筋膜張筋前方から，下前腸骨棘に達する．外側大腿皮神経が近くを内側から外側へ走行するので，皮下の剥離は鈍的に行う．

◆ 整復

　転位の少ない場合はそのままスクリューを挿入するが，転位がある場合には腸骨稜に沿う切開で腸骨内面から腸骨筋を挙上展開し，骨折の整復を行う．整復は腸骨稜にSchanzスクリューを挿入して整復の補助とする．整復後，Kirschner鋼線（K-wire）で仮固定を行う．

◆ スクリューの挿入

　まず2.5mm径ドリルを挿入する．挿入部位は下前腸骨棘のやや外側である（**図14c, d**）．X線透視のobturator oblique viewで管球をやや尾側に振ると，臼蓋上方で腸骨内板と外板の間の髄腔部が涙滴状にみえる．インディアンのテントに例えてtepeeともいわれている（**図14e**）．スクリューをこのなかに挿入すれば，臼蓋上方で下前腸骨棘から下後腸骨棘にかけての広い髄腔内へのスクリューの挿入ができる．またiliac oblique viewでは大坐骨切痕の近位，inlet viewでは大坐骨切痕の外側にドリリングを行えば，スクリューを安全に挿入できる（**図14e〜g**）．スクリューを挿入後，創を閉鎖する．

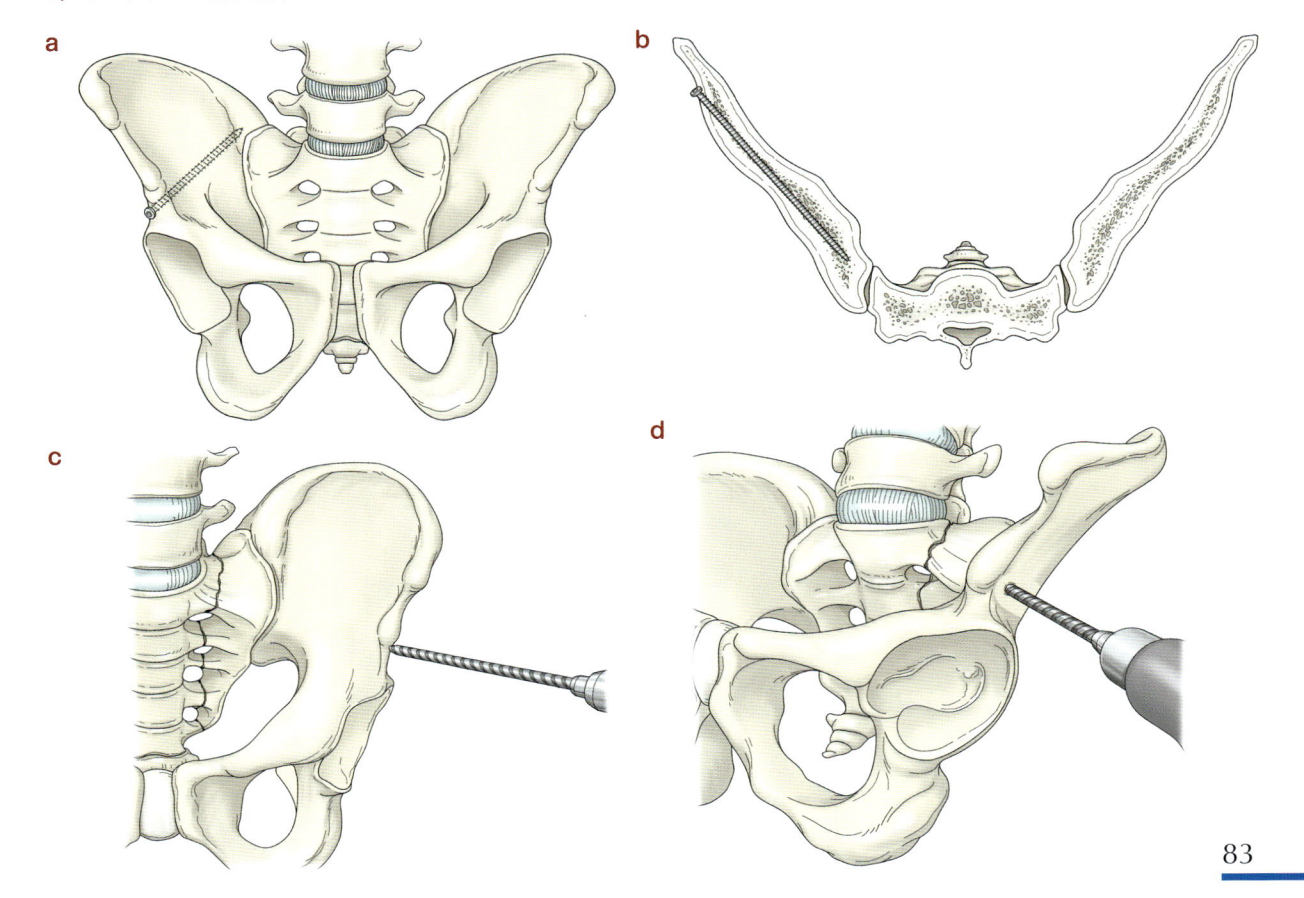

図14　臼蓋上方腸骨髄内スクリュー固定
a, b：スクリューの挿入方向．
c, d：ドリルの挿入部位は下前腸骨棘のやや外側である．

図14 蓋上方腸骨髄内スクリュー固定（つづき）

e〜g：Obturator oblique view（e）で，管球をやや尾側に振ると，臼蓋上方で腸骨内板と外板の間の髄腔部が涙滴状にみえる（破線）。Iliac oblique view（f）でドリルは大坐骨切痕の近位，inlet view（g）では大坐骨切痕の外側にくる。

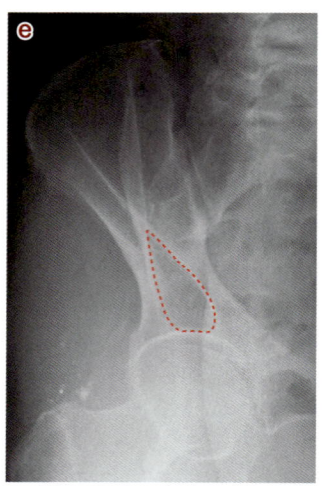

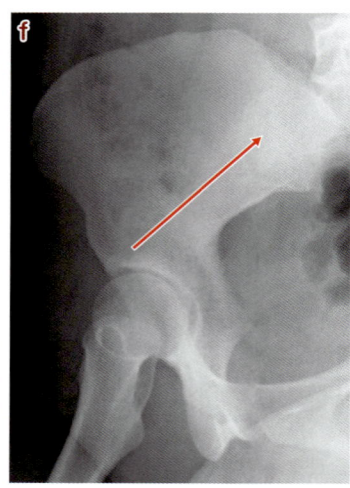

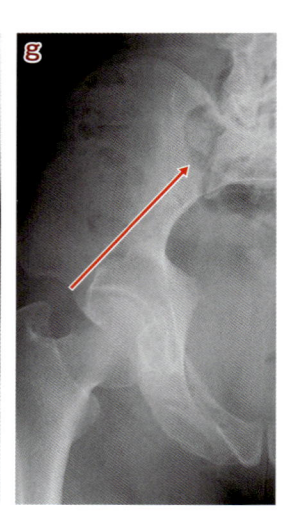

後療法

4.5mm径スクリューを使用し，腸骨稜の固定を併用した場合は早期部分荷重が可能であるが，3.5mm径スクリューのみの固定では荷重を4週以降とする。

Meister Check

◆ドリリングのポイント◆

腸骨窩は窪んでいるので，下前腸骨棘からドリリングを行うと腸骨窩内に出て危険である。また腸骨外板の外側に出ると，上殿動脈の分枝を損傷する可能性がある。挿入ポイントは必ず下前腸骨棘やや外側で，obtulator oblique viewで涙滴状にみえる腸骨内板と外板のなかにドリルが収まるように行う。

症例3

65歳，男性。右寛骨臼前柱骨折（図15）。

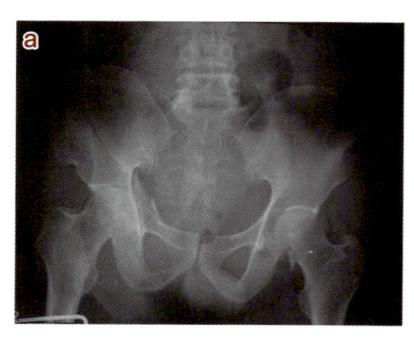

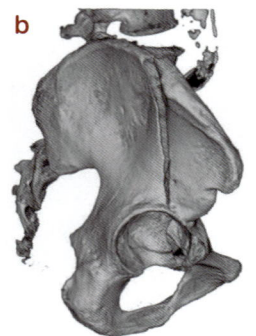

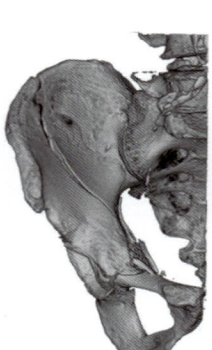

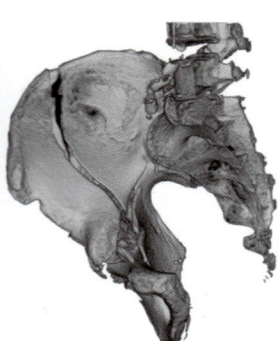

図15 【症例3】右寛骨臼前柱骨折
65歳，男性
a：受傷時
b：3D-CT

図15 【症例3】右寛骨臼前柱骨折（つづき）

c：腸骨稜に沿う小皮切で骨折部を整復し，腸骨稜と臼蓋上方腸骨髄内スクリュー固定を行った。

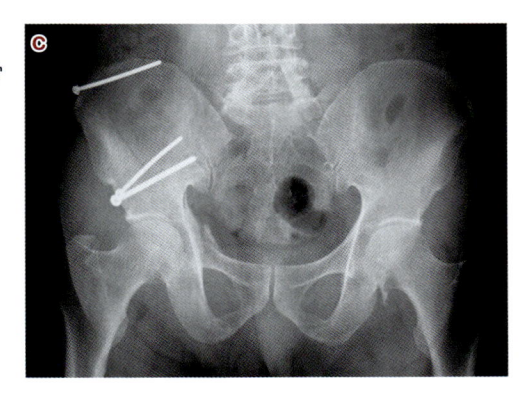

難治症例

　45歳，男性。Young-Burgess分類APC-2恥骨結合離開，右仙腸関節の前方離開に膀胱破裂を合併している（図16）。他院で創外固定と膀胱瘻造設を受け，受傷10日で来院した。膀胱瘻があるため，Pfannenstiel approachでの恥骨結合内固定は感染の可能性が高い。膀胱瘻より十分遠位に皮切を行い，両恥骨上枝に4.5mm径皮質骨スクリューを挿入し，スクリューヘッドをワイヤーで締結した。また右仙腸関節損傷に対しiliosacralスクリュー固定を併用した。その後，尿道再建術を行った。術後1年では内固定の破綻なく，安定した骨盤が得られている。

図16 難治症例

45歳，男性。Young-Burgess分類APC-2骨折。恥骨結合離開，右仙腸関節の前方離開に膀胱破裂を合併。

a：受傷時
b：来院時
c：術直後
d：術後1年

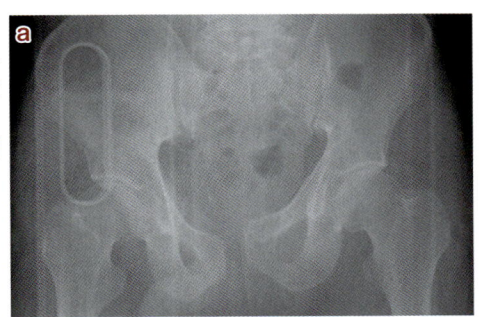

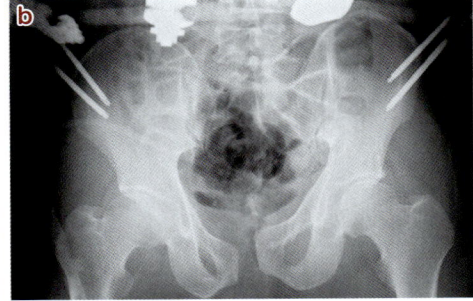

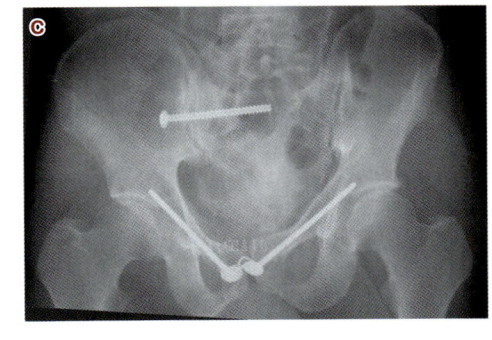

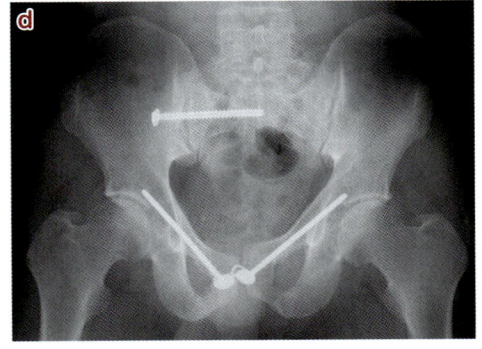

文献

1) Tile M. Anatomy of the pelvic ring. Fractures of the pelvis and acetabulum. 3rd ed. Tile M, et al, editors. Philadelphia：Lippincott Williams & Wilkins：2003. p12-21.
2) 澤口　毅，ほか．不安定型骨盤骨折に対する固定法．骨折 2002；24：58-63.
3) Young JW, et al. Pelvic fractures：value of plain radiography in early assessment and management. Radiology 1986；160：445-51.
4) Mosheiff R, et al. Maneuvering the retrograde medullary screw in pubic ramus fractures. J Ortop Trauma 2002；16：594-6.

骨盤・下肢

大腿骨頸部骨折（Hansson Pin固定）

静岡赤十字病院整形外科第二整形外科部長　野々宮廣章

髄内固定のメリット

1. 早期荷重が可能である。
2. 骨・軟部組織に対する侵襲が少ない。
3. 術中の骨頭転位を起こさない。
4. 骨頭の把持力が強い。

使用する髄内固定器具

Hansson Pin System（Stryker社）

　Hansson Pinは外筒先端横孔からフックが約1cm骨頭中心に突出することで，骨頭を強固に把持することができる（図1）。また，ピンの挿入に際しては，ハンマーなどによる打ち込み操作を必要としないため，骨折部の離開や血管損傷を起こす危険性が少ない。ピンはスライドさせて挿入するため，骨頭回旋や再転位を起こす危険性が少なく，頸部内側皮質に接して挿入することが可能である。骨頭に固定された2本のピンが頸部をスライドすることで，骨折部に持続的なダイナマイゼーションが加わる。これらの点から，Hansson Pinは血流障害を抑制し，骨頭壊死や偽関節のリスクを軽減する可能性が期待される。

図1　Hansson Pin
a, b：外筒（上）とフック（下）
c：フックが出る前の状態
d：フックが出た後の状態

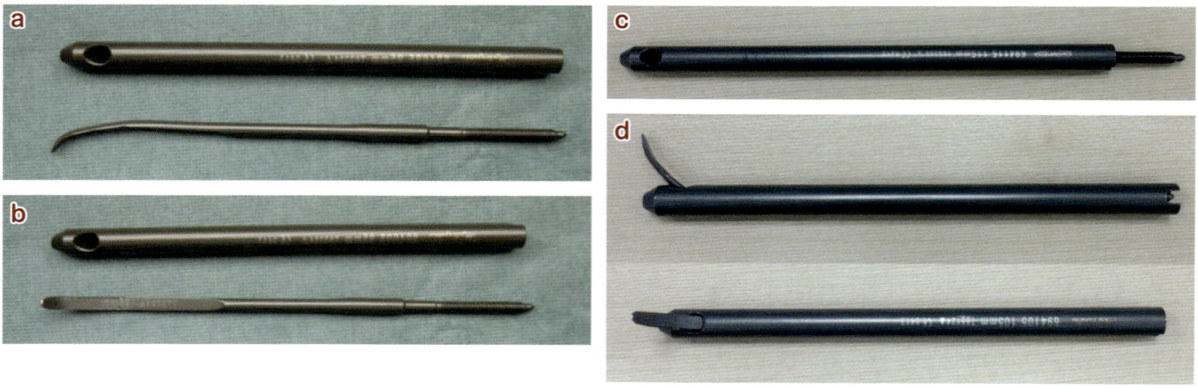

手術の基礎知識

大腿骨頚部骨折は関節内骨折である。従って，正確な整復および強固な固定が骨接合の大原則である。

大腿骨頚部骨折固定術の三大原則は，①回旋安定性の獲得，②角度安定性の獲得，③持続的圧迫力の獲得，である。

◆ 回旋安定性の獲得

回旋安定性の獲得には骨頭の把持力が大きくかかわってくる。骨頭把持力にかかわる因子は，①インプラントの先端形状，②インプラントの設置位置，③骨頭海綿骨の状態，が考えられる。

骨頭海綿骨の質に関しては，インプラントや手術手技などの工夫では解決できない問題であり，患者に依存する問題で術前診断として骨頭海綿骨強度を判定するのは困難と考える。より安全に手術を実施するためには，①性別，②年齢，③受傷前のADL機能評価，で代用するしかない。固定強度を最大限にするための術者の工夫は，骨頭中心の骨密度の高い部分にフックを挿入することである。

◆ 角度安定性の獲得

角度安定性の獲得に関して，Hansson Pinは頚部髄内皮質と大腿骨外側皮質の2点で，角度安定性を獲得するインプラントである。従って，遠位ピンは頚部内側髄内皮質に，近位ピンは頚部後方髄内皮質に，それぞれ接する必要がある(**図2**)。そのため，Hansson Pinで角度安定性を獲得できない骨折型が存在する。Pauwels分類type 3のように骨折線が強斜位になる骨折では，頚部内側髄内皮質の骨折線より遠位に固定点をとることができないか，固定点をとれても頚部外側皮質との距離が短いため，角度安定性を得ることができない。従って，このような骨折では，角度安定性をサイドプレートで獲得できるOmega Plus Ti Twin Hook(Stryker社)が適応となる。

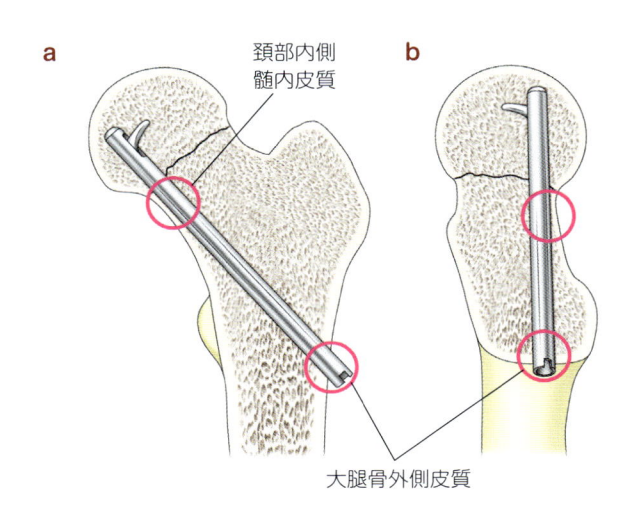

図2 角度安定性の獲得
遠位Hansson Pinは頚部内側髄内皮質と大腿骨外側皮質の2点で固定されることで，近位ピンは頚部後方髄内皮質と大腿骨外側皮質の2点で固定されることで，それぞれ角度安定性を得ることができる。従って，頚部での髄内皮質に接してHansson Pinが設置されることが重要である。

a　　　　　　頚部内側髄内皮質　　　b

大腿骨外側皮質

◆ 持続的圧迫力の獲得

持続的圧迫力の獲得には、2本のHansson Pinが平行に挿入される必要がある。これに関しては、パラレルガイドがあり比較的容易であると考える。

◆ 骨折分類

不全骨折の状態から完全骨折になり、転位が大きくなっていく段階分類を行ったGarden分類(図3)[1]と、正面像での骨折線の走行角度で分類したPauwels分類がある(図4)[2]。Garden分類は1988年の『Acta Orthopaedica Scandinavia』誌の巻頭言で、stage Ⅰ・Ⅱを非転位型、stage Ⅲ・Ⅳを転位型と定義された。

図3 Garden分類
骨片転位の段階に基づく分類である。1988年の『Acta Orthopaedica Scandinavia』誌の巻頭言でstage Ⅰ・Ⅱを非転位型、stage Ⅲ・Ⅳを転位型と定義された。
stage Ⅰ：外反嵌入型で頚部内側皮質が若木骨折を呈する不全骨折。
stage Ⅱ：完全骨折で骨折部に角度変形がないもの。
stage Ⅲ：転位のある完全骨折で、Weitbrecht支帯が損傷していないため、骨頭は内反回旋転位している。
stage Ⅳ：転位の高度な完全骨折で、Weitbrechit支帯が損傷しているため、骨頭の回旋転位が起こらない。臼蓋と骨頭の圧迫骨梁の配列が一致してみえるもの。

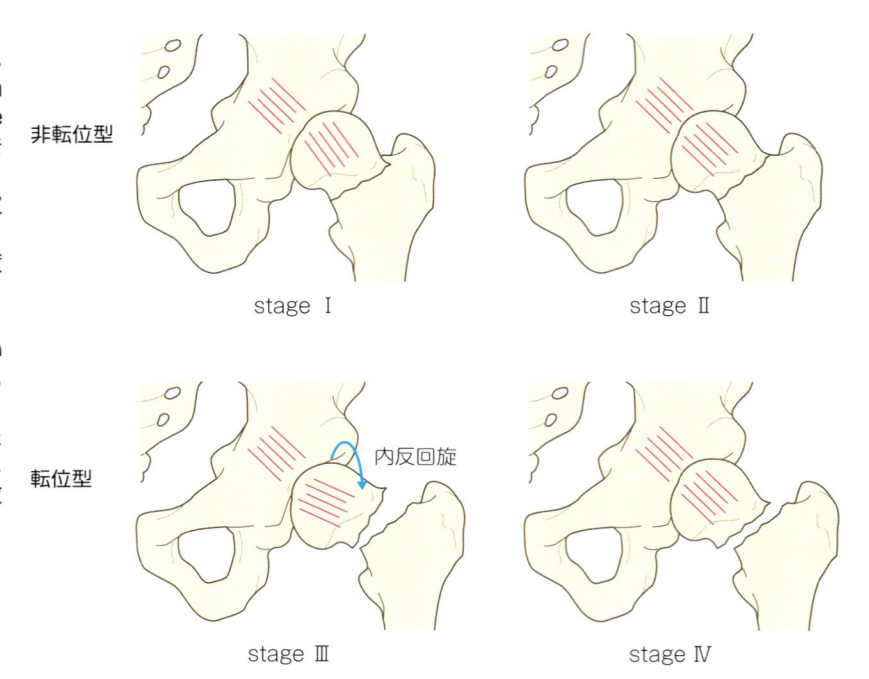

図4 Pauwels分類
骨折線が水平線となす角度による分類である。骨折線が垂直になるほど剪断力が大きくなるため、骨癒合に不利となる。

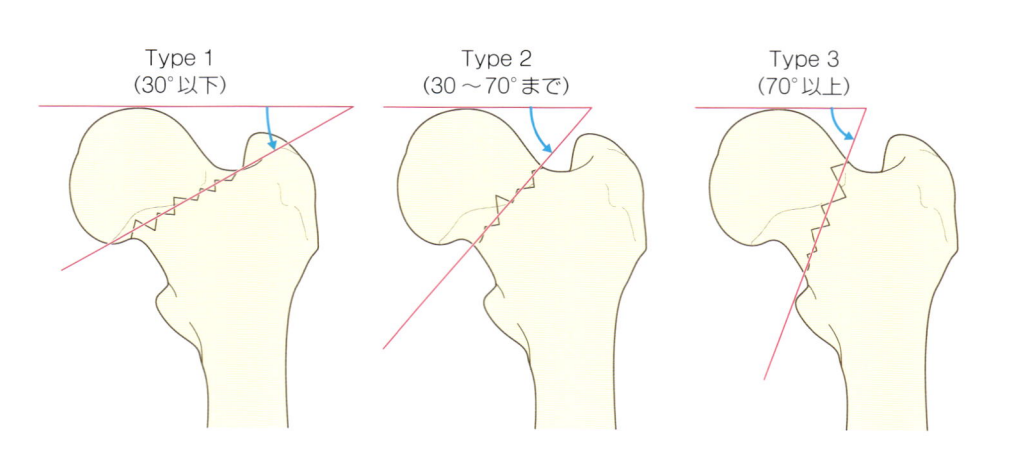

◆ 手術適応

Garden分類

当院では，stage Ⅰ～Ⅳのほぼ全例を手術適応ありとしている。

転位型であるstage Ⅲ・Ⅳに関しては，受傷48時間以内の手術を原則としている（ただし，関節リウマチ，病的骨折，強度の骨粗鬆症患者は除く）。認知症患者は骨接合を第一選択として考慮する。一般的には，転位型の骨接合術適応上限年齢を70～75歳に設定している施設が多い。

Pauwels分類

Type 3は骨折線が強斜位となり，頚部内側髄内皮質での角度安定性を確保できないため，サイドプレートをもつTwin Hookを用いた外反位固定術を行っている。外反位固定は，サイドプレートのアングル角度より5°弱斜位にTwin Hookを挿入する。挿入角の5°分浮き上がったサイドプレートを，大腿骨外側皮質にスクリューで圧着固定する。プレートは大腿骨外側長軸方向に置き，骨頭骨片が外反するようにして前捻・後捻転位が起きないように注意する。この手技を行うことで，骨折部にかかる剪断力を弱め，骨頭外側が頚部にhat hook固定される（図5）[3]。

図5　Twin Hook外反位固定術
Twin Hookの130°アングルガイドを用いて，ガイドピンを骨頭中心やや下方に挿入してドリリングを行う（**a**）。次に測定した長さのTwin Hookと135°2穴サイドプレートをドリル孔に挿入し，サイドプレートをスクリュー固定する（**b**）。サイドプレートが外側皮質に圧着されることで骨頭は5°外反する。

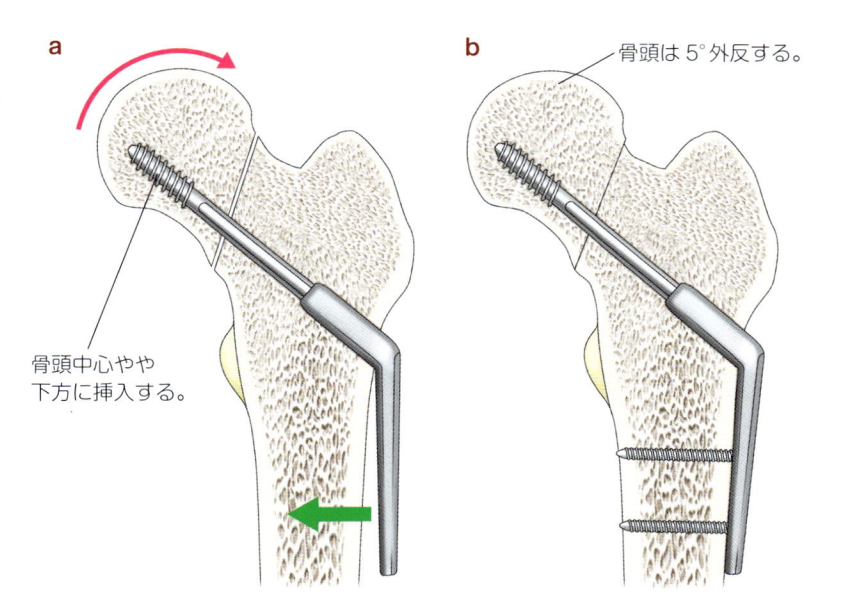

◆スクリュー固定と比較した長所・短所

長所

　Hansson Pinは，外筒の先端側方から約1cmのフックが突出して，骨頭海綿骨に刺さり骨頭を把持する。従って，特に粗鬆骨においてスクリューより骨頭把持力が大きい。

　頚部髄内皮質での角度安定性の獲得に際して，Hansson Pinは外筒を頚部皮質に接して挿入することが可能であるが，スクリュー固定の場合は，頚部をスクリューの山径が通過するために，シャフトはスクリューの螺子山の高さの分だけ頚部髄内皮質から離れてしまう。従って，頚部での角度安定性はHansson Pinが優れている。

　また，不幸にして，人工大腿骨頭置換術の再置換術を行う際にも，人工大腿骨頭置換術の皮切から骨頭とともに抜去が可能であり，抜釘のための皮切を必要としない。

短所

　スクリューは固定時に骨折部に圧着を加えることが可能であるが，Hansson Pinは圧着固定をすることができない。

◆手術のコツ

　Hansson Pinは遠位ピンの位置が決まると，近位後方ピンの位置はほぼオートマチックに決まってしまう。従って，遠位ピンの挿入位置がこの手術のピン固定位置を90％以上決定してしまう。つまり，Hansson Pin手術は，整復と遠位ピンの挿入位置が決定する。

> **Meister Check**
> ◆手術のコツ◆
> ①遠位ピンの挿入位置の決定を正確にすること，②整復を正確に行うこと，この2点が手術のコツである。

◆透視装置の設置

　可能であれば透視装置を2台使用してバイプレナーとして用いる。正面透視用のCアームは健側より，側面透視用のCアームは肢間から患側の長軸と約30°の挿入角でそれぞれ挿入する。これにより，側面像で遠位ガイドピン挿入位置と骨頭中心を，1視野で観察することが可能である（**図6**）。

画像診断と読影のポイント

　解剖学的に整復されるとX線透視正面像および側面像は，骨頭から頚部にかけての輪郭線はS字となり，骨頭中心と頚部幅の中点を結ぶ線を中心に，内・外側（前後側）が線対称となる（図7a）。骨頭が外反しているようにみえる場合や，骨頭中心から臼蓋に向かう半径が短く感じられる場合は，骨頭が後捻していることが多いので，側面像を再度確認する必要がある（図7b）。正面像は，X線透視像でも骨稜を観察することが可能なので，骨稜の観察を十分に行うことが大切である。

図6　透視装置の設置（2台使用，バイプレナーとして使用）
側面像用のCアームは体軸に約30°の角度で設置し，正面Cアームの設置のため術者側に傾けている。

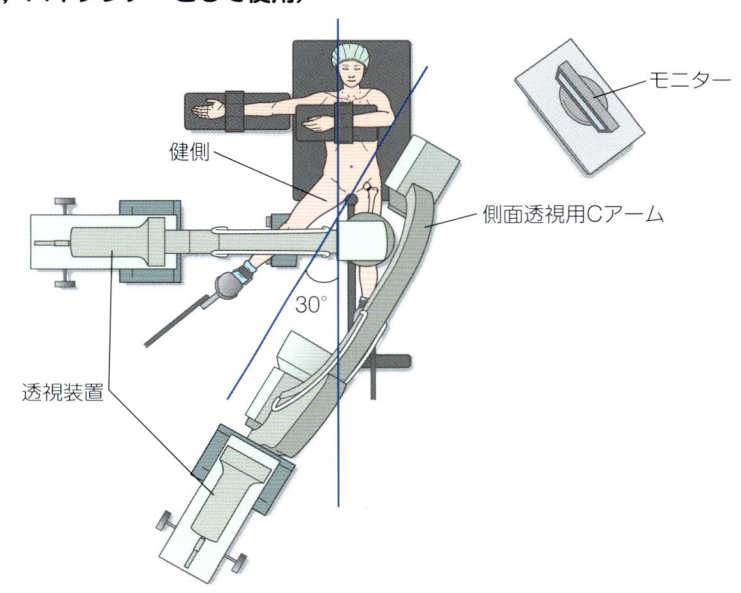

図7　読影のポイント
a：解剖学的に整復される正面像，側面像ともに骨頭から頚部にかけての輪郭線は，骨頭中心と頚部横径中点を結ぶ線を中心とした線対称となる。
b：正面像で骨頭径が短くみえたり外反にみえたりする場合は，側面像で後捻が残存している場合があるので，側面像を再確認する。

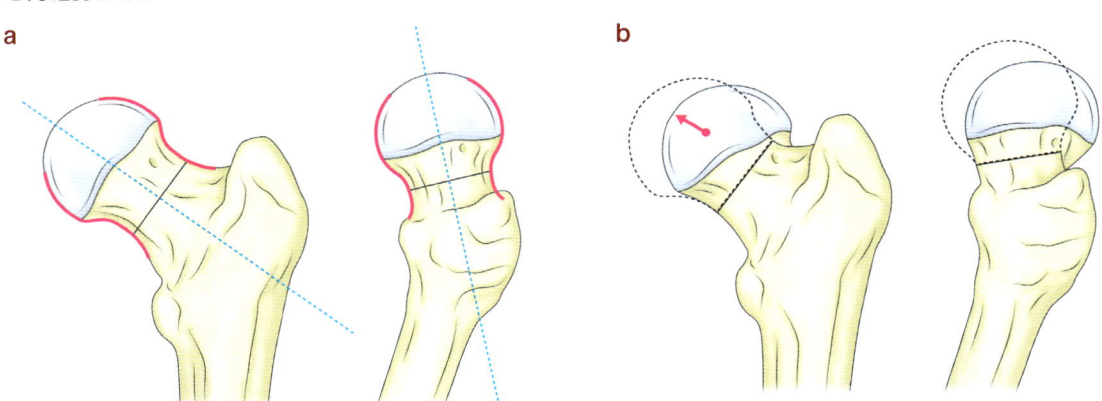

髄内固定手技

◆ 整復

牽引手術台で整復操作を行うときの注意点

患者の骨盤をベッドの長軸に対して垂直になるようにする。骨盤が内・外転しないように健側の牽引で調整する。また，骨盤が床面に対して平行になるように，小枕などを用いて調整する。透視像をみない状態で牽引しない。牽引に際しては，牽引手術台のすべてのクランプを緩め，足方にまっすぐ牽引する。牽引は，力任せに引っ張るのではなく，背筋を伸ばして体を後方に倒すようにして正面透視像をみながらゆっくり牽引する(図8)。

整復位が得られたら，そのまま牽引を維持し，助手にすべてのクランプをロックしてもらう。

次に，側面透視像をみながら患肢を内旋させ，前方開きを閉じるように側面での整復を行う。イメージを回転させ，true lateral像を含めいろいろな角度から整復を確認する。非転位型で外反・後捻している骨折は，強めに牽引・内旋して前方から頸部を押して，後捻の整復を行っている(図9)。

図8　牽引方法
力任せに牽引すると，牽引する力が不均等になってしまうので，体をまっすぐにして腕を伸ばし，後方に倒れるような形で牽引を行う。このようにすることで，体の傾きで牽引力を調整でき，牽引状態での牽引力は均等となる。

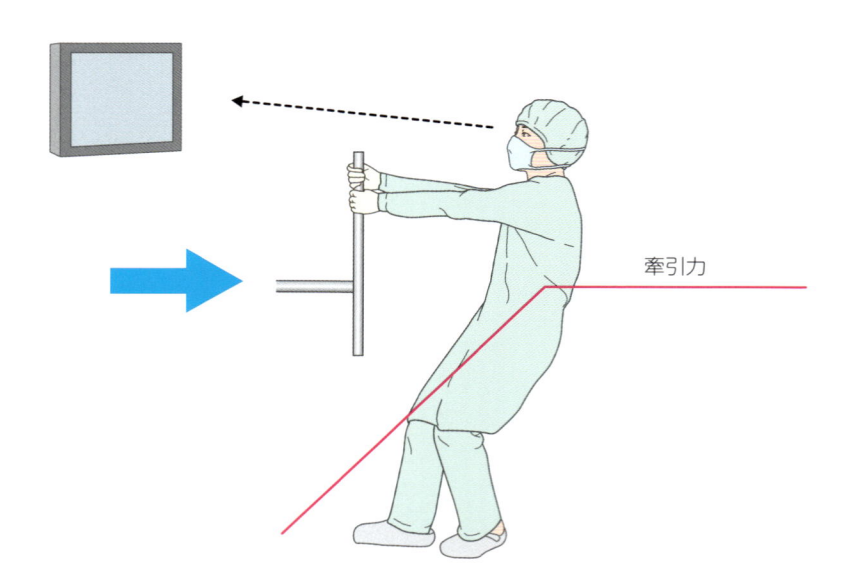

図9 Garden分類stage Ⅰの整復法
a：牽引前
b：やや過牽引気味に牽引を行う。
c：過牽引状態で内旋させた側面像。
d：前方より圧迫して若木骨折部を骨折させた状態での側面像。後方の嵌入が取れている（丸印）。
e：整復後正面像。外反嵌入も整復されている。

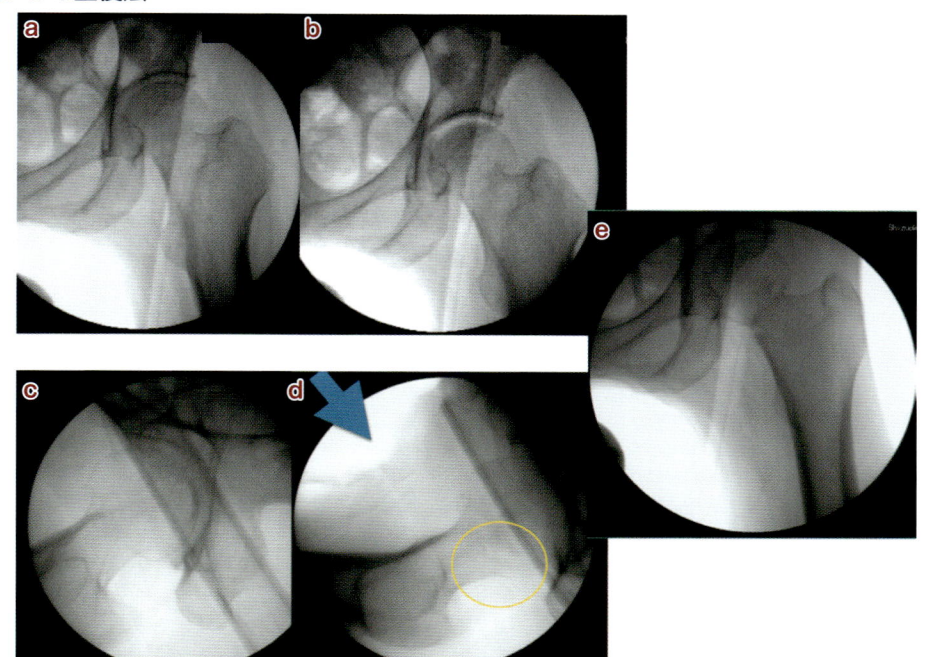

◯ マーキング

　マーキング作業は必ず術者自身が行う。マーキングは正面像で，①大腿骨外側皮質を通る線，②小転子下方を通り大腿骨骨軸と垂直となる線，③ ①と②の交点から大腿骨頚部内側皮質に接する線，側面像で，④大腿骨頚部長軸に平行で大腿骨骨頭中心と頚部中央を通る線，を皮膚上にマーキングする。

> ########################### **Meister Check** ###########################
> ◆**マーキングは術者自ら行うこと**◆
> 　マーキングはガイドピンおよびドリルの挿入位置・挿入方向のシミュレーションであり，必ず術者自身が行う。

◯ ガイドピン挿入

　遠位ガイドピンの挿入点の決定を，十分時間をかけて行う。遠位ピンの挿入位置が十分でないときは，NONOMIYA GUIDE（**図10**）を用いて挿入点の位置調整を行うことで，再挿入は1回で済ませるようにする。複数回の再挿入は，転子下骨折のリスクを高める可能性があり避けるべきである。近位ガイドピンは，正面位置で頚部横径の中央よりやや外側の位置が至適位置であり，外側すぎないようにする。

図10 NONOMIYA GUIDE
右側の数字は中心穴からそれぞれの穴（溝）間の距離(mm)を表す。
a：穴式ガイド。平行移動を目的とする。
b：溝式ガイド。角度変更を目的とする。

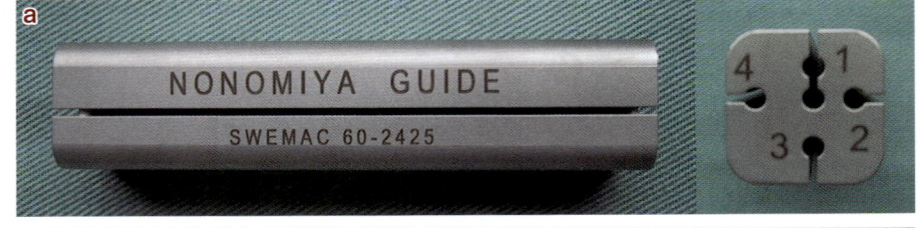

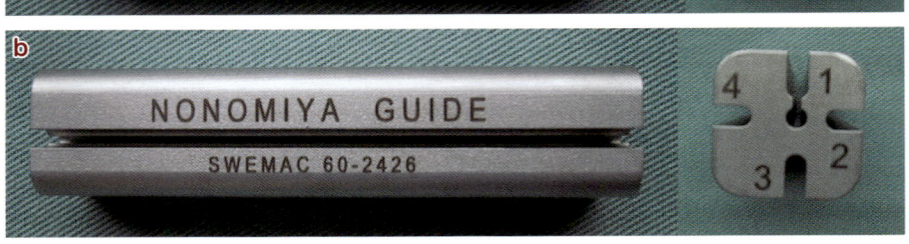

◆ ドリリング

　ドリリングは骨頭軟骨下骨の約5mm手前まで行う。ドリル抜去時も，回転は必ず正回転で行う。逆回転で抜去すると，骨屑が骨孔内に残ってHansson Pinが奥まで入らないことがあるので注意する。遠位ドリルは正面像を確認しながら，近位ドリルは側面像を確認しながら，それぞれ髄内皮質を穿破しないように注意してドリリングする。

◆ リバースドリリング手技

　遠位ガイドピンの挿入が終わった時点で，ガイドピンがすでに頚部内側髄内皮質に接してしまった場合や，骨梁によってガイドピンが反ってしまった場合（いずれも側面での挿入位置に問題がない場合），これらの状態ではガイドピンの挿入位置は問題なく，ガイドピンの頚部・骨頭通過位置に問題があり，そのままドリリングを行えない状態である。ガイドピンの差し替えを行わずに至適位置にドリリングするためのテクニックが，リバースドリリング法である。

　ガイドピンをそのままにして，中空ドリルでWard三角までドリリングする（**図11a, b**）。

　次に一度ドリルガイドピンを抜去する。ドリルを再度骨孔に挿入し，逆回転で頚部内側髄内皮質に乗せるように挿入する（**図11c〜e**）。高齢者では，Ward三角が広いため抵抗なく頚部内側髄内皮質にドリル先端を置くことが可能である。

　側面透視像を確認し，至適位置にドリルがあることを確認したら，頚部内側皮質を滑らせるように逆回転にドリルを回しながら進め，頚部内側皮質との接点を通過したら，正回転にして骨頭軟骨下の至適位置までドリリングを進める（**図11f, g**）。

図11 リバースドリリング法

a：ガイドピンが頚部内側髄内皮質に接する場合，骨梁に影響され骨頭内で反ってしまった場合。

b：Ward三角までそのままドリリングする。

c：ドリルガイドピンを抜去する。

d：逆回転で軽く回して骨孔内にドリルを再挿入する。

e：逆回転でon/offさせながらゆっくり回転させ，頚部内側髄内皮質に沿ってドリルが転がり上がるような感じでドリルを進める。側面像でも中央に沿って移動していることを確認する。

f：ドリルが頚部内側髄内皮質の接線を通過したら，正回転でドリリングを行う。

g：側面像においても，ガイドピンが正確に挿入されていることが重要である。挿入点が正確な位置にあることが前提でのドリリング方法である。挿入点が正しくない場合の修正にはNONOMIYA GUIDEを用いる。

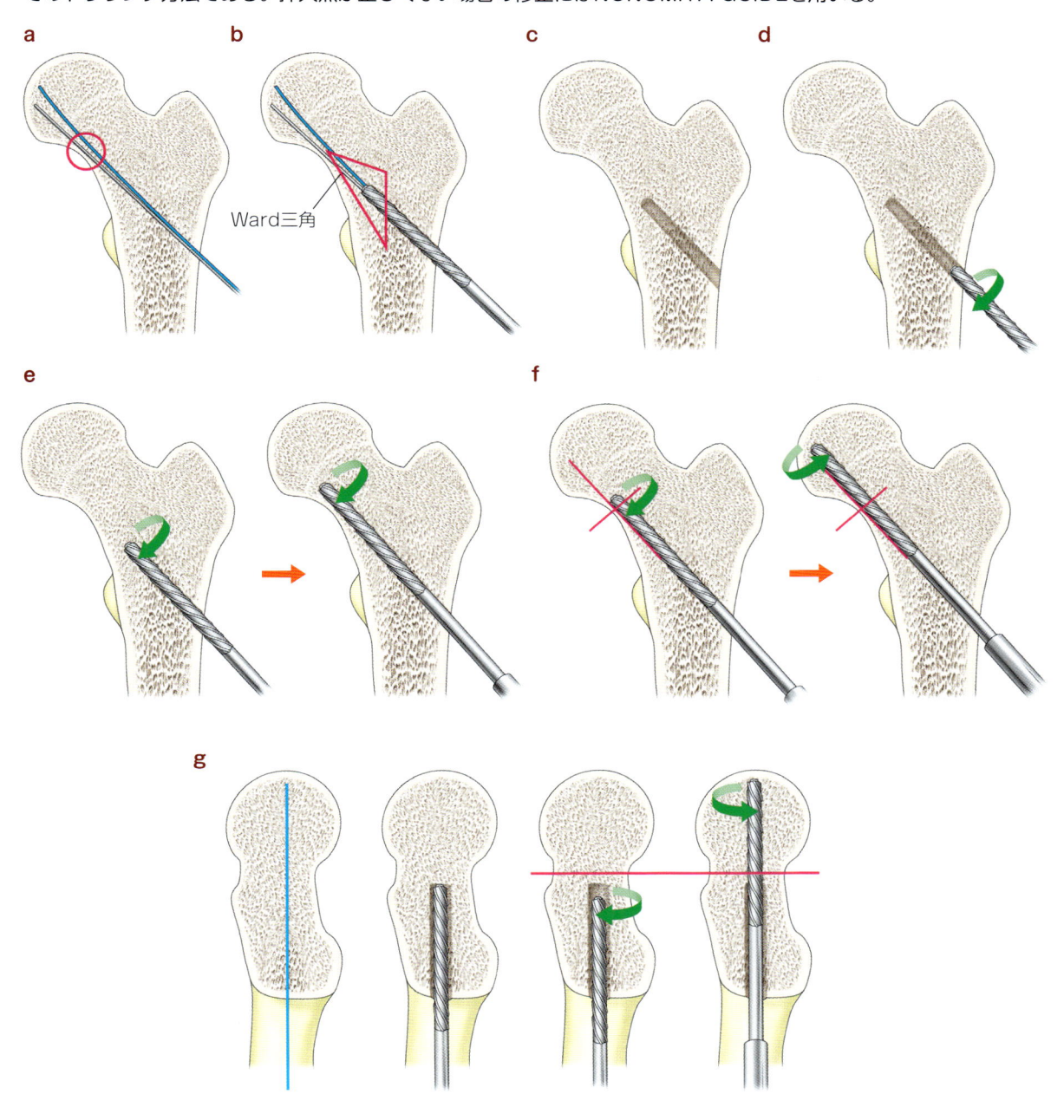

◆ Hansson Pin挿入

　Hansson Pinのフック穴と外筒のマーキングが一致していることを確認する。遠位ピンおよび近位ピン挿入に際しては，Ward三角部で骨孔以外の方向に挿入する危険があるので，2方向透視像を十分に確認して，遠位ピンは頚部内側髄内皮質の抵抗感を，近位ピンは後方髄内皮質の抵抗感をそれぞれ感じながら挿入する。
　フックを出すときは外筒をしっかり持ち，骨頭に押し付けながらイントロデューサーハンドルを回転させる。

Meister Check

◆Hansson Pin挿入時の注意点◆
　骨質がしっかりした骨頭では，フックが出るときにHansson Pinが押し戻されることがあるので十分注意する。

◆ 後療法

　術翌日より起立訓練および歩行訓練を開始する。荷重に関しては，患者が疼痛を許容できる範囲内で本人任せとし，制限はしていない。骨粗鬆症があり高度の短縮が危惧される症例は，歩行器による歩行訓練期間を長くとるようにして，疼痛による墜落歩行にならないようにしている。50歳以下で短縮を完全に予防したいと考えるなら，4週間の免荷期間をもつことを推奨する。

◆ 合併症とその予防策

大腿骨転子下骨折

　最も重要なことは，遠位ピンの挿入位置を小転子下方線より遠位に置かないことである（図12）。次に，遠位ガイドピンを何度も差し替えないことである。NONOMIYA GUIDEを使用することで，遠位ガイドピン挿入位置を一度で修正することが可能である。さらに，パラレルガイドを用いて近位後方ガイドピンを挿入するときは，パラレルガイドの柄の部分を持って，こねないように注意する。
　イメージをみながらの操作では，挿入することに夢中になり，手元が大きく動いていることに気がつかないことがあるので注意する。
　遠位ドリル周囲にクラックを生じさせる危険がある。透視像はあくまでも静止像をみてガイドピンの方向を確認したら，手元の位置関係が変わらないように手元もみてドリリングする。パラレルガイド使用時のコツは，パラレルガイドの柄を持たないで，指背または手背を患側大腿皮膚に固定して安定させ，パラレルガイドの2本の筒を指先で軽く持って回旋させる。こうすることで，遠位ドリルの挿入部外側皮質に，こねる力を加えることなくドリリングを行うことが可能となる。

◆ 偽関節・骨頭壊死症例の対策

骨折線が強斜位のため，剪断力が強く偽関節になった症例は，骨頭壊死がなければPauwelsの外板骨切り術を実施する。

強度の短縮例では，Hansson Pinの入れ替えおよび抜去も考慮する。

部分骨頭壊死で壊死範囲が少ない症例では，杉岡式骨頭回転骨切り術の適応が考えられる。

高齢者の場合は，骨頭壊死があっても無症状なことが多く，その場合は経過観察としている。

偽関節および骨頭壊死で疼痛が伴っている症例に対しては，できるだけ早い時期（患者の歩行レベルが低下する前）に人工大腿骨頭置換術を行って，ADLを低下させないようにしている。

図12　小転子下方線
赤色線の下方からHansson Pinを挿入しない。

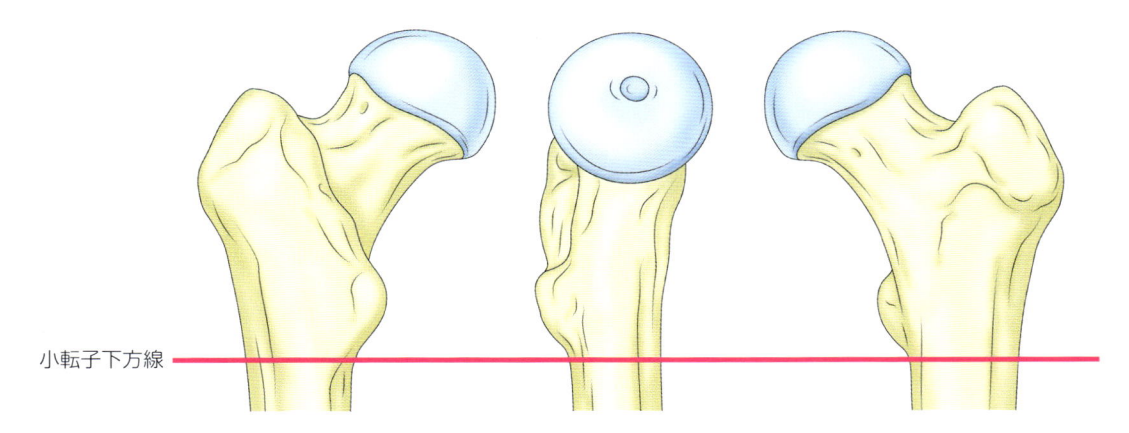

小転子下方線

文献

1) Garden RS. Low-angle fixation in fractures of the femoral neck. J Bone Joint Surg Br 1961；43：647-63.
2) Pauwels F. Der Schenkelhalsbruch：Ein mechanisches problem. Stuttgart：Enke Verlag；1935.
3) 野々宮廣章. 骨接合術の適応と問題点. 関節外科 2009；28：1174-7.

骨盤・下肢

大腿骨頸部骨折（スクリュー固定・SHS固定）

富山市民病院関節再建外科部長　坂越大悟
富山市民病院副院長・整形外科部長　澤口　毅

使用する髄内固定器具

Cannulated screw（図1a）

　大腿骨頸部骨折の内固定には，6.5mmないし7.3mm径のcannulated screwを使用する。Threadの長さは16mm，32mm，full threadの3種類があるが，threadが骨折線を確実に通過するようにほとんどの症例で16mm threadを使用する。

Sliding hip screw（SHS）（図1b）

　大腿骨頸部骨折の内固定において，垂直剪断骨折であるPauwelsⅢ型（後述図5）や頸基部での骨に対しては角度固定性を有するSHSを使用する。またsliding screwを支点とした骨頭骨片の回旋を防止するためのスクリューを近位に1本追加する。

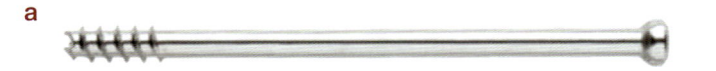

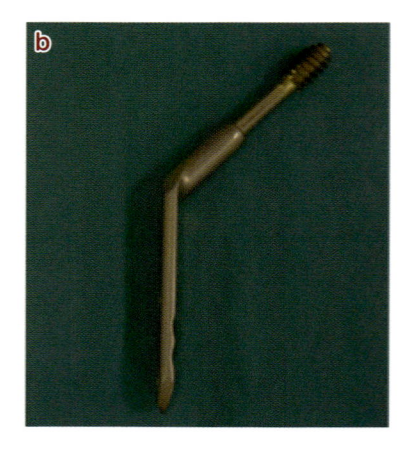

図1　使用する髄内固定器具
a：Cannulated screw
b：Sliding hip screw（SHS）

手術の基礎知識

◆ 画像診断と読影のポイント

大腿骨頚部骨折の診断および術前評価には股関節正面像と，側面像が必要である。頚部骨折の仰臥位での肢位は基本的に患側が過外旋位，健側は軽度外旋位となっている（図2）。骨折型を正しく評価するには膝蓋骨が正面を向いた軽度内旋位の撮影が理想的である。

大腿骨頚部骨折の側面像を正しく評価するには，X線を頚部に対し垂直に入射する必要があり，cross table像が適切である（図3b）。

Lauenstein像は最も一般的な側面撮影法であるがX線は大腿骨軸に対する垂直入射であり，頚部骨折の評価には適切でない。

図2　大腿骨頚部骨折の仰臥位での肢位
患側（左足）が過外旋している。

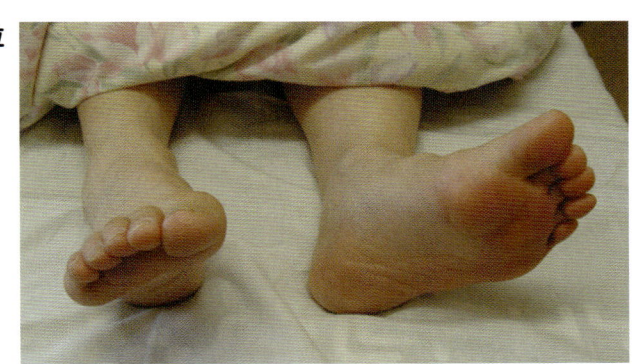

図3　X線の撮影法
a：正面撮影法。膝蓋骨が正面になるよう軽度内旋位で撮影する。
b：Cross table像撮影法。健側股関節を屈曲し遠位方向から頚部軸に垂直に入射する。

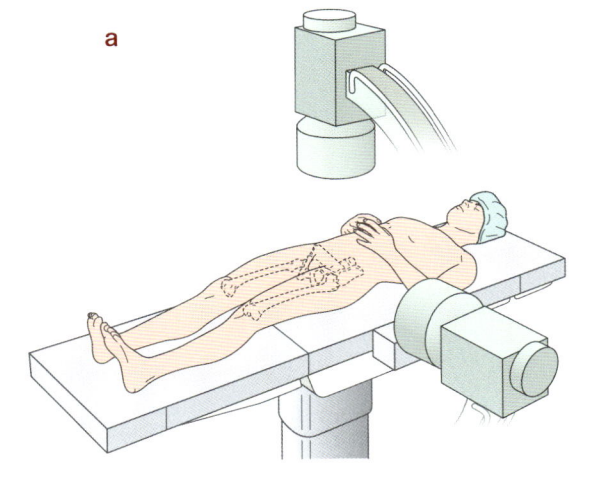

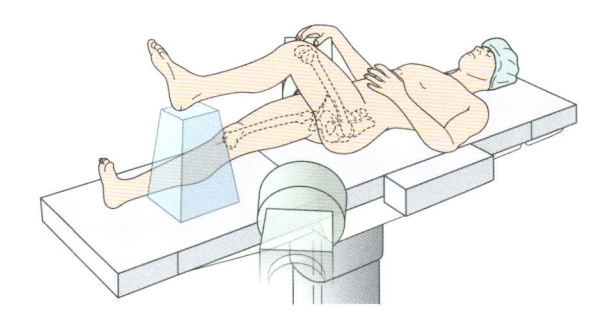

分類法

正面像における分類法

　大腿骨頚部骨折の正面像における分類法としては，Garden分類が最も一般的であるが，検者間の一致率が低いことから，Garden分類を単純化した，simplified Garden分類（非転位型：Garden Type Ⅰ，Ⅱあるいは転位型：Garden Type Ⅲ，Ⅳ）(**図4**)が検者間の再現性も高く，治療方針の決定に有用とされている[1]。

　また，正面像における治療方針の決定に重要な分類法の1つにPauwels分類がある(**図5**)[2]。大腿骨軸の垂線に対する骨折線の角度による分類法であり，測定角度が股関節肢位により大きく影響を受けることや，検者間誤差が大きいといった欠点もあるが[3]，骨折線角度が増大するにつれ，骨折部には圧迫力でなく剪断力が作用するため，内固定の実施においては常に留意すべき所見である。垂直剪断骨折であるPauwelsⅢ型，いわゆる"vertical hip fracture"では高率に癒合不全が起こるとされており，固定法の選択において常に考慮する必要がある[4]。

図4 Simplified Garden分類（非転位型ないし転位型）

TypeⅠ，Ⅱを非転位型，typeⅢ，Ⅳを転位型とする。

非転位型　　　　　　　　　　　　　　転位型
Type Ⅰ　　Type Ⅱ　　　　　　　Type Ⅲ　　Type Ⅳ

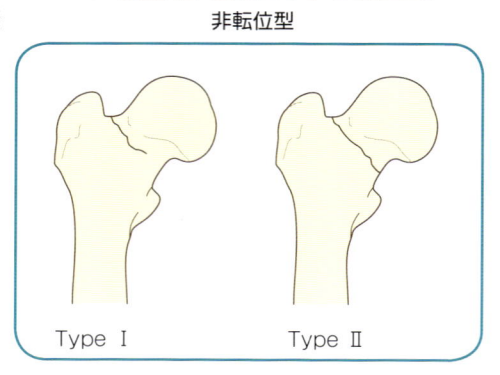

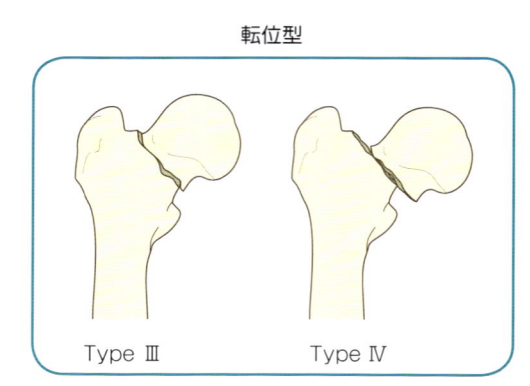

図5 Pauwels分類

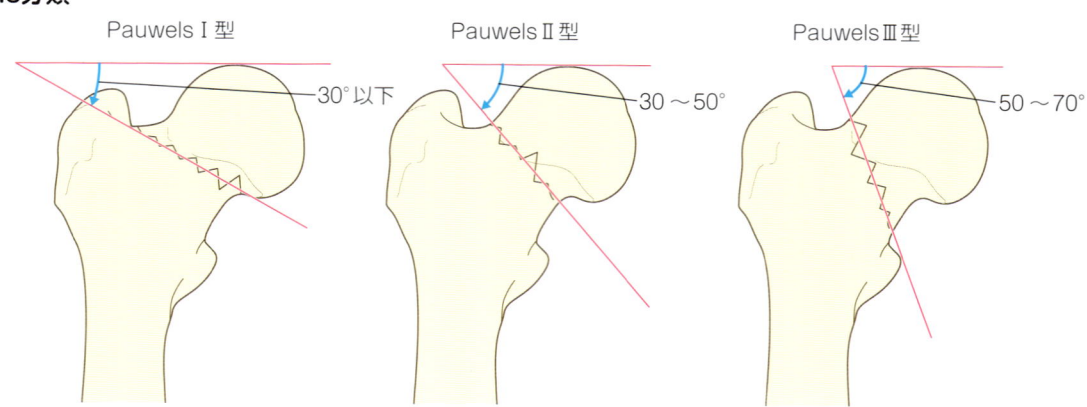

Pauwels Ⅰ型　30°以下
Pauwels Ⅱ型　30〜50°
Pauwels Ⅲ型　50〜70°

図6 Shallow-S or reverse-S-Shaped curve
正常股であれば，頚部から骨頭へかけて前後面ともに緩やかなS状カーブが描出されるが，転位型頚部骨折においては双方に乱れが生じる。

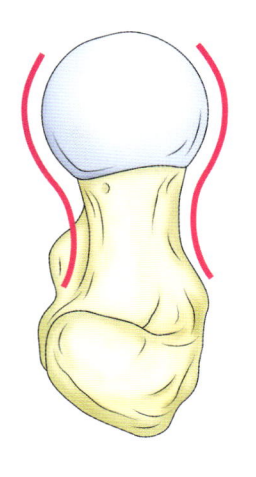

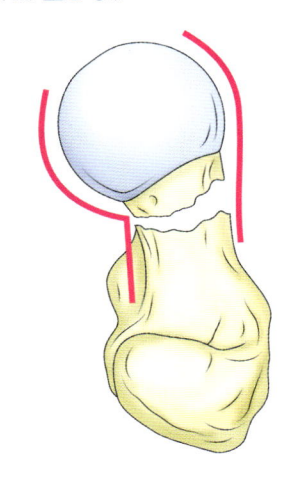

図7 Garden alignment index
正常股では骨頭中心部の骨梁と頚部軸のなす角が180°である。骨折により30°以上転位した場合を転位型と判断する。

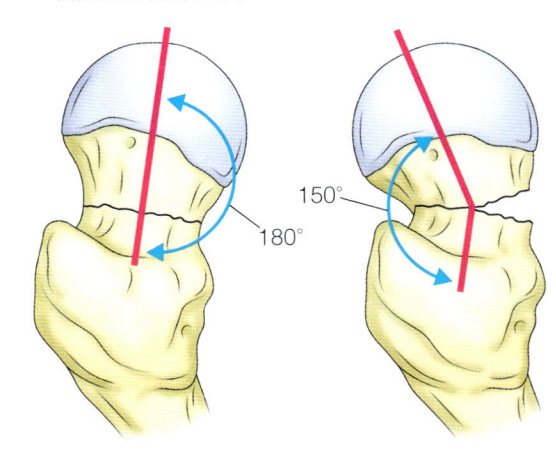

側面像における分類法

　大腿骨頚部骨折の転位型ないし非転位型の判定には前述の正面像だけでなく，側面像における評価も重要である。側面像における評価法としては，頚部前後面の皮質骨ラインの乱れで評価する方法（Shallow-S or reverse-S-Shaped curve）（図6）や，頚部軸の前後捻の角度で評価するGarden alignment index（図7）などがある。転位の程度を定量化できるGarden alignment indexが，転位型かどうかの判断により適切である。30°以上を転位型と判断する。

◆ 髄内固定治療の適応

骨接合術の年齢的適応

　わが国の『大腿骨頚部／転子部骨折診療ガイドライン』[5]によれば，頚部骨折は，非転位型では骨接合術が，転位型では人工骨頭全置換術（bipolar hip arthroplasty；BHA）が推奨されている。ただ，これはあくまで対象が高齢者の場合であり，青壮年者においては，たとえ転位型であろうとも骨接合術が原則である。転位型頚部骨折すべてが人工物置換の適応ではないことを認識する必要がある。従って，各施設内である程度，高齢者の境界年齢を設定しておく必要がある。高齢者年齢の定義は，60〜80歳まで幅広く，明確な線引きはない。実際には，暦年齢だけでなく，身体的年齢，活動性，合併症なども合わせて考慮する必要がある。筆者らは，患者個人の活動性や全身状態により一部例外はあるものの，基本的に70歳以上を高齢者とし，非転位型であれば骨接合術，転位型であれば人工物置換の適応としている。70歳未満の頚部骨折症例では，転位の大小にかかわらず積極的に骨接合術を選択する。

各種内固定材料の適応
- CCHS(cannulated cancellous hip screw)固定

　CCHS固定は逆三角形型に3本のスクリューを挿入し，頚部骨折を固定する方法である。骨折部の固定性において特に重要なのは遠位下方と近位後方のスクリューである。遠位下方のスクリューは残存するcalcar部の皮質骨を支点に骨頭の内反を支え，近位後方のスクリューは頚部後方の皮質骨を支点に骨頭の後捻を支える（**図8**）。従って，支点となるcalcar部分や，頚部後方の皮質が破綻している場合，十分な固定性を獲得できない場合がある。そのため骨頭下から頚部中央付近までの骨折（**図9**①，②）で，かつ側面像において頚部後方皮質の粉砕のないものがCCHS固定の適応となる。

図8　スクリューの配置

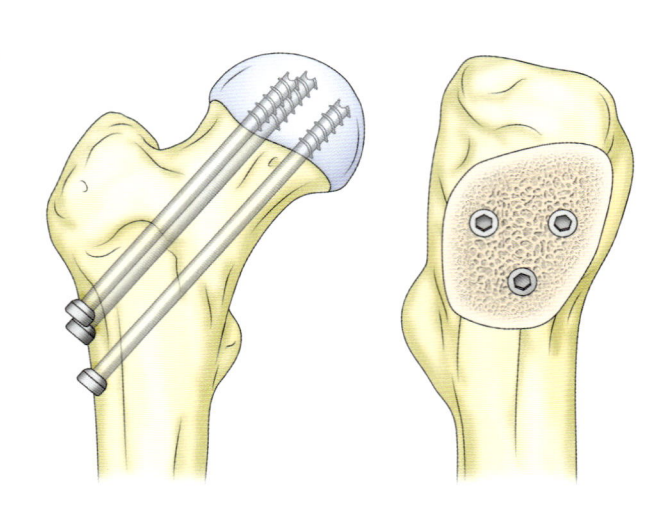

図9　骨折の部位
①骨頭下骨折，②頚部骨折，③頚基部骨折

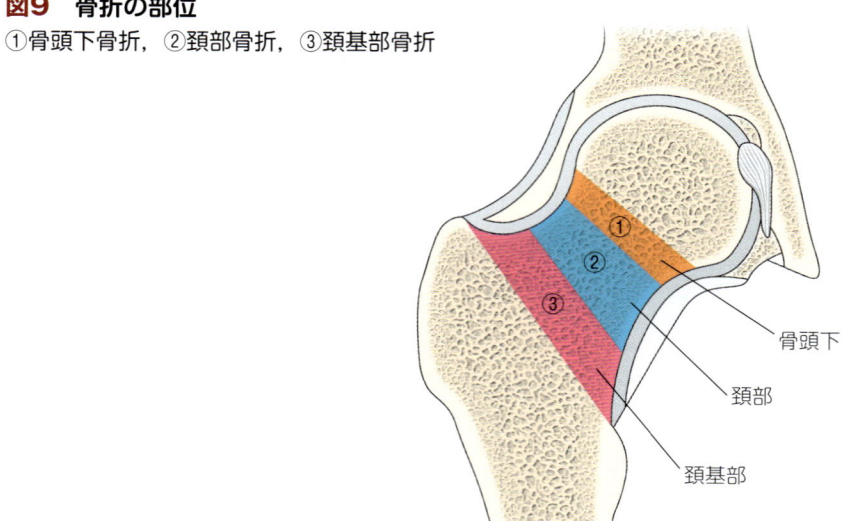

・SHS（sliding hip screw）固定

　頚部骨折のなかでも，骨折線が頚基部に近いものや（図9③付近），PauwelsⅢ型，いわゆるvertical hip fractureはSHS固定の適応となる（図10）。頚基部付近での骨折ではスクリューの支点となるcalcarが残存しないため，CCHSでは骨頭の内反転位が生じるリスクがある。また，vertical hip fractureでは，骨折部に強い剪断力が作用するため，角度固定性のあるインプラントでの内固定が必要である。SHSのみではsliding screwを支点に骨頭骨片の回旋転位が起こりうるため，近位に回旋防止スクリューを追加する（図11）。

図10　SHS固定の適応

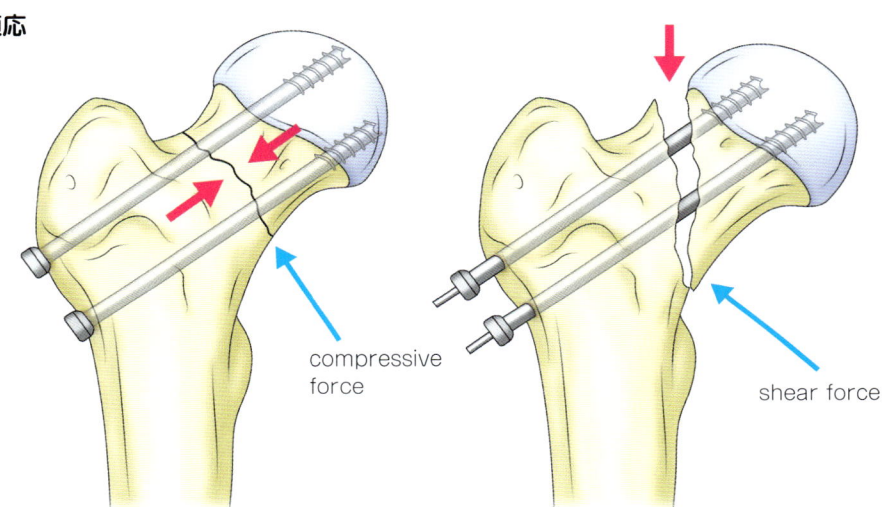

compressive force

shear force

図11　PauwelsⅢ型の頚部骨折に対するSHSおよび回旋防止スクリューによる内固定

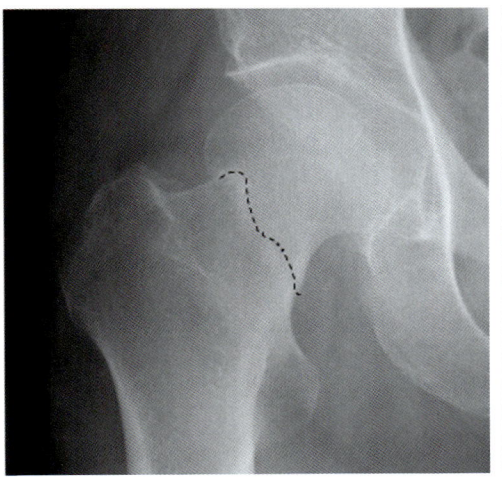

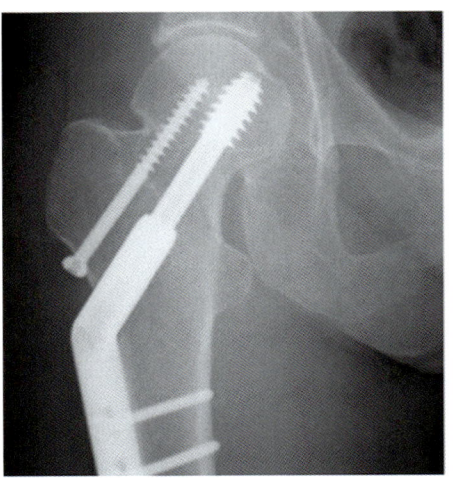

術前準備

麻酔

　待機手術と異なり，緊急ないし準緊急で手術を行う場合が多い．患者の状態に応じて，腰椎麻酔，ないし全身麻酔にて手術を行う．非転位型で，整復操作や術野の展開がほとんど不要な場合は局所麻酔で行うことも可能である．

体位および整復

　仰臥位牽引台にて手術を行う（**図12**）．転位型頚部骨折であっても，受傷早期であれば軽度の牽引と内旋により多くの場合閉鎖性整復が可能である．健側股関節は90°屈曲で外転位とする．術中イメージで股関節正・側面像を確認しながら股関節の内・外転や内・外旋を微調整して整復する．転位型頚部骨折で，受傷後1週間以上経過例や，若年者の高エネルギー外傷例では，ときに閉鎖性整復が困難な場合がある．特に若年者で閉鎖性に良好な整復位が得られない場合は，積極的に観血的整復を行う．Watson-Jones approachで関節内を展開し，骨頭骨片にSteinmann pinを刺入し，整復する（**図13**）．

図12　牽引台での手術体位
a：患肢は軽度の牽引と内旋位とする．
b：健側股関節は90°屈曲外転位とする．

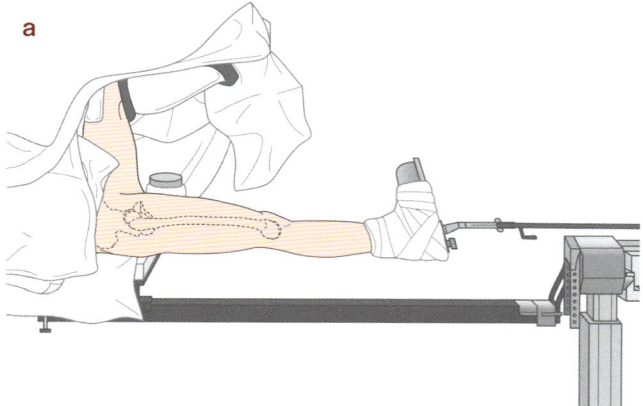

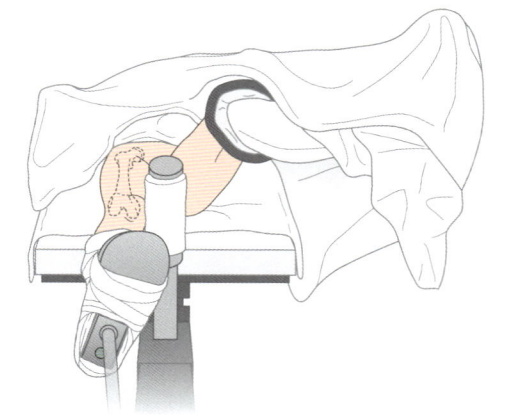

図13　整復操作
Watson-Jones approachにて関節内を展開する．骨折線を直視しながら整復操作を行う．

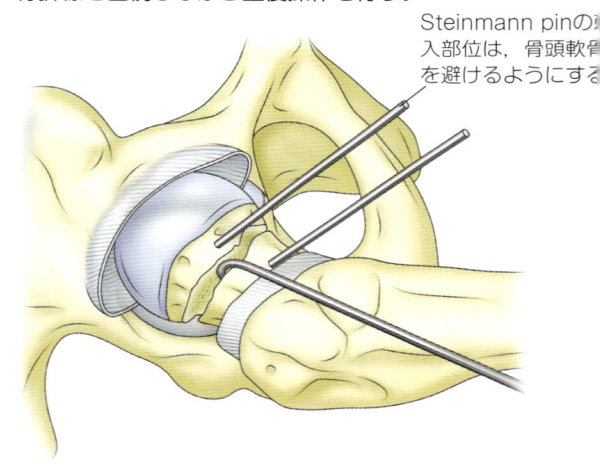

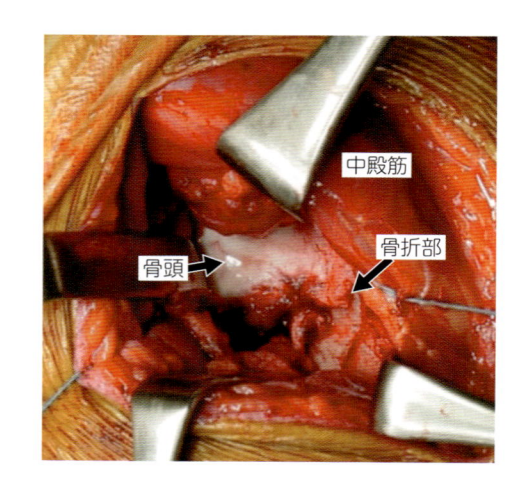

Steinmann pinの刺入部位は，骨頭軟骨を避けるようにする

中殿筋
骨頭
骨折部

髄内固定手技

CCHS固定

◆ 皮切

　皮切は，術中イメージを用いてスクリュー挿入予定線を皮膚にマーキングする（図14）。その際，遠位スクリューの挿入点が小転子下縁より遠位になると，術後転子下骨折のリスクとなるため注意が必要である[6]。一方でスクリュー挿入角度が小さすぎると，骨折部の固定性が低下するため，正面像においては小転子下縁から，なるべく強斜位でのスクリュー設置を心がけている。皮切長は近位および遠位スクリュー予定線を中心に約3横指としている。側面像で大腿骨骨軸を確認し，骨軸より約1横指後方に皮切を置くと，術中外側広筋の前方移動が容易である。

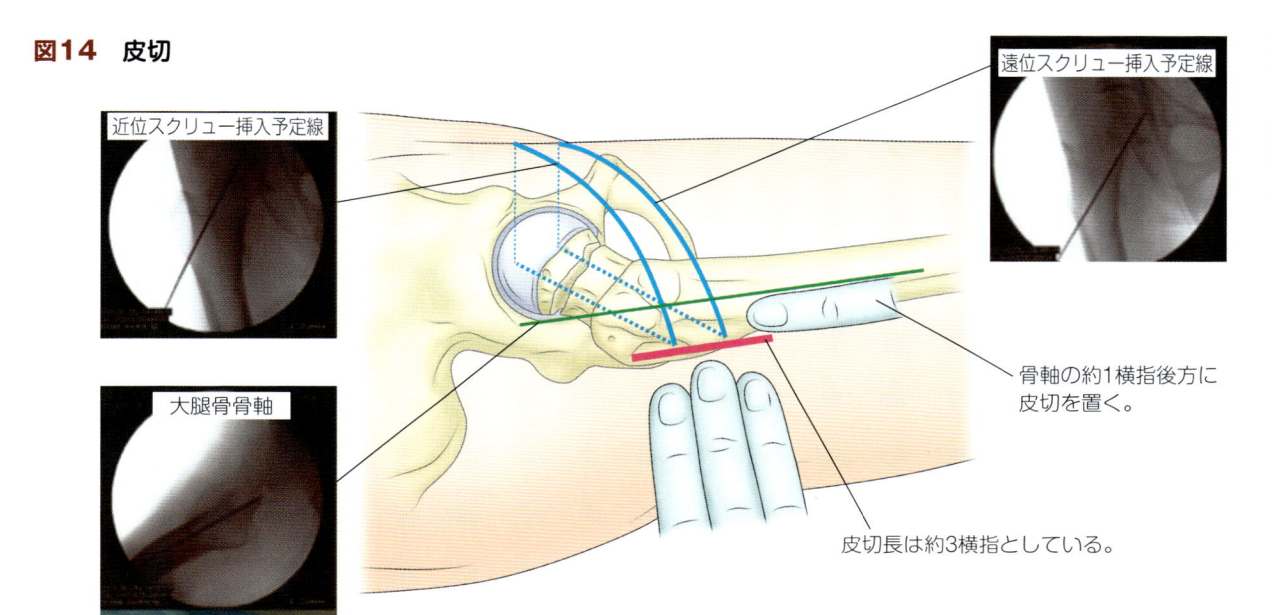

図14　皮切

近位スクリュー挿入予定線
遠位スクリュー挿入予定線
大腿骨骨軸
骨軸の約1横指後方に皮切を置く。
皮切長は約3横指としている。

◆ 展開

　CCHSでは挿入予定のスクリューの延長上の皮膚を約3横指切開する。SHSでは使用するサイドプレートの長さに応じて皮切長を適宜延長する。皮切の後に脂肪組織を剝離せずに大腿筋膜まで到達する。大腿筋膜を切開すると外側広筋の筋膜が現れる。筋腹を筋鉤で持ち上げると大殿筋の停止部付近で外側広筋の後縁が見える。ここから外側広筋と大腿骨間をラスパトリウムで剝離し，外側広筋を前方へ移動する（図15）。

図15 展開

a

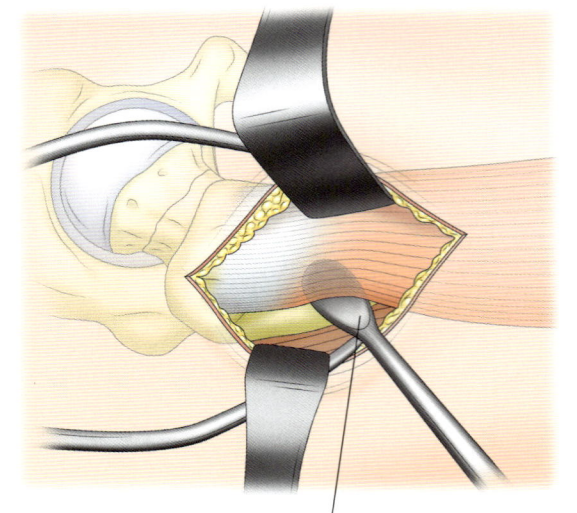

ラスパトリウムで外側広筋の後縁から剥離する。

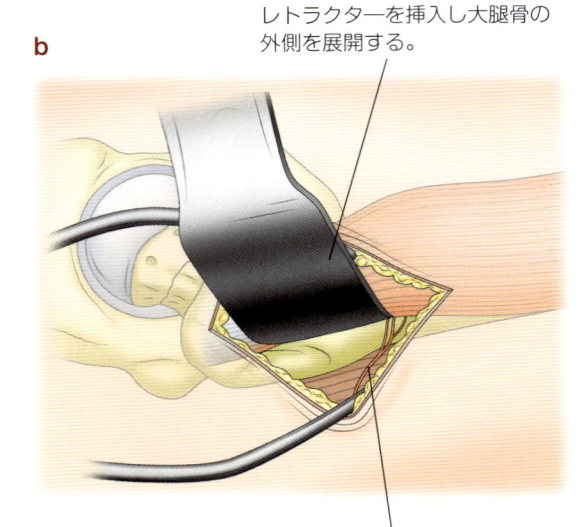

b

レトラクターを挿入し大腿骨の外側を展開する。

穿通枝を損傷しないように注意する。

||||||||||||||||||||||||||||||||||||| Meister Check |||||||||||||||||||||||||||||||||||||

◆穿通枝に注意◆
　外側広筋を前方へ移動する際，1〜2本の外側広筋への穿通枝を認める。これらの穿通枝を損傷すると血管が筋内に退縮し止血しにくくなるため，確実に結紮する。

　この進入路は筋肉に損傷を加えることなく大腿骨に到達可能であり，SHSを使用する場合，展開の遠位への延長も容易である。

頚部前方へのガイドワイヤー刺入

　大腿骨外側の展開の後に，頚部前下方に2.5mmないし3.0mm径のKirschner鋼線（K-wire）を刺入する（**図16**）。ワイヤーの先端を頚部前面の骨に沿わせるように骨頭付近まで刺入する。頚部の前下方は平らであり，頚部前後捻の再現に有用である。このワイヤーは正面像における内・外反，および側面像における前後捻の指標となる。

図16 頚部前方へのガイドワイヤー刺入

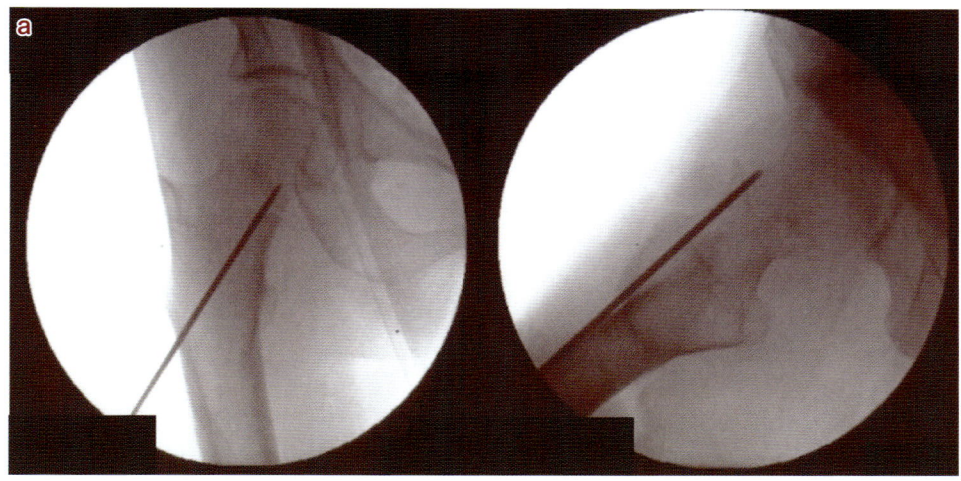

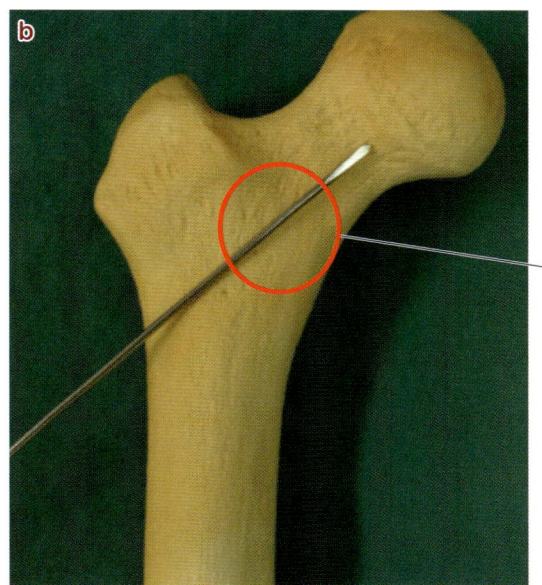

頚部の前下方は平坦でK-wireによる頚部前捻の再現性がよい。

◆ ガイドピンの刺入

　頚部前面のガイドワイヤーの位置および角度を指標に，遠位下方→近位後方→近位前方の順に3本のガイドピンを骨頭の軟骨下骨付近まで平行に刺入する（**図17**）。このときに平行打ちガイドを使用する。従来のガイドでは近位側ピンを刺入する際に近位側ガイドが骨に接触せず，安定しないため，平行な設置が困難であった（**図18a**）。筆者らは近位側スリーブの位置調整が可能で，近位側，遠位側ともに骨に接触させながらピンを刺入可能なガイドを作製し，使用している（**図18b**）。

107

図17　ガイドピンの刺入位置

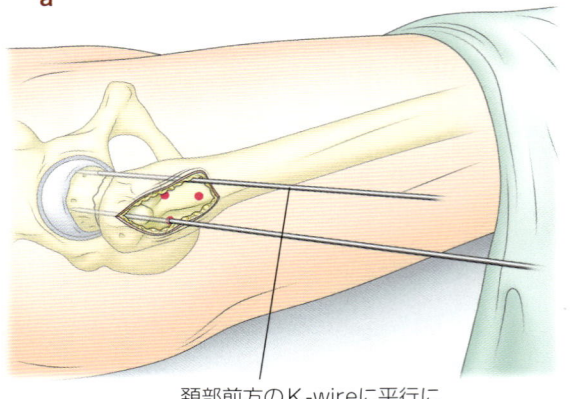

a

頚部前方のK-wireに平行に遠位下方のガイドピンを刺入する。

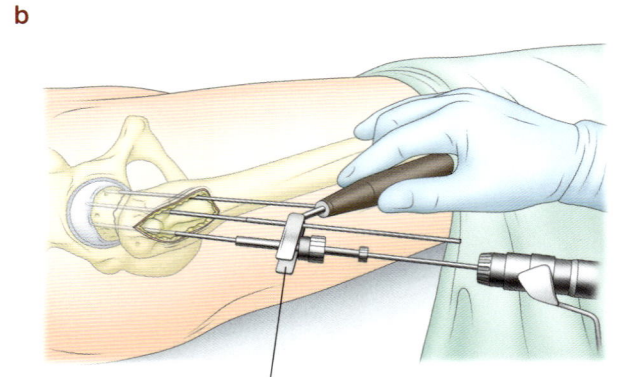

b

平行打ちガイドで近位後方，近位前方のガイドピンを刺入する。

図18　ガイドピンの刺入時のガイド

a：従来型ガイド。
b：筆者らが考案したガイド。

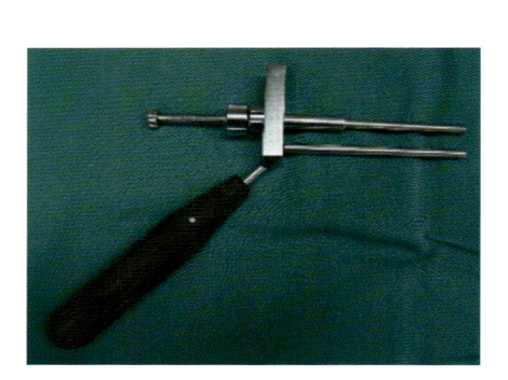

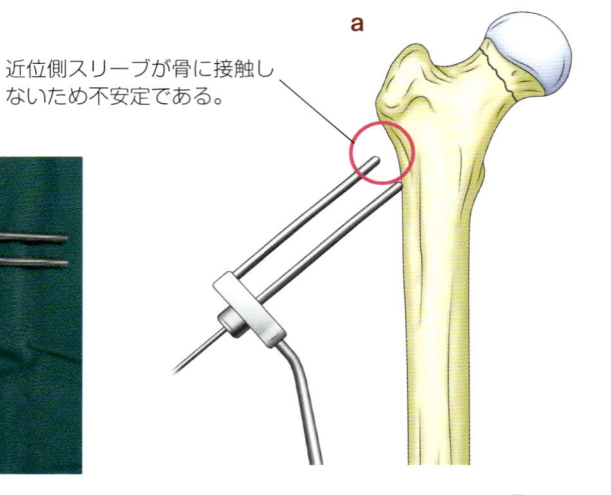

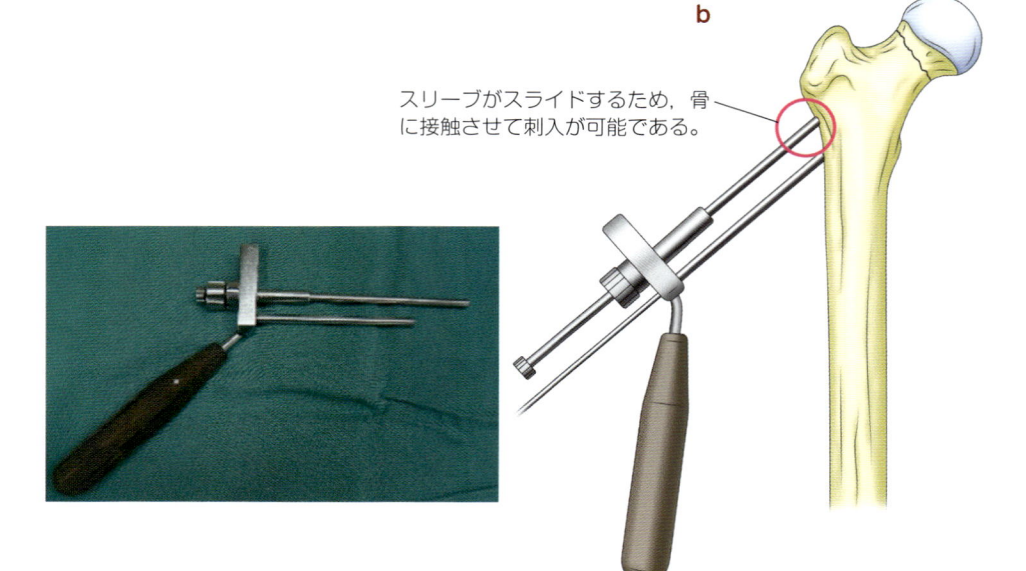

a

近位側スリーブが骨に接触しないため不安定である。

b

スリーブがスライドするため，骨に接触させて刺入が可能である。

◆ スクリューの挿入

中空ドリルで外側の皮質骨のみをドリリングし，スクリューを挿入する(図19)。スクリュー先端が軟骨下骨付近(関節面まで5mm)まで到達するようにスクリューを挿入する。スクリューの配置は，遠位下方のスクリューはcalcarに，近位後方のスクリューは頚部後方皮質に接触し，かつ3本が平行であれば理想的である。

図19 スクリューの挿入

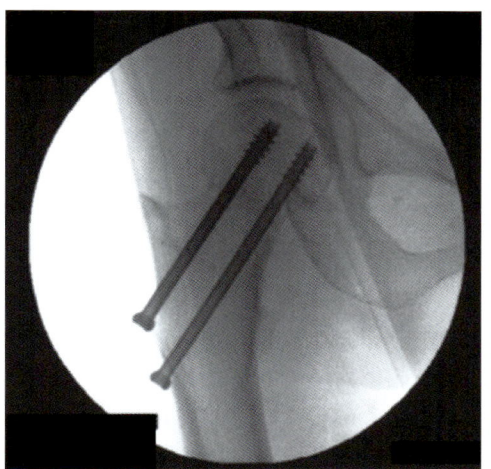

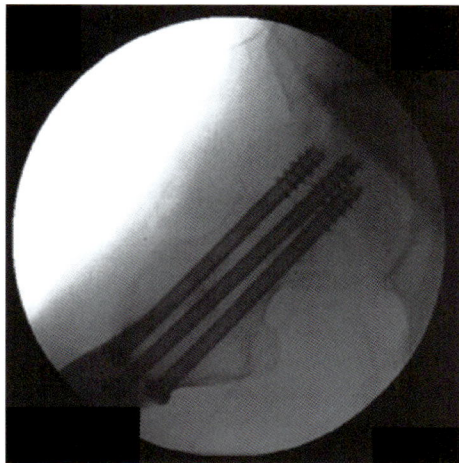

SHS固定

SHSによる内固定の適応は前述のように，Pauwels Ⅲ型や頚基部に近い骨折である。手術体位や皮膚のマーキングはCCHS法に準じて行うが，皮切長は使用するインプラントのサイドプレートの長さに応じて適宜延長する。

CCHSと同様に頚部前面にガイドとなるK-wireを設置し，それを指標にガイドピンを刺入する。SHSの近位に回旋防止のスクリューを追加するため，SHSはなるべくcalcar近くに設置する。手術時の注意点としては，SHSのtappingや，スクリュー挿入時に，骨頭骨片に大きな回旋力がかかるため，骨頭骨片の回旋転位を防止するためのK-wireを刺入する(図20)。K-wireの先端は，骨頭内に止めると回旋抵抗性が弱いため，臼蓋側の軟骨下骨まで刺入する。

図20 K-wireの刺入

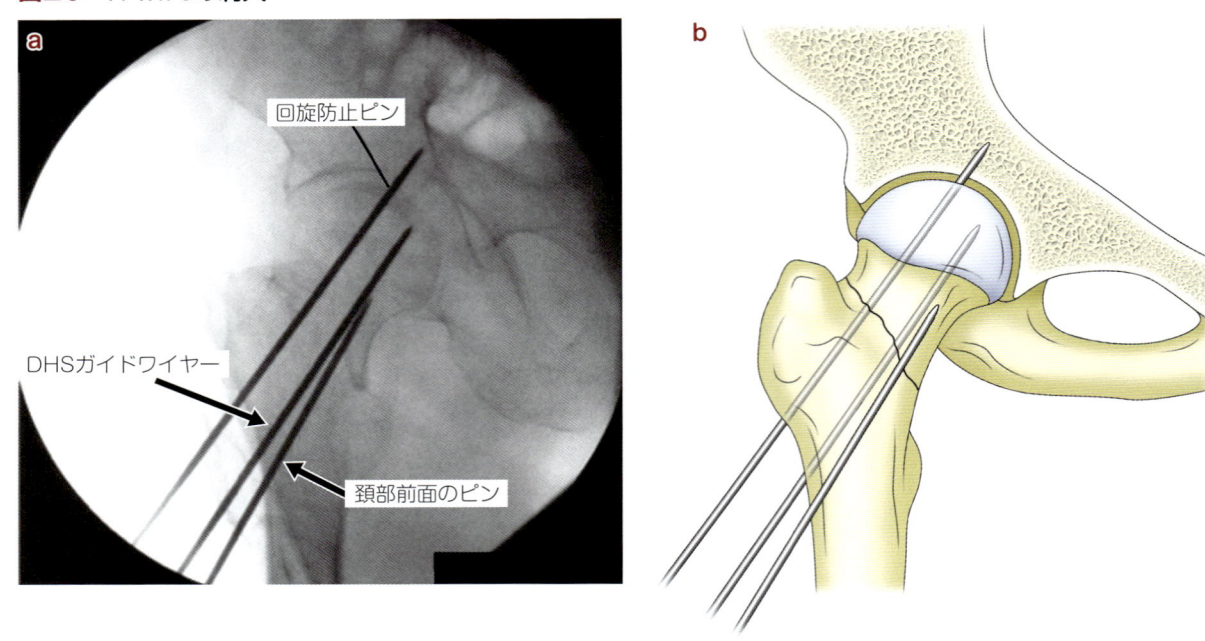

図21 Pauwels Ⅲ型に対するSHS固定①
77歳，女性．側面像で頚部後方の粉砕なし．術後5カ月で問題なく癒合した．頚部後方の粉砕を伴う場合，頚部の短縮，偽関節を起こしやすい．

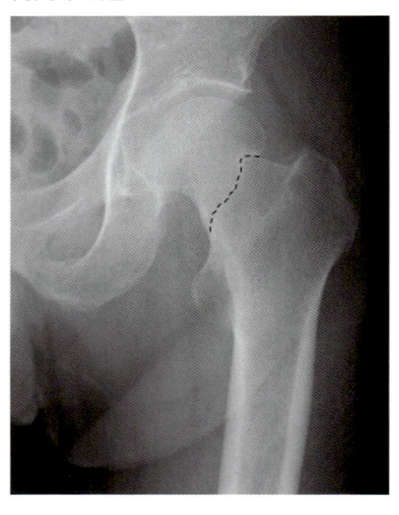

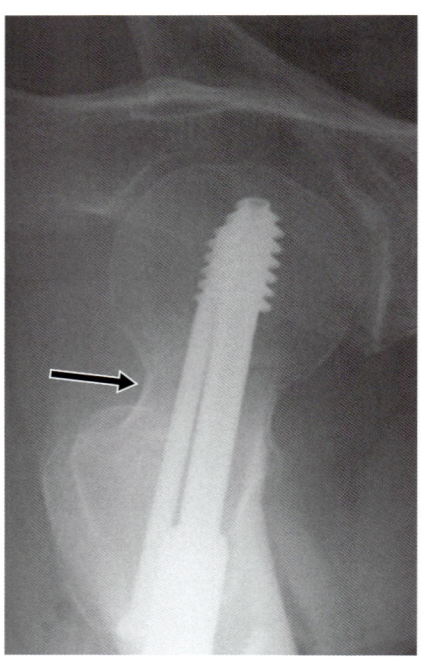

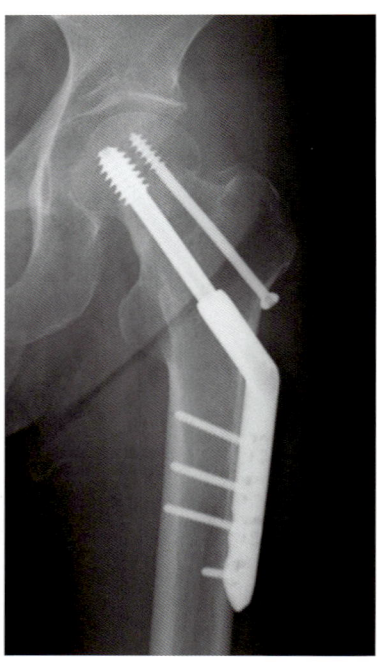

Vertical typeは18～38%もの高い癒合不全が報告されており，その治療法はいまだ未解決な問題が多い[7]。特に頚部後方皮質の破綻，いわゆるposterior comminutionを伴う場合の固定性不良が指摘されている[8]。従って，若年者ではいかなる骨折型であろうと基本的に骨接合を原則とするが，高齢者のvertical typeで，かつ頚部後方皮質の破綻を合併している場合は，人工物置換の相対的適応と考えられる。

　図21，22に症例を示す。

図22　PauwelsⅢ型に対するSHS固定②

74歳，女性。側面で頚部後方の粉砕あり。
a：SHS固定直後
b：術後2カ月。頚部の癒合不全と短縮があり，疼痛が強くTHAを施行した。

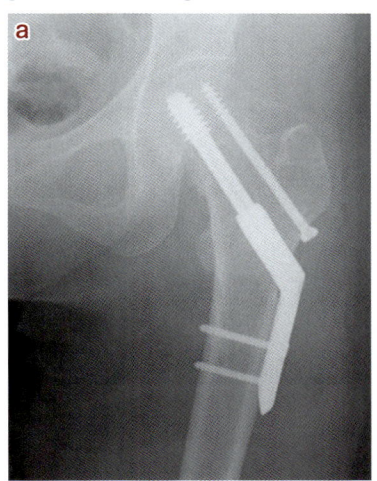

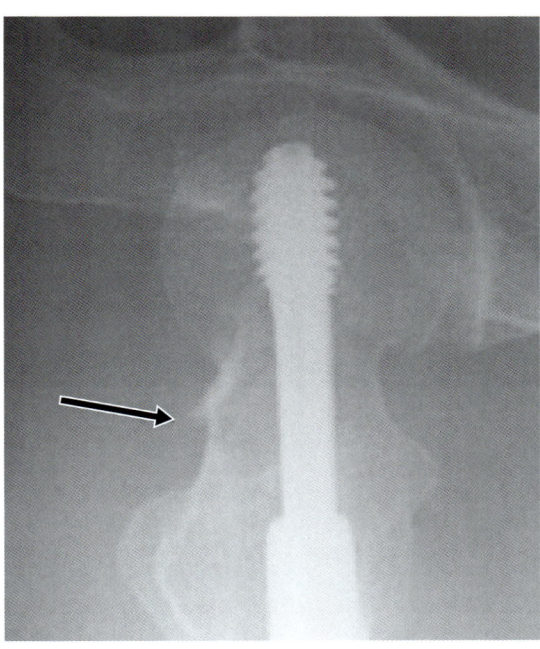

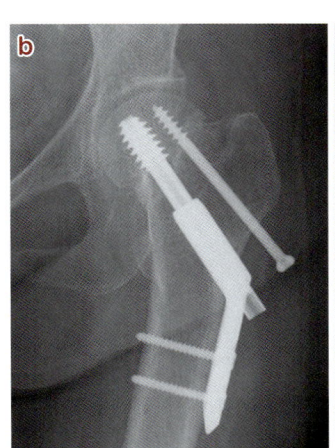

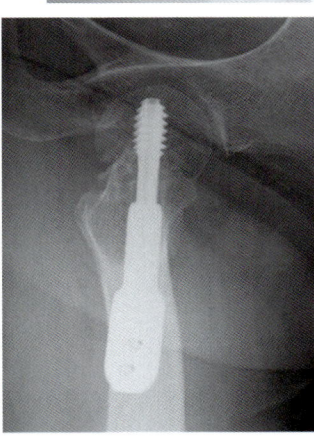

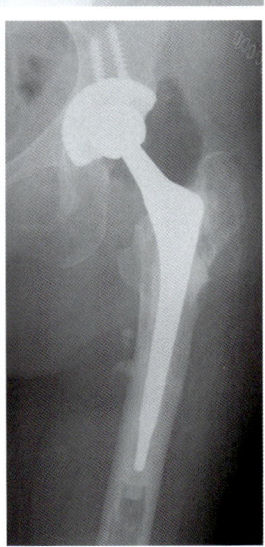

偽関節や遷延癒合への対処

　術後の偽関節や遷延癒合に対する治療としては，大腿骨近位外反骨切り術，有茎移植術，人工股関節全置換術(THA)，BHAなどがある。高齢者においては，人工物置換は早期ADL獲得が可能であり有効な方法であるが，若年者においては，極力股関節の温存を図るべきである。なかでも頚部骨折偽関節に対する大腿骨近位部での外反骨切りは80～100％の癒合率が報告されており，有効な再建法である[9～11]。筆者らは転位の少ない頚部骨折偽関節例には杉岡式転子部外反骨切り術を行っている(図23, 24)[12]。本法は比較的手技が容易であり，骨切り面積が広く癒合しやすいこと，転子下が変形しないため，将来の人工物置換が容易であること，中殿筋のレバーアームの損失がないため跛行が生じないこと，など利点が多く有効な方法である。ただし本法での外反は25°が限界であり，それ以上の矯正が必要な場合は転子下での外反骨切り術を考慮する必要がある(図25)。

　高齢者における大腿骨頚部骨折は，術直後から全荷重歩行に耐えうる手術法が選択されるべきであり，不安定な転位型骨折においては，人工物置換は有効な選択肢である。しかしながら比較的活動性の高い年齢層で，骨癒合が獲得できた場合の関節機能は良好であり，骨接合術による関節温存が理想的である。近年，65歳以下の大腿骨頚部骨折に対する術式選択において，骨接合術が減少しTHAが増加傾向にあるといわれている[13]。その要因として，これまで複数の転位型頚部骨折に対する骨接合と人工物置換を比較したrandomized control trial(RCT)のメタ解析が，再手術や術後合併症の頻度が骨接合に多く，除痛や機能的スコアが人工物置換で優れると結論付けていることが要因と考えられる[14～18]。しかしながら，これらメタ解析に含まれるRCTの7～8割が術後経過観察期間2～3年以内の短期成績によるものであり，早期社会復帰可能な人工物置換群に有利な条件での解析結果であることを認識する必要がある。骨接合と人工物置換の10年以上の長期成績の比較では，再手術は骨接合群に多いものの，除痛や，歩行，ADLスコアといった機能的評価において両者は差がなかったとの報告もある[19,20]。骨癒合が獲得できた場合の長期成績は良好であり，青壮年者はもちろん高齢

図23　杉岡式外反骨切り術
予定外反角で切除した楔上骨片を大転子の外方化に用いる。骨切り部の固定はスクリューのみでもよいが，角度固定性を有する骨切り用のプレートが有用である。大転子骨片はワイヤリング固定する。

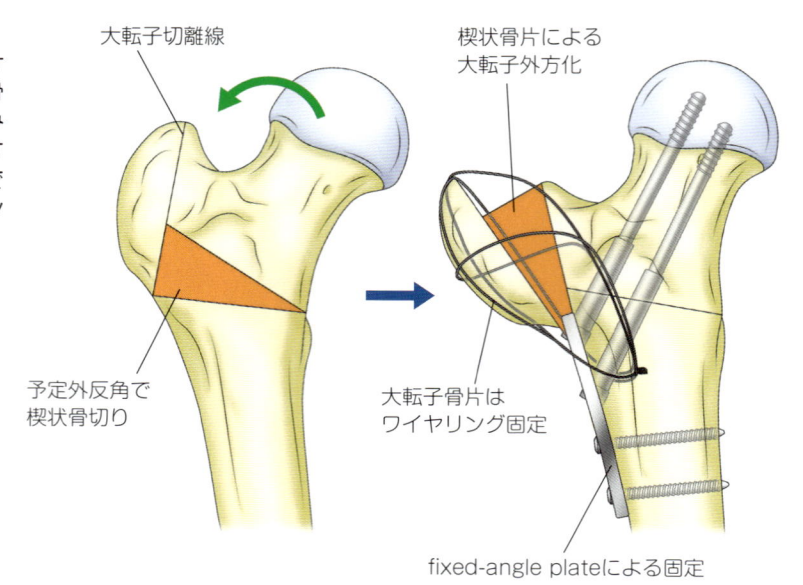

大転子切離線
楔状骨片による大転子外方化
予定外反角で楔状骨切り
大転子骨片はワイヤリング固定
fixed-angle plateによる固定

者でも活動性の高い症例においては，積極的に骨接合術を行い，偽関節や骨頭壊死を生じた場合は青壮年者では各種骨切り術による関節温存を図るべきである。

図24 杉岡式外反骨切り術を施行した症例

30歳，女性。交通外傷。他院より受傷後1週間で当院紹介となった。直ちに内固定を施行したが術後5カ月経過し，癒合不全と疼痛が持続するため杉岡式外反骨切り術を施行した。骨切り後2カ月で癒合し，術後16年の現在股関節に愁訴はない。

a：受傷時，b：内固定後5カ月遷延癒合，c：杉岡式外反骨切り後，d：骨切り後2カ月で癒合，e：骨切り後16年

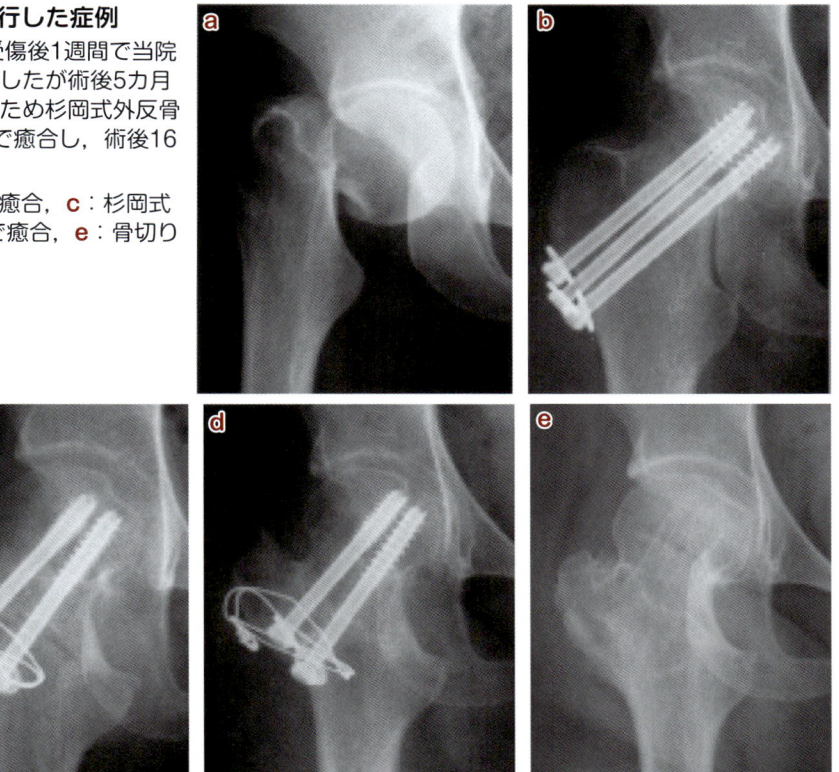

図25 転子下外反骨切り術を施行した症例

32歳，女性。頚部骨折遷延癒合状態で受診した。転子下外反骨切り術を施行し，術後2年で骨癒合および股関節機能は良好である。

a：初診時
b：術後
c：術後2年

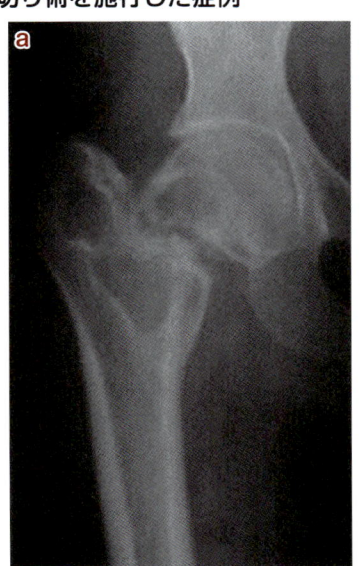

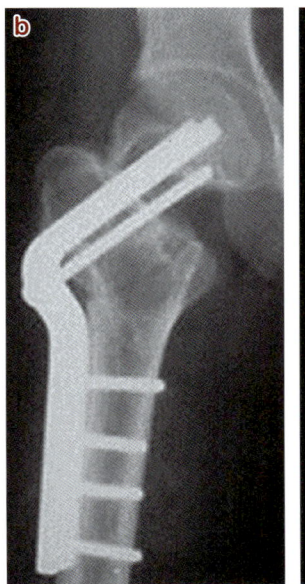

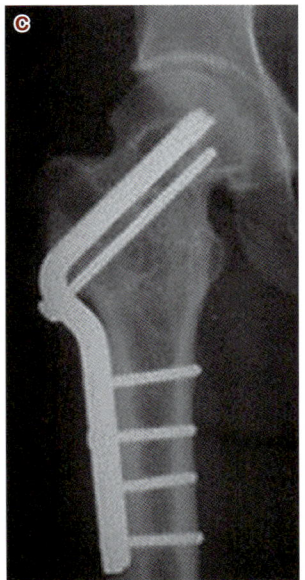

(Suthorn Bavronatanavech先生よりご提供)

骨盤・下肢　大腿骨頚部骨折（スクリュー固定・SHS固定）

文献

1) Van Embden D, et al. The reliability of a simplified Garden classification for intracapsular hip fractures. Orthop Traumatol Surg Res 2012；98：405-8.
2) Pauwels F. Biomechanics of normal hip and diseased hip. Translated by Ronald J. Furlong and Paul Maquet. Berlin：Springer-Verlag；1976.
3) van Embden, et al. The Pauwels classification for intracapsular hip fractures: is it reliable? Injury 2011；42：1238-40.
4) Liporace F, et al. Results of internal fixation of Pauwels type-3 vertical femoral neck fractures. J Bone Joint Surg Am 2008；90：1654-9.
5) 日本整形外科学会/日本骨折治療学会監．日本整形外科学会診療ガイドライン委員会，大腿骨頚部/転子部骨折診療ガイドライン策定委員会編．外科的治療・保存的治療の適応．大腿骨頚部/転子部骨折診療ガイドライン．改訂第2版．東京：南江堂；2011.
6) Jansen H, et al. Subtrochanteric fracture: a rare but severe complication after screw fixation of femoral neck fractures in the elderly. Acta Orthop Belg 2010；76：778-84.
7) Enocson A, et al. The vertical hip fracture - a treatment challenge. A cohort study with an up to 9 year follow-up of 137 consecutive hips treated with sliding hip screw and antirotation screw. BMC Musculoskelet Disord 2012；13：171.
8) Rupprecht M, et al. Internal fixation of femoral neck fractures with posterior comminution: a biomechanical comparison of DHS® and Intertan nail®. Int Orthop 2011；35：1695-701.
9) Wu CC, et al. Treatment of femoral neck nonunions with a sliding compression screw：comparison with and without subtrochanteric valgus osteotomy. J Trauma 1999；46：312-7.
10) Hartford JM, et al. Intertrochanteric osteotomy using a dynamic hip screw for femoral neck nonunion. J Orthop Trauma 2005；19：329-33.
11) Kalra M, et al. Valgus intertrochanteric osteotomy for neglected femoral neck fractures in young adults. Int Orthop 2001；25：363-6.
12) Jingushi S, et al. Transtrochanteric valgus osteotomy for the treatment of osteoarthritis of the hip secondary to acetabular dysplasia. J Bone Joint Surg Br 2002；84：535-9.
13) Miller BJ, et al. Changing Trends in the Treatment of Femoral Neck Fractures：A Review of the American Board of Orthopaedic Surgery Database. J Bone Joint Surg Am 2014；96：e149.
14) Rogmark C, et al. Primary arthroplasty is better than internal fixation of displaced femoral neck fractures：a meta-analysis of 14 randomized studies with 2,289 patients. Acta Orthop 2006；77：359-67.
15) Dai Z, et al. Meta-analysis comparing arthroplasty with internal fixation for displaced femoral neck fracture in the elderly. J Surg Res 2011；165：68-74.
16) Gao H, et al. Which is the best alternative for displaced femoral neck fractures in the elderly？：A meta-analysis. Clin Orthop Relat Res 2012；470：1782-91.
17) Wang J, et al. Arthroplasty or internal fixation for displaced femoral neck fractures: which is the optimal alternative for elderly patients? A meta-analysis. Int Orthop 2009；33：1179-87.
18) Bhandari M, et al. Internal fixation compared with arthroplasty for displaced fractures of the femoral neck. A meta-analysis. J Bone Joint Surg Am 2003；85：1673-81.
19) Parker MJ, et al. Hemiarthroplasty versus internal fixation for displaced intracapsular hip fractures: a long-term follow-up of a randomised trial. Injury 2010；41：370-3.
20) Leonardsson O, et al. Long-term follow-up of replacement compared with internal fixation for displaced femoral neck fractures: results at ten years in a randomised study of 450 patients. J Bone Joint Surg Br 2010；92：406-12.
21) Said GZ, et al. Valgus intertrochanteric osteotomy with single-angled 130° plate fixation for fractures and non-unions of the femoral neck. Int Orthop 2010；34：1291-5.

骨盤・下肢

大腿骨転子部骨折
（short femoral nail固定）

福岡整形外科病院診療部長　德永真巳

髄内固定のメリット

❶ サイドプレートと比較すると，生体力学的にレバーアームが著しく短くなり，固定強度が増加し，骨にかかる負担が減少している（図1）。

❷ 無理のない小切開で，骨折部を直接展開することなく手術することが可能である。

❸ 転子部の外側骨皮質破綻症例では，サイドプレートではtrochanteric supportなどの追加が必要となるが，特別なハードウェアを追加せずに使用することができる。

❹ 近位骨片が髄内釘にぶつかるので，過剰なスライディングをきたすことが少ない。しかし，骨折部の接触がなければ骨癒合が不良になる可能性があり，絶対的な利点ではないということを忘れてはならない。

図1　サイドプレートと髄内釘とのレバーアームの違い

外側骨皮質に設置しなければいけないサイドプレートに対して，髄内釘は骨髄内に設置されるので，そのレバーアームは髄内釘法でより小さくなり，固定強度が上がる。

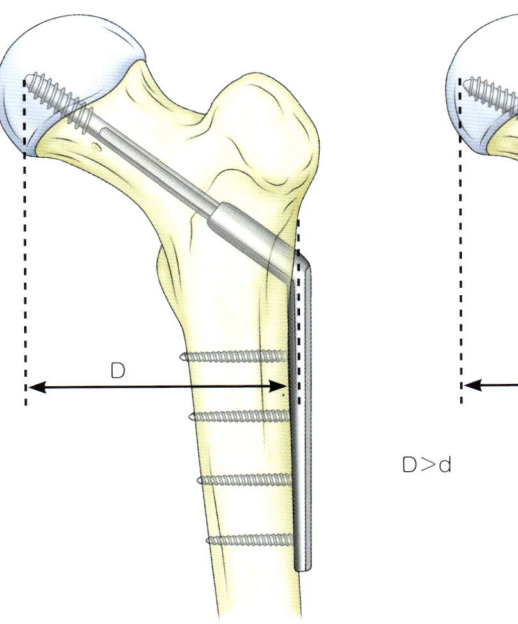

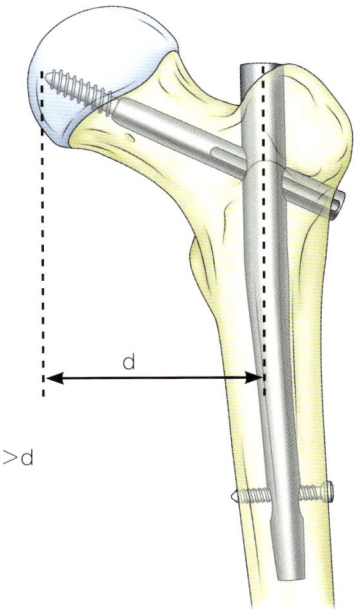

D＞d

使用する髄内固定器具

Gamma 3 trochanteric nail（Stryker社）

現在市場に広く普及しているcephalomedullary nailの原型となったGamma nailの第3世代モデルであり，日本では平成15年（2003年）から臨床応用されている．

髄内釘近位は4°外反しており，大転子頂部からの挿入を容易にしている．頚体角は120°，125°，130°が選択でき，大腿骨近位部の多様な解剖学的構造に対応している．ラグスクリューは10.5mm径でスレッド部分の改良により挿入トルクがきわめて低く，大腿骨頭把持力に優れている．また通常のラグスクリューと，回旋抵抗性やカットアウト抵抗性が向上したU-Blade Lag Screwが選択できる（**図2**）．

ラグスクリューのスライディングと回旋はセットスクリューで制御されている．遠位ロッキングスクリューは5mm径であり，スタティック固定と，5mmまでのダイナマイゼーションを可能としたダイナミック固定が選択できる．

ラグスクリューガイドワイヤー刺入に際してはOneShot Guide（OSG）（後述**図25**）が準備されており，良好な位置へのガイドワイヤー刺入が容易である．

ここでは述べないが，転子下骨折や不安定型転子部骨折で骨折線が遠位に長い症例に対しては，Gamma 3 long nailを使用している．

図2　Gamma 3 trochanteric nailとU-Blade Lag Screw
頚体角は120°，125°，130°の3種類が準備されている．また回旋固定性とカットアウト抵抗性が向上したU-Blade Lag Screwも使用可能である．
a：Gamma 3 trochanteric nail
b：U-Blade Lag Screw

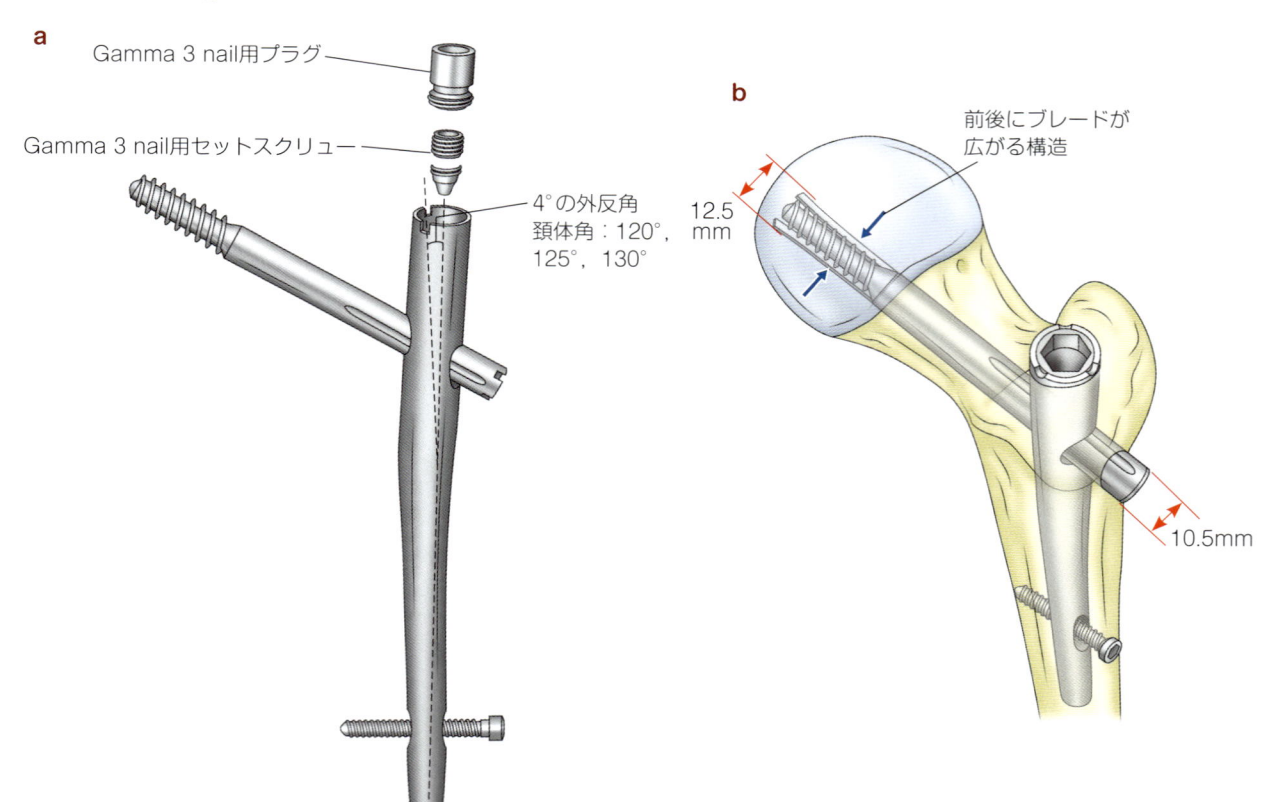

手術の基礎知識

◆ 髄内固定治療の適応

　一般的に安定型はサイドプレート，不安定型は髄内釘と使い分けるという意見もあるが，筆者は全例を髄内釘で内固定している．常日ごろから髄内釘の使用に慣れてこそ，より高度なテクニックを要する不安定型の手術に対して，上手に髄内釘が使用できるのではなかろうかとの思いからである．

　ショートで対応できるか，それともロングの適応かはさまざまな意見があるが，「迷ったときにはロング」が一致した意見であろう．筆者は，転子下骨折と骨折線が小転子下2cmに及ぶ症例にロングを使用している．ロング使用に際しては側面像を撮像して大腿骨前弯を確認し，遠位前方骨皮質を穿破しないように作図することが大切である．

◆ 画像診断と読影のポイント－「易しい」例と「難しい」例の見分け方

　本骨折の手術に当たり，「易しい」例と「難しい」例に分けて考えている．

　「易しい」例は，普通に牽引する間接的整復だけで良好な整復位が得られ，エントリーポイント作製，髄内釘挿入深度，ラグスクリュー長や位置などの基本的手術方法を遵守することで成功に導かれる．

　一方「難しい」例では，骨片を整復子やKirschner鋼線（K-wire）で直に操作する直接的整復を加えないと，理想的整復位が得られない．すなわち「難しい」例は直接的整復の適応と定義している．

　直接的整復の適応は以下の例である．

①腸骨大腿靱帯より遠位に骨折線があり，近位骨片前方に浮き上がったbeakがある例では，単純な牽引では整復位は得られない．
②Jensen分類type ⅢやⅤのような大転子の後外側骨片が転位している症例では，前方骨性支持が必要である．
③前額面剪断骨折を代表とする頚基部骨折は，正確な整復位を得るために直接的整復と術中回旋転位コントロールが必要である．
④粉砕骨折でも主骨片同士の接触が可能な部位を3D-CTで認めたら，その部位を確実に接触させて骨性支持を獲得することが必要である．

　以上のうち②と③に対して解説を加える．

Jensen分類type ⅢとⅤ

　さまざまな分類があるが，学術的に使用するAO/OTA分類は別として，単純X線像ではJensen分類（**図3**），3D-CT分類では中野分類[1]（**図4**）が有用である．

　本骨折にshort femoral nail（SFN）を使用する際に，最も注意すべきは，「スライディングが止まるのは，①骨性支持が得られたとき，②近位骨片が髄内釘に接触したとき」という事実である．骨性支持が得られれば順調に骨癒合に導かれるが，髄内釘の干渉でスライディングが止まると骨性支持が獲得されていない場合がある．ほとんどの症例ではラグスクリューによって近位骨片は強固に把持され，骨片間隙を埋める骨新生

図3　Jensen分類
TypeⅠとⅡが2 part骨折，TypeⅢは後外側の大転子骨片，TypeⅣは小転子を含む内側骨片を有した3 part骨折，TypeⅤは4 part骨折である。

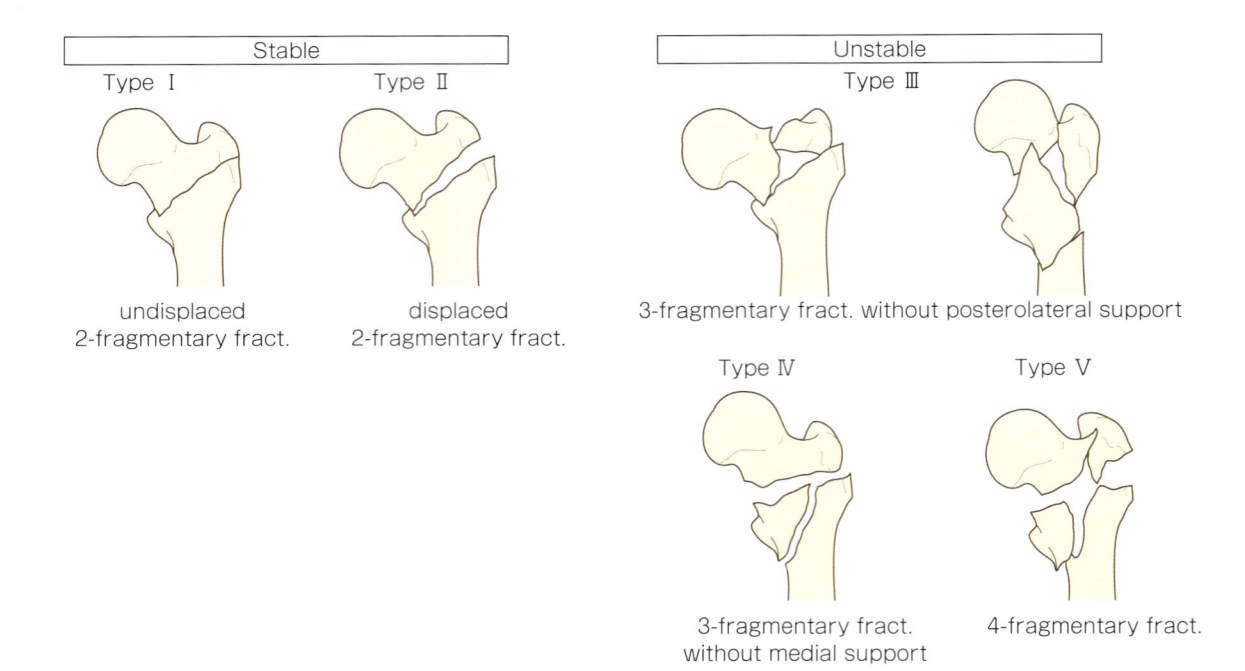

Stable
TypeⅠ　　　　　TypeⅡ
undisplaced　　　displaced
2-fragmentary fract.　2-fragmentary fract.

Unstable
TypeⅢ
3-fragmentary fract. without posterolateral support
TypeⅣ　　　　　TypeⅤ
3-fragmentary fract.　　4-fragmentary fract.
without medial support

図4　3D-CT中野分類
骨頭骨片，後外側骨片，内側骨片，骨幹部骨片の4部位の組み合わせで骨折型が分類されている。

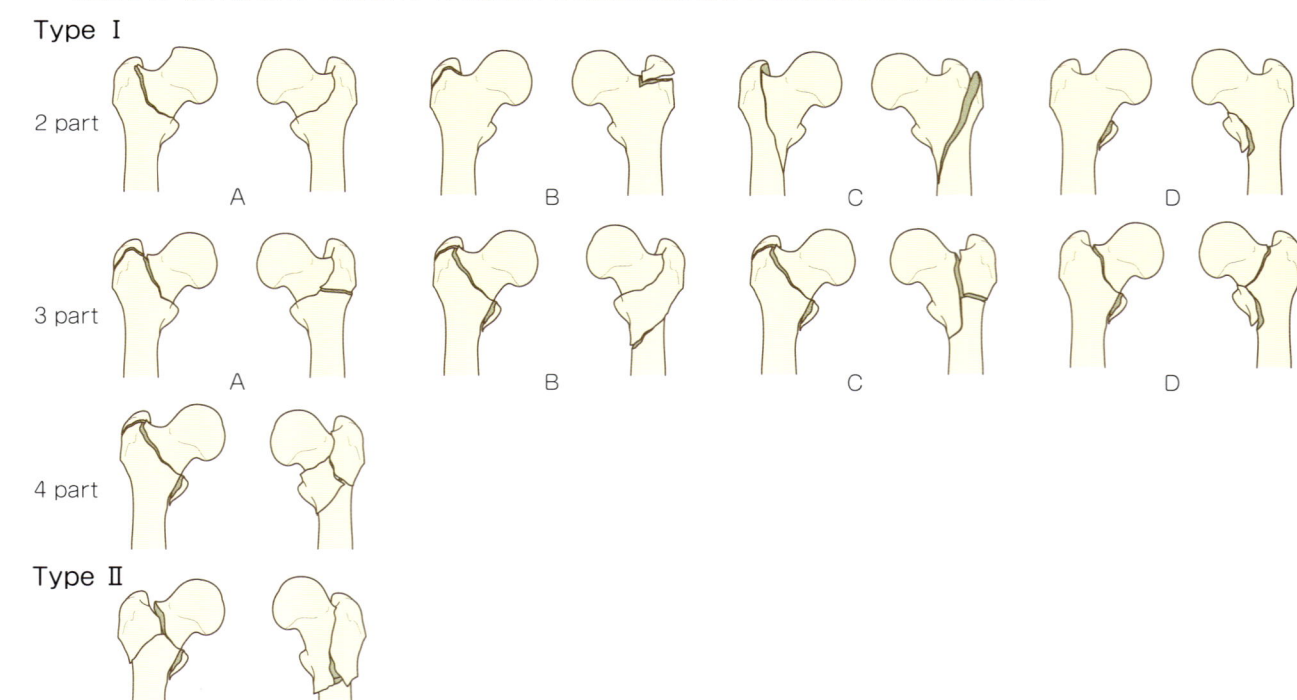

TypeⅠ
2 part
A　　B　　C　　D

3 part
A　　B　　C　　D

4 part

TypeⅡ

をもって骨癒合に導かれるのだが，なかには骨癒合に至る前に近位骨片の把持力を失い，カットアウトをきたす例がある。

一般に転子部後方皮質骨は薄く粉砕しやすいのに対し，前方皮質骨は比較的厚みがあり強い構造である。1990年代より，骨片間の安定性を得るにはこの強い構造をもつ前方，特に前内側骨皮質を接触させることが大切であることが述べられてきた[2]。

生田[3]は術前のX線側面像で近位骨片前方骨皮質が遠位骨片前方骨皮質の前に位置するsubtype A，同じレベルに位置するsubtype N，近位が遠位の後方に位置するsubtype Pに分類した（図5）。生田分類subtype AとNは前方骨性支持が獲得されている状態で，subtype Pは骨性支持がない状態である。その結果subtype Pにおいて近位骨片が遠位の骨髄内に落ち込み，有意にスライディング量が大きくなることを示した。

特殊な例を除き，Jensen分類type ⅠとⅡすなわち中野分類2 part骨折では，牽引することで容易に整復位が得られる。さらには前方で骨支持が得られなくても，後外側が残存しているので後方の骨組織がスライディングを受け止めて，この部位で骨性支持を獲得できる[4]。

図5　X線側面像の生田分類
X線側面像で，近位骨片前方骨皮質が，①subtype A：遠位骨片の前方に位置する，②subtype N：遠位骨片と解剖学的位置にある，③subtype P：遠位骨片の後方に位置する。

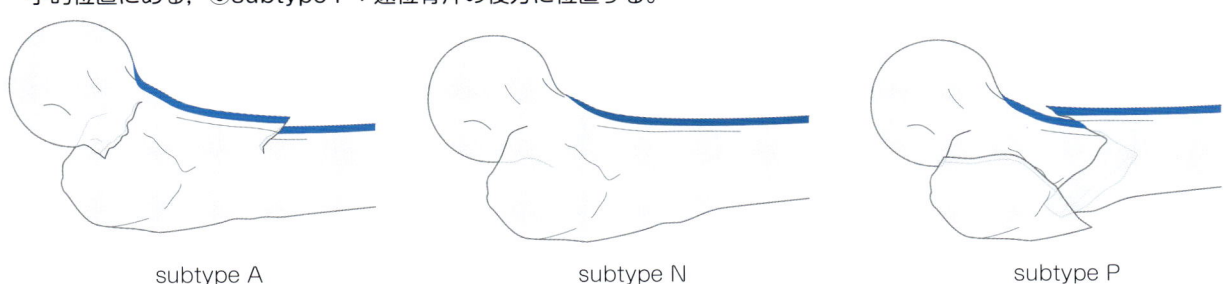

subtype A　　　　subtype N　　　　subtype P

図6　後外側欠損型（Jensen分類type ⅢとⅤ）の骨折（図は側面像）
生田分類subtype Pになってオーバースライディングすると相対する骨組織が乏しい。後外側骨片が転位している場合，前方骨性支持があれば前方での骨性接触が得られるが，subtype Pでスライディングが髄内釘で停止したときは，骨性接触が乏しい。

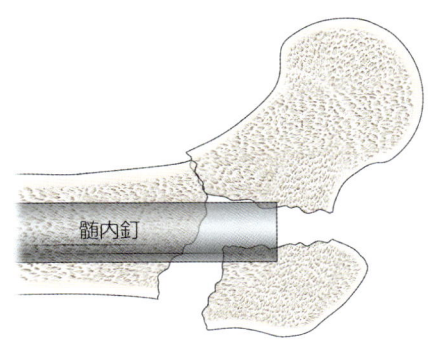

subtype AおよびN　　　　subtype P

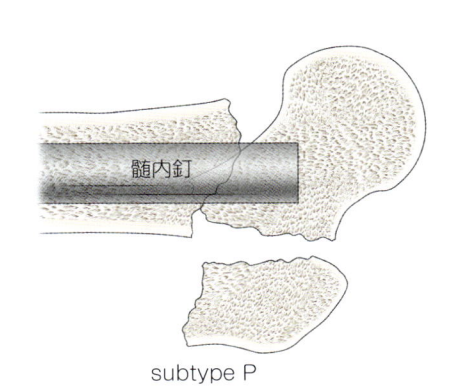

またJensen分類type ⅣをSFNで内固定するときは，通常は内側骨片を整復せずとも，前述のレバーアームの短さにより（**図1**）安定した内固定が可能となる。

しかし大転子骨折を合併する骨折型（Jensen分類type ⅢとⅤすなわち中野分類で大転子後外側部を含む3 partと4 part骨折）では，前方での骨性支持が得られずにオーバースライディングして髄内釘の干渉でスライディングが止まると，その部位には後外側支持がないため「近位骨片が骨癒合するための相対する骨組織が乏しい」状態（**図6**）になり，カットアウトに至る危険性が内包される。そのため直接的整復をもって前方骨性支持を獲得する必要がある[5]。

頚基部骨折

2011年に改訂された『大腿骨頚部/転子部骨折診療ガイドライン 改訂第2版』に準じ，「少なくとも骨折線の一部が滑膜性関節包外にあるが，靱帯性関節包の内部にあると思われる症例を頚基部骨折とする」と定義する（**図7**）。直接的操作で術中および術後の回旋転位に留意した手術が必要である。前額面剪断骨折は頚基部骨折に含まれる回旋不安定性が強い骨折型であり，骨折線を接触させる手技に工夫が必要である。

X線像読影のポイントとして，前額面剪断骨折ではfemoral calcar lineが2本みえるのが特徴である（**図8**）。1本は骨頭から連続する頚部後壁の骨折線であり，もう1本は転子下部から連続する頚部前壁の骨折線である。

図7 頚基部骨折の定義
前方の関節包は転子部付近に広く付着し，後方の関節包は骨頭下付近の狭い範囲に付着する。よって関節外と関節内にまたがる骨折を頚基部骨折と定義された。従来，赤線部の近位骨片が小さな骨折型も頚基部骨折と呼称されていたが，2011年に改訂されたガイドラインの定義では赤線は転子部骨折となる。しかし回旋不安定性を有するという意味では注意が必要である。点線は前額面剪断骨折で，頚部前方骨皮質は骨幹部側，後方骨皮質は骨頭側にある骨折型で，頚基部骨折に含まれる。

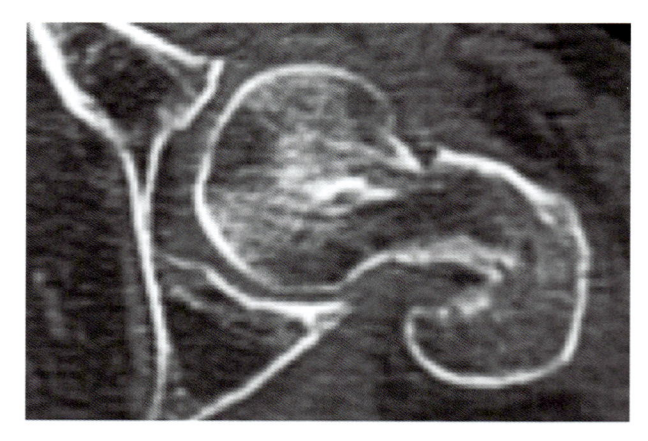

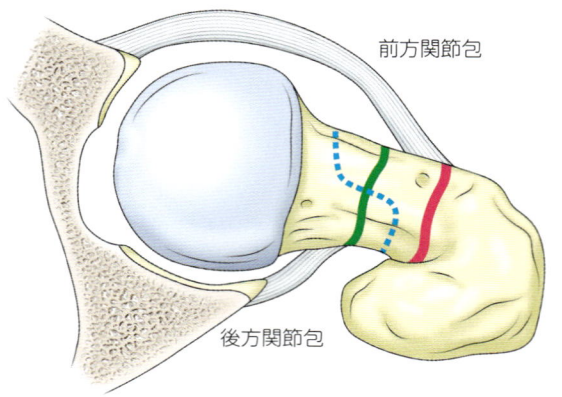

前方関節包
後方関節包

転子部骨折 ───
頚基部骨折 ───
前額面剪断骨折 ‑‑‑‑‑

図8 前額面剪断骨折

83歳，男性。
a：イメージ前後像では，femoral calcarのダブルライン（矢印）が確認できる。
b：イメージ側面像では，前方は骨頭下から，後方は転子間稜直近位に骨折線が走る。
c：CT。頚基部前額面剪断骨折が明瞭である（矢印）。
d：3D-CT再構築像。前方は骨頭下に，後方は転子間稜直近位に骨折線がある。

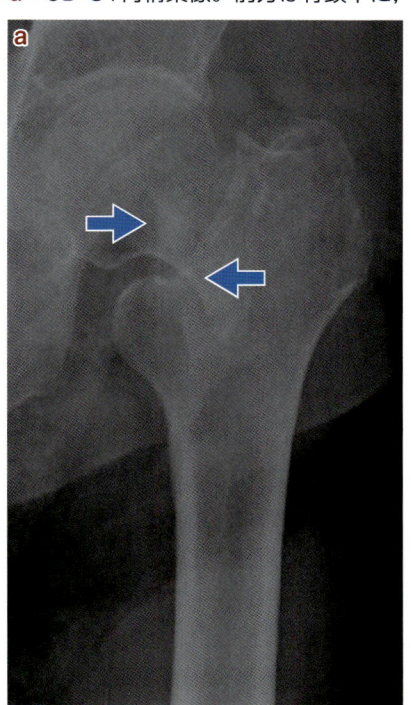

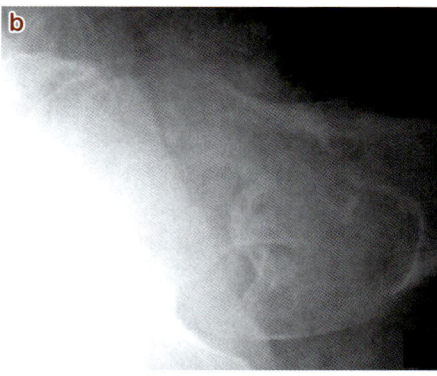

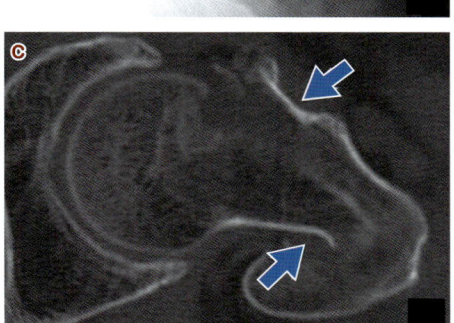

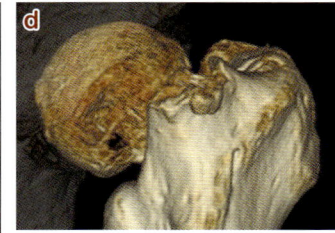

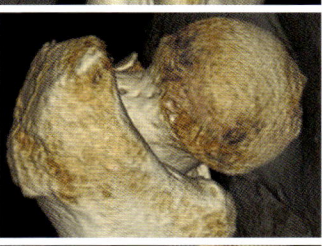

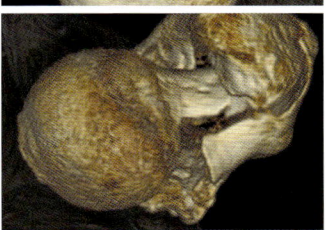

骨盤・下肢　大腿骨転子部骨折（short femoral nail 固定）

髄内固定手技

◆ 展開

　イメージ側面像で大腿骨近位骨軸を確認し，若干前方からの挿入を予想してラインを引く。イメージ前後像で大転子頂部を確認してマーキングし，そこから2横指近位から2横指長の皮切を加える（図9）。大腿筋膜を皮切に沿って切開し，中殿筋を線維に沿って分けて用手的に大転子頂部に到達する。

◆ 間接的整復操作

　間接的整復のポイントは，内反変形の矯正と生理的前捻の獲得にある。
　まずは牽引手術台で内・外旋中間位（膝蓋骨正面位）として内・外転中間位で牽引する。近位骨片の嵌入がある際は外転位で牽引して，いったん噛み込みをはずして中間位に戻す（図10）。
　過外転位を目標とはしていないが，内反転位は許容できないため，牽引による多少の内側のギャップは許容している。

121

図9　皮切
大転子上端から指を4本当てて，大腿骨軸延長線上に近位2本分の皮切を加える。

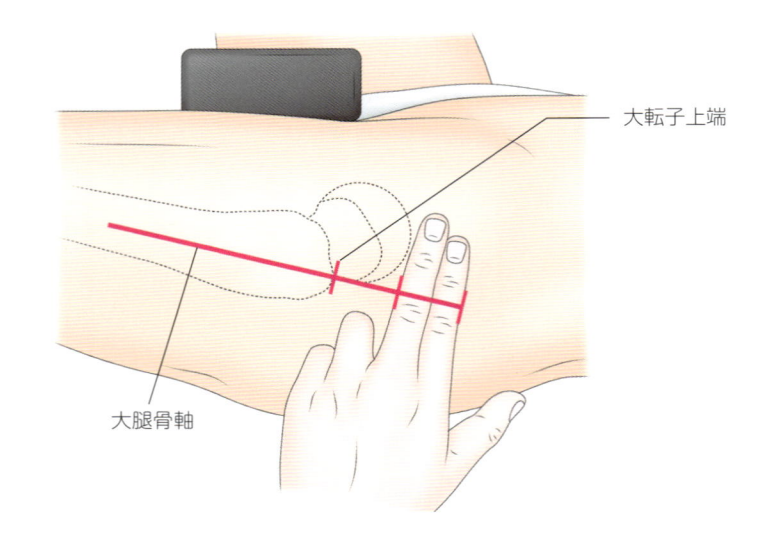

図10　間接的整復①：外転牽引して内側の嚙み込みをはずす

a，b：近位骨片が骨幹部骨髄内に嵌入しているので，内反転位をきたしている。

c：外転位で牽引することで整復可能である。内反変形を整復するときに過外反を目標とはしていないが，整復のために内側骨皮質にギャップが生じるのは許容している。

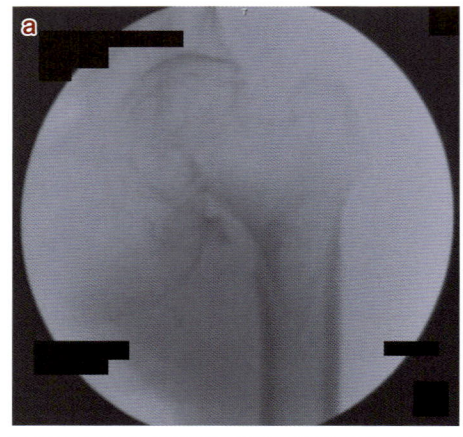

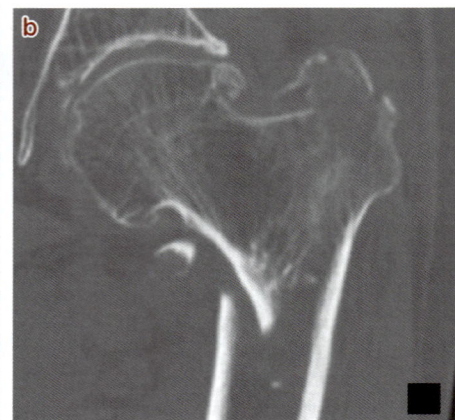

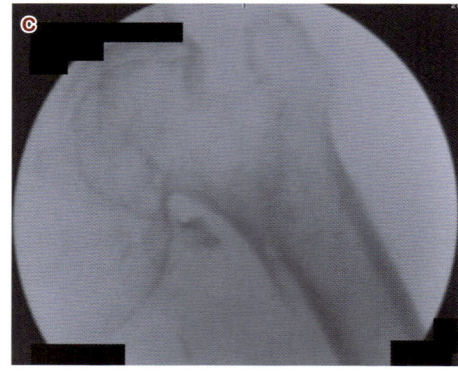

透視側面像はtrue lateral像では前壁の確認ができないので，いわゆる「杉岡側面像」を得られるように，患肢に対して照射角45°で頸部骨頭に垂直方向から観察できるようにする。多くの症例では前方凸変形(近位骨片伸展位変形)があるので，前方からおさえることで従来の前捻を獲得することができる。しかし手術中にずっと前方からおさえることは困難なので，膝(膝蓋骨レベル)を下に押し込むことで容易に前方凸変形を整復でき，生理的前捻を獲得できる(**図11**)。この位置で膝部をテーピングすると整復位が保持できる。

ここで生田分類を確認する。Jensen分類type ⅠとⅡとⅣのsubtype Pと，Jensen分類type ⅢとⅤのsubtype NとPでは，後述するintrafocal pinによる直接的整復操作の適応としている（**図12**）。Subtype Nは骨性支持ありと考えるので，さらなる整復が必要か否かは意見が分かれるところであるが，経過中にsubtype Pに転位することを危惧して，特に後外側欠損型ではできるだけsubtype Aにしておきたい。よって整復操作の結果，subtype Nのままであっても失敗ではないと考えている[4]。

図11　間接的整復②：膝を押し下げて生理的前捻を獲得する
a：前方凸変形を呈している。
b：膝部をおさえ込んでテーピングすることで，生理的前捻を獲得できる。

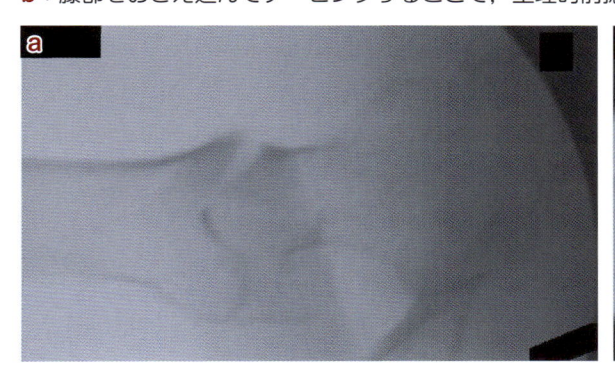

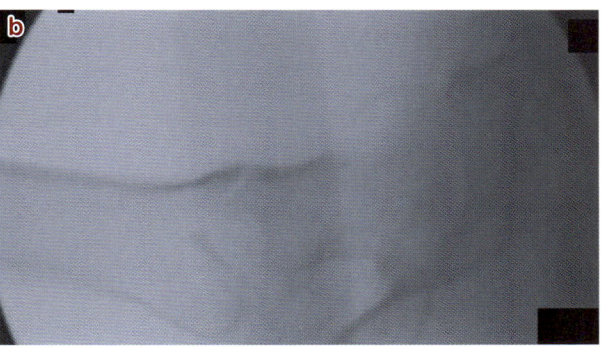

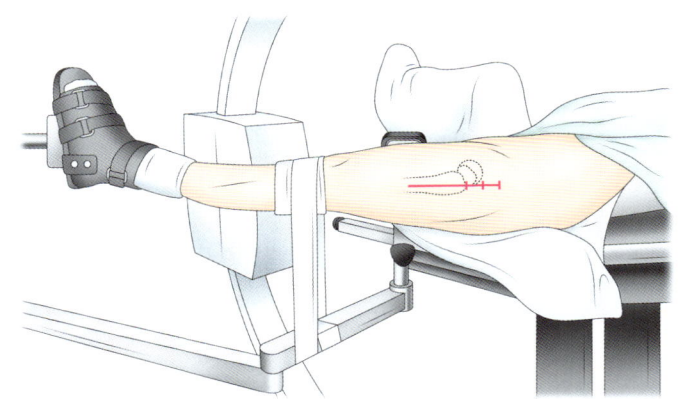

図12　前方骨性支持を獲得するためのプロトコル

プロトコルのキーとなるのは，間接的整復後の安定型の生田分類subtype P，後外側欠損型のsubtype NおよびPに対して直接的整復操作を行うことである。

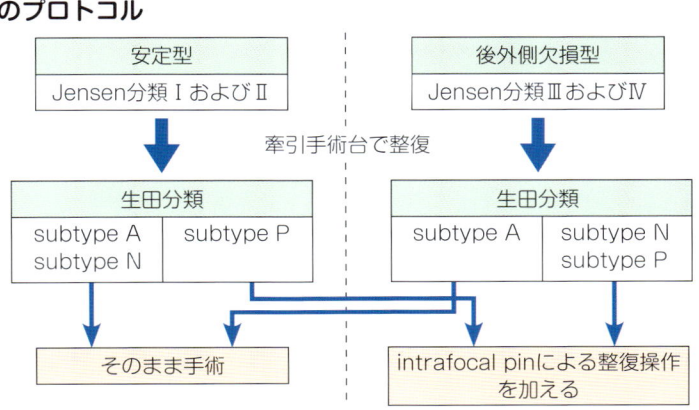

骨盤・下肢　大腿骨転子部骨折（short femoral nail 固定）

◆ 直接的整復操作

前述の適応症例に対して直接的整復を施行する。

転位した前方beakを伴う骨折

腸骨大腿靱帯より遠位で骨折した場合，靱帯に引っ張られてbeak状の前方転位を生じることがある。牽引しても整復位は得られないので，前方もしくはラグスクリュー挿入部に小切開を加えて直接beakを押し込んで整復位を獲得し，通常のガンマネイル手術を行うとよい（図13）。ラグスクリュー挿入まで整復位を保持しておく必要がある。

> ━━━━━━━━━━ Meister Check ━━━━━━━━━━
> ◆転位した前方beakを伴う骨折◆
> いくら牽引しても整復できないので，直接的に骨片をおさえ込まないといけない。

Jensen分類type ⅢとⅤ（後外側骨片を有する骨折）のintrafocal pinによる直接的整復

イメージ前後像で骨折線内側（小転子寄り）と外側（大転子寄り）のポイントを決めてマークする。この際，動脈を触知してポイントと離れていることを確認しておく（図14）。

2.4mm径K-wire 2本をそれぞれマークポイントから刺入し，骨折線内に刺入する。このK-wireを梃子にして，近位骨片の前方骨皮質を遠位骨片より前に移動させて生田分類subtype Aにする（図15）。骨皮質1/2～1枚分の厚みで，内・外側ともに平行に前方へ移動するようにイメージする。場合によっては平行に前方移動できない場合が

図13 転位した前方beakを伴う骨折 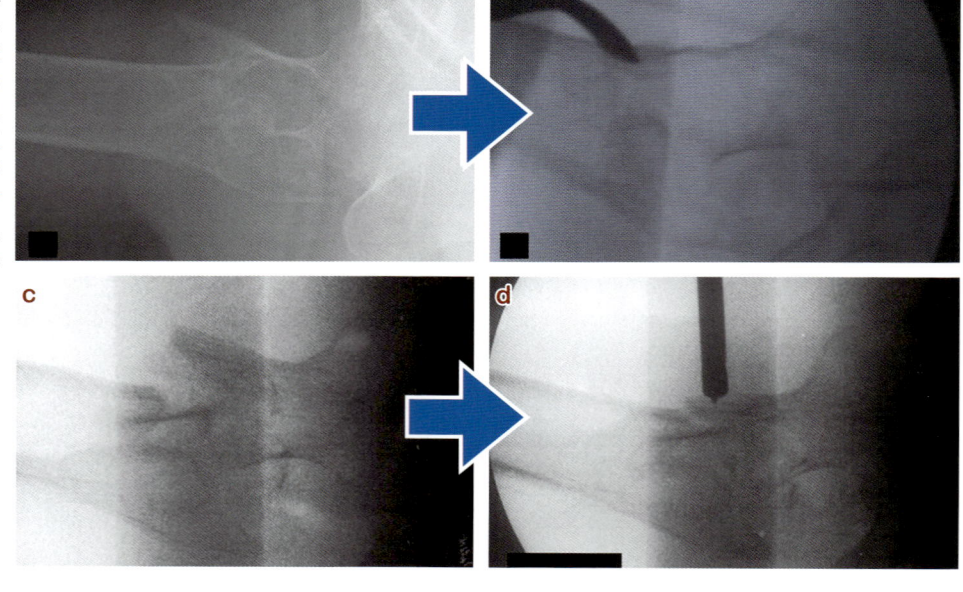
腸骨大腿靱帯より遠位の骨折では前方beakが浮き上がる例がある。直接的整復でbeakをおさえ込む必要がある（a，c）。通常のラグスクリューの切開からエレバトリウムなどで押し下げたり（b），前方切開からツールを挿入して押し込んでいる（d）。

図14　直接的整復①：intrafocal pinエントリーポイントのマーキング

骨折線内側(小転子寄り)と外側(大転子寄り)のポイントを決めマークする。

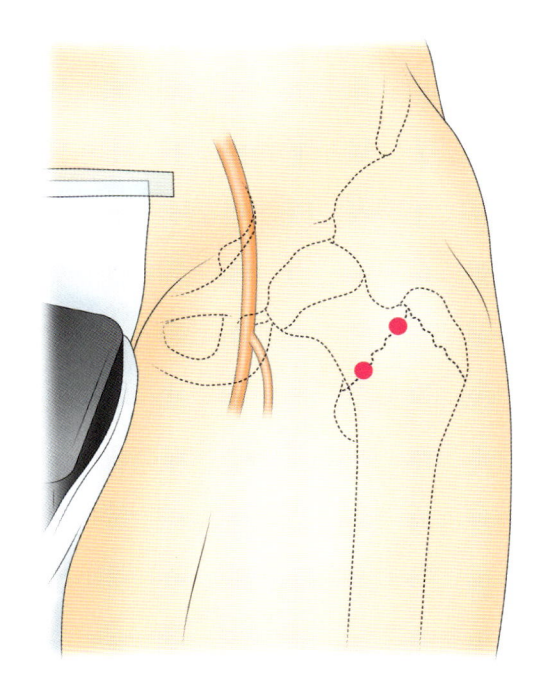

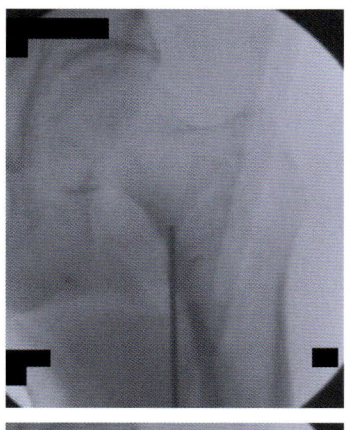

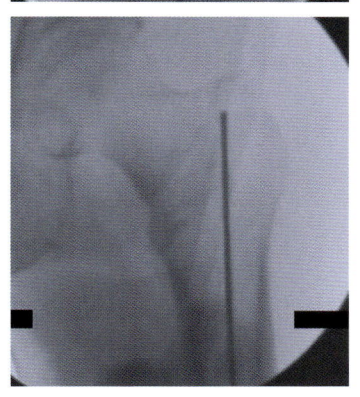

図15　直接的整復②：intrafocal pinningの手順

aの状態で牽引手術台に乗せて，膝をおさえて前捻を獲得し，骨折線からK-wireを刺入する(**b**)。骨皮質1枚分近位骨片を前方に移動させると，前方骨皮質支持ができ(**c**)，このままラグスクリューを挿入して，若干コンプレッションをかけて整復位を確実なものとして，K-wireを抜去する(**d**)。

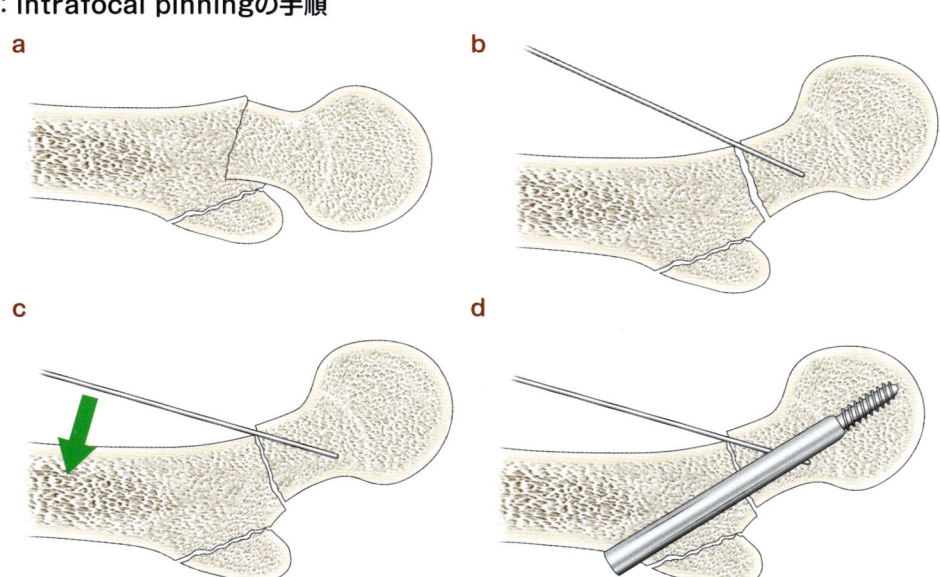

骨盤・下肢　大腿骨転子部骨折（short femoral nail 固定）

あるが，そのときはfemoral calcar寄りの前内側骨皮質は，確実に前方に移動させ，噛み合わせて骨性支持を得る．

このK-wireを助手に把持させて整復位を保持したまま，通常のガンマネイル手術を施行する（**図16，17**）．

図16 直接的整復③：intrafocal pinning（K-wireを梃子にして整復する）

2.4mm径K-wireを大腿前面から刺入する．

骨折線から前内側と前外側に刺入して，これにより生田分類subtype Pをsubtype Aに矯正する．

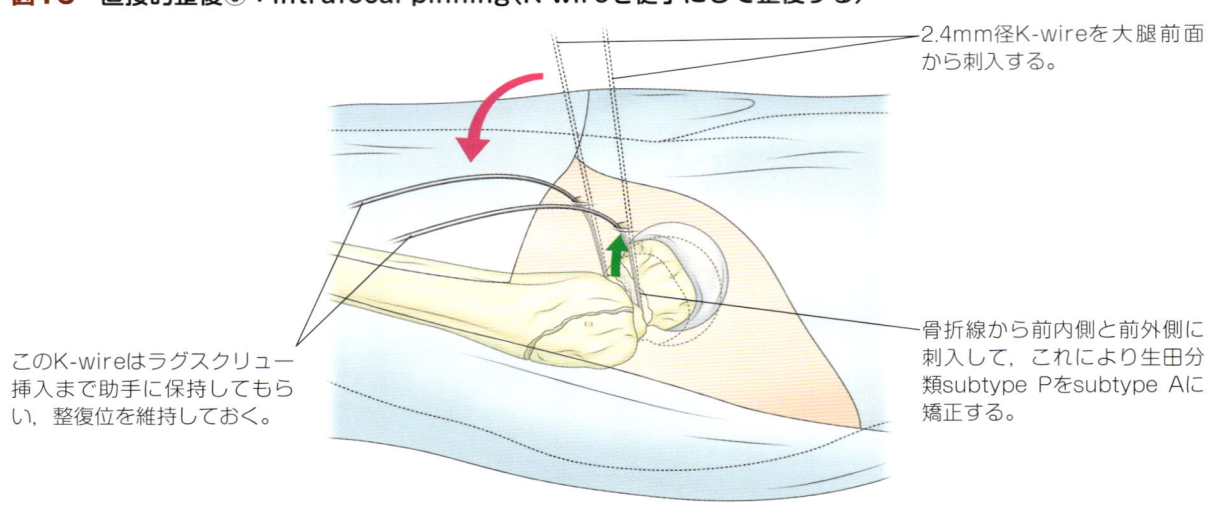

このK-wireはラグスクリュー挿入まで助手に保持してもらい，整復位を維持しておく．

図17 直接的整復④：ラグスクリューが入るまで整復状態を維持しておく

K-wireを刺入した状態で通常の手術は可能である．

a，b：2.4mm径K-wireを骨折部内・外側より刺入して，intrafocal pinningを行う．

c，d：整復する力を加え続けて，subtype Aを維持し，そのままラグスクリューリーミングを行うことが可能である．

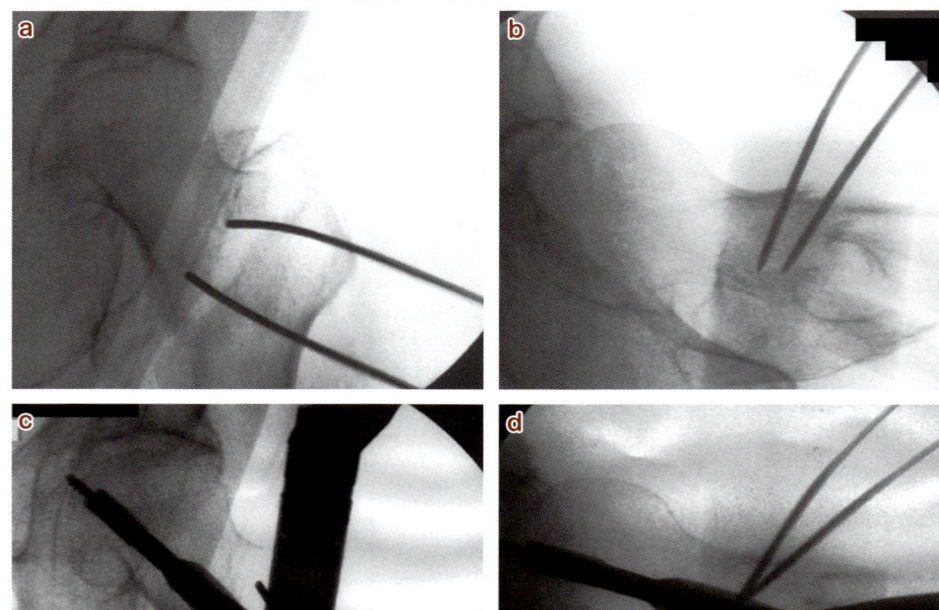

図18　直接的整復⑤：腸骨大腿靱帯を剥離して整復位を獲得する

a, b：牽引しても，intrafocal pinningでもsubtype Pが整復できない。矢印で示す骨片に付着する腸骨大腿靱帯が整復を阻害していると判断した。
c：ラグスクリュー挿入部に相当する縦切開を加え，外側広筋を縦割して骨折部に達する。エレバトリウムで筋肉を避けて展開すると，骨折部前方を直接展開できる。電気メスで靱帯付着部を切離し，ラスパトリウムで剥離する。
d, e：小エレバトリウムで生田分類subtype PをAに整復可能である。

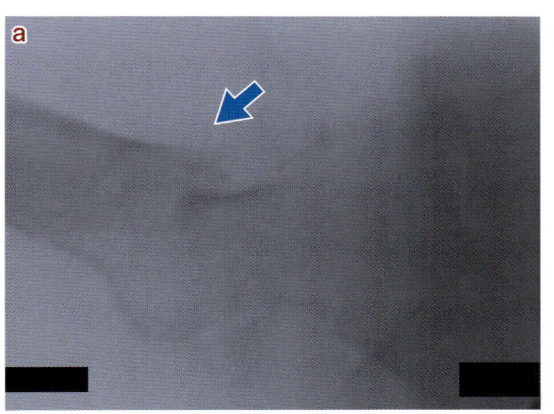

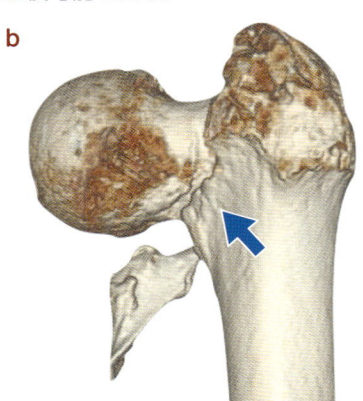

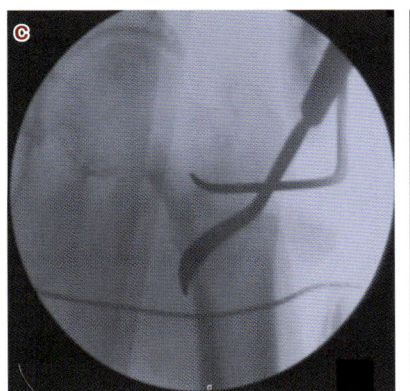

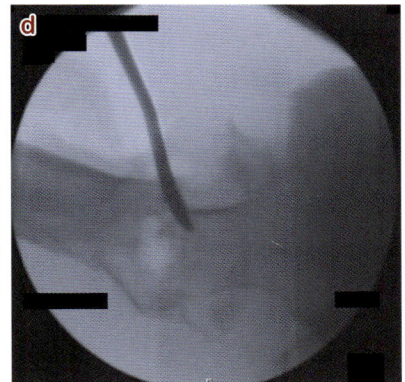

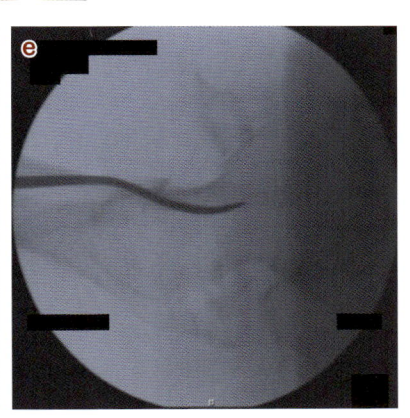

Intrafocal pinningで生田分類subtype Aに整復できないときは，過度に牽引していると緊張が強すぎて骨片が動かないことがあるので，①少し牽引を弱めてみる，②2.4mm径K-wireより太い3.0mm径K-wireを使用してみる，③K-wireの代わりにエレバトリウムや小ホーマン鉤を使用してみる，などの方法を試行してみる。それでも整復が得られないときには，腸骨大腿靱帯の剥離を施行する。

ラグスクリュー挿入時の皮切を拡大し，靱帯付着部内側を中心に剥離する（図18）。エレバトリウムやK-wireで骨片を移動させ，直接触診して生田分類subtype Aになっていることを確認できる。

Meister Check

◆ **Jensen分類type ⅢとⅤ（後外側骨片を有する骨折）** ◆

生田分類subtype Pであれば，必ずsubtype Aになるように直接的整復操作を加える。Subtype Nでも骨性接触を確実にするためにsubtype Aにする。整復子（エレバトリウムやK-wireなど）による整復を保ったままラグスクリューを挿入し，軽くコンプレッションを加えて整復位を確実にして整復子を抜去する。

頚基部骨折（特に前額面剪断骨折）

まずは十分に牽引して内反変形を整復する。剪断骨折部を閉じるように内旋して十分に骨折面を接触させ，やや牽引を緩めて噛み合わせる（**図19**）。

整復を確実にするために直接的整復は有用である。前方から4.0mm径Steinmann pinの鈍側で頚部を直接押し込んで整復し，2.0mm径K-wireを側方から前方骨皮質に沿って2本刺入して，前方骨皮質ごと骨折部をおさえ込むようにして整復位を保持する（**図19**）。

いったん整復位が獲得できれば，通常の手技に則り内固定を行う。ラグスクリュー挿入位置は回旋モーメントが生じないよう[6]に意図して，イメージ前後像，側面像ともに骨頭中央になるように挿入する（**図20**）。さらにU-Blade Lag Screwなどの回旋抵抗性があるデバイスを使用すべきである。

ここで術中回旋転位が問題となるので，術中の回旋をコントロールするために，ラグスクリューガイドワイヤー刺入の後にK-wireをもう1本anti-rotation pinとして追加する（**図21a**）。それでもリーミング時やラグスクリュー挿入時に近位骨片が回旋することがあるので，K-wireの固定力を過信せず，回旋作業時は透視像をよく観察すべきである。単鈍鉤を用いて直接近位骨片をおさえる方法は有効である[7]（**図21b**）。

図19 前額面剪断骨折に対する直接的整復

84歳，女性。

a：4.0mm径Steinmann pinで前方から整復を行う。

b，c：整復した前方骨皮質をおさえ込むように，側方から2.0mm径K-wireを骨頭に骨折線から刺入する。

d〜f：前後像，側面像ともに骨頭の中心にラグスクリューが入るようにOSGを使ってラグスクリューガイドワイヤーを刺入する。

g：矢印のanti-rotation pinを臼蓋まで貫通して挿入する。

h：ラグスクリューを挿入する。

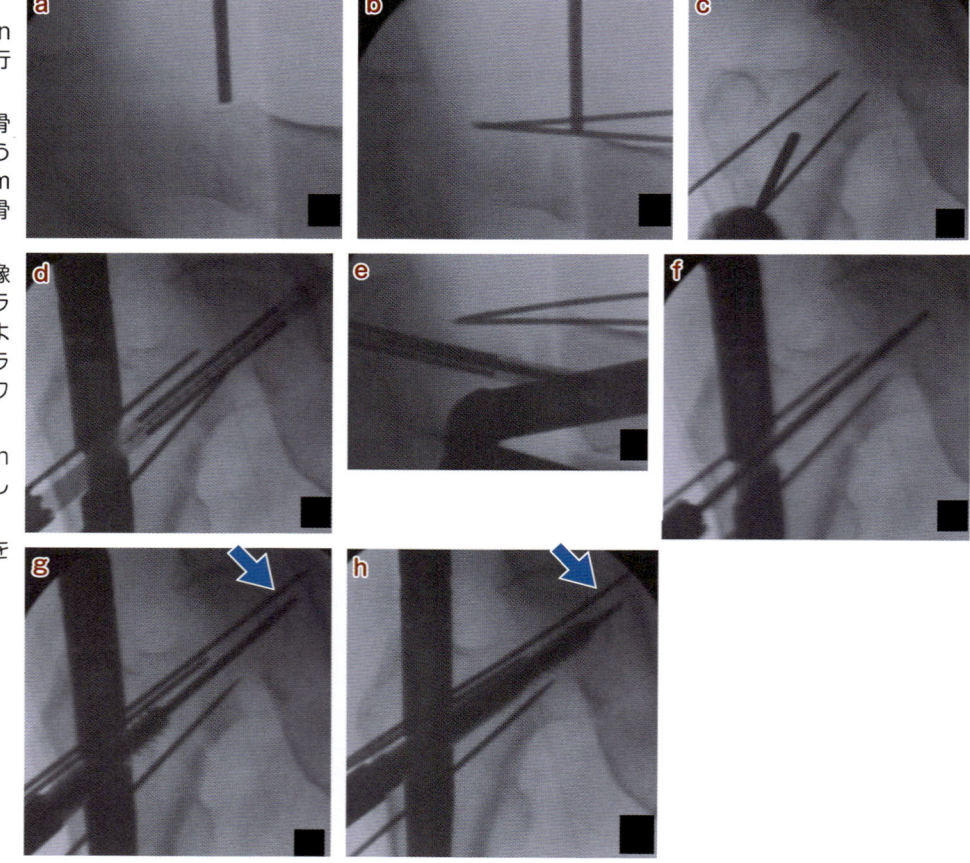

Meister Check

◆頚基部骨折◆

①正確な整復，②術中回旋転位に対する注意，③回旋制御デバイスの使用，④骨頭頚部の正中心にラグスクリューを挿入するため，髄内釘のエントリーポイントを若干前方の位置にする，以上が成功の条件である。

図20　ラグスクリューの至適挿入位置

ラグスクリューが偏心性に挿入されると，ラグスクリューを軸として回旋モーメントが生じるので，前後像（a, b）と側面像（c）と両方で確認して骨頭中心に挿入するのが望ましいと考える。

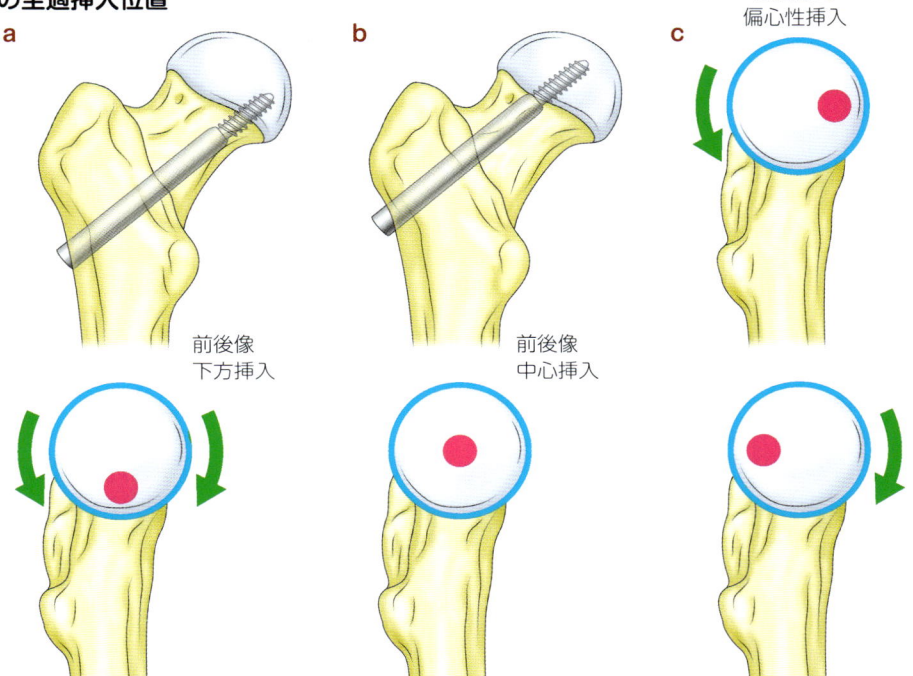

a　　　　b　　　　c 側面像で偏心性挿入

前後像 下方挿入　　　前後像 中心挿入

図21　術中回旋転位を予防する直接的整復

a：ラグスクリューガイドワイヤー刺入に続いて，術中の回旋転位を予防するためにK-wireを刺入する。骨頭を貫通して寛骨臼まで刺入すると固定が強くなる。

b：K-wireだけでは回旋を予防できないときには，単鈍鉤をラグスクリュー挿入皮切から骨前方を滑らせて，直接頚部をおさえ込む。

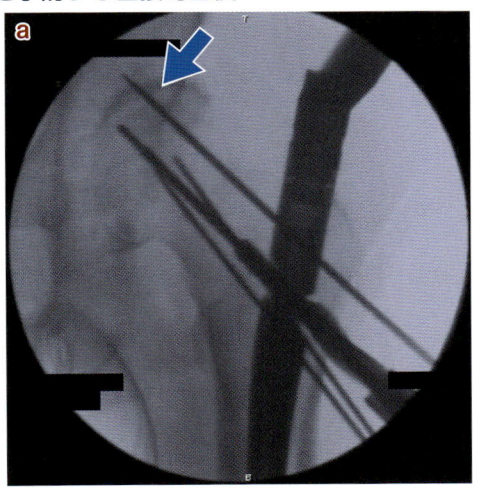

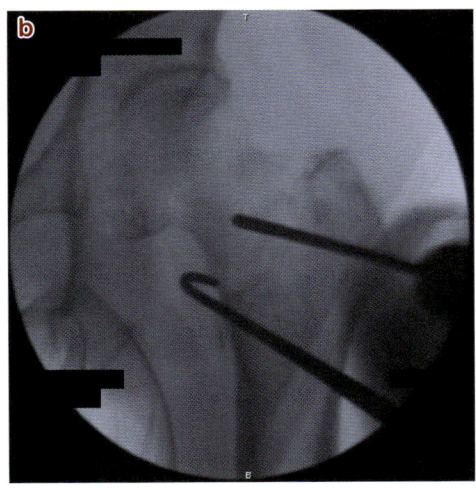

骨盤・下肢　大腿骨転子部骨折（short femoral nail 固定）

129

粉砕骨折

　Jensen分類type ⅢとVに準じて，直接的整復を行う。術前3D-CTで計画した主骨片同士で接触可能な部位を，生田分類subtype Aとなるように整復する（**図22**）。多くは前方内側の骨皮質が厚い部分が該当する。近位骨片が小さくて術中回旋転位が危惧されるときには，前述のanti-rotation法を応用する。ここまで述べたテクニックの応用で対処可能であるが，後療法を加減する必要もある。いずれにせよ症例ごとの判断である。

　筆者には経験がないが，全周にわたり粉砕している例では，SFNの適応はないのかもしれない。

|||||||||||||||||||||||||||||||||||| **Meister Check** ||||||||||||||||||||||||||||||||||||

◆粉砕骨折◆
　術前3D-CTで接触すべき骨片を同定（主に前内側に位置する）し，術中に確実な接触を獲得する。

図22　粉砕骨折に対する直接的整復
a：3D-CT前方像。4 part骨折で大転子が一塊となり折れている。中野分類type Ⅱで，逆斜骨折の成分がある。近位骨片と遠位骨片は前内側で直接接触が可能である。
b：3D-CTの後方像。後内側の欠損がある。
c〜e：術後3D-CTおよびCT。近位骨片の前内側が骨幹部骨髄内から引き出されて生田分類subtype Aに整復され，骨性支持が獲得されている。

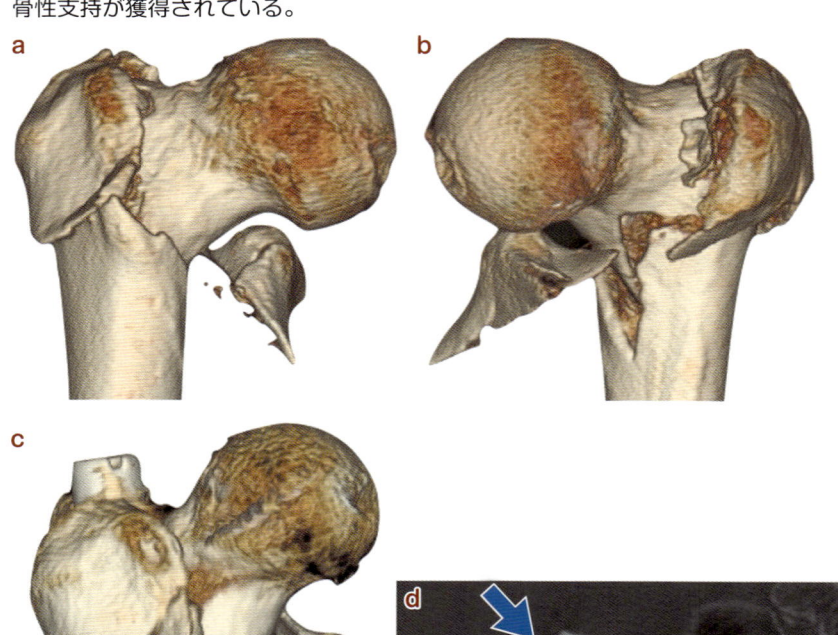

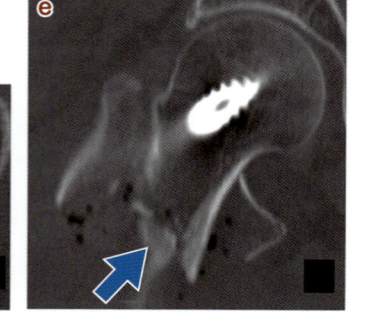

◆ 髄内釘の挿入

　K-wireをイメージ前後像で大転子頂部，側面像で近位骨幹部軸延長線より若干前方にあてがい，ハンマーで骨髄内にまっすぐ打ち込む。ディスポシリンジ20mLを切って作製したプロテクトスリーブで中殿筋を保護して，このK-wireをガイドにしてクラウンリーマーで大転子頂部の骨皮質をくり抜くようにエントリーポイントを作製し（**図23a**)，ガイドワイヤーを刺入する。

　誤ってエントリーポイントを外側や後方に作製してしまったときには，16mm径フレキシブルリーマーを使い，前述のプロテクトスリーブで削りたい方向にリーマーを誘導すると，いくらでもエントリーポイントの補正は可能である（**図23b**)。

　髄内釘は頚体角125°，10mm径のSFNを標準使用しており，用手的に骨髄内に挿入する。挿入に際してjammingした場合，後方や内側に向かっていることが多い。イメージで挿入方向を確認し，手元を下げて前方に向けたり，ターゲットデバイスを体幹に押しつけるとスムースに挿入できることが多い。まれにみられる髄腔が狭い症例では，髄腔リーミングを12mm径まで行うとよい。ハンマーで打ち込むと術中骨折をきたすおそれがあるので，行ってはならない。

Meister Check

◆エントリーポイント◆
　エントリーポイントを十分に作製しないと，髄内釘挿入に伴う整復位の転位（近位骨片の内反転位・内方偏位）が発生する。髄内釘の太さの分だけ十分にくり抜くイメージが必要である。

図23　クラウンリーマーによるエントリーポイント作製とその補正
a：20mLのディスポシリンジを切って軟部組織を守るプロテクトスリーブを作製する。クラウンリーマーでエントリーポイントを十分に作製する。
b：エントリーポイントを補正する必要がある場合は，スリーブを持ってリーマーを内側の骨皮質に押しつけると，容易にエントリーポイントが拡大される。

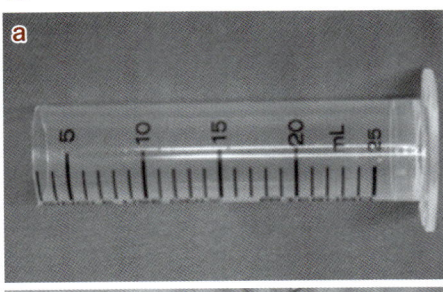

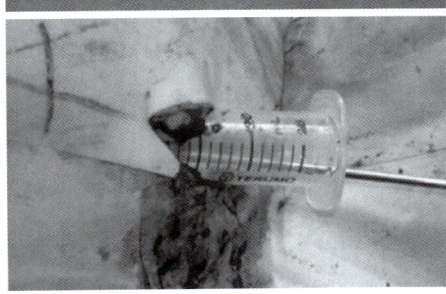

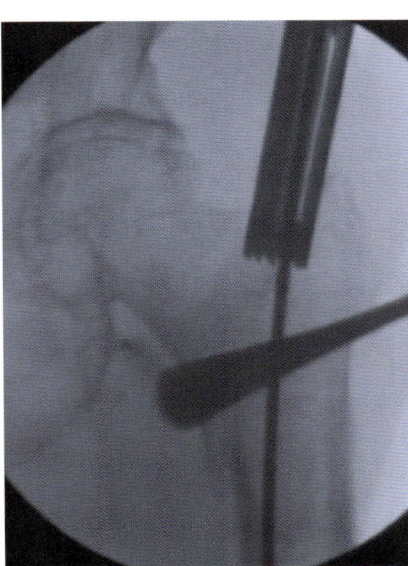

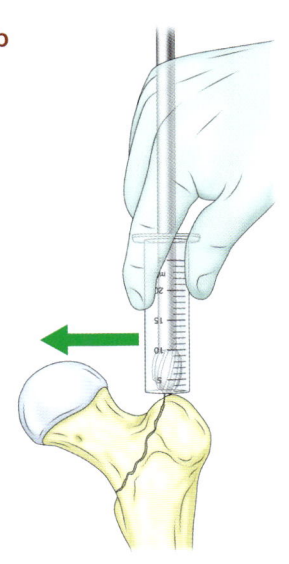

◆ラグスクリューの挿入

理想のラグスクリュー挿入位置

　ラグスクリューはイメージ前後像で骨頭中央からやや下方，側面像で骨頭中央に位置するのを理想とする。イメージ前後像で過度に下方に位置することは目的としていない。頚部骨頭軸に平行に入るほうが好ましいが，骨頭のオフセットがあり，頚部骨頭軸は骨幹部軸とねじれの位置にあるため，やや頚部後方から骨頭中央に向かうことが多い。エントリーポイントを前方に寄せることで，頚部-骨頭のより中央に近い位置にラグスクリューを挿入できる（**図24**）。

図24　エントリーポイントの位置とラグスクリューの挿入位置

a：単純X線軸射像。髄内釘エントリーポイントが後方に位置している。そのためにラグスクリューが頚部後方から骨頭中央に向けて挿入されている。

b：エントリーポイントを前方に寄せると，ラグスクリューは頚部-骨頭に対して平行に挿入可能となる。

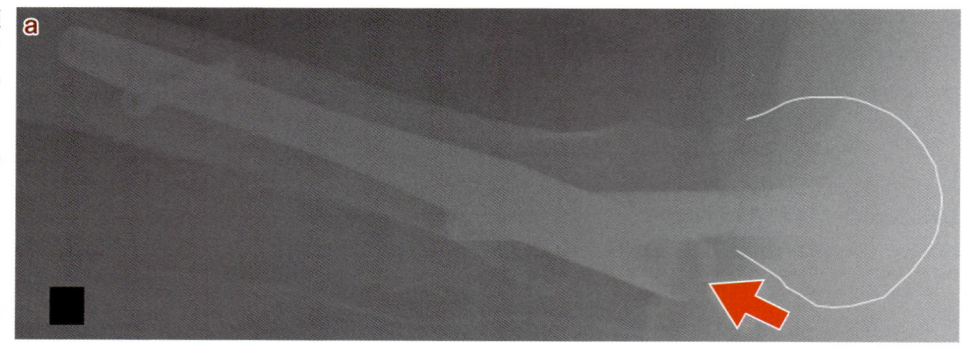

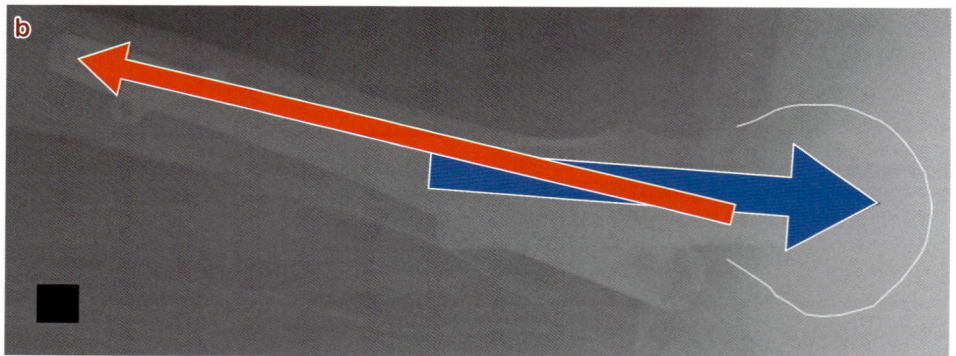

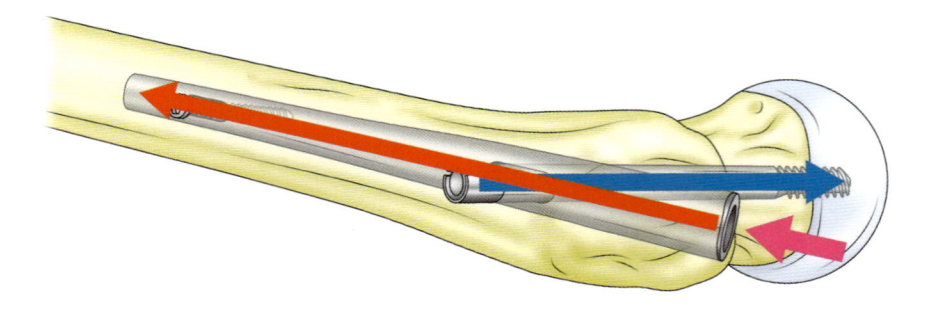

OSGの原理

ラグスクリューガイドワイヤーの挿入に際してはOSGの使用を強く推奨する[6]。OSGのインジケーター部には上面に1本のdash wireが，下面には2本の平行なsolid wireが埋められており，イメージ上に投影される。X線がOSGに対して平行に照射されていれば，dash wireは2本のsolid wireの中央に位置する（**図25**）。ガイドワイヤーは常にOSGと同一平面上にあるため，dash wireが予測されるガイドワイヤー刺入位置を示している。しかしdash wireがsolid wireの真の中央よりはずれている場合には，dash wireは正確にガイドワイヤーの位置を予測することにはならない（**図26a, b**）。

OSGの使用方法

まずはOSGのイメージ前後像を確認して髄内釘の挿入深度を大まかに決定し，ラグスクリュー用の2cmの皮切を加える。

ラグスクリューガイドスリーブを挿入して骨皮質に接触させる。そしてOSGを装着し，イメージ前後像でdash wireが骨頭中央かやや下を通る挿入深度に調節する（**図26**）。

次にOSGを約90°倒して，イメージ側面像でdash wireがsolid wireの真中央になるようにOSGを調節する（**図26c**）。このときdash wireが前方にあれば，手元を上げて髄内釘を内旋する。dash wireが後方にあれば，手元を下げて髄内釘を外旋する（**図26d**）。髄内釘を動かすたびにイメージで確認し，側面像で骨頭中央に位置するまで修正する。

最後にもう一度イメージ前後像を確認する。dash wireの位置が良好であれば，4.2mm径ドリルでプレドリルを行って骨皮質を穿孔した後に，スリーブ内筒を入れ替えてガイドワイヤーを刺入する。ガイドワイヤーを直接刺入してもよいが，外側骨皮

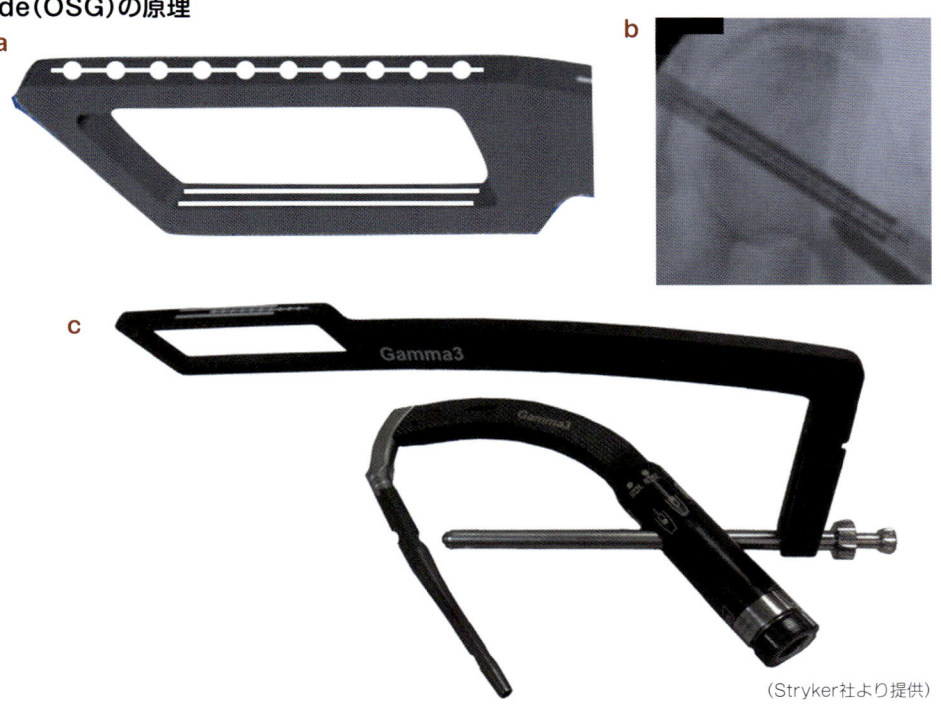

図25 OneShot Guide（OSG）の原理

a：OSGのインジケーター部には，上面に1本のdash wireが，下面には2本の平行なsolid wireがそれぞれ埋められており，イメージ上に投影される。

b：X線がOSGに対して平行に照射されていれば，dash wireは2本のsolid wireの中央に位置する。

c：ガイドワイヤーは常にOSGと同一平面上にあるため，dash wireが予測されるガイドワイヤー刺入位置を示している。

（Stryker社より提供）

骨盤・下肢　大腿骨転子部骨折（short femoral nail 固定）

図26 OneShot Guide(OSG)の使用方法

a：正しいイメージ像。Dash wireは2本のsolid wireのまさに中央に位置させないといけない。

b：誤ったイメージ像。Dash wireが2本のsolid wireの中央に位置しないときには，dash wireがガイドワイヤー刺入位置を予測することにはならない。

c：イメージ側面像。Dash wireが前方に投影されている。これではガイドワイヤー刺入位置が前方になるので，手元を上げてより後方に向ける。

d：イメージ側面像。Dash wireが後方に投影されている。これではガイドワイヤー刺入位置が後方になるので，手元を下げてより前方に向ける。

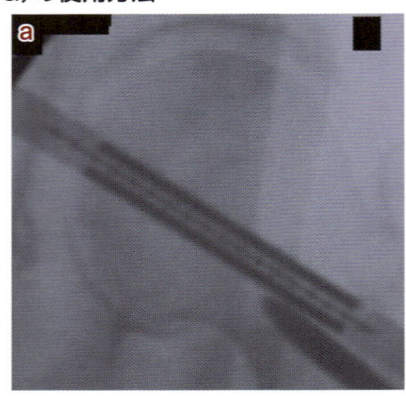

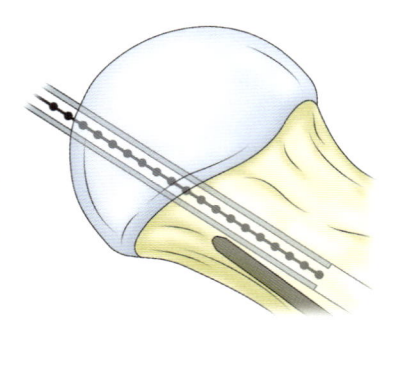

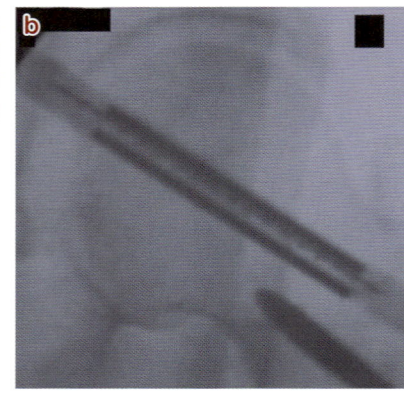

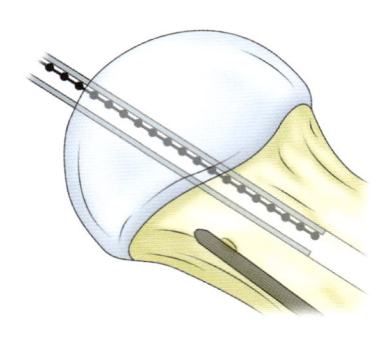

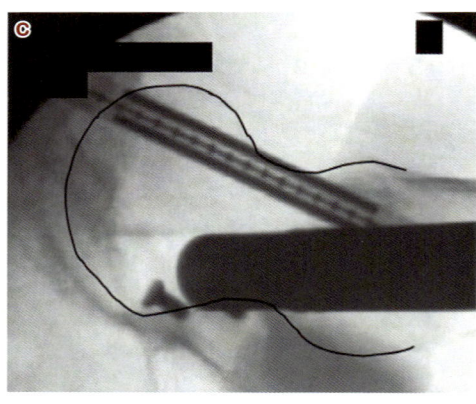

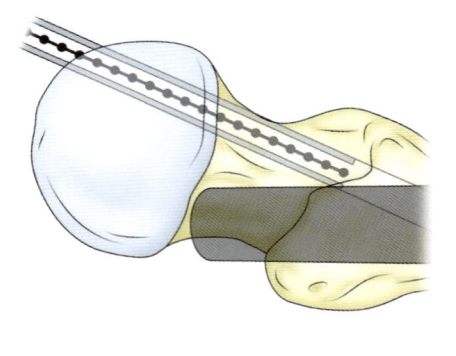

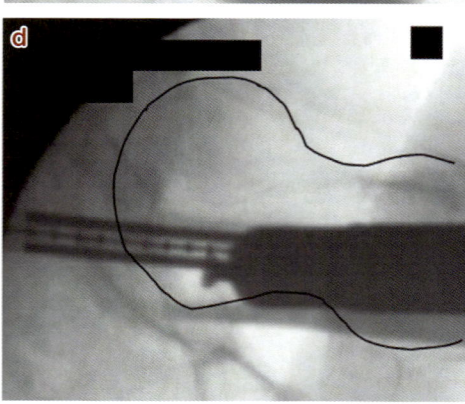

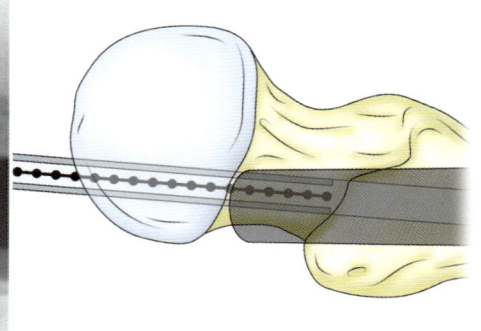

質を斜めに切る際に，ワイヤーがしなったり，弾かれたりして思ったところに誘導できないことがあるため，プレドリルを行うことを推奨している[7]。

手元は微妙に動くため，特にイメージ側面像の正確性を担保するために操作の合間には必ずOSGでdash wireの位置を確認する。

Meister Check

◆OneShot Guide(OSG)◆

OSGはインジケーターであり，自動的に正しい位置に誘導してくれるガイドではない。例えるなら射撃の照準であると心得るべきである。あくまでも術者の手技が優先するので，正しい位置に照準を合わせた後は，手元がぶれないように留意しながらガイドワイヤーを刺入するべきである。

ラグスクリュー長の決定

デプスゲージでスクリュー長を決定するが，表示される長さはガイドワイヤーの長さから10mm引いた数字である。筆者は穿破しない限りできるだけ長いスクリューを使用したいため，ガイドワイヤーを軟骨下骨ギリギリまで刺入し，表示より5mm長いスクリューを選択している（**図27**）。

図27　ラグスクリューデプスゲージ
デプスゲージの示す長さは，刺入したガイドワイヤーの長さから10mm引いた値が示されている。できるだけ長いスクリューを使用したいので，デプスゲージの値より5mm長いスクリューを使用するようにしている。

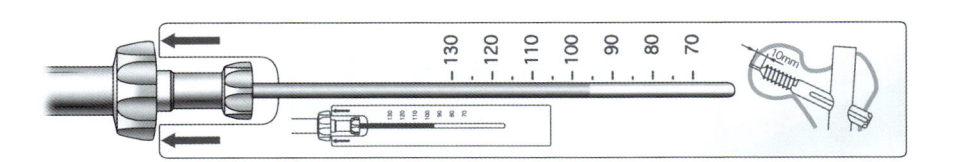

骨盤・下肢　大腿骨転子部骨折（short femoral nail 固定）

ステップドリルによるリーミングからラグスクリュー挿入

　リーミングやスクリュー挿入の最中に骨頭が回旋転位することがある。イメージ像をよく観察し，不安定性が予測されれば前述のように回旋予防のために，回旋予防ワイヤーや単鈍鉤で術中回旋転位を予防する（**図21**）。ステップドリルの長さをイメージで確認し，最終的にラグスクリューの長さを決定する。

　Intrafocal pinによる整復操作で生田分類subtype Pを整復した例では，牽引を緩めてコンプレッションをかけ，K-wireを抜去する（**図15**）。

　筆者は青壮年例以外では全例にGamma 3 U-Blade Lag Screwを使用しているので，手順に沿ってGamma 3 U-Bladeを挿入する。

◆ 遠位横止めスクリュー挿入

　ターゲッティングデバイスに従い，static holeにスクリューを横止めする。ほとんどが30〜35mm長である。

◆ 創閉鎖

　各層縫合して手術を終了する。

◆ 後療法

　原則的に術翌日より荷重を許可する。術後に生田分類subtype AやNからsubtype Pに転位すれば，慎重なX線経過観察が必要となる。

難治症例

　78歳，女性。大転子が一塊で折れている中野分類type Ⅱ 4 part粉砕骨折。

　中野分類type Ⅱで，逆斜骨折の成分がある。術前の3D-CTの詳細な検討で，内・外側と後方は粉砕しているが，近位骨片と遠位骨片は前内側で直接接触が可能であると判断した。

　牽引手術台で牽引するが，この近位骨片の嵌入ははずれず，外転牽引しても整復されなかった。Joystickによる直接的整復でも整復不能であり，観血的整復を行った。外側広筋を割って大腿骨前面に到達し，腸骨大腿靱帯を切離すると整復可能であった。術後の単純X線像と3D-CTで，近位骨片の前内側が骨幹部骨髄内から引き出されて前方骨性支持が獲得され，ロングネイルで内固定可能であった（**図22，28**）。

図28 粉砕骨折例

78歳，女性。

a：術前単純X線像。大転子が一塊で折れている4 part粉砕骨折。逆斜骨折の成分がある。
b：術前3D-CT。内・外側と後方は粉砕しているが，近位骨片と遠位骨片は前内側で直接接触が可能であると判断した。
c：術後の単純X線像と3D-CTで，近位骨片の前内側が骨幹部骨髄内から引き出されて前方骨性支持が獲得され，ロングネイルで内固定可能であった。

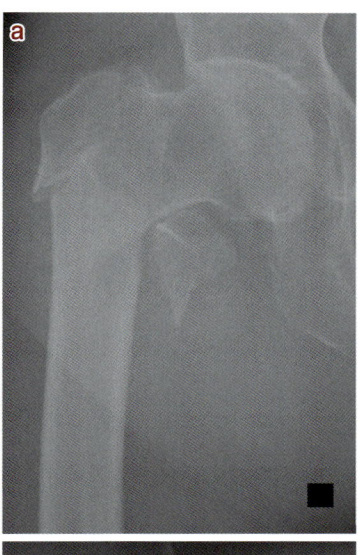

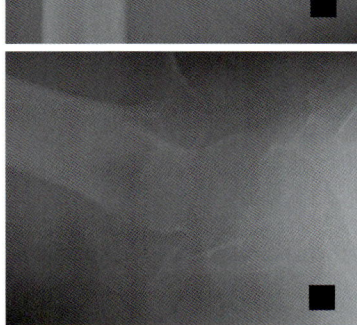

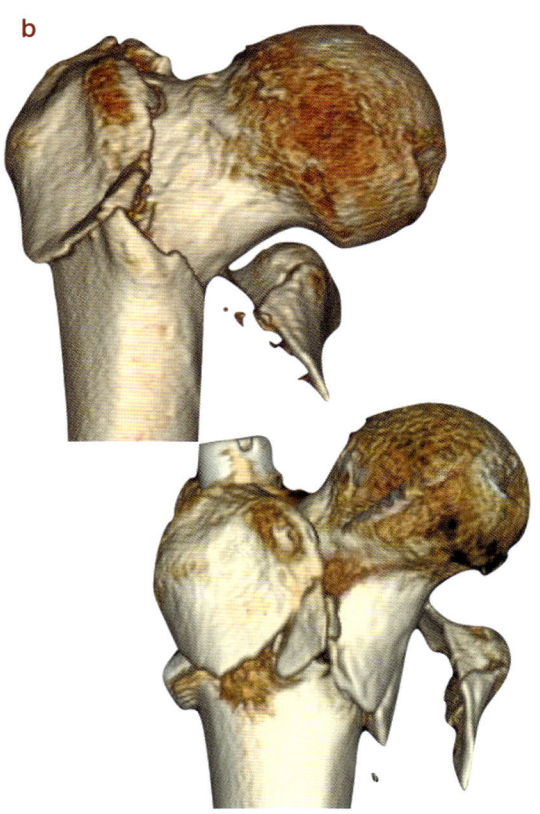

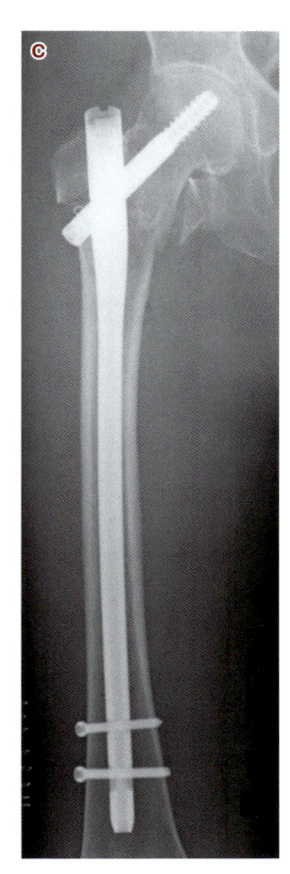

文献

1) 中野哲雄．高齢者大腿骨転子部骨折の理解と3D-CT分類の提案．MB Orthop 2006；19(5)：39-45．
2) 渡部邦久，ほか．大腿骨頚部外側骨折に対するCHS法migrationの検討．中四整外会誌 1993；5：339-45．
3) 生田拓也．大腿骨転子部骨折における骨折型分類について．骨折 2002；24：158-62．
4) 徳永真巳．不安定性大腿骨転子部骨折に対するshort femoral nailによるマネジメントー前方骨性支持の獲得をめざして．別冊整形外科 2012；61：26-36．
5) 徳永真巳，ほか．大腿骨転子部骨折において後外側支持欠損がlag screw slidingに与える影響．骨折 2013；35：98-102．
6) 徳永真巳，ほか．ガンマネイルにおける新しいターゲットデバイス(OneShot Guide)の開発．骨折 2000；22：93-6．
7) 徳永真巳，ほか．OneShot Guideを使用したガンマネイル手術におけるプレドリル法の有用性の検討．日整会誌 2005；79：S32．

骨盤・下肢

大腿骨転子部骨折（PFNA固定）

厚生連滑川病院院長　南里泰弘

髄内固定のメリット

❶一般にsliding hip screwタイプとshort femoral nailタイプとの治療成績に差はないとの報告が多い。
❷不安定型に対しては，short femoral nailタイプが有利である。
❸荷重に際しsliding hip screwタイプよりshort femoral nailタイプはラグスクリューのレバーアームが短いため曲げモーメントに強い。

使用する髄内固定器具

Japanese PFNA（DePuy Synthes社）（図1）

　PFNA（Proximal Femoral Nail Antirotation）はラグスクリューではなくブレード機構（図2a）となっており，ブレードを打ち込むことで海綿骨を圧縮し，骨の緻密化を図り固定力を向上させる。
　ブレード形状が骨への接触面積を拡大し，骨頭を面で支えることにより内反抵抗性を向上させるとともに，回旋防止機構にもなっている。またブレードシャフト部がレモン形状となっていることにより，ブレード自体も回旋防止機構となっている（図2b）。
　Japanese PFNAのネイルは5°外側に弯曲してあり，弯曲位置を従来のPFNAより高い位置にすることで，よりアジア人の大腿骨形状に合った形状となった。大腿骨への挿入位置は，ガンマネイルは大転子部頂部より若干内側が至適挿入部となるが，Japanese PFNAではより外側となり，挿入が容易となった（図3）。また，ネイル近位部の外側部を削ることで，より大腿骨形状に合ったネイルとなっている。ネイル遠位部の横止めスクリューは，①スタティックオブリークと，ネイルに垂直に横方向の②スタティックトランスバース，③ダイナミック用の3種類（図4）が選択可能であり，髄腔が広い患者でのネイルのswing防止機構も備えている。
　ブレードエンドは，従来型と比較して厚みを1.5mm薄くしてあり，外側皮質からの突出量を軽減することで，疼痛の軽減に寄与している。

図1 Japanese PFNA

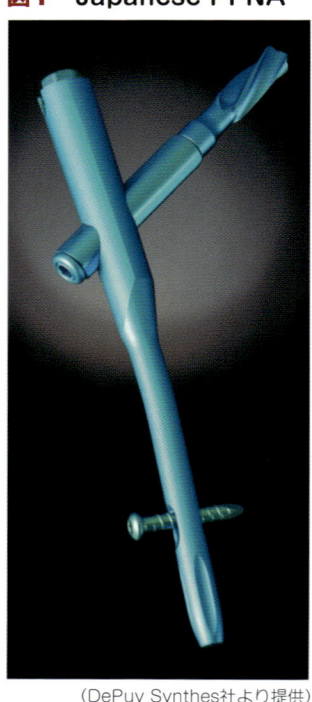

（DePuy Synthes社より提供）

図2　ブレード形状と機構
a：ブレードと骨模型におけるブレードによる骨圧縮
b：ブレードの断面像（レモン形状による回旋防止機構となっている）

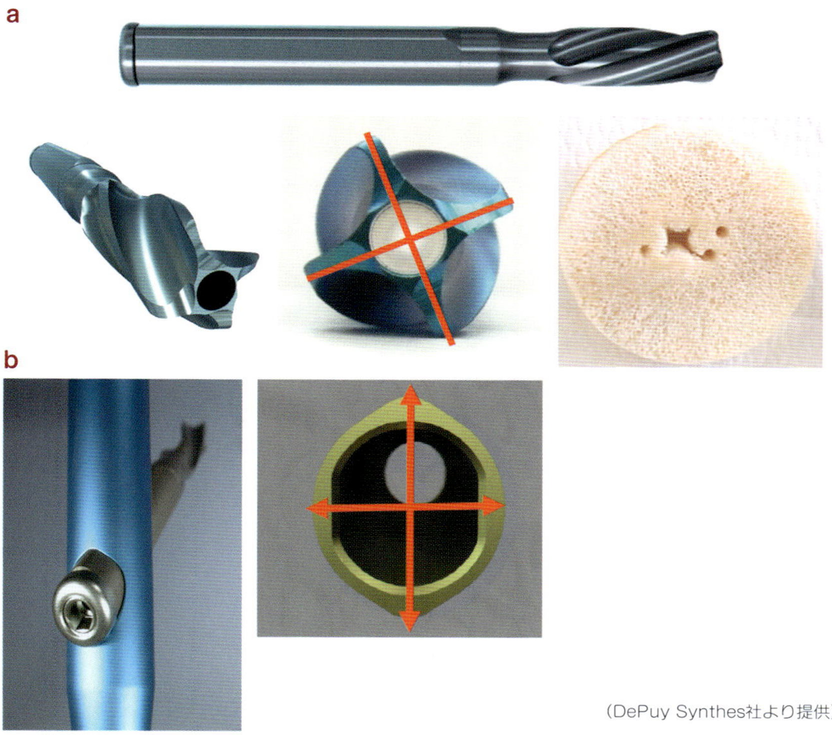

（DePuy Synthes社より提供）

骨盤・下肢　大腿骨転子部骨折（PFNA固定）

図3　Japanese PFNAとガンマネイルとのネイル挿入部

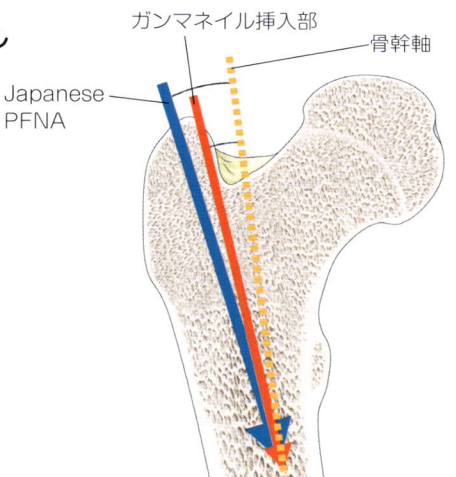

ガンマネイル挿入部
骨幹軸
Japanese PFNA

図4　Japanese PFNAのネイル横止めの形状
a：スタティックオブリーク
b：スタティックトランスバース
c：ダイナミック

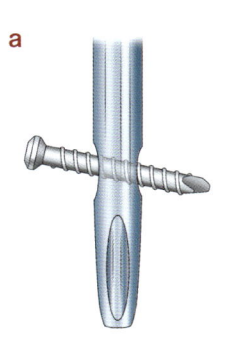

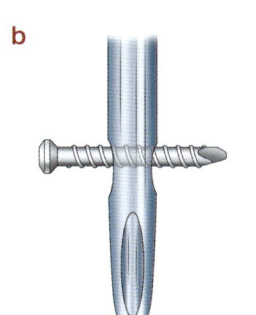

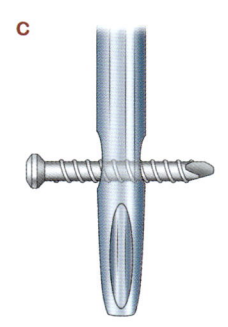

139

手術の基礎知識

◆ 大腿骨転子部骨折の分類

骨折の位置による分類として，一般にはAO/OTA分類[1]（**図5**）がよく使われる。

骨折の近位骨片の転位の方向による分類として，生田の分類[2]（**図6**）がある。X線像では，骨折線と主骨片の転位の方向を三次元的に考慮しなければならない。

主骨片同士の安定性を示すものに中野の3D-CTによる分類[3,4]（**図7**）がある。X線像だけでは評価が難しいときは，3D-CTにて骨折の安定性を評価しなければならない。

図5 AO/OTA分類

A1: A1.1, A1.2, A1.3
A2（手術適応）: A2.1, A2.2, A2.3
A3（手術適応）: A3.1, A3.2, A3.3

（文献1より）

図6 生田の分類（側面像での分類）
a：subtype A，**b**：subtype N，**c**：subtype P

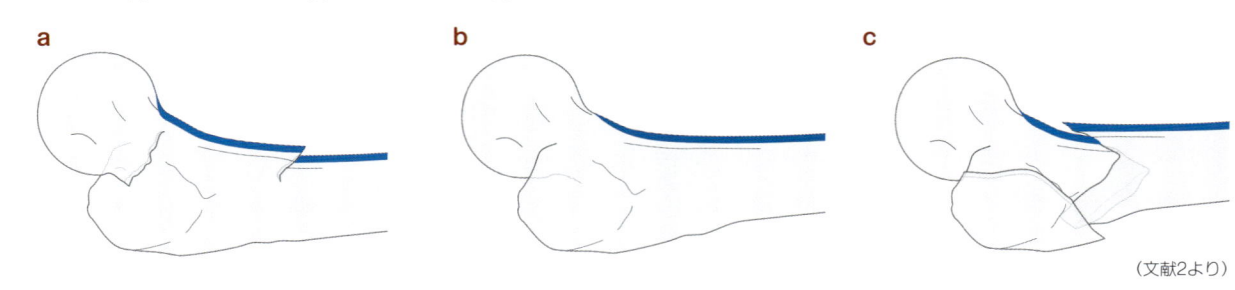

（文献2より）

図7 3D-CT分類（中野）
2006年発表，2011年改変。

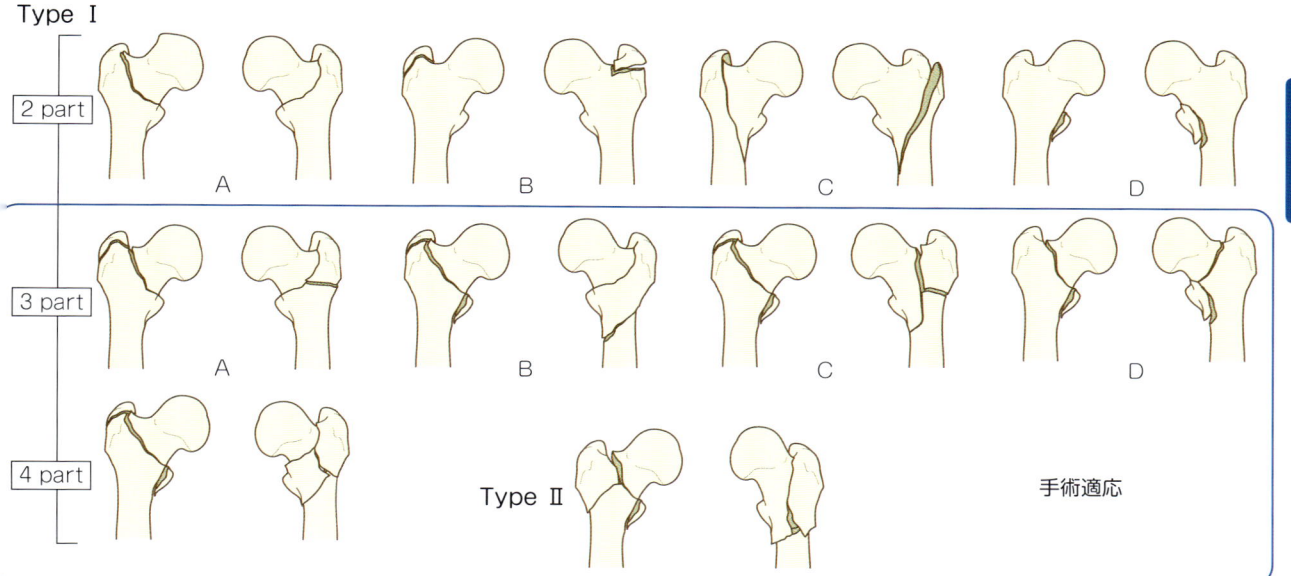

Type I
- 2 part：A　B　C　D
- 3 part：A　B　C　D
- 4 part

Type II

手術適応

（文献3，4より）

◆ 手術適応と時期について

　『大腿骨頚部/転子部骨折診療ガイドライン』では，非転位型骨折においても保存療法は変形治癒などの可能性が高く，全身状態が手術に耐えうる症例には行わないほうがよいとされている[5]。

　転位型骨折例では全例手術適応となるが，X線像上AO/OTA分類31-A2・A3の不安定型骨折がPFNA固定のよい適応である。31-A1では髄内釘挿入において骨折部を広げてしまい，結果的に近位骨片が内反位になることがあるため注意する。31-A2.3や31-A3においてはロングネイルが適応になることが多い。

　近年，大腿骨転子部粉砕骨折例や術後早期からリハビリテーションが行えないような大腿骨転子部骨折不安定型に対して，初回手術で人工大腿骨頭置換術を行う場合がある（図8）。

　術前の牽引はルーチンに行うことは推奨されていない。早期手術には牽引は有効ではないとされている。

　適切な手術時期はできるだけ早期がよい。わが国では受傷後3〜5日が多いが，欧米では受傷当日か1〜2日で手術されることが多い。

◆ 整復法のポイント

　受傷後，骨頭は内反・後捻する例が多く，それを改善しなければならない。基本は牽引手術台において仰臥位にて，下肢牽引を行い間接的に整復する。整復不良例では，骨頭内へのブレード挿入が至適位置とならず，カットアウトすることがある。イメージ側面像にて頚部と骨幹部軸との関係に注意し，true lateral像にてブレードが頚部軸方向と平行で，骨頭の中心に位置しているかチェックする。

図8　大腿骨転子部骨折における初回手術での人工大腿骨頭置換術例
a：術前X線正・側面像
b：術前3D-CT像
c：術後X線正面像

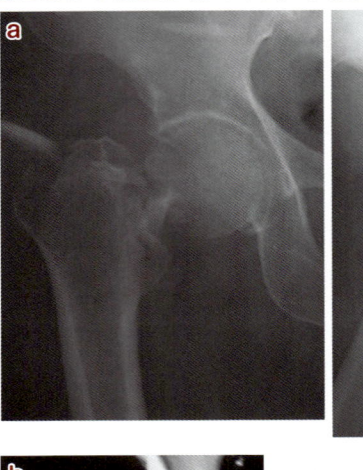

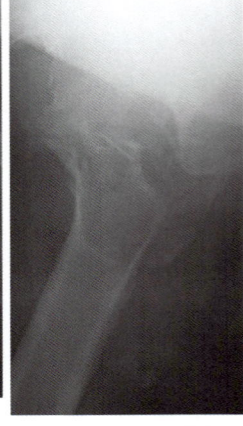

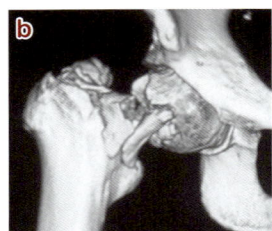

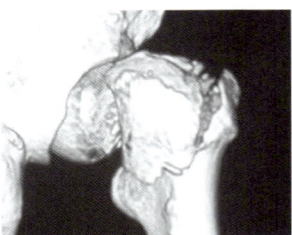

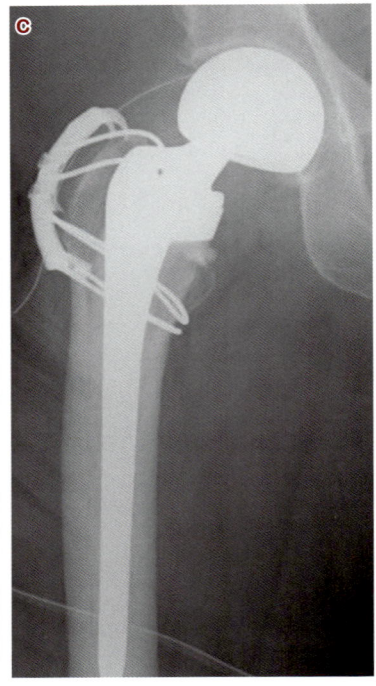

（岡山大学　野田知之先生より提供）

　整復不良例では小転子部を小切開にて展開し，骨折部からエレバトリウムを挿入してKapandji変法にて整復を行い，近位骨片の跳ね上がりを打ち込み棒などでおさえ込む方法（後述図11）や，ブレード挿入部からスパチュラなどを用いておさえ込む方法が行われている。場合によっては整復阻害因子である腸骨大腿靱帯の小転子近傍部分を切離しなければならない症例もある。

　整復においては，側面像にて近位骨片が遠位骨片に対して髄外とするオーバーリダクションのほうが，telescope量が少ないと報告されている。

Meister Check

◆骨折部の整復◆

　骨折部の整復が本術式のカギとなる。下肢牽引手術台にて下肢牽引を行い，イメージにて正面像と側面像をチェックする。その際に頸部軸方向をチェックするtrue lateral像が重要である。側面像にて整復位が得られていなければ，小転子部内側に小切開を行い，Kapandji変法にて整復を行うか，腸骨大腿靱帯の小転子近傍付着部を切離しなければならない。

髄内固定手技

◆ 麻酔と体位

腰椎麻酔か硬膜外麻酔，抗凝固薬内服中であれば全身麻酔で行う。

牽引手術台に仰臥位とし，股関節はほぼ中間位で下肢牽引を施行し，骨折部の嵌入をはずして下肢を軽度内旋位にすることで整復されるものが多い。下肢のアライメントをチェックするのに，膝蓋骨がほぼ真上にくるように内・外旋を調整し，過度の内旋にならないように注意する。整復後は骨折部が接触するように牽引を徐々に緩める。Cアームは健側から挿入して正・側面が観察できるようにし，特に側面像にて骨頭が十分に観察できるようにする。側面像では大腿骨骨幹軸の側面と頚部のtrue lateral像が観察できるように設置する(図9)。

大柄な患者，腫脹の強い患者に牽引手術台を使用する場合，会陰部の支柱が太すぎて遠位骨片が外側に偏位し，骨折部が開大するときがある。その場合は支柱の芯のみを使うか，archer position[6]も1つの方法と考える。

◆ 整復

整復が不良のままで髄内釘を挿入しても，ブレードを骨頭の至適位置に挿入することはできない。髄内釘を挿入して整復するのではなく，整復位にあるものを髄内釘で固定することである。小切開にてエレバトリウムなどを利用して骨折部を十分に整復することが重要であり，その際に側面像にて近位骨片が遠位骨片の髄外となるように，オーバーリダクションしたほうがtelescope量は少ない(図10)。

側面像にて近位骨片が大きく前方に転位している場合，松葉杖を使うことで整復されることもある(図11)。

図9 術中の体位とドレーピング
Cアームは健側から挿入し，正面と側面が観察できるようにする。

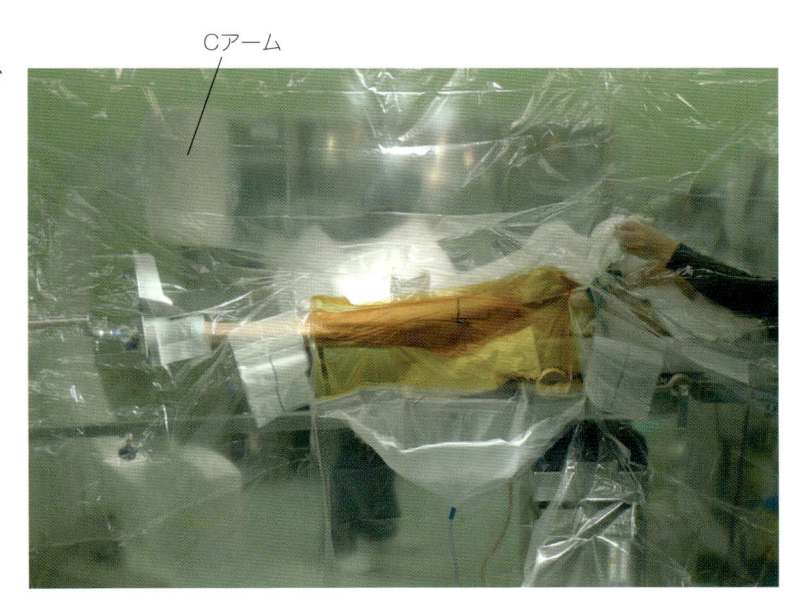

図10 症例①
a：牽引手術台でのイメージ正・側面像
b：整復操作

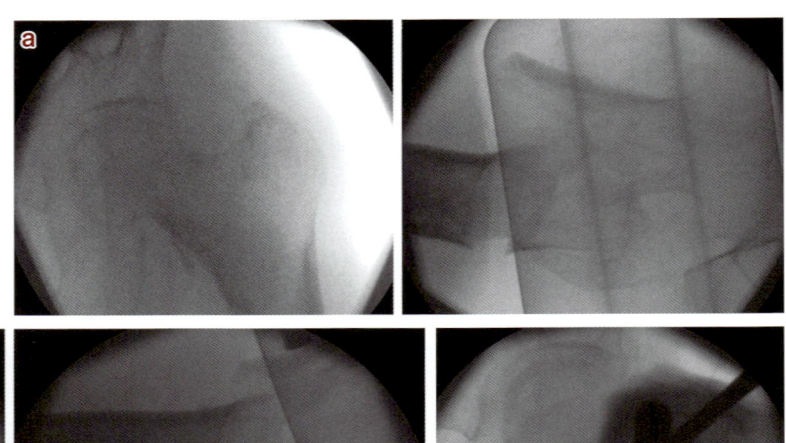

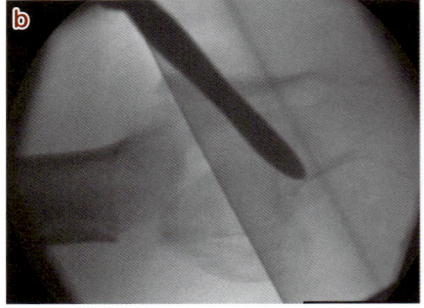

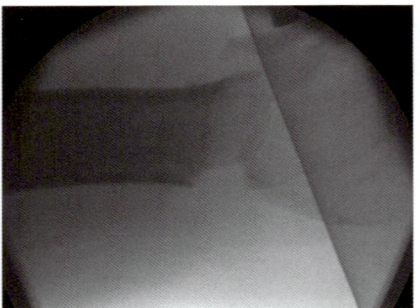

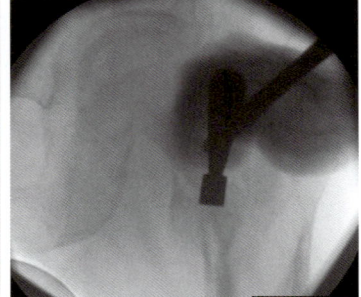

図11 松葉杖を使った整復操作
a：X線正面像
b：牽引手術台でのイメージ正・側面像
c：松葉杖を利用した整復操作
d：整復操作後の側面イメージ像

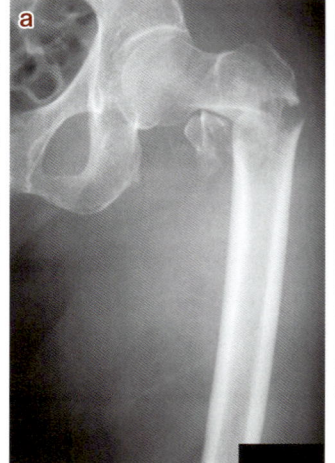

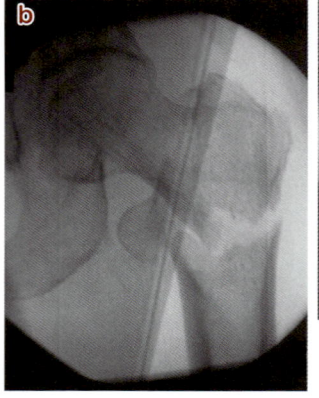

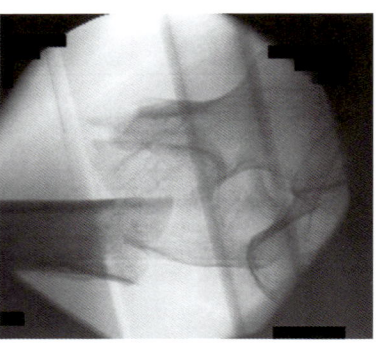

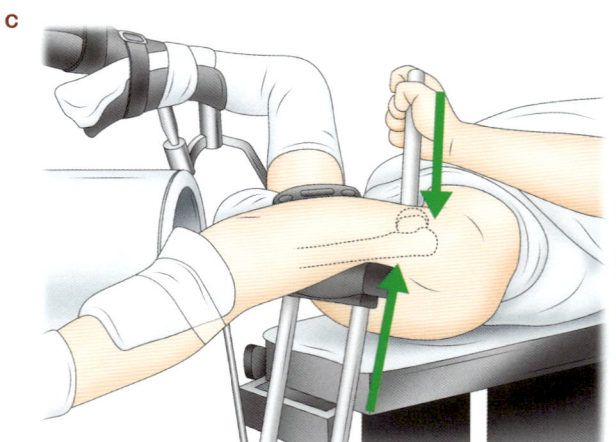

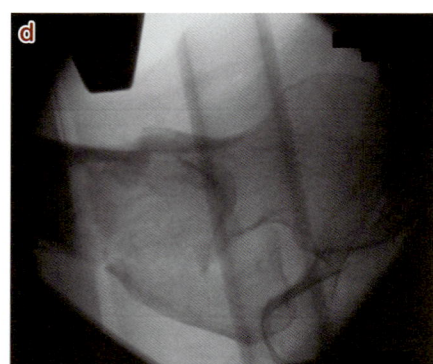

144

◆ 展開

　大腿骨軸の延長上に，大腿骨転子部頂部より若干近位に，約5cmの皮切を加え，筋膜を皮切に沿って切開し，一部筋鉤にて筋肉を線維方向に裂いて大転子部に達する。プロテクションスリーブを挿入し，大腿骨頂部より若干外側位置とする。

◆ 髄内釘の挿入

ガイドワイヤーの刺入

　髄内釘の挿入位置は**図3**のように，ガンマネイルと比較して大転子部頂部よりやや外側部で前方1/3の位置である。ガイドワイヤー刺入時に大転子部頂部より内側に滑り込み，外側大腿回旋動脈枝を傷付けないようにする（**図12a**）。ガイドワイヤーを刺入した時点で，イメージにて正・側面2方向の大腿骨骨幹部軸へのアライメントが一致していることを確認する。慣れると中空オウルを使用してガイドワイヤーの刺入も可能である。

　ガイドワイヤーの刺入位置が不良の場合，プロテクテクションスリーブ越しにドリルスリーブを使用することで，最初のガイドワイヤーを刺入したままで微調整が可能である（**図12b**）。

　若年者や髄腔が狭い患者では，髄内釘を転子部後方から挿入しなければならないときがある。このときは，頚部軸との差が生じ，ブレードを骨頭の至適位置に挿入することは困難となる（**図13**）。

Meister Check

◆ガイドワイヤー刺入の注意点◆

　ガイドワイヤーの刺入に際し，大腿骨の髄腔から後面に抜けることが多いので，その方向に注意する。

図12　ガイドワイヤーの刺入（図10と同一症例）
a：ガイドワイヤーの刺入
b：ガイドワイヤーの刺入変更ができるドリルスリーブ

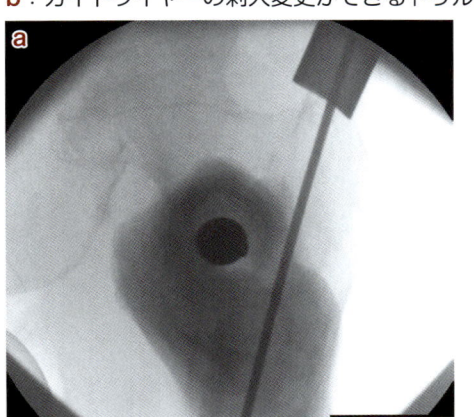

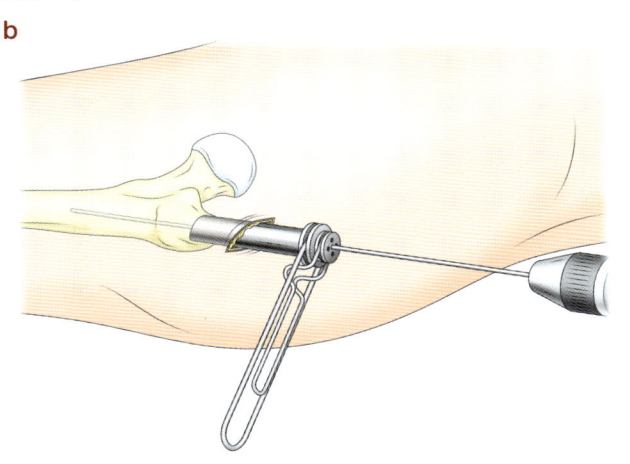

図13　髄内釘の至適挿入点について

a：髄腔が広いと髄内釘の至適挿入点は大転子部中央部かやや前方部であり，頚部（赤線）の中央をブレードが通過する（黄線）。

b：髄腔が狭いと髄内釘の至適挿入点は大転子部後方部となる。しかし，この位置では頚部（赤線）とラグスクリューの軸（黄線）がmiss matchを起こしている。ブレード挿入時に頚部後面を損傷する場合がある。

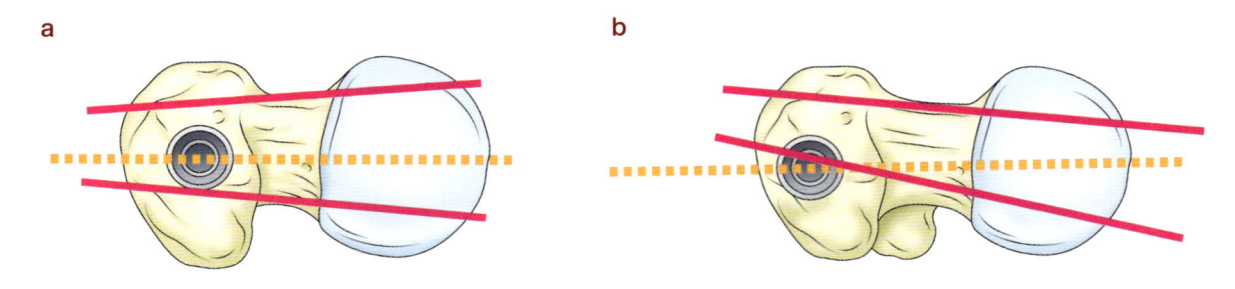

フレキシブルスターターリーマーによる開窓（図14a）

　髄内釘挿入点がより内側になった場合，リーミングの際に外側部を削ってしまうことがある。そのような場合は，クラウンリーマーを使用することで内側部の皮質が硬い骨でも，外側にずれることなく切削が可能である。リーミングの際にガイドワイヤーを髄腔内へ押し込まないように十分注意する。リーマーはフレキシブルシャフトなため，腸骨を避けて開窓が可能である（図14b）。

髄内釘の挿入（図15）

　髄内釘挿入時は，介助者に大腿部を少し内転するように内側へおさえてもらい挿入する。その際，髄内釘を捻るようにして挿入すると楽である。手技書にはドライビングヘッドを装着して，ハンマーにて打ち込みも可能との記述もあるが，推奨しない。エイミングアームにプロテクションスリーブを取り付け，ブレード用ガイドワイヤーの中心が骨頭中心にくるように髄内釘の挿入深度を調整する。

Meister Check

◆髄内釘挿入時の注意点◆

　髄内釘挿入時，助手に患者の大腿部全体を内側におさえ込むようにさせることで，ハンマーを使用せずに挿入可能である。挿入後は髄内釘の先端が大腿骨髄腔の中心にくるように注意する。

図14 開窓（図10と同一症例）
a：クラウンリーマーを使っての開窓
b：クラウンリーマーとフレキシブルスターターリーマー

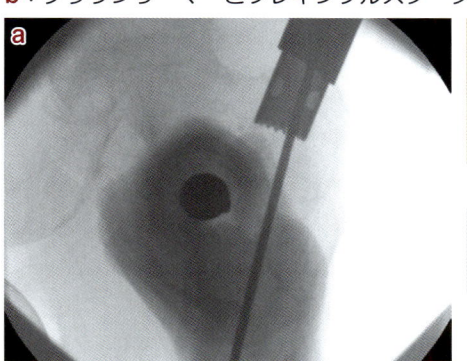

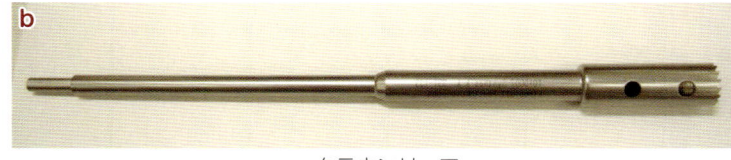

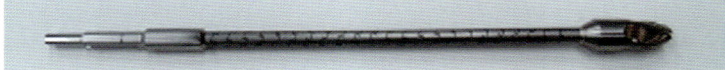

クラウンリーマー

フレキシブルスターターリーマー

図15 髄内釘の挿入（図10と同一症例）

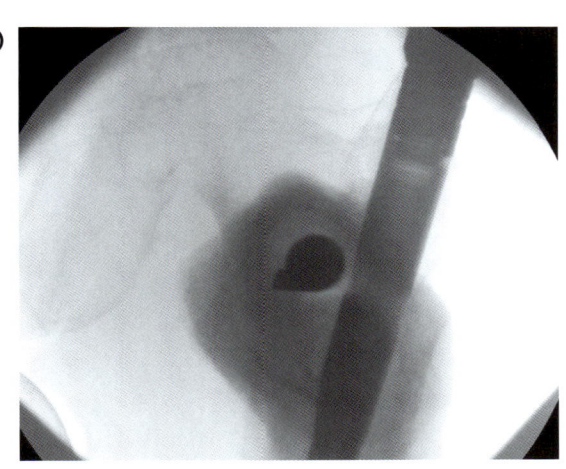

◆ 髄内固定

ガイドワイヤーの刺入

　インサーションハンドルにエイミングアームを取り付け，プロテクションスリーブにバットレスコンプレッションナットを装着する。ここでlateral sideのマークが手前側に向くようにし，バットレスコンプレッションナットを棒状の黒帯マークまで進めておく。ここでブレード挿入用プロテクションスリーブの下端の爪が骨皮質にしっかりと噛んでいることを，イメージ正面像にて確認する（**図16a**）。

　ブレードのスリーブ越しにガイドワイヤーを刺入する。これによりブレードの骨頭への至適位置が決定されるため，慎重を要する。いずれの髄内釘にも共通していえることだが，骨頭へのガイドワイヤーの至適刺入位置は，イメージにて正・側面像にても骨頭中心であり，特に頸部軸に関してはtrue lateral像（これは側面像にて髄内釘とガイドワイヤーが重なってみえるようイメージを調整する）で，頸部軸方向に平行に刺入されていなければならない。ガイドワイヤーはイメージ正面像にて骨頭下10mmまで刺入となっているが，日本人の場合，骨頭下7～8mmまでの刺入がよいように思われる。

その後ブレード長の計測を行う(**図16b**)．頚基部骨折や頚部骨折に近い場合，骨頭の回旋が心配ならばオプションにて回旋防止ワイヤーも打つことが可能である(**図16c**)．

図16　エイミングアームとプロテクションスリーブ
a，b：エイミングアームの取り付けと骨頭へのガイドワイヤー刺入
c：骨頭回旋防止ワイヤー

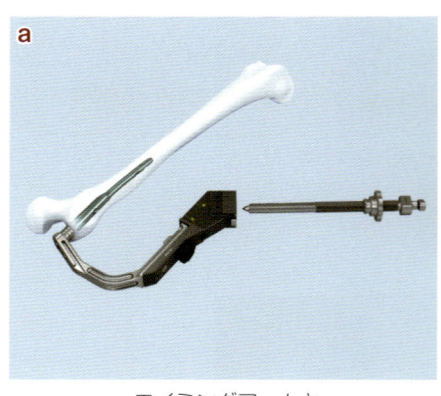

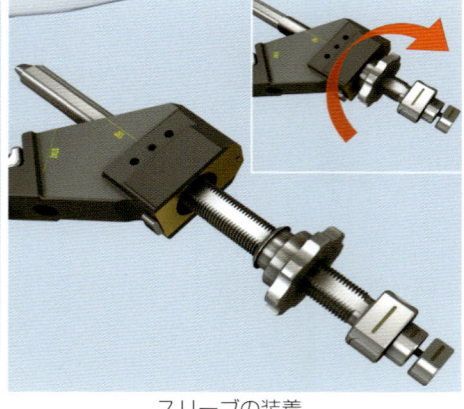

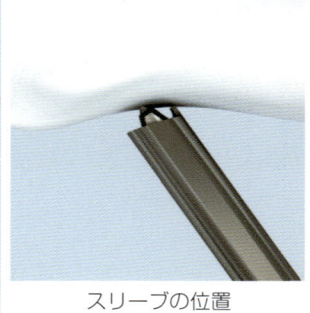

エイミングアームと
プロテクションスリーブ

スリーブの装着

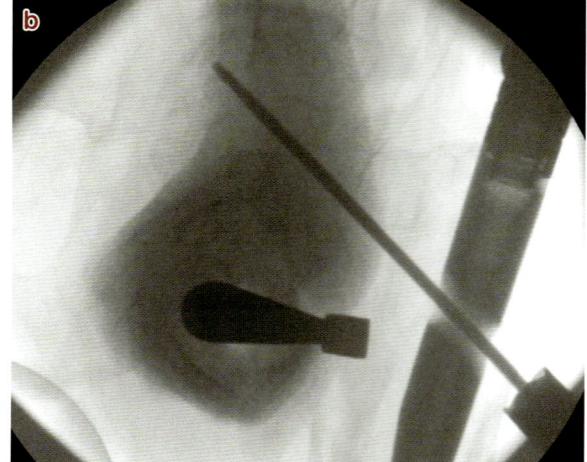

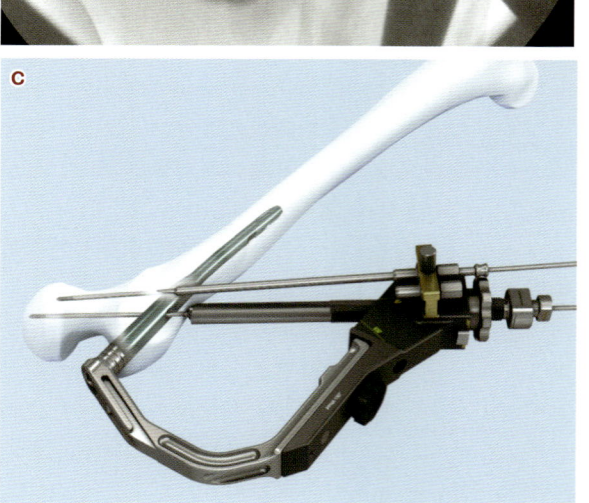

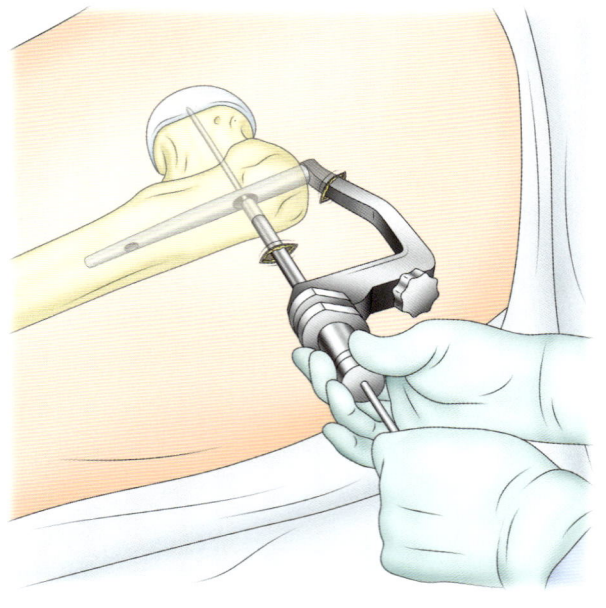

スリーブの位置

(DePuy Synthes社より提供)

外側皮質骨の開窓

ガイドワイヤーに沿って11mm径のドリルにて，ストッパー部まで外側皮質骨を開窓する。

ブレードの挿入

ブレードがガンマネイル型と大きく異なっている部分である。ブレードはスクリューとは異なり，ブレードを打ち込むことで粗鬆骨の海綿骨を圧迫し，緊密にしながらブレードの面で支える構造となっており，骨頭回旋や粗鬆骨に対して優れている。

まず，インサーターをブレードに挿入し，反時計回りに回転して装着する。このとき，ブレードがシャフト部分と一体化せずに自由に回転可能であることをチェックしておく。プロテクションスリーブのストッパーにインサーターのハンドルが接触するまでブレードを挿入する。骨頭下軟骨5mmまでの挿入が理想であるが，骨頭穿破するとスクリューと異なり固定性を著しく損なうため，十分に注意して挿入する（図17）。

挿入後はシャフト部分とブレードとの隙間がなくなるまで時計回りにインサーターを回転し，ブレードをロックしなければならない。イメージ正面像にてブレードに隙間がないことを確認する。

図17　ブレードとインサーター

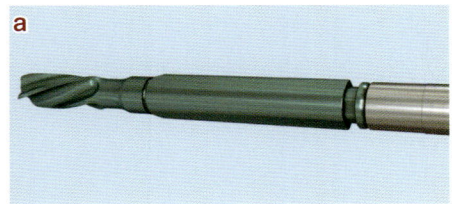

a：ブレードとインサーターの組み立て
b：ブレードの挿入
c：ロックがまだかかっていない。ブレードとシャフトの間があいている。
d，e：ブレードの髄腔内嵌入例のX線像
d：術直後
e：術後2週

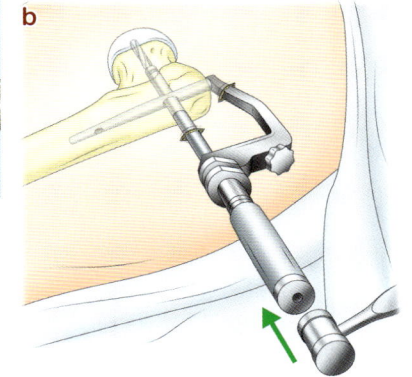

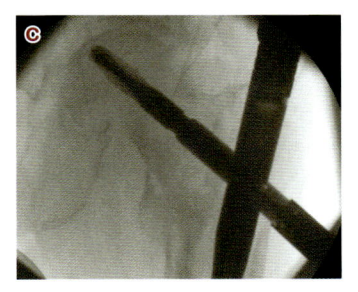

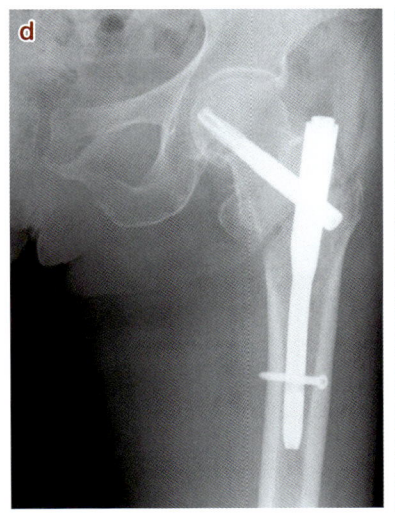

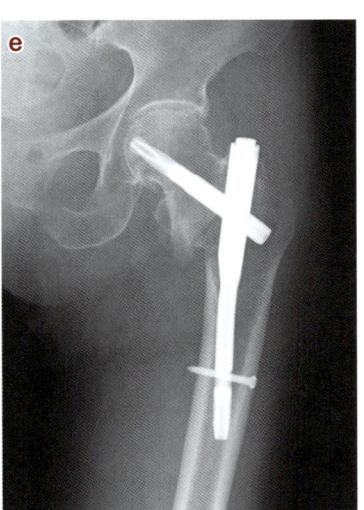

> **Meister Check**
>
> ◆ブレードの選択◆
> ブレードの長さには十分注意を払う．測定長と同等の長さのブレードを選んだ場合，ブレード挿入時に叩き込むことで骨折部が離開し，結果的にブレードの長さが短いものとなり，大腿骨髄腔内に嵌入してしまうことがある（**図17d, e**）。

遠位横止めスクリューの挿入とエンドキャップの挿入（図18）

冒頭で述べたようにJapanese PFNAでは，①スタティックオブリーク，②スタティックトランスバース，③ダイナミック，の3種類のロッキングスクリュー固定が可能であるが，スタティックトランスバースを推奨する．髄腔が広い場合，スタティックオブリークでは髄内釘がswingすることがある．ダイナミックロッキングは基本的には使用していない．スタティックトランスバースの場合，エイミングアームを取り換えなければならない煩雑さはある．最後にエンドキャップを挿入する．

図18 遠位横止めスクリュー固定とエンドキャップ挿入

a：スタティックトランスバースロッキングスクリューの挿入
b：エンドキャップの挿入
c：症例①（図10と同一症例）の術中最終X線正・側面像

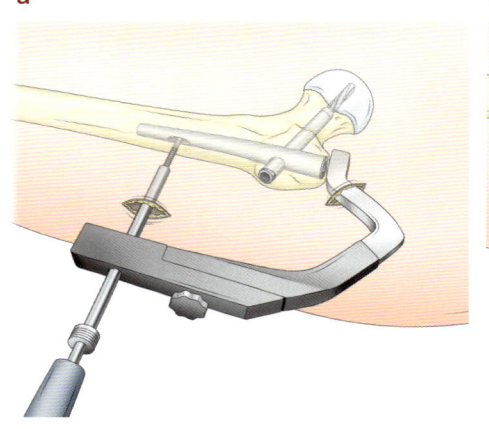

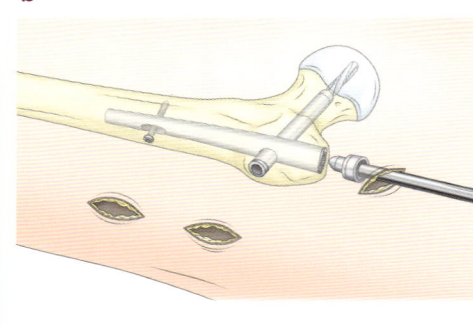

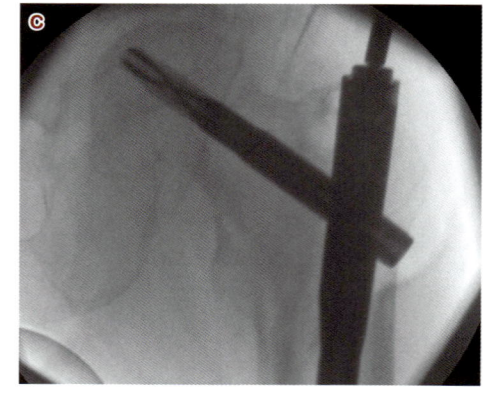

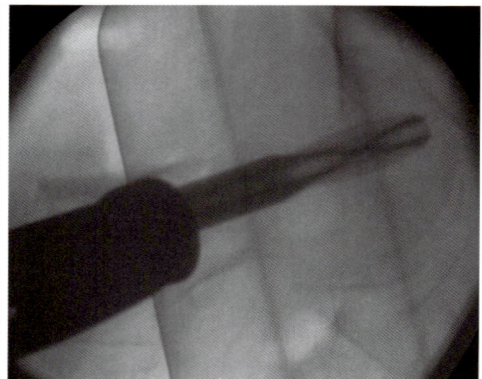

🔷 創閉鎖（図19）

　髄内釘挿入部，ブレード挿入部，横止めスクリュー挿入部の創内を十分に洗浄した後，髄内釘挿入部に閉鎖性ドレーンを挿入して，筋膜・皮下・皮膚縫合を行う．ただし，近年はドレーン挿入なしで創閉鎖することもある．

　術後はX線像にて整復位と髄内釘およびブレードの位置を確認する．術後は定期的にX線像にて骨癒合およびブレードのtelescopeの状態などを観察する．感染など不具合がない限り，骨癒合後もインプラントの抜去は行わない．

🔷 後療法

　術翌日よりベッド上にて，患肢の挙上訓練，足関節底・背屈訓練などを行い，血栓性静脈炎を防止する．閉鎖性ドレーンは術後1〜2日で抜去する．ドレーン挿入時は抜去後，端座位とし，起立訓練，歩行訓練を行う．

|||||||||||||||||||||||||||||||||||||||||||| Meister Check ||||||||||||||||||||||||||||||||||||||||||||

◆高齢者のインプラント選択◆

　高齢者には部分荷重訓練は困難であり，歩行器などを使用しても全荷重歩行が可能な固定性のあるインプラント選択が重要である．Japanese PFNAは，その点でも早期荷重に十分耐えられるインプラントと考える．

図19　創閉鎖
十分に創洗浄して創閉鎖を行う．

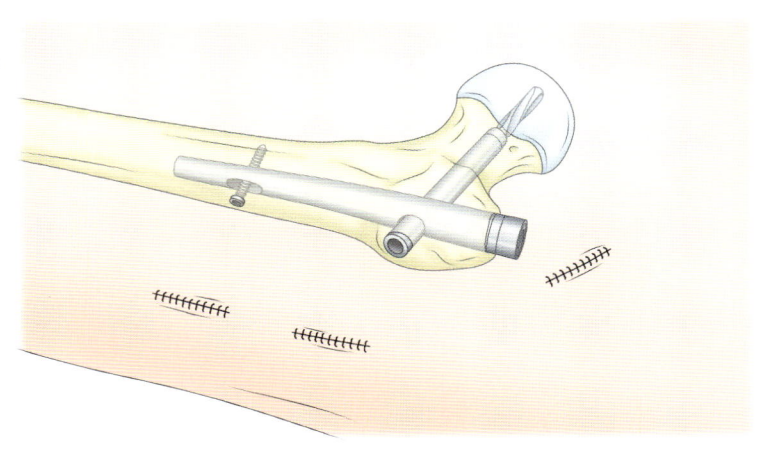

難治症例

　64歳，男性。右大腿骨転子部粉砕骨折に対してのJapanese PFNA使用例。大腿骨転子間骨折と転子部骨折を認める転子部粉砕骨折例（AO/OTA分類31-A3.3）である（**図20a**）。生田の分類でsubtype P，3D-CTによる中野の分類ではType Ⅱである（**図20b, c**）。

　手術は下肢牽引手術台にて閉鎖性に整復し，Japanese PFNAを用いて内固定した（**図20d**）。術後3カ月に大腿骨頚部の一部短縮を起こして癒合した（**図20e**）。

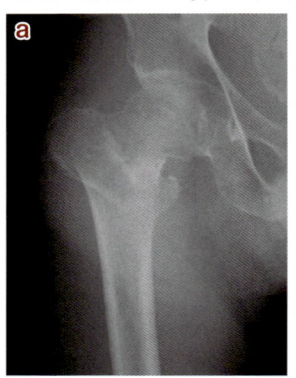

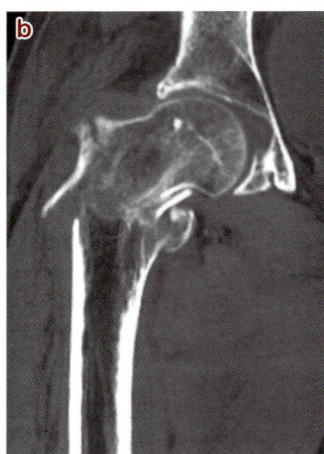

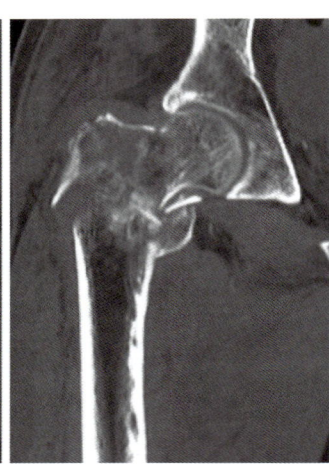

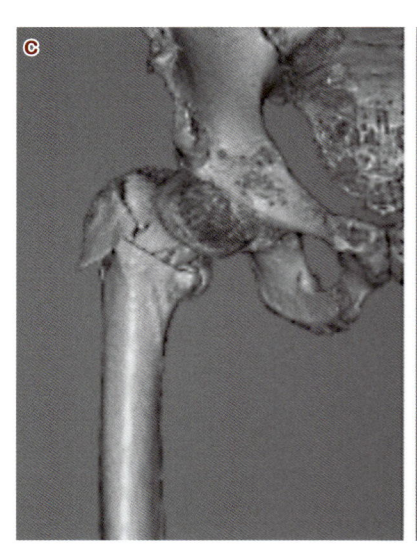

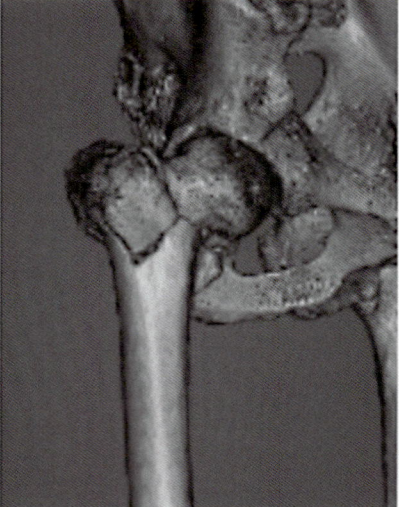

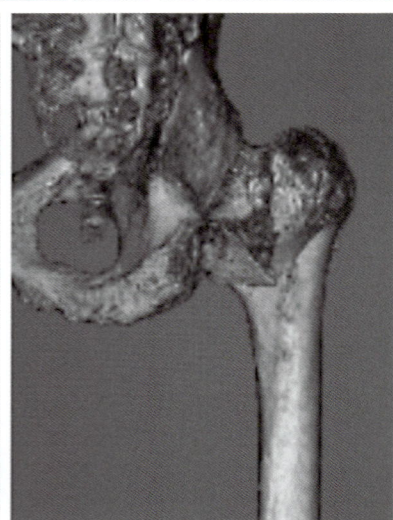

図20　難治症例
64歳，男性。右大腿骨転子部粉砕骨折。
AO/OTA分類31-A3.3，生田の分類 subtype P，中野の3D-CT分類Type Ⅱ。

a：術前X線正面像
b：術前CT
c：術前3D-CT

図20 難治症例（つづき）

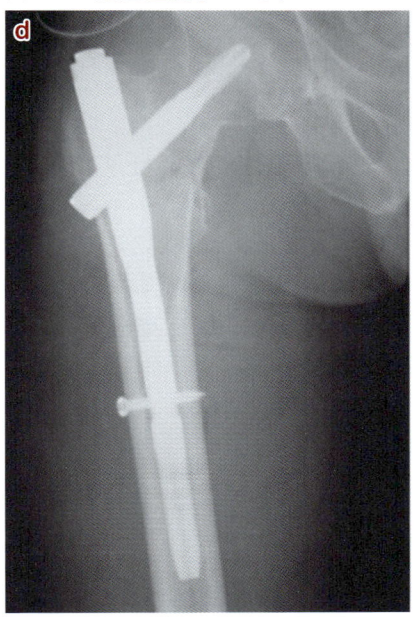

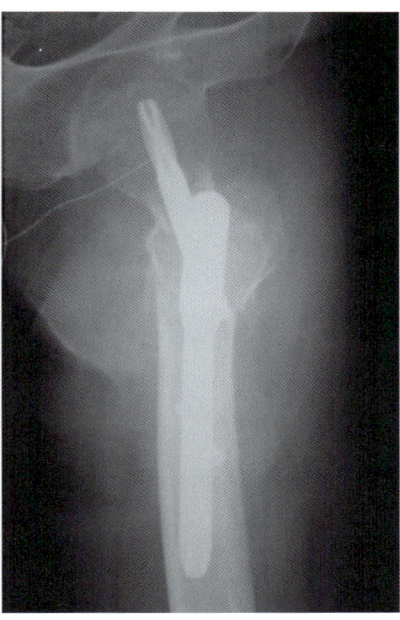

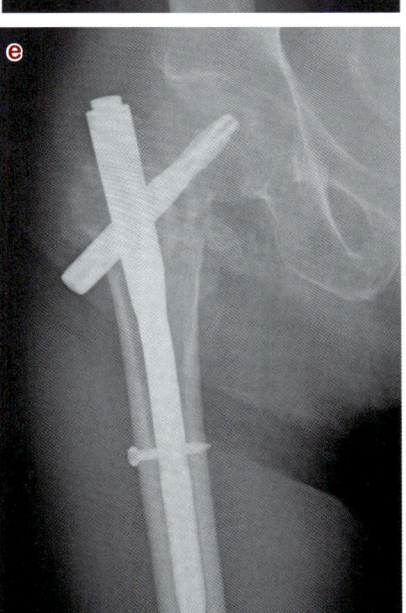

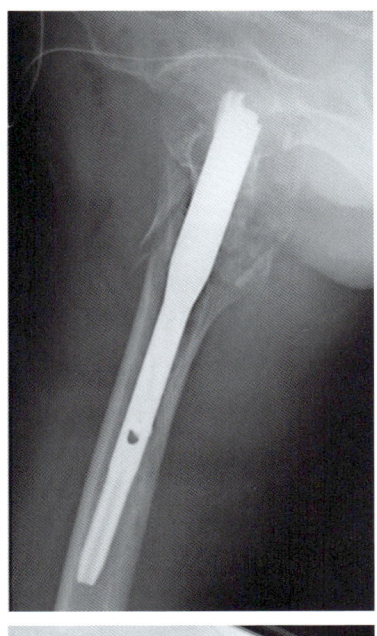

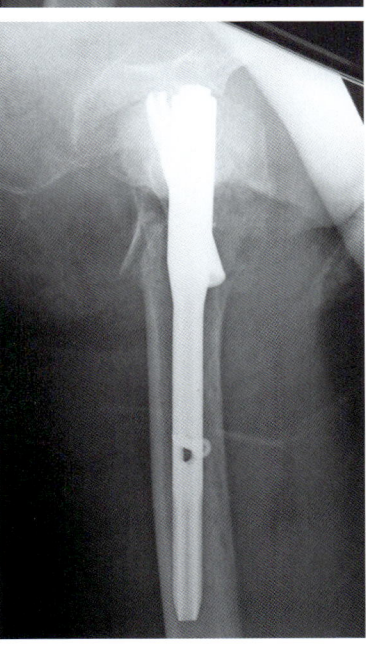

d：術直後X線正・側面・true lateral像
e：術後3カ月X線正・側面像。大腿骨頸部の一部短縮を起して癒合した。

文献

1) Marsh JL, et al. Fracture and dislocation classification compendium-2007：Orthopaedic Trauma Association classification, database and outcomes committee. J Orthop Trauma 2007；21(10 Suppl)：S1-133.
2) 生田拓也．大腿骨転子部骨折における骨折型分類について．骨折 2002；24：158-62.
3) 中野哲雄．高齢者大腿骨転子部骨折の理解と3D-CT分類の提案．MB Orthop 2006；19(5)：39-45.
4) 中野哲雄．大腿骨転子部骨折．骨折・脱臼．改訂3版．冨士川恭輔，鳥巣岳彦編．東京：南山堂；2012. p857-66.
5) 日本整形外科学会/日本骨折治療学会監．日本整形外科学会診療ガイドライン委員会，大腿骨頸部/転子部骨折診療ガイドライン策定委員会編．外科的治療・保存的治療の適応．大腿骨頸部/転子部骨折診療ガイドライン．改訂第2版．東京：南江堂；2011. p130.
6) 山内大輔，ほか．ガンマネイル法における改良肢位（Archer Position）の有用性についての検討．骨折 1997；19：137-41.

骨盤・下肢

大腿骨骨幹部骨折(順行性髄内釘固定)

帝京大学医学部整形外科学教授　**渡部欣忍**

髄内固定のメリット

1. 手術による軟部組織の侵襲が小さい。
2. 閉鎖性髄内釘では，局所を展開しないので，骨癒合にとって有利である。
3. 固定力が強く，骨折型によっては早期荷重が可能である。
4. 単純骨折では，髄内釘を挿入することで，前額面と矢状面のアライメントが整復されやすい。

使用する髄内固定器具

T2 Femoral Nailing System(Stryker社)
Natural Nail® System(Zimmer Biomet社)

　骨幹部中央のisthmus(峡部)に近い部分の骨折なら，現在市販されているどの機種を使用しても大きな差はないと考える。問題は，骨折線がisthmusより近位あるいは遠位を含むようなタイプの骨折である。大腿骨遠位部は骨の形状が横に広がっているため，髄内釘そのものによる遠位骨片の固定力は大きくない。従って，横止めスクリューの数と方向が重要になってくる。具体的には，遠位骨片内に3本以上のスクリューを空間的ねじれの位置に配置できる機種が望ましい。

　転子窩(trochanteric fossa=梨状筋窩[piriformis fossa])から挿入するタイプでは，T2 Femoral Nailing System(図1)を，大転子先端から挿入するタイプではNatural Nail® Systemがよい。T2 Femoral Nailing Systemは，最大で近位4本，遠位4本のスクリューが設置できる。さらにコンプレッションスクリューを用いることで，主骨片間に圧迫がかけられるという利点もある。また，エンドキャップで最近位の横止めスクリューもロックでき，スクリューの弛みが生じにくい。同システムで，転子窩から挿入するタイプも市販されているが，遠位スクリュー固定が平行配置2本なので，現在の形状では推奨しない。Natural Nail® Systemは，近位スクリュー固定オプションが豊富であることも利点であろう。

図1 T2 Femoral Nailing System

横止めスクリューは最大で4本挿入可能。
エンドキャップ
コンプレッションスクリュー
正面　側面
横止めスクリューは最大で4本挿入可能。

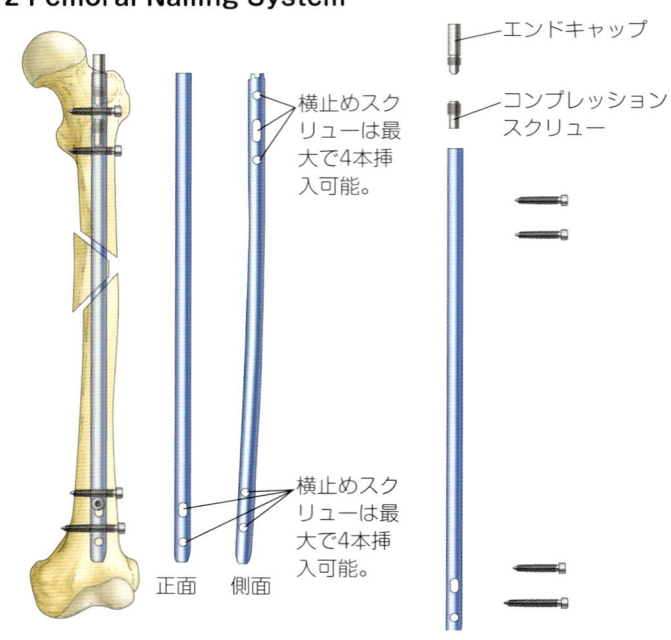

手術の基礎知識

◆ 髄内固定治療の適応

　大腿骨骨幹部骨折の治療法として，髄内釘固定(intramedullary nail)法はgold standerdである．ほとんどの骨幹部骨折に適応できる．

　髄腔が狭すぎたり，既存インプラントのために髄内釘挿入が不可能なものや，骨端線が残っているものは適応外である．日本人やアジア人は体格的に欧米人より小さく，大腿骨髄内釘での使用サイズは9〜11mm径が圧倒的に多い[1]．最近では髄腔が著しく狭い若年者もいる．そのため，最小サイズの大腿骨髄内釘すら使用できない患者がいるので注意が必要である．インプラント(人工関節や骨折固定材料)が同側大腿骨にある場合には，髄内釘を使用できないことも多い．

　また，同側の大腿骨頚部骨折合併例では，典型的な骨幹部骨折でも髄内釘を使用しないほうがよい場合もある．大腿骨骨幹部骨折に同側大腿骨頚部骨折を合併するのは，1〜9％といわれており意外に高率である[2]．大腿骨頚部骨折の見逃しも30〜57％と要注意である．少しでも大腿骨頚部骨折を疑う場合には，股関節のCT検査を追加すべきである．

◆ 術前準備

術前評価

　術前のX線像で，骨折の位置と骨折型および合併損傷を評価して，髄内釘が使用できるかどうかをまず判断する．大腿骨骨幹部骨折のほとんどの例で順行性髄内釘は適応できるが，前述のように適応できない例や他の治療法を考慮すべき例がある．

　髄内釘の適応を判断するため，メジャー入りの両側大腿骨全長2方向X線像撮影を行う．合併損傷評価のために股関節と膝関節の正・側2方向X線像撮影も行う．腹部外傷チェックのためにCT撮影を行う場合には，股関節を含めて撮影し，寛骨臼や大腿骨頚部骨折の評価に使用する．髄腔径を予測し，髄内釘が使用可能と判断できれば，健側大腿骨のX線像をテンプレートとして，使用する機種，径と長さを決め，横止めスクリューの位置を含めて作図する．

体位と手術台

　日本では，仰臥位でtraction tableを使用して髄内釘固定が行われることが多いが，他の方法もある．

　体位としては仰臥位と側臥位，手術台としてはtraction tableかtotally radiolucent table(**図2**)のいずれかを使用する．

　側臥位でtraction tableを用いると，髄内釘のエントリーポイントへのアプローチが容易で，整復操作も簡単なのだが，手術体位をとるのが煩雑なこと，呼吸管理がしにくいこと，回旋変形の評価が難しいことから，最近ではほとんど使用されることがなくなった．

　日本では，仰臥位でtraction tableを使用するのが一般的であるが，骨折部での短縮

を矯正するために牽引をかけ過ぎると，筋緊張のために整復操作が困難になることがある。仰臥位でtraction tableを使用しない方法は，欧米ではよく行われている。この場合，患側の殿部に枕を入れて下肢を内旋し（大転子より近位で骨盤から腰部の辺り），健側を下にした半側臥位気味にする。体幹は少し「くの字」型に曲げ，患側上肢は肘を曲げて吊り下げておくか，胸部の上に置くようにする（**図3**）。

これによりエントリーポイントへのアプローチが容易となり，股関節の軽度内転位がとりやすくなるので，ガイドワイヤーや髄内釘の挿入が可能になる。患側の殿部から近位部に髄内釘挿入のための操作をしやすいようにスペースを作るためである。ガイドワイヤーの刺入，リーミング，髄内釘挿入の操作で不潔にならないように，このスペースの端には清潔シーツでスクリーンを作っておく。また，術中にイメージを頻繁に使用するので，手術台としてはtotally radiolucent tableが望ましい。

図2 Totally radiolucent table
手術台のトップがカーボンでできており，術中の透視で金属が干渉して骨が見づらくなることがない。

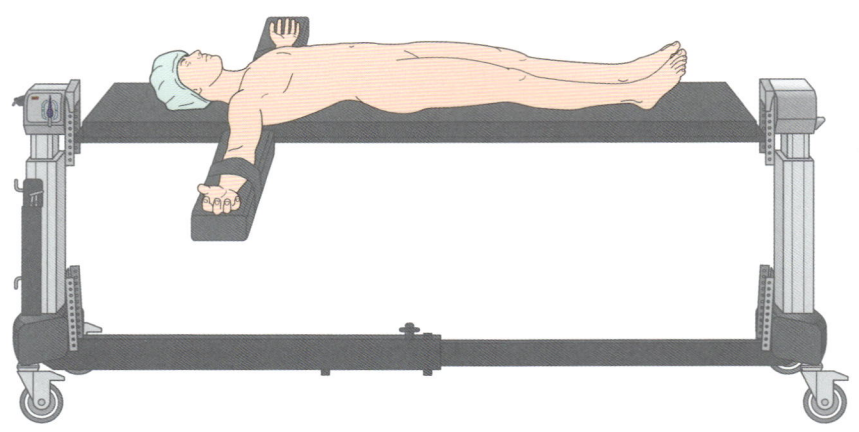

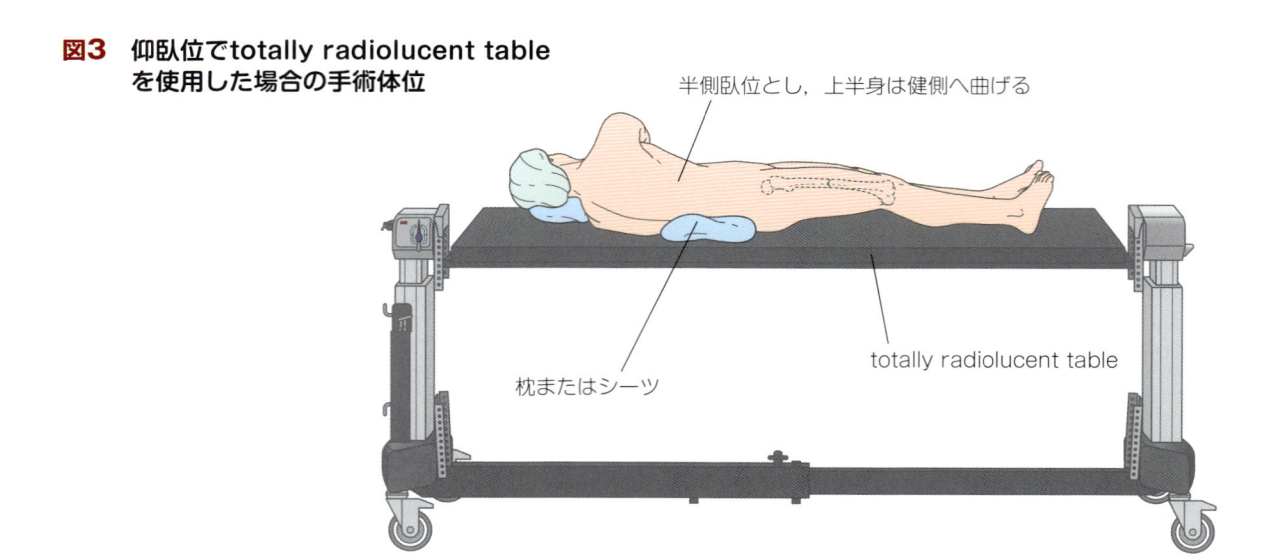

図3 仰臥位でtotally radiolucent tableを使用した場合の手術体位

半側臥位とし，上半身は健側へ曲げる

枕またはシーツ

totally radiolucent table

Traction tableを用いずに仰臥位で大腿骨髄内釘固定を行うメリットは，
①多発骨折に対して手術台を変更せずに手術ができる
②膝靱帯損傷を合併している例でも，牽引による新たな損傷が膝に加わらない
③Floating knee injuryでは脛骨を先に固定するか，大腿骨を先に固定するかが選択できる
④骨盤骨折に悪影響を与えない
⑤腓骨神経麻痺のリスクが低い
⑥麻酔への影響がより少ない
⑦他の臓器損傷の管理が容易である
⑧複数箇所の骨折を同時に治療できる
などが挙げられている。

　Traction tableを使用する場合には，患側下肢は軸方向に牽引し，健側下肢は砕石位とするか，患側と同じ方向に軽く牽引し，股関節を伸展あるいは屈曲してheal to toe positionにする。いずれかの肢位をとることで，術中のイメージで大腿骨の側面像が得られる。

髄内固定手技

◆ エントリーポイントの作製

　現在，順行性大腿骨髄内釘のエントリーポイントとしては，梨状筋窩(piriformis fossa)と大転子頂部の2つがある（**図4**）。梨状筋窩というのは正確ではなく，正しくは大転子の内側で一番凹んだところ（転子窩：trochanteric fossa）から挿入するのだが，梨状筋窩という用語が世界的に使用されているので，混乱を避けるためにそのまま用いることにする。

図4　エントリーポイント
a：梨状筋窩（正しくは転子窩）から挿入する髄内釘。
b：最近増えてきた大転子頂部から挿入する髄内釘。

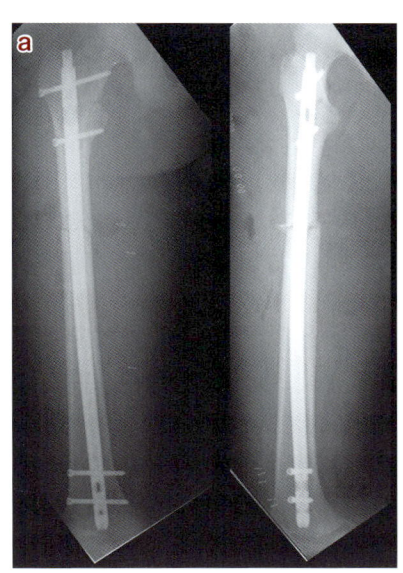

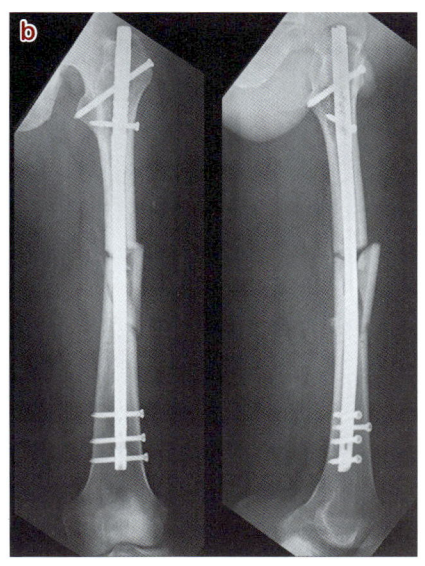

Gerhard Küntscherは，大腿骨髄内釘開発当初から，エントリーポイントは大転子の先端がよいと指摘していた。これより内側から挿入すると，関節包が開くことがあり，感染すると困るからという理由であった。理論的には，梨状筋窩から挿入するほうが周囲の骨質はよいので，髄内釘の力学的支持性はより高い。

　一方で，骨頭栄養血管損傷の危険性と，手術アプローチの容易さから，近年は大転子頂部をエントリーポイントとする近位側を少し曲げた髄内釘がよく用いられるようになってきた。

　エントリーポイントを作製するための皮切を決めるには，まず，イメージで大転子頂部の位置と大腿骨骨軸とをマーキングする。大転子頂部から約10cm近位に3～5cm程度の切開を加えるが，大転子の高さより3cm程度下方（後方，床方向）を切開するのがコツである。大腿骨は前方凸に弯曲しているからである。著しい肥満のある患者では，Kirschner鋼線（K-wire）などで位置を探してもよい。筋膜を皮切方向に切開し，殿筋を分け，指を挿入して大転子先端部を触診する。触診により，大転子先端，大転子の前後幅を確認する。

　続いて，エントリーポイント作製用のガイドワイヤーを刺入する。ガイドワイヤーは用手的に刺入してもよいし，動力を使用してもよい。大転子頂部は比較的軟らかいので刺入しやすいが，梨状筋窩は硬いので動力を使用するほうが刺入は容易である。動力を使用するときは，軟部組織を巻き込まないように保護用のガイドを併用する。また，刺入方向に自信がない場合は，イメージで側面像を見ながら刺入するとよい。ガイドワイヤーが予定した位置に刺入されたかどうかを，イメージの正面像と側面像（軸位像）で確認する。

　続いて，キャニュレイテッドドリル（cannulated drill）で開窓する。エントリーポイントをオウルで作製することもできるが，前述のようにガイドワイヤーとキャニュレイテッドドリルを用いるほうがずっと容易である。

◆ 整復と髄腔ガイドワイヤーの刺入

　続いて，骨折部を整復して髄腔ガイドワイヤーを刺入する。近位骨片が短い場合には，腸腰筋に牽引され近位骨片は屈曲・外旋している。遠位骨片は重力で後方へ転位しているのが普通であり，整復操作が必要となる。近位骨片は，手や肘あるいはハンマーなどで上から下へおさえ込む。あるいは，シーツで大腿近位部を覆って床方向へ引っ張って整復する。

　遠位骨片の転位は，traction tableを使用しているなら，松葉杖や専用機器で下支えしながら持ち上げる。

Meister Check

◆整復ができないとき◆

　どうしても整復できない場合には，Schanz screwを骨片に入れたり，フックをかけて引っ張ったりしながら整復する。Traction tableで牽引力をかけ過ぎると，筋緊張のために骨片のコントロールが難しくなることがあるので，過牽引にしないことが大切である。また，仰臥位での整復で，助手の牽引力が弱くて整復できない場合には，術中に大腿骨にピンを挿入して重錘を用いて牽引してもよいし，femoral distractorを用いてもよい（図5）。

図5 Femoral distractor

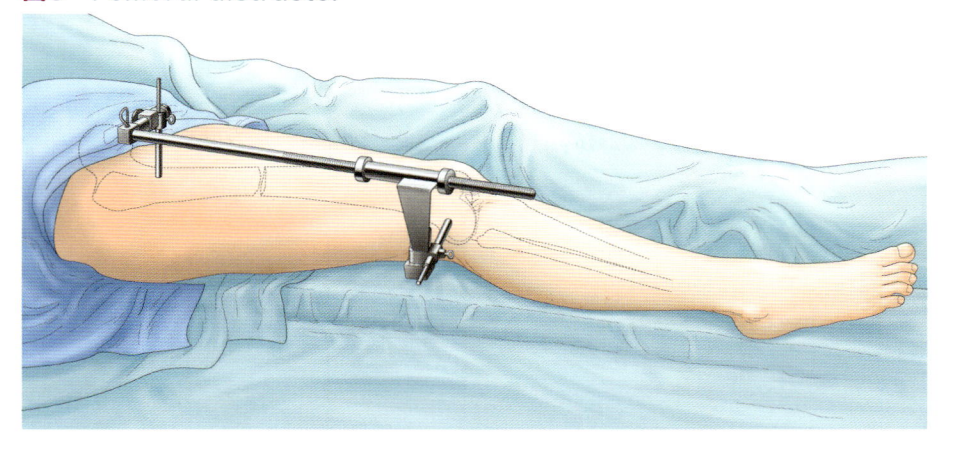

　整復できれば，髄腔ガイドワイヤーを刺入するのは容易である。髄腔ガイドワイヤーは，遠位骨片の深い位置（intercondylar notchの近く）まで刺入する。ガイドワイヤー先端が顆部まで届いたら，軽くハンマーで叩き込むとよい（ただし，関節内に穿破しないように！）。また，ガイドワイヤーは顆部の中央に入れることが大切である。ガイドワイヤーが顆部の中央に入らないと，偏心性にリーミングされ，前額面および矢状面での変形を残してしまう。

　大腿骨長，内・外反のほかに，回旋変形を残さないようにすることも大切であるが，これについては合併症の項で後述する。

◆ 髄腔リーミング

　髄腔リーミングの効用は，より太い釘を挿入できることである。髄内釘の曲げ剛性は，おおむね直径の4乗に比例するので，より太い釘を挿入することで骨折部の固定力が向上する。さらに，釘と骨との接触面積が増えることも固定力向上に寄与すると信じられている。

　一方，リーミング操作で骨髄内圧が著しく上昇して肺に微小塞栓を生じ，主に呼吸機能に問題を生じる可能性が指摘されていた。しかし，アンリームドネイルはリームドネイルに比べて，骨癒合までの期間が長く，追加手術の頻度が高く，呼吸器合併症の発生頻度には大きな差がないことが明らかとなった。従って，現在ではアンリームドネイルを積極的に使用する理由は少ない。

　挿入予定のネイル径より1mm程度太いサイズまで，0.5mmごとにサイズを大きくしながら髄腔をリーミングする。リーミングが終わったら，刺入したガイドワイヤーと同長のガイドワイヤーを髄内釘のエントリーポイントに当て，2本のガイドワイヤーを平行に並べ体外に出たガイドワイヤーの先端同士間の距離を測定して，使用する髄内釘の長さを決める。

◆ 髄内釘の挿入

　髄内釘に近位横止めスクリュー挿入用のデバイスを取り付けた状態で，髄内釘を用手的に挿入していく。髄内釘が通りにくい場合は軽く叩いてもよいが，髄内釘の先端が皮質（多くは前方皮質）に当たっていることがあるので，挿入しにくい場合にはイメージで正面像と側面像を確認する。髄内釘の先端が皮質にぶつかっていないのに，髄内釘が挿入しにくい場合もある。このような場合に，力まかせに髄内釘を打ち込むと，医原性の骨折をきたしてしまうことがある。無理をせずに，さらに0.5mmオーバーリーミングしなおしてから，もう一度挿入をやりなおす。髄内釘が遠位骨折線を十分に越えるまで挿入する。

Meister Check

◆高齢者への工夫◆

　解剖学的な大腿骨の弯曲率と，髄内釘の弯曲率の違いが大きいことで，髄内釘の先端が皮質とぶつかる場合もある。特に高齢者の大腿骨は矢状面での弯曲が大きく，この傾向が強い。弯曲の大きい髄内釘を選択するか，骨折部で少し過伸展気味に整復して固定するというような工夫が必要になる。

◆ 横止めスクリュー

　プレートと比較した場合，髄内釘は長管骨の中央に設置されていることと，長管骨を長い距離で固定できるために，曲げ力に対する抵抗力が大きい。一方で，剪断力に対する制動力は小さい。長管骨骨折を髄内釘で固定した場合には，骨折部の面に働く純粋な剪断力と，長管骨の軸まわりのねじりによる剪断力の2つの剪断力が働く。剪断力は，髄内釘の剛性，髄内釘と骨との間の遊び（間隙の大きさ）と横止めスクリューの能力により制動することになる。骨折部への剪断力は，骨癒合に悪影響を及ぼすことが知られている。従って，横止めスクリューの本数と挿入方向は，非常に重要であることがわかる。特に，isthmusより遠位に骨折線が及ぶ場合（infra-isthmal fracture）や，粉砕骨折では，剪断力をどのくらい制動できるかが，良好な骨癒合を獲得するための鍵となる。

　大腿骨髄内釘固定術後の偽関節発生をcase-control studyで検討した結果，infra-isthmal fractureは開放骨折と同程度に偽関節リスクが高い因子であることが知られている[1]（**図6**）。

　大腿骨遠位部では骨幹部から顆部にかけて骨が膨らんだ構造になっているため，髄内釘と骨との間の固定が不十分になることが，固定力低下の要因である。このような骨折では，多数の横止めスクリューを空間的ねじれ位置へ挿入できるタイプの髄内釘を選択し，横止めスクリューを空間的ねじれ位置に挿入すべきである。粉砕骨折やinfra-isthmal fractureの遠位固定では，平行に2本だけLM方向に挿入するようなタイプの髄内釘を選択すべきではない。

　近位横止めスクリューは，髄内釘に取り付けられたデバイスを用いることで，容易に挿入可能である。使用するスクリューの長さは，デバイスやデプスゲージでの計測と，イメージの両方を用いて決めるほうが，間違いが少なくてよい。骨折部に圧迫力をかけられるシステムでは，遠位横止めスクリューを先に挿入しておかなければならない。

図6 Infra-isthmal fractureに対する髄内釘固定後の偽関節

a：受傷時。典型的なinfra-isthmal fractureである。

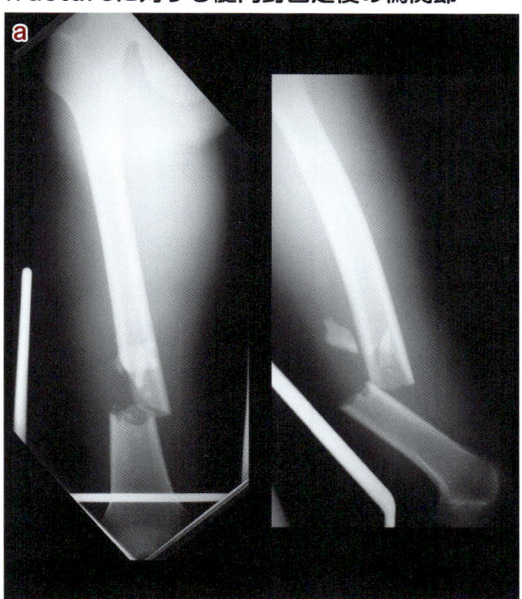

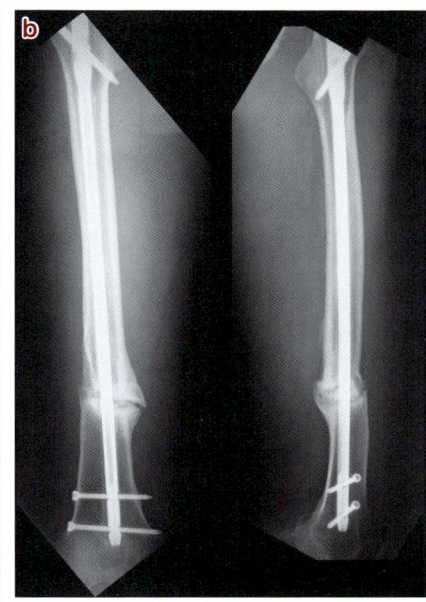

b：固定力不足によるhypertrophic nonunion。最峡部より遠位の骨折では，遠位横止めスクリューは2本以上必要といわれている。骨折線がより遠位にある場合には，平行2本の横止めスクリューだけでは骨折部の剪断力を制動できない場合も多い。

遠位横止めスクリューは，イメージとラジオルーセントドリルを用いて，髄内釘の横止め孔を作製する。特別なデバイスを用いることで，放射線被ばくを軽減できる髄内釘の機種もある。

Meister Check

◆**大腿骨顆部での注意点**◆

大腿骨顆部に近い部位のLM方向の横止めスクリューは，イメージの正面像のみでスクリュー長を評価すると，長すぎるスクリューを挿入してしまうことがある。この部位で長すぎる横止めスクリューを使用すると，スクリュー先端部が皮膚に当たり疼痛の原因となるので，長さの計測には十分に注意する。

近位側，遠位側ともに，横止めスクリューにはスタティックモードとダイナミックモードがある。近位側，遠位側ともにスタティックモードで横止めスクリューを挿入しておくと，理論的には大腿骨骨長が維持される。ダイナミックモードについては，合併症の項で後述する。

◆ ブロッキングスクリューあるいはポーラースクリュー

純粋な骨幹部骨折とは異なり，骨幹端部に近い部位の骨折を髄内釘で固定する場合，骨折部に変形を残したまま固定しがちである。十分な太さの髄内釘を挿入すれば骨幹部は十分に固定できるが，骨幹端部を含む短い骨片は，骨片に付着した筋の牽引力と骨折部の不安定性により，容易に転位して角状変形（内・外反変形や前方・後方凸変形）を残してしまう。

図7　Blocking screw technique
a：遠位骨片が小さい斜骨折。
b：青矢印は遠位骨片が転位しやすい方向である。
c：Bのスクリューは髄内釘が逃げていく部位なので，ブロッキング効果がない。
d：正しいブロッキングスクリューの配置。C，Dに加えてAを併用してもよい。

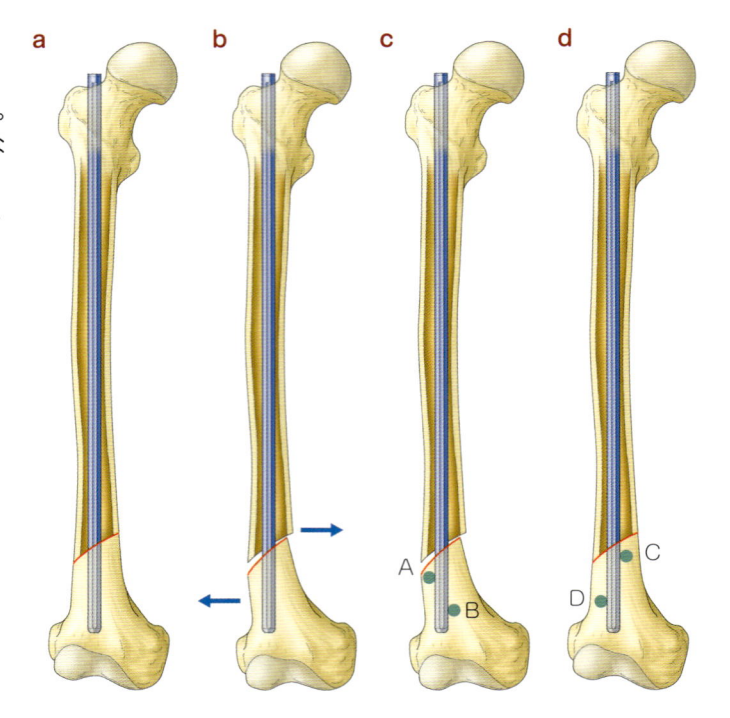

　ポーラースクリュー（poller screw）をブロッキングスクリュー（blocking screw）として用いることで，これらの変形をある程度は制動可能である。ポーラースクリューテクニックは，髄内釘の周囲にスクリューを挿入することで，髄内釘の骨内での移動を阻止（blocking）するテクニックである。角状変形が起こることを想定して，髄内釘が骨内で動く場所にポーラースクリューを挿入するのがポイントである[3]（**図7**）。

◆エンドキャップの挿入

　最後に髄内釘抜去用のエンドキャップを挿入する。髄内釘抜去予定がある場合には，エントリーポイントから突き出た位置まで長めのエンドキャップを挿入しておく。短かすぎると，抜去のときに苦労する。

◆合併症

大腿骨頚部骨折の合併
　大腿骨頚部骨折は，股関節内旋15°くらいが一番よく診断できるのだが，大腿骨骨幹部骨折がある場合には，この肢位で撮影するのはほぼ不可能である。大腿骨骨幹部骨折に合併する大腿骨頚部骨折は転位がないことが多いので，見逃しが多くなる。髄内釘が挿入された後に股関節のX線像を撮影することが望ましいが，そこまでしている施設は，おそらくほとんどないのではないかと想像する。できれば，髄内釘挿入後に股関節のX線像を積極的に撮影するのがよいだろう。

変形癒合

前額面，矢状面での角状変形は，術中イメージで比較的容易に認識できるが，回旋変形の評価は意外に難しい。大腿骨髄内釘固定術後の15°以上の回旋変形遺残は，全体の28％程度と報告されている。回旋変形は骨盤の代償機能のため症状は軽いという報告はあるのだが，実際に患者の話をよく聴くと，内・外旋変形ともに有症状の患者は少なくない。また，ほとんどの患者は，変形矯正手術後に機能障害の改善を自覚するので，われわれは回旋変形による症状を過小評価しているのかもしれない。

回旋変形を残さないためのテクニックとしては，
①主骨片間の皮質の厚さ
②主骨片間の直径
③小転子陰影の比較

の3つを用いる。①と②は横骨折か短斜骨折にのみ有用であるが，精度は低いといわれている。③は，手術を始める前に手術室で膝蓋骨をまっすぐ上方に向けた状態で，股関節のイメージ像を残しておき，髄内釘固定中に同様の肢位で患側の股関節のイメージ像を観察する方法である。小転子の見え方を比較して，回旋変形の程度を評価するものである。小転子は後内側に位置するので，回旋により見え方が異なることを利用するものであり，最も精度が高いと信じられている（**図8**）。

偽関節，遷延癒合

大腿骨骨折に対する髄内釘固定術後の偽関節および遷延癒合の発生率は，0～15％といわれている。大腿骨髄内釘固定術後の偽関節および遷延癒合のリスク要因としては，①髄内釘径が細い，②リーミングなしの髄内釘挿入，③NSAIDs，④開放骨折，⑤喫煙，⑥infra-isthmal fracture，⑦ダイナマイゼーション（dynamization），⑧横止めスクリューの折損，などが挙げられている。多くは固定力不足によるhypertrophic nonunion（増殖性偽関節）の形態をとる。

図8　回旋異常の評価
膝蓋骨を正面（真上に）向けた状態で，股関節の正面像を手術前に残しておく。遠位の横止めスクリューを挿入した後に，患側の股関節をイメージで確認する。

a：健側。
b：小転子が小さくみえる。近位骨片は内旋している。このまま固定すると下肢は外旋変形となる。
c：小転子の大きさが健側と同等である。回旋変形はない。
d：小転子が大きくみえる。近位骨片は外旋している。このまま固定すると下肢は内旋変形となる。

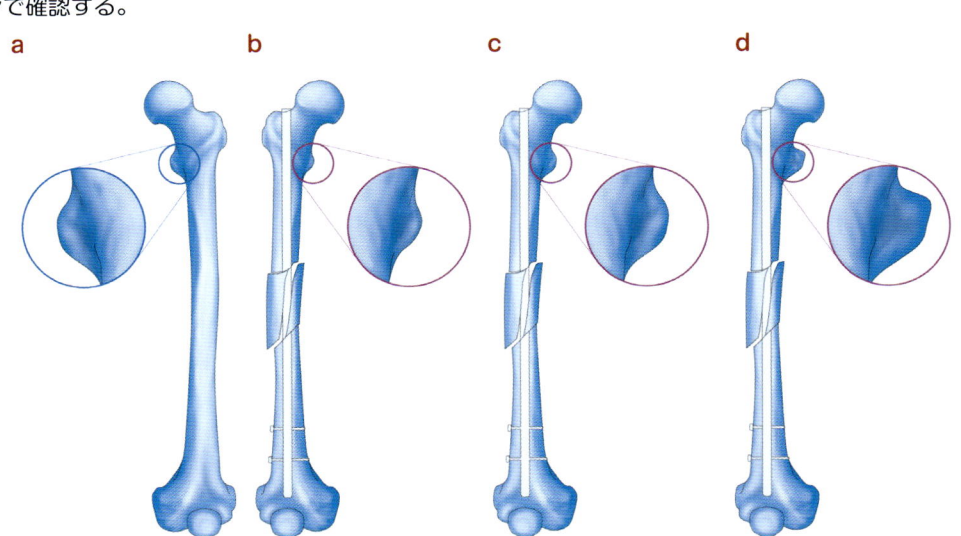

Hypertrophic nonunionの治療法としては，太い髄内釘への交換（exchange nailing）がgold standardである。自家骨移植術を併用すべきかどうかについては結論が出ていない。また，自家骨移植術の代替法として，偽関節部粉砕術（chipping technique）も良好な骨癒合率を示す。大腿骨髄内釘固定術後の偽関節では，骨癒合不全とともに偽関節部で変形を伴っていることもある。Exchange nailingだけでは，変形矯正を行うことは難しいが，偽関節部粉砕術を併用することで偽関節治療と同時に変形矯正が可能である[4]。

　Atrophic nonunionは，初回の髄内釘手術時から骨欠損を有している例に多い。後述するダイナマイゼーションにより，骨欠損部を埋めることができるが，同時に脚短縮が生じることが多い。

　Atrophic nonunionの治療法としては，exchange nailingと自家骨移植術が一般的である。筆者は，exchange nailingと偽関節部粉砕術，あるいは，さらに創外固定器を併用した偽関節部粉砕術，一期的短縮，術後緩徐延長術を行うことが多い。偽関節部を粉砕し，創外固定器で固定し，髄内釘を挿入し，一側を横止め固定し，術後に緩徐延長を行い，脚長がそろったところで対側の横止め固定を行う方法である。

ダイナマイゼーションの功罪

　今日，髄内釘固定中の「ダイナマイゼーション」という用語は，少なくとも4つの異なる意味で用いられている。近位側あるいは遠位側のいずれかのスタティックホール（static hole）に入れた横止めスクリューを抜去して，骨折部に軸圧をかけることをダイナマイゼーションとよんでいる。やることは同じなのだが，骨折部の状況によって臨床的意義は異なる。

　骨折部にかかる曲げ力と回旋力を制御した状態で，骨軸方向のみ拘束を解除することで，骨癒合を促進するというのがDe Bastianiら[5]が提唱したdynamic axial fixator（DAF）の概念である。理論的には骨折部には圧迫（圧縮）力と牽引（引っ張り）力の両方が作用する。この意味でダイナマイゼーションを定義するなら，髄内釘固定ではダイナマイゼーションを適応できる状況はごく限られる。

　仮骨による骨性架橋がない状況で，髄内釘の近位側あるいは遠位側のどちらかの横止めスクリューを抜去すると，骨折部には軸圧力だけでなく曲げ力と回旋力が生じ，骨折部を不安定化してしまう（destabilization）。一側のすべての横止めスクリューは抜去せず，ダイナミックホール（dynamic hole）に入っているスクリューを残す場合，理論的にはdynamic holeに残した横止めスクリューで，曲げ力と回旋力が制御できると考えられるのだが，実際には十分に曲げ力と回旋力をコントロールすることができないので，骨折部には剪断力が働いてしまうことが多い。結果として，骨性架橋がない状態でのダイナマイゼーションは，骨折部の不安定化を増してしまいhypertrophic nonunionのリスクを高めてしまうことがある。

　仮骨による骨性架橋があり，横止めスクリューを抜去しても骨折部には曲げ力と回旋力があまりかからないという状況で，一側のstatic holeに入った横止めスクリューを抜去すれば，DAFの概念に最も近い状態を髄内釘固定で作り出せる。この場合，長い骨片のほうの横止めスクリューを抜去するのが原則であるが，反対側のスクリューが抜かれて偽関節になっているのによく遭遇する。Infra-isthmal fractureで遠位の横止めスクリューが抜去された後に，偽関節になってしまい紹介されてくる例が多い。

インターロッキングネイル（横止め式髄内釘）が導入された当初，横止めスクリュー固定とその抜去（ダイナマイゼーション）には2つの考え方があった。

1つ目は，横止めスクリューは短縮と回旋を防止するのが目的なので，短縮しにくい横骨折や短斜骨折では，一側（短い骨片のほう）だけに横止めスクリュー固定を行って，最初から骨折部に圧迫力を与える固定法をダイナミック固定とよんだ。それ以外の骨折型（螺旋骨折や粉砕骨折など）では，短縮と回旋を防止するために，近位と遠位の両側に横止めスクリュー固定を最初に行うが（スタティック固定），スクリュー折損のリスクを下げるため，手術から一定期間が経過したら，一側（長い骨片のほう）の横止めスクリューを抜去（ダイナマイゼーション）してから，荷重歩行を許可するという考え方である。そして，この意味でのダイナマイゼーションには，骨癒合を促進するものと理解されていた。しかし，前述のように骨折部に骨性架橋ができていない状況でダイナマイゼーションを行うと，短縮変形を生じたり，剪断力による偽関節を生じたりする例がある。

もう1つは，骨折型にかかわらず短縮と回旋を防止するために，両側横止めスクリュー固定（スタティック固定）を行うべきであり，横止めスクリューの抜去（ダイナマイゼーション）は骨癒合促進にとっては意味がないという考え方である。

さらに，整復不良や粉砕骨折で骨片間にギャップを残した場合，一側の横止めスクリューを抜去して荷重を許可すると，このギャップが埋まっていく（当然，短縮が生じる）。これもダイナマイゼーションとよばれている。

すなわち，髄内釘固定中には，ダイナマイゼーションは少なくとも，①DFA，②不安定化，③スクリュー折損予防，④骨片間ギャップを埋める，という4つの意味で用いられている。さらに，それぞれの状況が混在することも多いので，ダイナマイゼーションを行うときには，自分が何を目指しているのかをしっかりと考えて行わないといけない。

神経損傷

牽引手術台による過牽引や長時間の牽引で，陰部神経や坐骨神経損傷が起こりうる。牽引手術台を使用する場合には，エントリーポイント作製までは，牽引を緩めておくなどの対応が必要である。

異所性骨化

9〜60％に異所性骨化が生じるといわれている。股関節内転筋群に生じることが多い（**図9**）。

抜去困難

長期間体内に入っていた髄内釘の抜去時には，骨とチタンの親和性のために抜去が著しく困難な場合がある。特に，髄腔をしっかりとリーミングして太い髄内釘で固定した場合に，困難となることが多い。抜去時に骨折を生じる場合がある。また，髄内釘挿入時より抜去時のほうが皮切を大きくせざるをえない場合も多い。特に，最小侵襲手技で髄内釘が挿入されている場合には，同じ小さな皮切で髄内釘を抜去するのは，ほとんど不可能である。

髄内釘の抜去時には，抜去困難があり，骨折の可能性があること，皮切が大きくなることを術前に説明しておく必要がある。

図9 異所性骨化

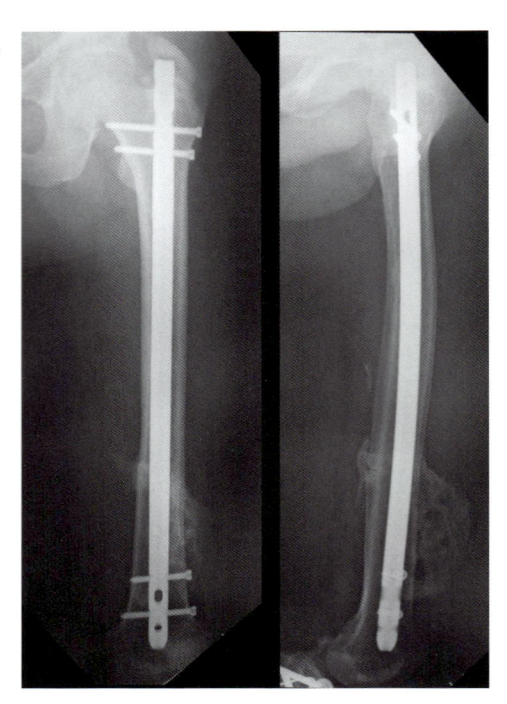

難治症例

　19歳，男性。交通事故で受傷。非開放の右大腿骨骨幹部骨折。髄内釘固定で初期治療された。遷延治癒となったために，遠位の横止めスクリュー抜去が行われた。横止めスクリュー抜去後に骨折部で短縮変形が生じ，hypertrophic nonunionとなり（**図10a**），当科を紹介初診した。

　偽関節の原因は，髄内釘径が細すぎることと，遠位横止めスクリュー抜去による骨折部の不安定化である。骨折部には回旋と横揺れが生じ，大きな剪断力がかかっている。骨癒合させるだけなら，太い髄内釘にexchange nailingを行い，横止めスクリューをたくさん挿入すればよい。このケースでは約20mmの脚短縮があった（**図10a**）。年齢も若く，できるだけ脚長差を残したくない。そのため，偽関節部を粉砕し，術中にfemoral distractorを用いて，粉砕部を一期的に延長した（**図10b**）。約10mm延長でき，太い髄内釘で固定した。既存の髄内釘が大転子先端から挿入されていたので，同タイプで遠位に横止めスクリューが3本以上挿入できる大腿骨髄内釘を使用した（現在はこの機種は推奨していない）（**図10b**）。術後約1年で骨癒合し，髄内釘を抜去した（**図10c**）。最終的な脚長差は10mm以下になっている。

　通常のhypertrophic nonunionに対するexchange nailingでは，おおむね6カ月程度で骨癒合が得られるが，このように術中に一期延長したものは，骨癒合までに少し時間を要する場合が多い。

図10 難治症例
19歳，男性。非開放の右大腿骨骨幹部骨折。

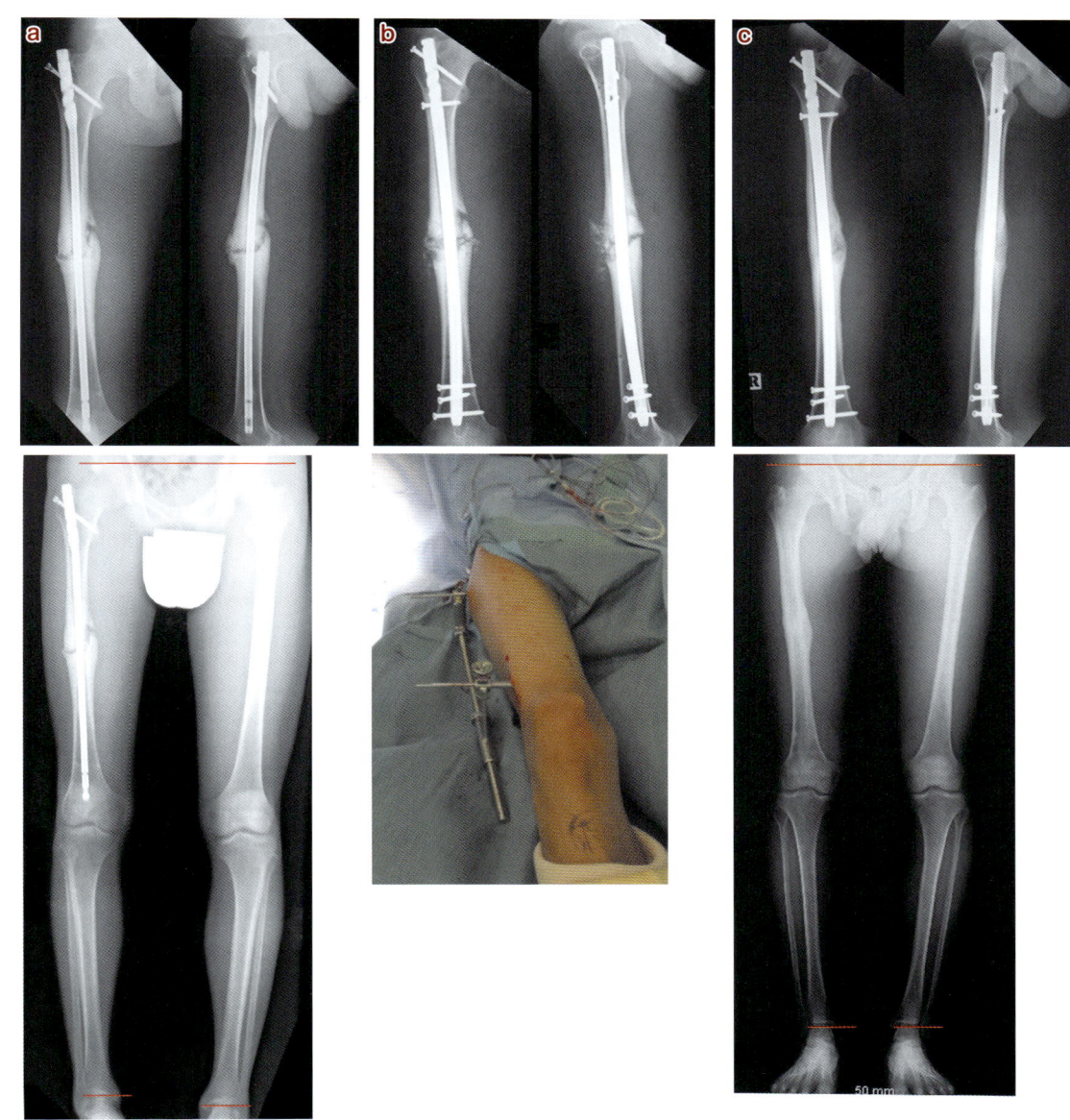

大腿骨骨幹部骨折（順行性髄内釘固定）

文献

1) Watanabe Y, et al. Infra-isthmal fracture is a risk factor for nonunion after femoral nailing : a case-control study. J Orthop Sci 2013 ; 18 : 76-80.
2) Hak DJ, et al. Ipsilateral femoral neck and shaft fractures : current diagnostic and treatment strategies. Orthopedics 2015 ; 38 : 247-51.
3) Stedtfeld HW, et al. The logic and clinical applications of blocking screws. J Bone Joint Surg Am 2004 ; 86 Supple 2 : 17-25.
4) 渡部欣忍, ほか. 難治性骨折に対する治療：遷延癒合・偽関節に対する粉砕術（chipping technique）の応用. 別冊整形外科 2012 ; 61 : 69-76.
5) De Bastiani G, et al. The treatment of fractures with a dynamic axial fixator. J Bone Joint Surg Br 1984 ; 66 : 538-45.

骨盤・下肢

大腿骨骨幹部骨折（逆行性髄内釘固定）

聖マリア病院整形外科手外科センター長　**吉田健治**

髄内固定のメリット

❶ 大腿骨骨幹部骨折に対する髄内固定は治療のgold standardである。
❷ 軟部組織の展開が少なく低侵襲である。
❸ 皮切が小さく手技が容易である。
❹ 力学的に有利であり早期荷重が可能である。
❺ アライメントの獲得が比較的容易である。
❻ 逆行性髄内釘の利点
　・順行性に比較して手技がさらに容易で手術時間が短い。
　・牽引手術台を使用せず仰臥位で行うので，他部位の処置も同時に行うことが可能である。
　・逆行性髄内釘は整復位が得られやすく仰臥位のために健側との比較が可能で，回旋変形の矯正も容易である。

使用する髄内固定器具

T2大腿骨髄内釘（Stryker社）（図1a）

　左右共通でR1500の前方への弯曲があり，中空構造である。「スタティック」，「ダイナミック」，「コンプレッション」の固定法がある。エンドキャップにより髄内釘長の調整が可能である。大腿骨顆部骨折を伴う例には顆部スクリューがある。

T2 Supracondylar Nail（SCN）ロング（Stryker社）（図1b）

　左右共通でR2000の前方への弯曲があり，遠位部は4°のベンディングがある。中空構造である。遠位の横止めスクリューは3方向から4本挿入可能である。「スタティック」，「ダイナミック」の固定法がある。顆部スクリューが使用可能である。遠位部のスクリューホールが前者より多いので顆部の粉砕がある症例では推奨される。

図1　使用するインプラント
a：T2大腿骨髄内釘，b：T2SCNロング

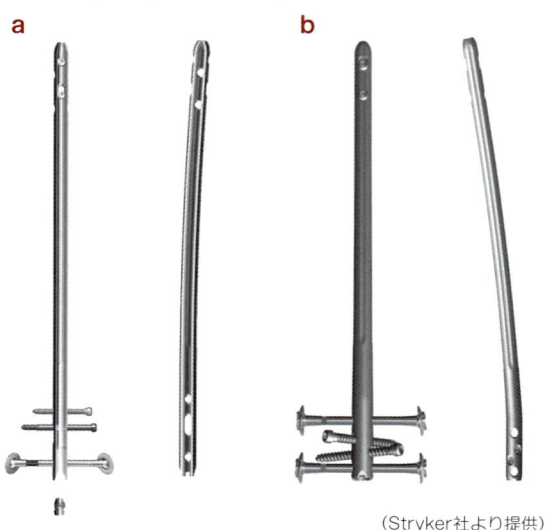

（Stryker社より提供）

手術の基礎知識

◆ 逆行性髄内釘治療の適応と禁忌

適応
①大腿骨頚部骨折を伴う症例。
②大腿骨近位部のインプラントの存在や変形がある症例。
③多部位の損傷あるいは多発外傷，骨盤骨折を伴う症例。仰臥位で他部位の処置と同時に手術が可能である。
④両側例。仰臥位で体位を変えずに手術を行うことが可能である。
⑤同側脛骨骨折，膝蓋骨骨折の合併例。同一皮切あるいは近接部位の皮切で手術を行うことが可能である。
⑥高度の肥満。髄内釘の挿入が容易である。
⑦遠位骨幹端骨折。手技が容易である。
⑧妊娠中。手術時間が短く股関節周囲へのX線被ばくが少ない。
⑨同側臼蓋骨折。同側の臼蓋骨折に対して後方アプローチを行う場合に術野を温存できる。

禁忌
①骨端線閉鎖前。
②髄腔が狭小で髄内釘挿入が困難である症例。
③膝関節拘縮。
④膝蓋骨低位。
⑤前十字靱帯再建の既往例。
⑥逆行性髄内釘の挿入を不能とする人工関節，インプラントの存在。

◆ 画像診断と読影のポイント

単純X線
　大腿骨全長のメジャー入りX線像を撮影する。健側のX線像も撮影しておく（**図2**）。使用する髄内釘の長さ・径を決定するために必要である。骨折型を把握し，受傷前から存在する変形などを読影する。

CT
　単純X線像で得られない骨折の詳細を把握しておく。骨折の広がり，亀裂骨折などの有無を評価しておく。

Meister Check

◆骨折の見落としに注意◆
　股関節，膝関節のX線撮影を行い，大腿骨近位部骨折および膝関節周辺骨折の有無を評価する。

◆インプラントのサイズ◆
　T2大腿骨髄内釘は8mm径が最も細いので，挿入困難が予想される小柄な患者の場合は別の方法を考慮する。長さも術前によく検討しておく。

骨盤・下肢　大腿骨骨幹部骨折（逆行性髄内釘固定）

図2 メジャー入りX線像
a：健側
b：患側

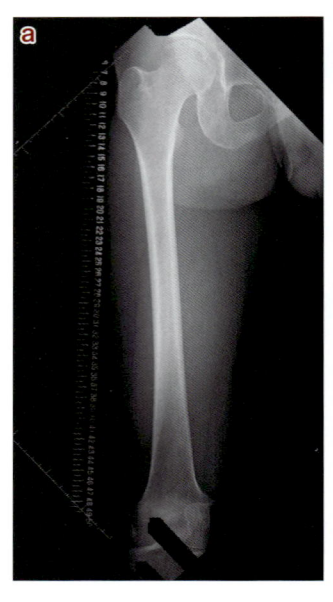

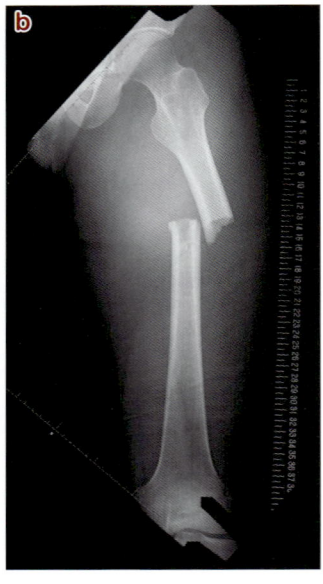

整復法のポイント

骨片の短縮・転位を矯正するために脛骨粗面のレベルより鋼線牽引を行う。重錘は体重の約1/7とする。手術までX線コントロールを行い、適宜重錘および牽引方向を調節する。

髄内固定手技

麻酔・体位

全身麻酔または腰椎麻酔で行い、X線透過性の手術台を使用する。仰臥位で患側股関節部から下肢を消毒し、ドレープをかける。大腿中央から膝窩に枕を置き、膝関節を約40°屈曲位とする。X線透視装置を健側から入れて大腿骨全体が透視できるようにする（**図3**）。

皮切

膝蓋靱帯内側縁に沿って約2～3cmの皮切を加える（**図4①**）。膝蓋腱縦切アプローチでもよい（**図4②**）。

髄内釘挿入部の作製

3mm径Kirschner鋼線（K-wire）をガイドワイヤーハンドルに固定し、プロテクションスリーブに通してX線透視下に大腿骨顆間窩中央の刺入点にスロット付きハンマーで叩いて刺入する（**図5**）。刺入点はX線正面透視像で顆間窩中央、側面透視像で

図3　体位・X線透視

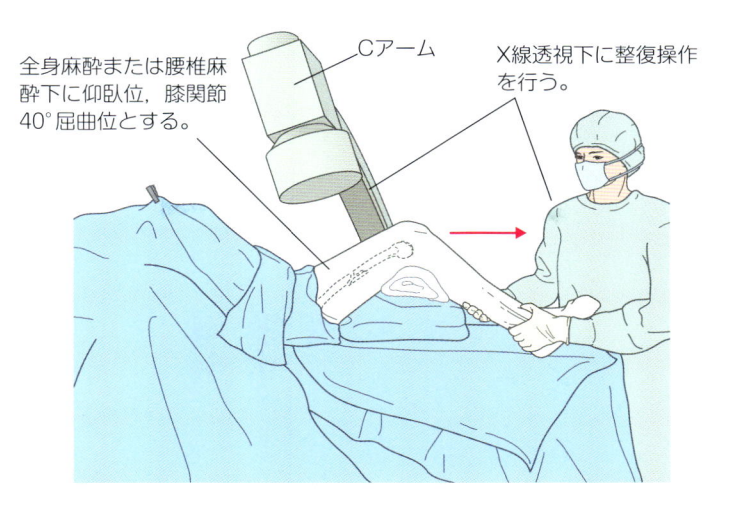

全身麻酔または腰椎麻酔下に仰臥位，膝関節40°屈曲位とする。

Cアーム

X線透視下に整復操作を行う。

図4　皮切

膝蓋靱帯内側（①）または膝蓋靱帯中央（②）に2〜3cmの皮切を加える。

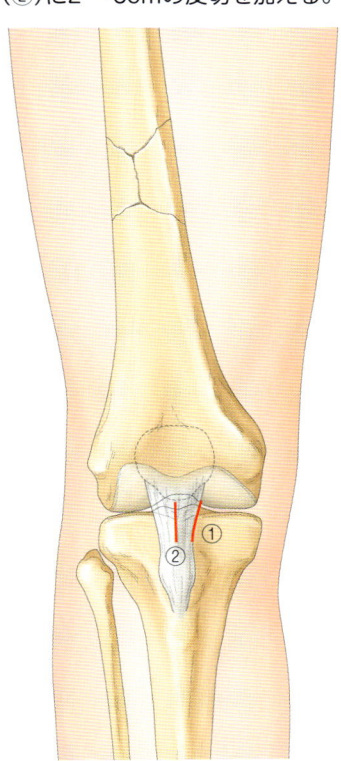

図5　髄内釘挿入部の作製

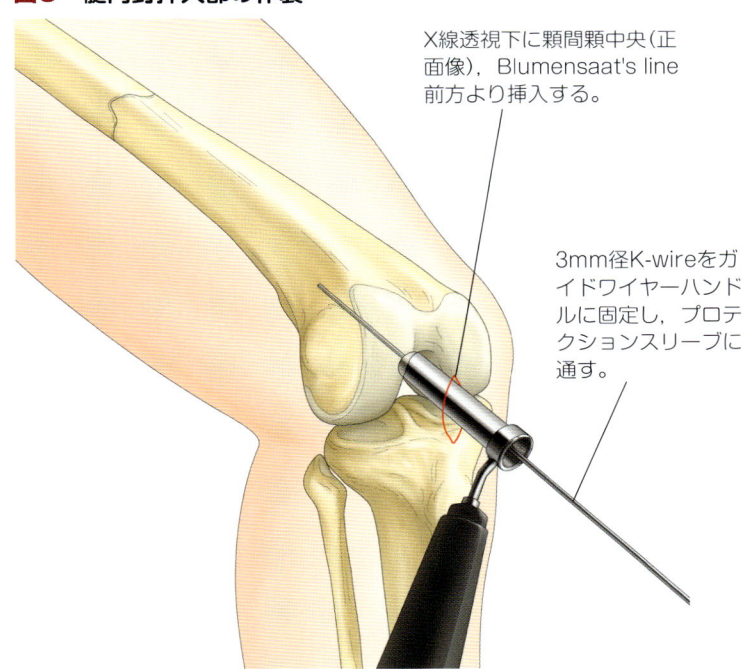

X線透視下に顆間顆中央（正面像），Blumensaat's line前方より挿入する。

3mm径K-wireをガイドワイヤーハンドルに固定し，プロテクションスリーブに通す。

Blumensaat's line前縁である（図6）。後十字靱帯付着部を損傷しないよう注意が必要である。K-wireをパワードリルで約10cm刺入し，正・側面ともに大腿骨中央にあることを確認する。

次にプロテクションスリーブのインナーをはずして，リジッドリーマーで大腿骨遠位部を数cmリーミングする（図7）。

骨盤・下肢　大腿骨骨幹部骨折（逆行性髄内釘固定）

図6 術中X線透視像
a：正面像。顆間窩中央
b：側面像。Blumensaat's lineの前縁

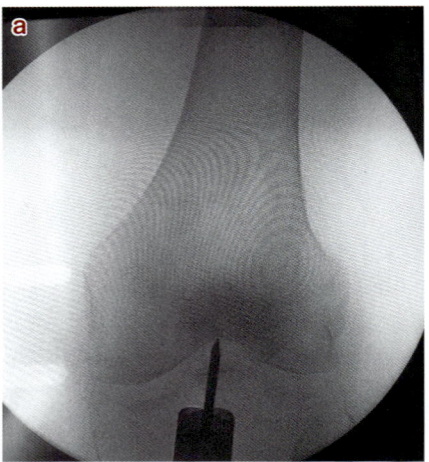

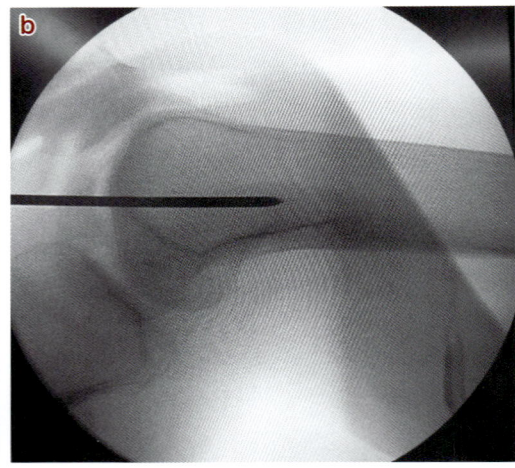

図7 髄内釘挿入部のリーミング

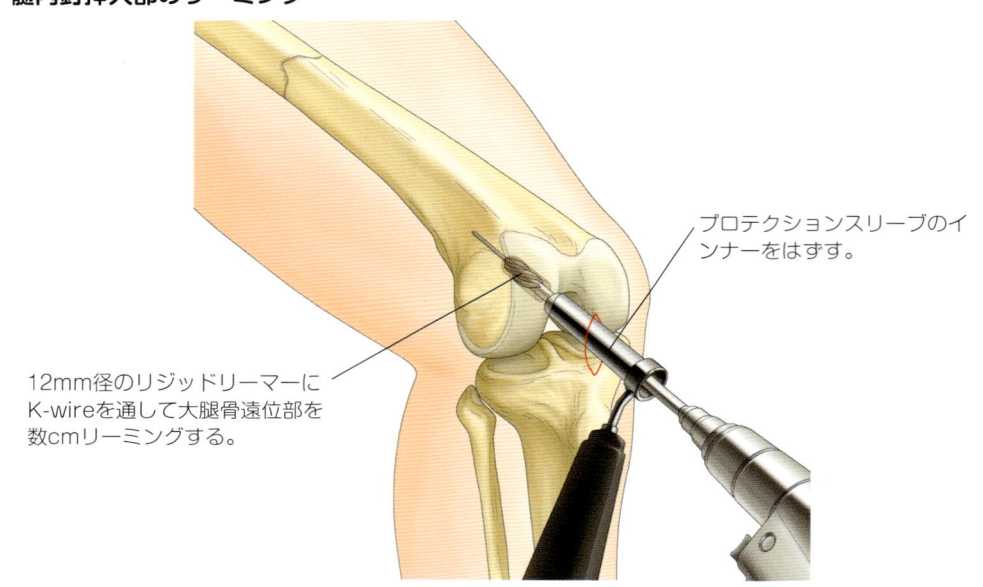

12mm径のリジッドリーマーにK-wireを通して大腿骨遠位部を数cmリーミングする。

プロテクションスリーブのインナーをはずす。

◆ 骨片の整復・ガイドワイヤーの刺入

　筋弛緩が効いた状態で，助手が徒手的に骨折部を整復位に保持して，先にリーミングした大腿骨遠位からガイドワイヤーを髄内へ刺入し，遠位骨片から骨折部を通して近位骨片へ刺入する。ガイドワイヤーハンドルを持ち，用手的あるいはハンマーで軽く叩きながらガイドワイヤーを近位へ進める（**図8**）。

　転位があるときは球付きガイドワイヤーの先端をわずかに曲げて骨折部へ到達したら，ガイドワイヤーを手元で操作し近位骨片の髄腔へ刺入する（**図9**）。整復困難な場合はSchanz screwあるいはSteinmann pinを使用し，近位は両側骨皮質に，遠位は片側骨皮質に挿入してjoy stick法によりX線透視下に整復する（**図10**）。髄内へ正しく挿入されていれば，ガイドワイヤーを通じて髄内の感触が手指に伝わるので判断できる。Schanz screwは抜去する。ガイドワイヤーの先端は小転子上縁まで進めておく。

Meister Check

◆ガイドワイヤー先端を強く曲げた場合◆

　ガイドワイヤーの先端の屈曲が強すぎると，髄内釘挿入後にガイドワイヤーが抜去不能となるので，髄内釘挿入前に新しいガイドワイヤーに入れ替えておく。

図8 骨片の整復およびガイドワイヤーの刺入

助手が整復位を保持する。

ガイドワイヤーを遠位骨片から近位骨片へ刺入する。

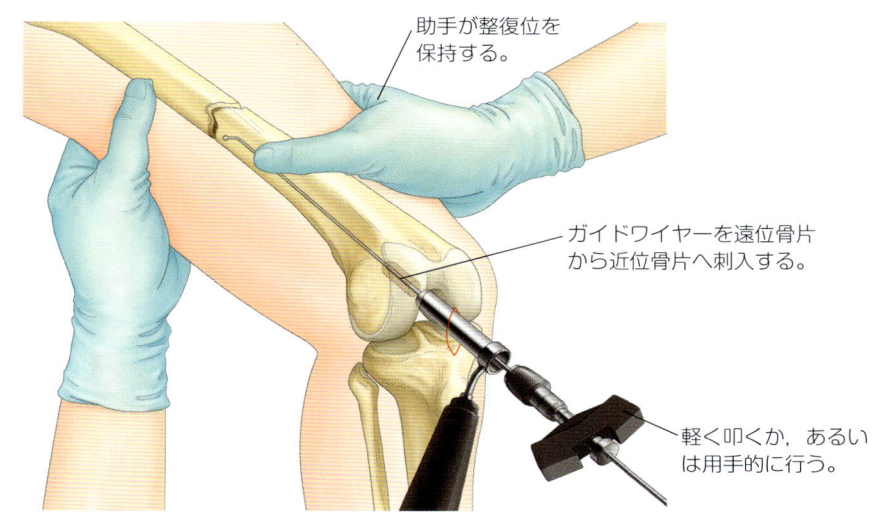

軽く叩くか，あるいは用手的に行う。

図9 ガイドワイヤーによる整復

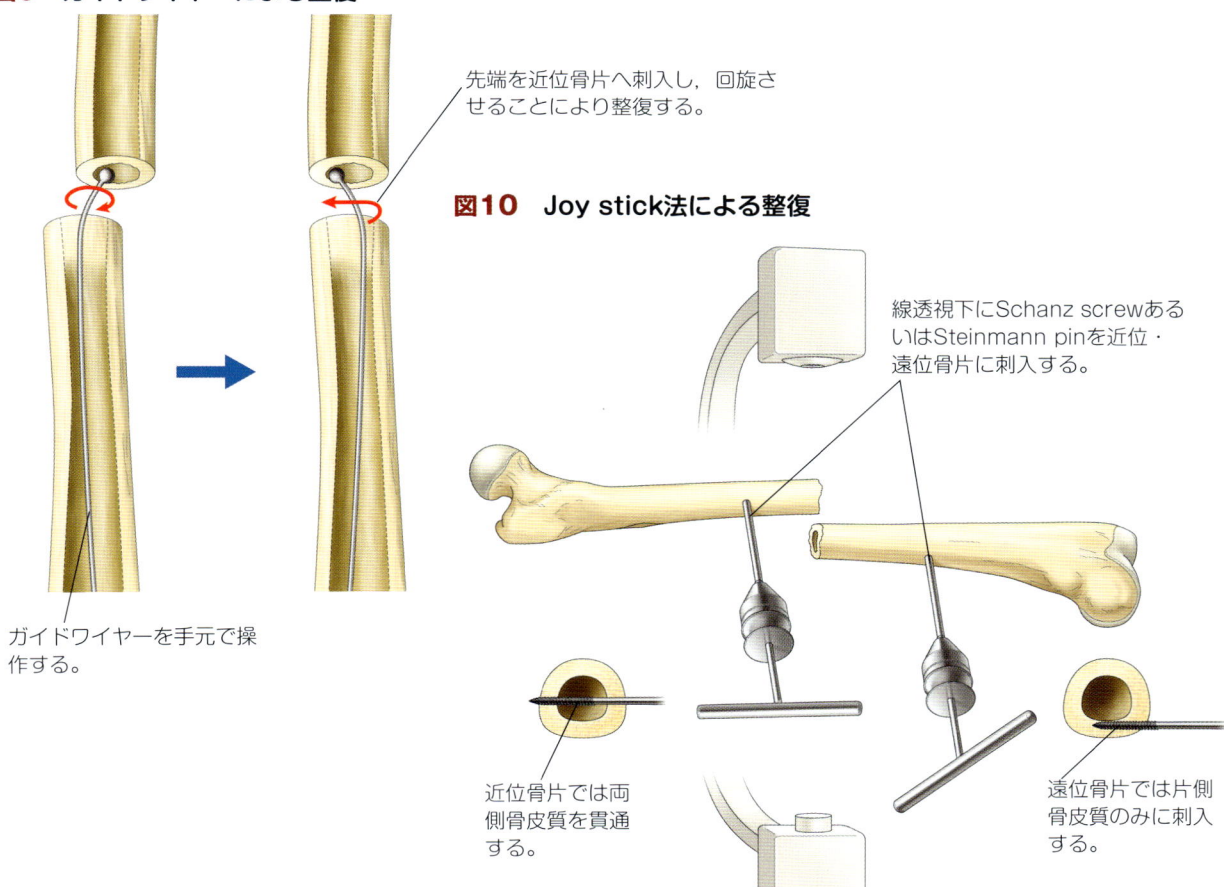

先端を近位骨片へ刺入し，回旋させることにより整復する。

ガイドワイヤーを手元で操作する。

図10 Joy stick法による整復

線透視下にSchanz screwあるいはSteinmann pinを近位・遠位骨片に刺入する。

近位骨片では両側骨皮質を貫通する。

遠位骨片では片側骨皮質のみに刺入する。

骨盤・下肢　大腿骨骨幹部骨折（逆行性髄内釘固定）

◆ Infra-isthmal fracture（図11）[1]

　大腿骨峡部の遠位で髄腔が膨大しているinfra-isthmal fractureでは，ガイドワイヤーが偏心性になり整復状態やアライメントが不十分な場合がある。この場合は，poller screw[2]や2.0mmあるいは2.4mm径K-wireによるblocker pin[3,4]を用いることにより，ガイドワイヤーを正しい位置に導くようにする（図12）。

図11　大腿骨骨幹部の区分

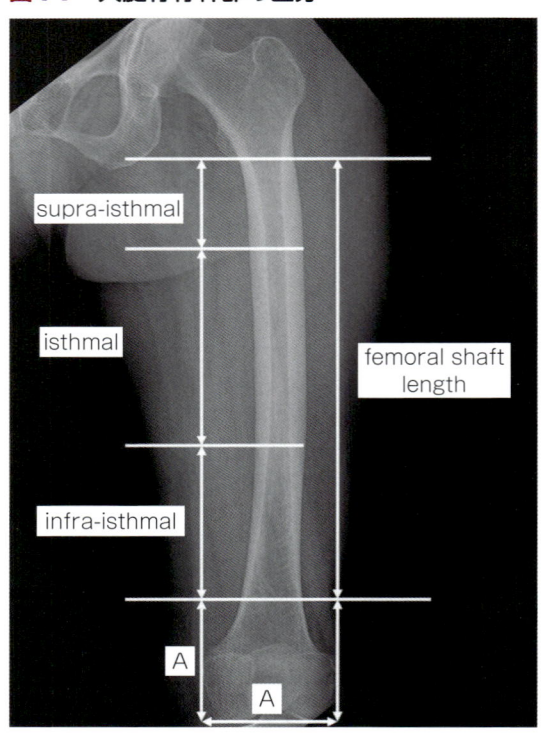

（文献1より）

図12　脛骨骨折に対するpoller screw
変形した凹側の骨皮質と髄内釘の間にスクリューを挿入し，整復位を得る。

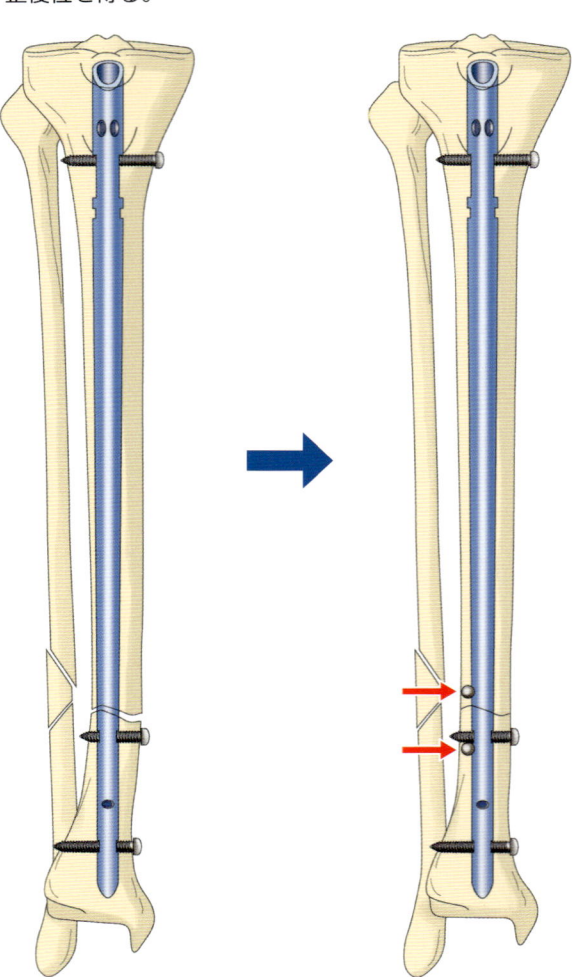

Meister Check

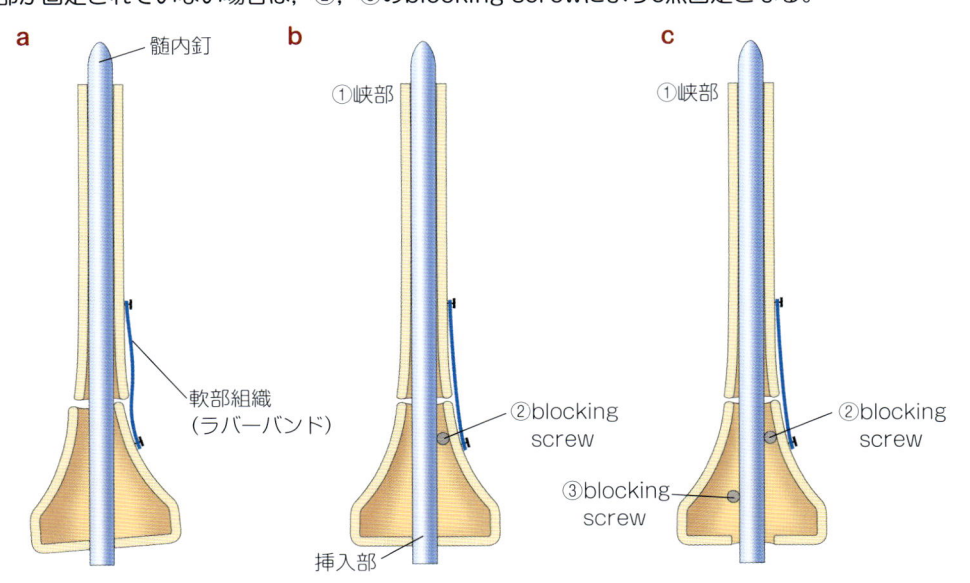

◆Poller screw, blocker pinについて◆

Krettekら[2]はpoller screwとよぶblocking screwを，脛骨および大腿骨の髄腔拡大部に使用して髄腔の広さを減少させ，髄内釘を骨の中心に誘導することにより，①骨片の整復，②アライメントの矯正，③固定性の向上，が得られると報告した。Poller screwは骨折部近傍の変形の凹側の皮質骨と髄内釘の間に挿入される。挿入された髄内釘が偏心性である場合には，いったん抜去してpoller screwを設置し，再度髄内釘を挿入して矯正することも可能である。閉鎖性に行うので，骨膜を温存して骨癒合に有利である（図12）。

逆行性髄内釘で髄腔狭小部の遠位infra-isthmalのアライメント・整復が不良の場合，blocking screwを遠位骨片の骨折部付近凹側に挿入することにより，髄腔峡部，髄内釘遠位部，blocking screwによる3点固定が得られる。骨質が弱く髄内釘遠位部での固定が不良な場合は，先のスクリューの反対側の遠位側に第2のスクリューを挿入して3点固定とする（図13）[5]。

Poller screwの欠点として，①スクリューホールを通じた新たな骨折の発生，②ドリルによる髄内釘・poller screwの折損[2]，③適切なスクリュー挿入部の範囲が狭く髄内釘と干渉する，など手技の熟練が必要であり一般的な方法とはいえないとして，Biewenerら[3]，神田ら[4]はスクリューの代わりにK-wireをblocker pinとして使用することの有用性を報告した。K-wireによるblocker pinは弾性があるので，髄内釘と過度に接触しても適度に弯曲するため，刺入位置の自由度が高く新たな骨折の防止にもなると述べている。K-wireによるblocker pinは抜去する[3,4]。本法のほうが容易であると思われ，筆者らも主としてK-wireをblocker pinとして使用している（図14）。

Blocker pinを使用してガイドワイヤーや髄内釘を挿入すると，blocker pinがたわむので抜去困難になることがあり，抜去の際にパワードリルを使用するとねじ切れることがあるので注意する。

図13　Blocking screwによる3点固定のシェーマ（長管骨骨折モデル）
a：アライメント不良
b：髄内釘挿入部が固定されている場合は，②のblocking screwにより3点固定となる。
c：髄内釘挿入部が固定されていない場合は，②，③のblocking screwにより3点固定となる。

図14 Blocker pin
a：Infra-isthmal fractureでは，ガイドワイヤーが偏心性に刺入されることがある。
b：2.0〜2.4mm径のK-wireを，blocker pinとしてガイドワイヤーを中心へ誘導する。

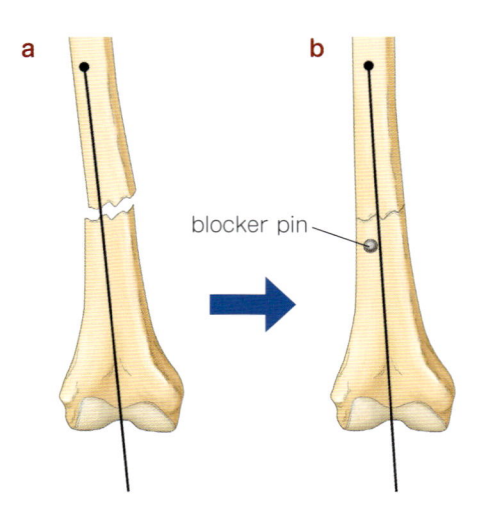

髄腔のリーミング

　髄腔径より細いリーマーから順に0.5mmごとに大きさを上げていき，挿入予定の径より1mm超のリーミングを行う（**図15**）。折損を防ぐために11mm径以上の髄内釘を使用することが望ましい。分節状骨片のリーミングでは，骨片の回旋防止のためにSchanz screwあるいはK-wireを骨皮質に挿入する。骨折部のリーミングは可能な限り軸転位および回旋転位を整復した状態で行う。

> ############################## **Meister Check** ##############################
> ◆リーミングの際には駆血帯は使ってはいけない◆
> 　リーミング中は駆血帯の使用は禁忌であることを認識しておかなければならない。正常な血液循環は冷却システムである[6]。

使用髄内釘の決定

　リーミングにより使用する髄内釘の径が決定したら，次に長さを測定する。目標とする長さは，小転子上縁から顆間窩のやや近位までである。ガイドワイヤーの露出部を測定して算出する。ルーラーをガイドワイヤーに当てて，ガイドワイヤーの末端部分で髄内釘長が算定できる（**図16a**）。ルーラーの先端は顆間窩より5mm入った状態とする。あるいはX線用ルーラーを使用して髄内釘長を測定することもできる（**図16b**）。

髄内釘の挿入

　選択した髄内釘を，ネイルホールディングスクリューを用いてターゲットデバイスに取り付けて，スロットハンマーを用いて注意深く叩きながら髄内に挿入する（**図17**）。Infra-isthmal fractureでアライメントや転位の矯正が必要な場合は，先に挿入したpoller screwあるいはblocker pinを残したままで行う。

図15 髄腔のリーミング

0.5mmごとにリーミング径を上げていき，実際に使用する径より1mm大きくリーミングする。

リーミング径が12mmより大きい場合は，挿入部もリーミングを行う。

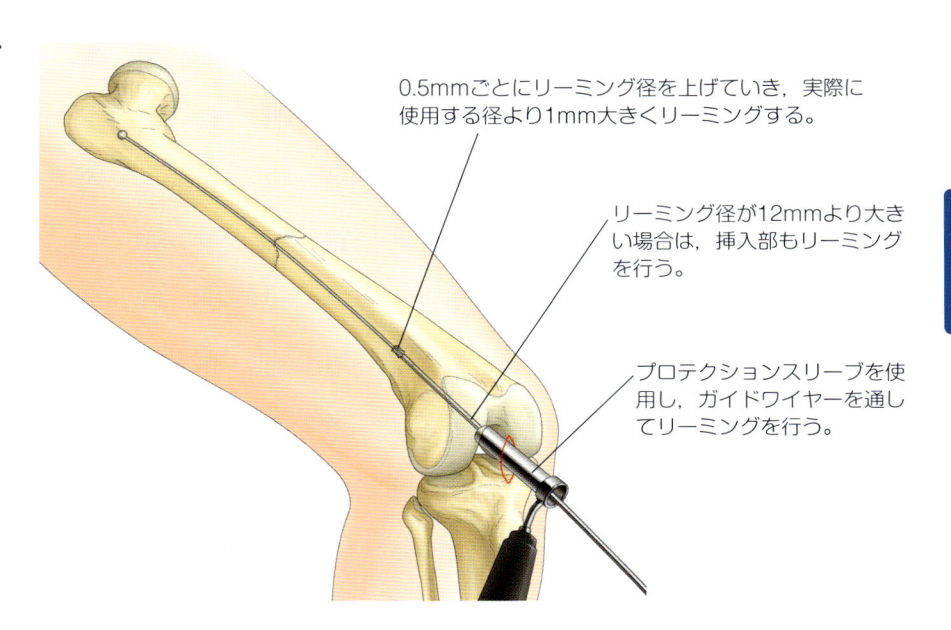

プロテクションスリーブを使用し，ガイドワイヤーを通してリーミングを行う。

図16 髄内釘の長さの測定

髄内釘の長さは顆間窩より約5mm入った状態で計測する。

a：ルーラーガイドワイヤー用より測定。
b：X線用ルーラーにより測定。

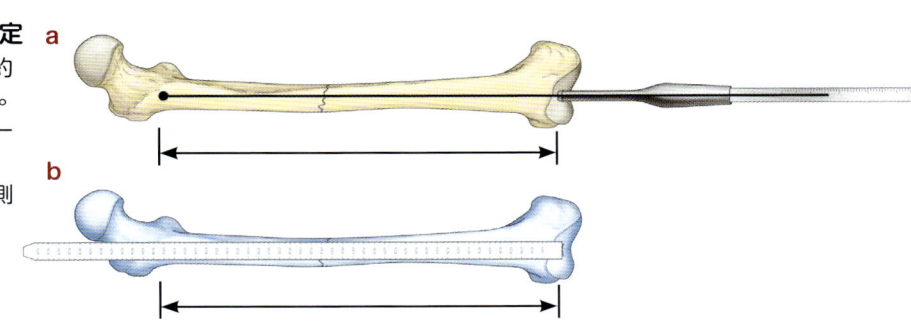

図17 髄内釘の挿入

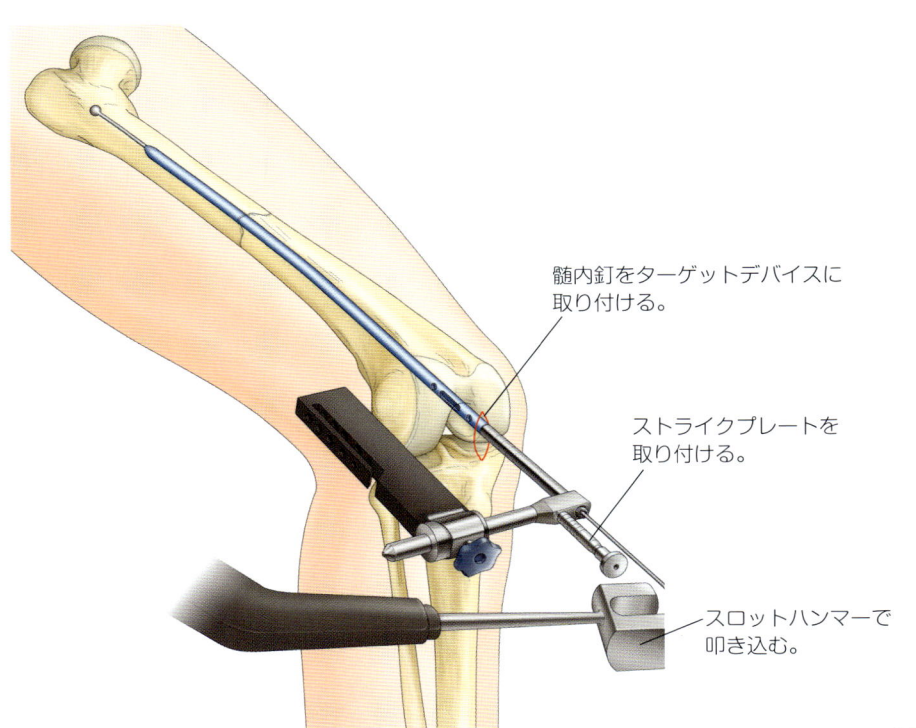

髄内釘をターゲットデバイスに取り付ける。

ストライクプレートを取り付ける。

スロットハンマーで叩き込む。

骨盤・下肢　大腿骨骨幹部骨折（逆行性髄内釘固定）

177

◆ アライメントの評価

特に粉砕骨折や分節骨折ではアライメントの評価が難しい。前額面ではケーブルテクニックやX線透視下に健側との比較などを行う。ケーブルテクニックは，電気メスのコードをX線透視下に大腿骨頭中心と足関節中央部を通過させ，正常ではコードが膝関節の中心を通過しなければならない（図18）。矢状面ではX線透視下に行う。

◆ 大腿骨遠位部の回旋コントロール（図19）

髄内釘が目的とする至適位置に挿入された後，大腿骨遠位部が回旋中間位にあることをX線透視下に確認して，髄内釘に装着したターゲットデバイスを水平に調節する。

◆ 遠位ロッキングスクリューの固定（図20）

遠位ロッキングスクリューをターゲットデバイスを使用して挿入する。スクリュー固定の順番は，①コンプレッション固定，②スタティック固定，③ダイナミック固定，など，固定法により異なる。

図18　ケーブルテクニック
a：電気メスのコード（ケーブル）をイメージ透視下に大腿骨頭中心より足関節中央まで伸ばし，アライメントを評価する。
b：正常では大腿骨頭の中心，膝関節の中央，足関節の中央を通る（Mikulicz線）。

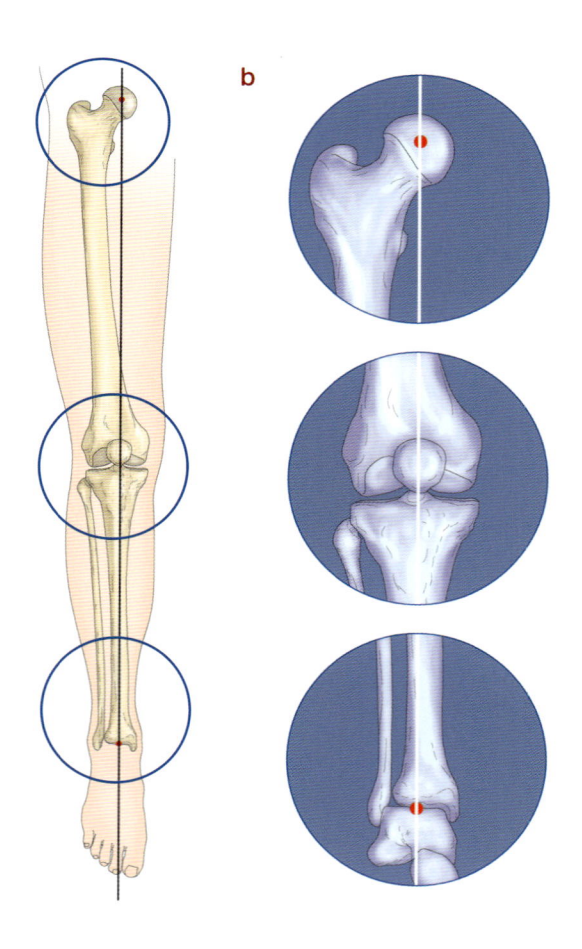

> ############### Meister Check ###############
> ◆**適切な長さのスクリューを使用する**◆
> 　大腿骨遠位部の断面は台形を呈しているので，スクリュー長の計測は顆部の接線方向にX線透視を行い，正確に行うことが大切である．長すぎると術後疼痛の原因となり，短いと逸脱して固定力が消失する．
> ◆**スクリューを締めすぎない**◆
> 　高齢者ではスクリューを強く締めすぎると，骨が軟らかいため骨内へ埋没することがある．X線透視下に注意深く行う．

図19　大腿骨遠位部の回旋コントロール

ターゲットデバイスを水平にする．

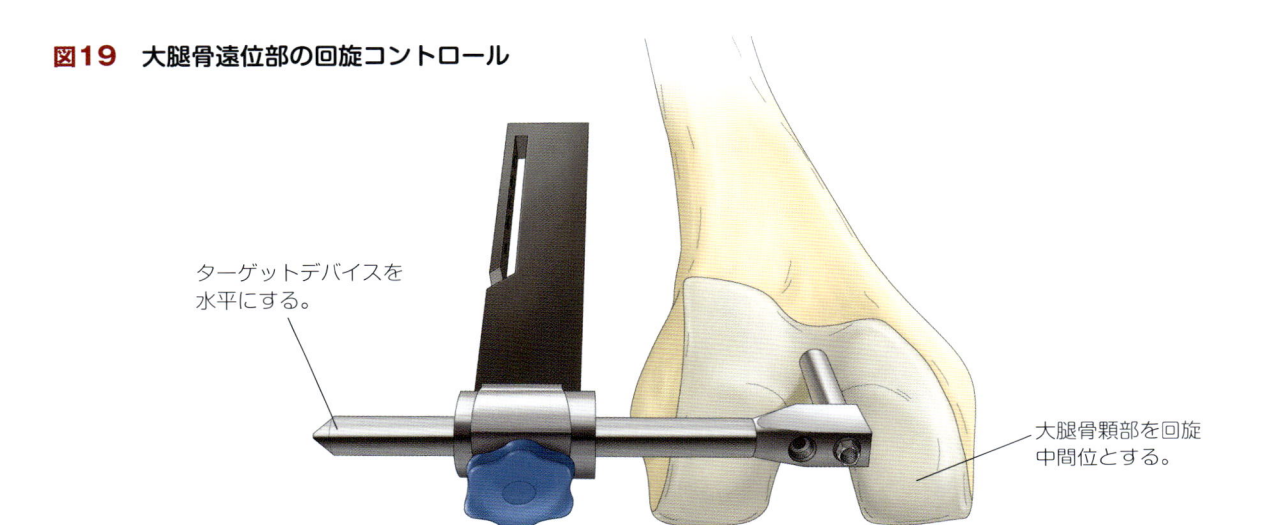

大腿骨顆部を回旋中間位とする．

図20　遠位ロッキングスクリューの固定

①コンプレッション固定（術中操作により圧迫固定）を行う場合はダイナミックポジション（楕円ホールの遠位部）にスクリューを挿入する．
②スタティック固定の場合はスタティックホール（**図26**）．
③ダイナミック固定の場合はスタティックホール（逆行性髄内釘の場合は遠位をスタティック，近位をダイナミックホールに挿入する）（**図27**）．

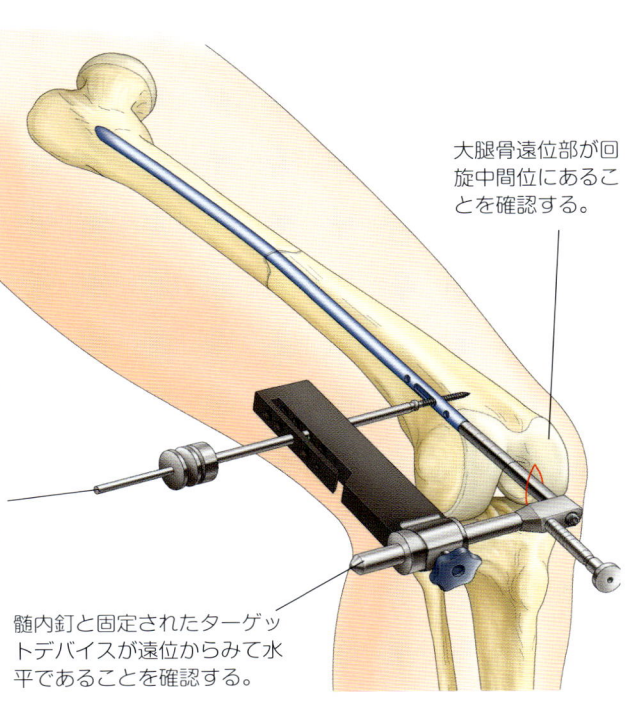

大腿骨遠位部が回旋中間位にあることを確認する．

髄内釘と固定されたターゲットデバイスが遠位からみて水平であることを確認する．

骨盤・下肢　大腿骨骨幹部骨折（逆行性髄内釘固定）

◆ 回旋転位のチェック

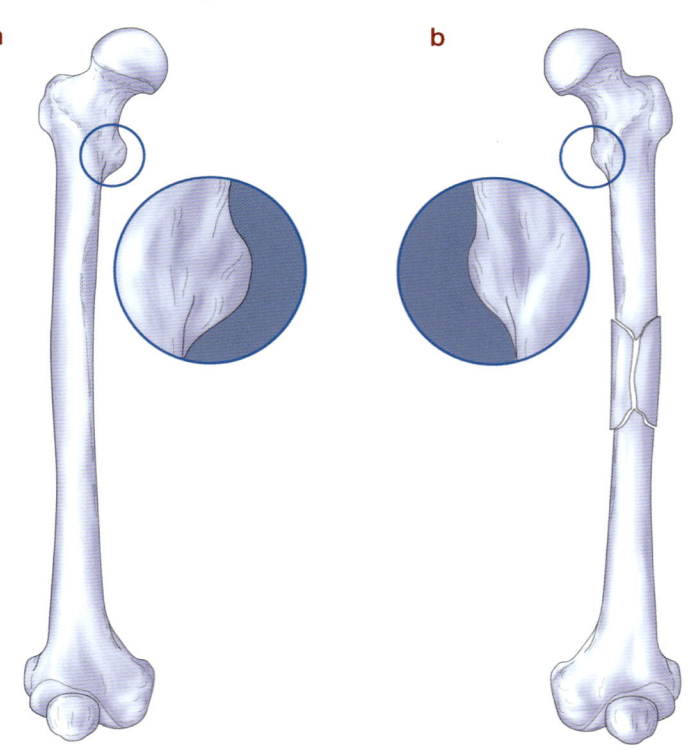

近位ロッキングスクリューを挿入する前に，骨折部の回旋を正しく矯正する。回旋の評価には以下の方法がある。

小転子サイン（lesser trochanter shape sign）

術前に健側の膝蓋骨X線正面像を撮影して小転子陰影を記録し，患側の回旋を調整して同じになるようにする（図21）。

皮質骨の厚さによる判定（cortical step sign）

近位骨片と遠位骨片の骨折部での皮質骨の厚さを比較して判断する（図22a）。

骨横径サイン（diameter difference sign）

骨の横断面が円形でないことにより回旋変形を評価する。回旋変形がある場合は，骨片同士の横径が異なってみえる（図22b）。

骨片の形状による評価

近位および遠位骨片の形状を合わせることにより回旋を矯正する。

図21　小転子サイン（lesser trochanter shape sign）
健側の膝蓋骨正面位での小転子形状を術前にX線透視下に保存し，患側の回旋を調節する。
a：健側
b：患側

◆ 近位ロッキングスクリューの固定

X線透視下にフリーハンドで行う（図23）。近位のAPロッキングホールが2つとも正しく透視できるようにCアームを調節する。2つのロッキングホールの中間に15mmの縦皮切を加える。

図22　皮質骨の厚さ・骨の横径による回旋の評価
a：Cortical step sign。皮質骨の厚さによる判定。
b：Diameter difference sign。骨横径サイン。

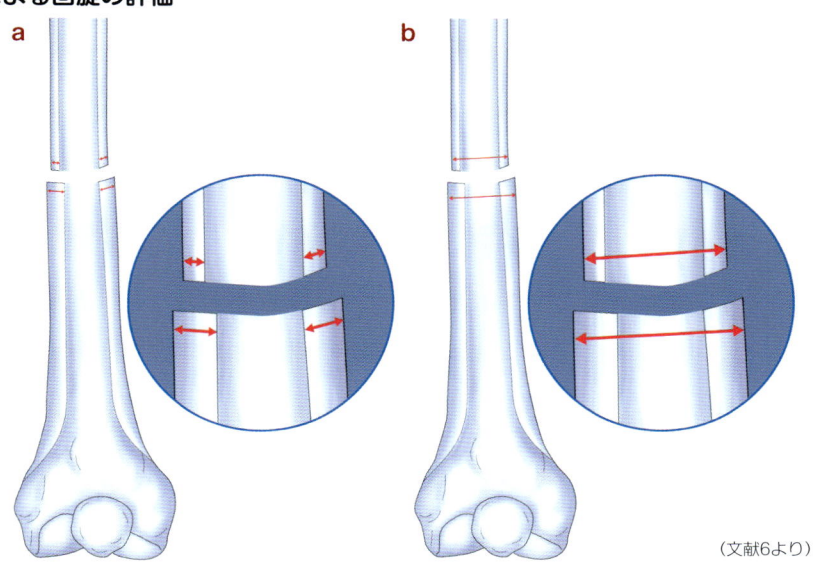

（文献6より）

図23　近位ロッキングスクリューの固定

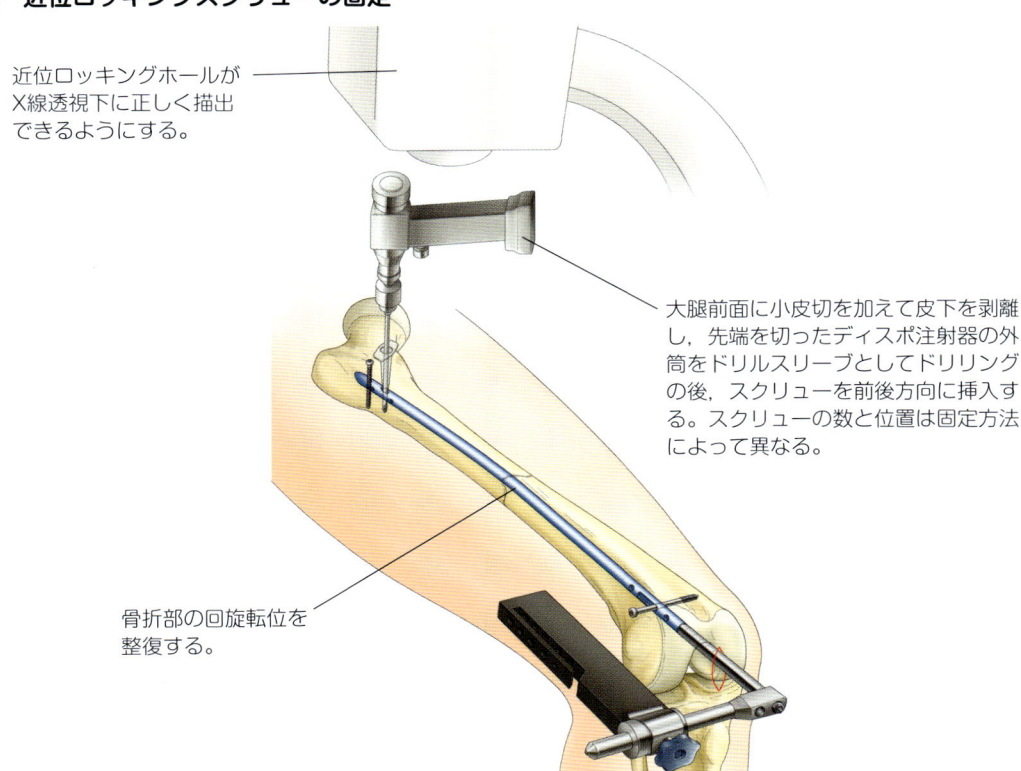

近位ロッキングホールがX線透視下に正しく描出できるようにする。

大腿前面に小皮切を加えて皮下を剥離し，先端を切ったディスポ注射器の外筒をドリルスリーブとしてドリリングの後，スクリューを前後方向に挿入する。スクリューの数と位置は固定方法によって異なる。

骨折部の回旋転位を整復する。

骨盤・下肢　大腿骨骨幹部骨折（逆行性髄内釘固定）

181

図24 フリーハンドテクニック（横止めスクリュー）
a：X線透視下に錐先をロッキングホールに合わせ，ハンマーで叩いてくぼみを作る。
b：ドリル先端をくぼみに合わせドリリングする。このとき，細いディスポ注射器の外筒の先端を切ったものをスリーブとして用いる。ディスポ注射器の外筒はドリリングの際のストッパーとしても役に立つ。
c：股関節を軽度屈曲・外転・外旋し，さらにCアームを動かし，X線透視下に側面像を確認してスクリューを挿入する。

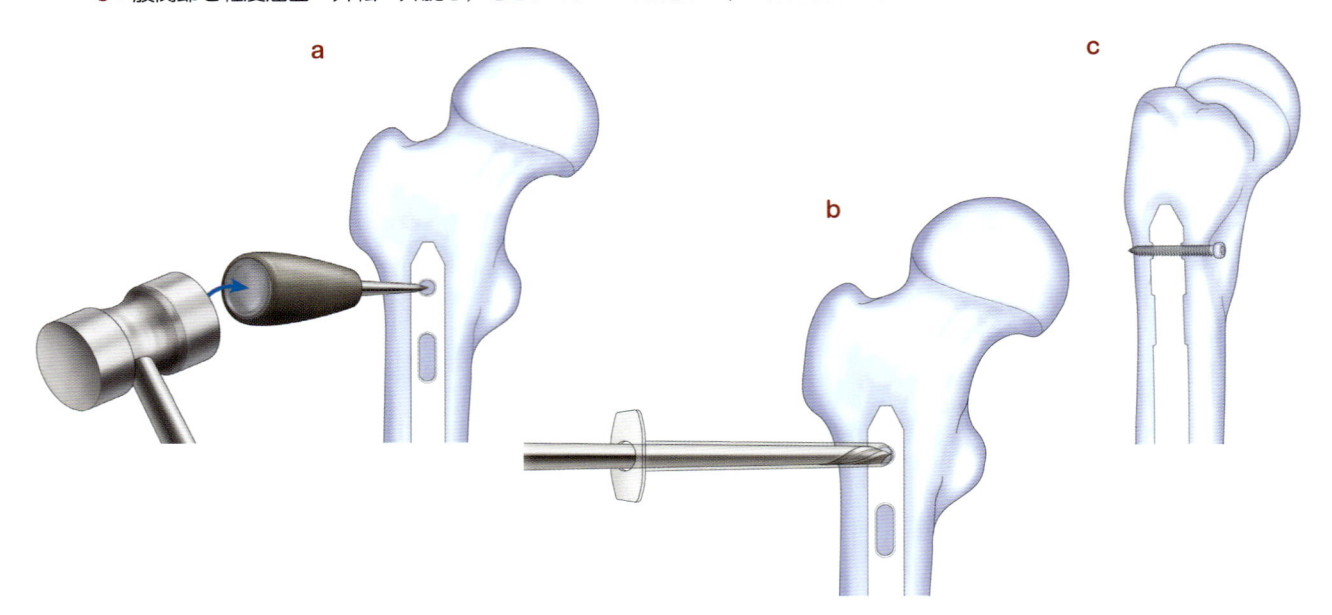

　ペアン鉗子で軟部組織を分けて骨まで達する。錐先をロッキングホールの中心に合わせ，ハンマーで叩きくぼみを作る（**図24a**）。
　ドリル先をくぼみに合わせドリリングする。このとき，ディスポ注射器の外筒の先端をカットして，ドリリングの際に軟部組織の損傷を防ぐためのスリーブとして用いる（**図24b**）。ディスポ注射器の外筒はストッパーとしても有用である。
　X線透視下に皮質骨スクリューで固定する。股関節を軽度屈曲・外転・外旋し，さらにCアームを動かして側面像でスクリュー長を確認する（**図24c**）。

Meister Check

◆**坐骨神経を損傷しないように注意**◆
　近位ロッキングスクリューの挿入レベルでは，後方に坐骨神経が走行するのでドリリングの際には注意が必要である。

◆ 固定法別のスクリュー固定

コンプレッション固定
　横骨折や単斜骨折で軸方向の安定性が高い骨折が適応になる。可能な限り骨折部のギャップを残さないようにする。コンプレッション操作を行う場合は，最大10mmのコンプレッションに対応できるように，遠位の挿入部から安全な深さ（15mm）まで挿入しておく。

次に遠位のロッキングスクリューシャフト型をターゲットデバイスを使い楕円ホールのダイナミックポジション（遠位側）に挿入する（**図25a**）。続いて髄内釘近位部に2本のロッキングスクリューをフリーハンドで挿入する。その後，髄内釘に付けたインサーションポストをガイドにしてコンプレッションスクリューを締め付けることにより，ロッキングスクリューシャフト型を近位方向へ近付けるので，遠位骨片を近位骨片へ圧迫することになる。イメージ透視下に行い，骨折部が圧迫される状態やロッキングスクリューシャフト型が弯曲する状態を確認し，圧迫が過度にならないよう注意する（**図25b，図28**）。

固定強度を上げるためにロッキングスクリューおよび顆部スクリューを追加する。遠位骨片の最近位にロッキングスクリューを挿入し，コンプレッションスクリュー用ドライバーをはずして最遠位にロッキングスクリューあるいは顆部スクリューを挿入する（**図29**）。

Meister Check

◆コンプレッションスクリューを使用しないで圧迫を加える場合◆
遠位ロッキングスクリューを挿入した後に，遠位からストライクプレートをハンマーで叩いて骨折部に圧迫をかける。SCNの場合は器械による圧迫が加えられないので，圧迫が必要な場合はこの方法で行う。

図25　コンプレッション固定
a：圧迫前
b：圧迫後

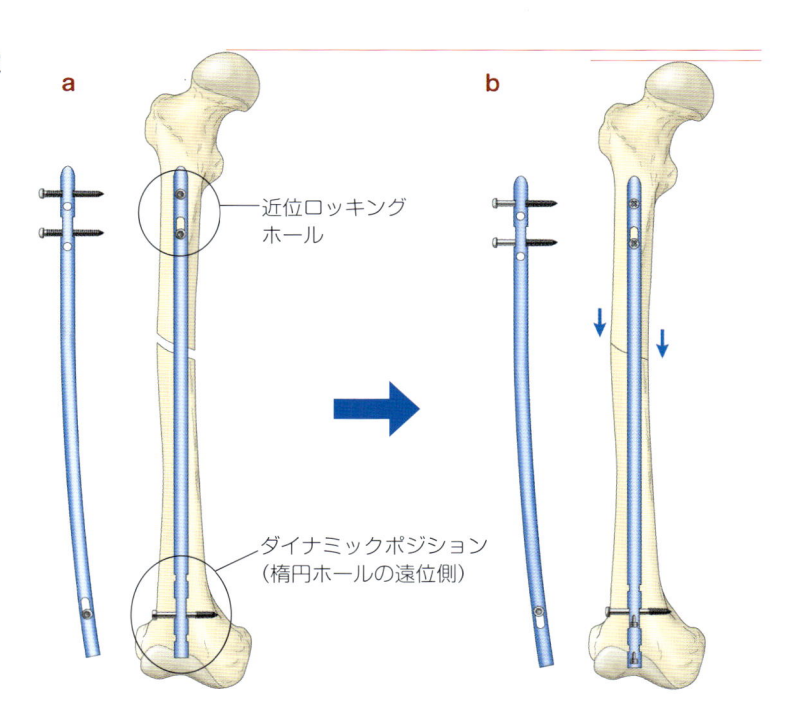

①コンプレッションスクリューで圧迫すると最大10mm移動するので，あらかじめ髄内釘を深く挿入しておく（**a**）。
②ロッキングスクリューシャフト型をダイナミックポジションに挿入する（**a**）。
③回旋変形を矯正した後に近位ロッキングホールにスクリューを挿入する。
④（髄内釘に接続しているインサーションポストを通して）コンプレッションスクリューを挿入してドライバーで圧迫を加える（**b**）。
⑤最遠位のロッキングホールに顆部スクリューあるいは皮質骨スクリューを挿入し，エンドキャップで固定する。

スタティック固定（図26）

　粉砕骨折では健側を参考にして，骨長を整えてスタティックに固定する．髄内釘遠位部はターゲットデバイスを使ってスタティックホールにロッキングスクリュー，顆部スクリューを挿入する．回旋を矯正した後，近位部は2本のロッキングスクリューをフリーハンドで固定する．

ダイナミック固定（図27）

　髄内釘遠位部はスタティックホールにロッキングスクリューおよび顆部スクリューで固定する．骨折部の回旋を矯正した後，近位部はダイナミックホール（楕円ホールの近位部）にフリーハンドで1本挿入する．

図26　スタティック固定
髄内釘遠位部はターゲットデバイスを用いてスタティックホールにロッキングスクリュー，顆部スクリューを挿入する．回旋を矯正した後に近位部に2本のロッキングスクリューをフリーハンドで挿入する．最後にエンドキャップを挿入する．

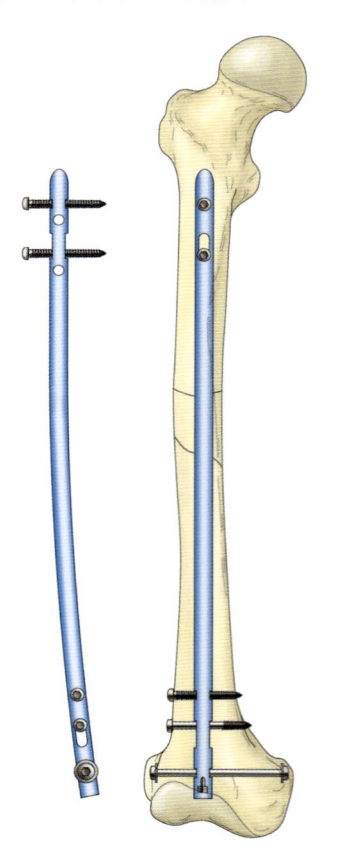

図27　ダイナミック固定
髄内釘遠位部はターゲットデバイスを用いてスタティックホールにロッキングスクリューおよび顆部スクリューを挿入する．回旋を矯正した後に近位部に1本のロッキングスクリューをフリーハンドで楕円ホールの近位側に挿入する．最後にエンドキャップを挿入する．

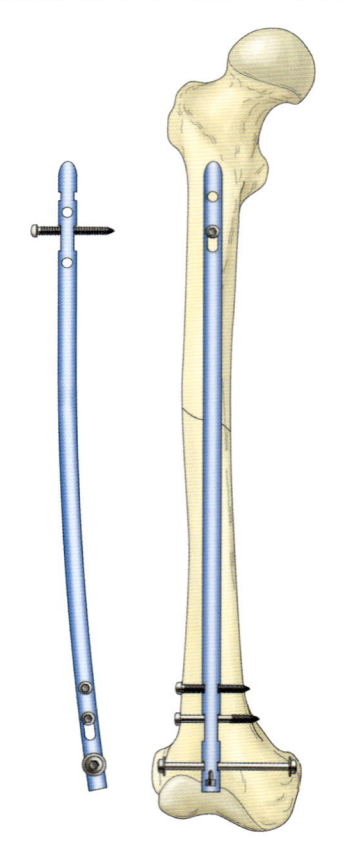

図28 コンプレッションスクリュー
髄内釘に付けたインサーションポストをガイドにしてコンプレッションスクリューを締め付け，遠位骨片を近位骨片へ圧迫する。

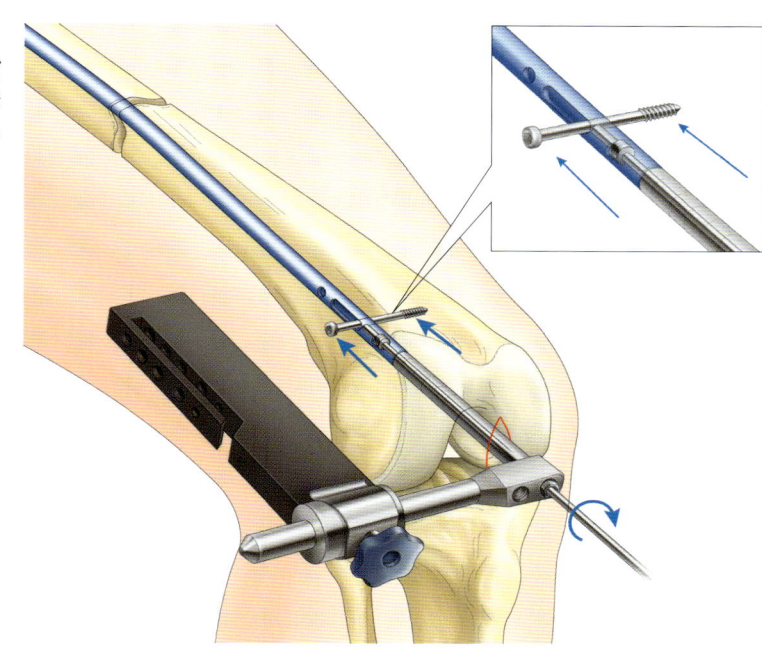

図29 顆部スクリュー
顆部骨折がある症例では，内・外側から圧迫して固定するためにワッシャー付きの顆部スクリューを使用する。ドリリングの後にK-wire顆部スクリュー用を刺入して，両側から顆部スクリューを挿入する。挿入時はターゲットデバイスを少しずらす。

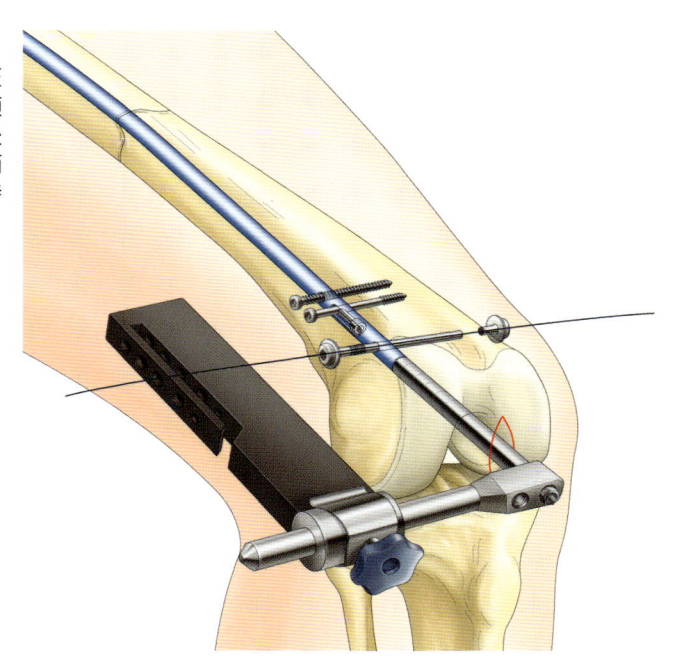

◆ エンドキャップの挿入（図30）

　スクリュー固定が終了したら，ターゲットデバイスをはずしてエンドキャップを挿入する。エンドキャップは髄内釘の中への組織の侵入を防ぐ。
　さらに髄内釘最遠位のロッキングスクリューを固定するので，髄内釘の内・外側への動きを制御する。

図30 エンドキャップ
組織の侵入を防ぐためにエンドキャップを挿入する。最遠位のロッキングスクリューおよび顆部スクリューを固定するので，髄内釘の内・外側方向の動きを制御する。

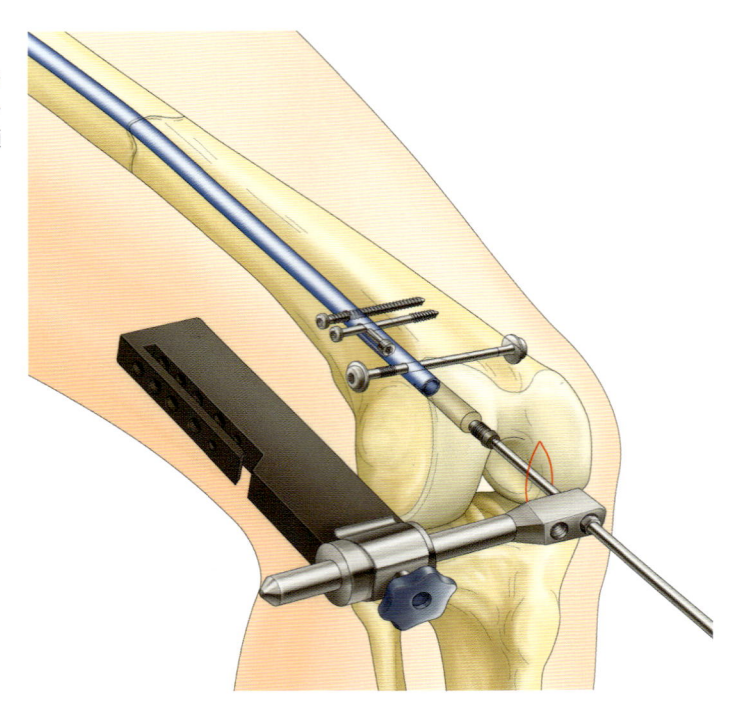

◆ 創閉鎖

　X線透視下に大腿骨全体の正・側面像でアライメントと骨折部の整復状態を確認し，股関節・膝関節の可動性および回旋変形，スクリュー突出などを視診・触診でも異常のないことを確認する。創部を洗浄し創閉鎖を行い，圧迫包帯を施行する。外固定は行わない。

　シーツを除去して両下肢の長さ，股関節・膝関節の可動域，下肢回旋を再度確認する。

◆ 後療法

　患肢をスポンジ架台に乗せ，総腓骨神経の部を圧迫しないようにする。術翌日から自・他動的に関節可動域訓練を開始する。横骨折・短斜骨折では早期荷重を許可するが，粉砕骨折では仮骨形成が確認できる術後6〜8週とする。

Accident & Recovery

　大腿骨骨幹部骨折に対する逆行性髄内釘では，回旋変形を残さないように注意する。手術終了時には両側下肢を比較して評価する。回旋変形が残存していた場合は，躊躇なく近位ロッキングスクリューを抜去して矯正する。

難治症例

◆**症例1**

26歳，男性。大腿骨頚部骨折を伴う骨幹部骨折。AO分類32-A2。

バイク走行中，車と接触し転倒受傷した（**図31a**）。受傷後2日目，腰椎麻酔下に骨接合術。

通常の手術台にて，仰臥位で骨幹部骨折に対してT2大腿骨髄内釘（11mm×280mm）による逆行性髄内釘法を施行，スタティック固定とした。

次に牽引手術台で大腿骨頚部骨折に対してsliding hip screw（SHS）・cannulated cancellous screw（CCS）による骨接合術を行った（**図31b**）。術後1年4カ月，骨癒合は良好である（**図31c**）。

◆**症例2**

74歳，男性。大腿骨骨幹部粉砕/顆部骨折。AO分類32-C3/33-C2。

乗用車運転中，誤って鉄柱にぶつかり受傷。多発骨折，多発外傷（**図32a**）。

受傷後12日目，通常の手術台にて，仰臥位でT2 SCNロング（11mm×320mm）による逆行性髄内釘法を施行，スタティック固定とした。顆部スクリュー2本，ロッキングスクリュー2本を使用することにより顆部骨折も固定された（**図32b**）。遠位ロッキングスクリューの突出があり，後日1本を抜去した。術後1年6カ月，骨癒合は良好である（**図32c**）。

図31 症例1
a：受傷時
b：術直後
c：術後1年4カ月

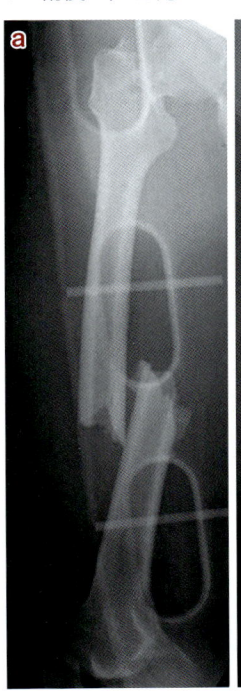

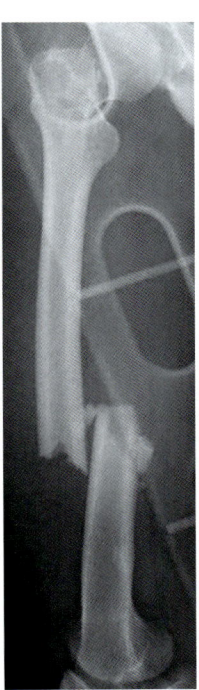

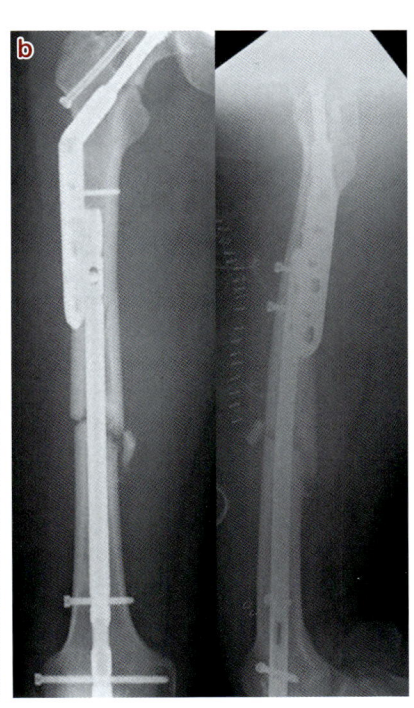

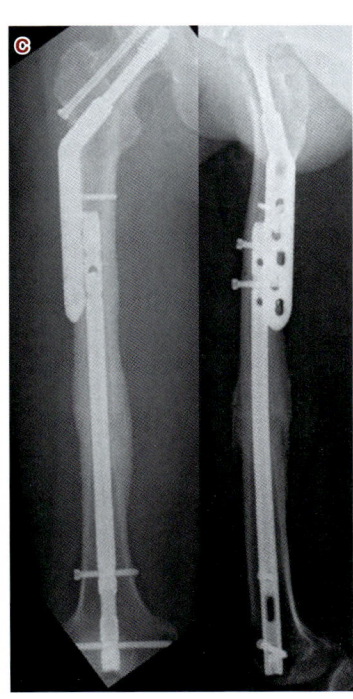

図32 症例2
a：受傷時
b：術直後
c：術後1年6カ月

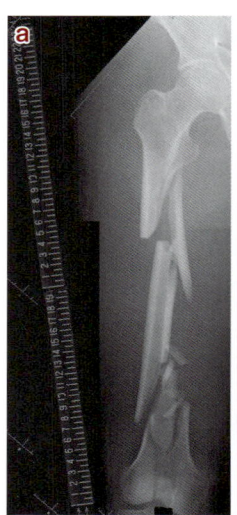

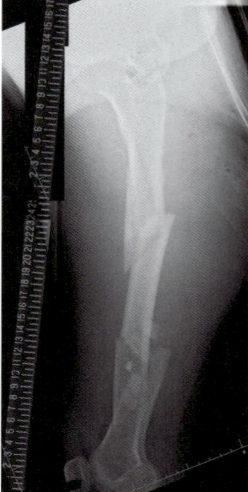

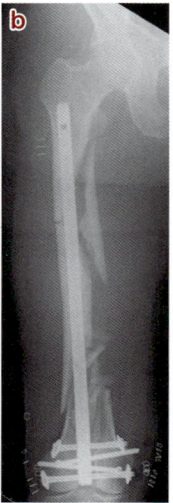

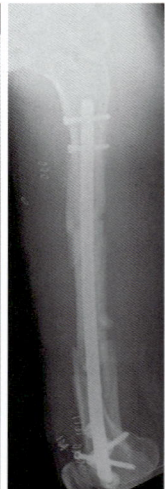

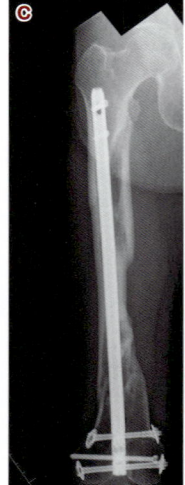

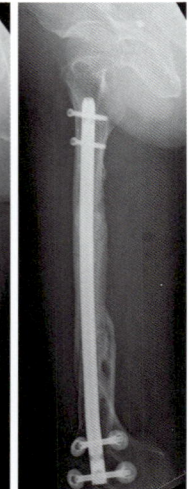

文献

1) Park J, et al. The treatment of nonisthmal femoral shaft nonunions with IM nail exchange versus augmentation plating. J Orthop Trauma 2010；24：89-94.
2) Krettek C, et al. The use of Poller screws as blocking screws in stabilising tibial fractures treated with small diameter intramedullary nails. J Bone Joint Surg Br 1999；81：963-8.
3) Biewener A, et al. Intramedullary nail placement with percutaneous Kirschner wires. Illustration of method and clinical examples. Unfallchirurg 2002；105：65-70.
4) 神田章男, ほか. 髄内釘固定の整復補助におけるKirschner wireを使用したblocker pinの有用性. 骨折 2007；29：603-7.
5) Stedtfeld HW, et al. The logic and clinical applications of blocking screws. J Bone Joint Surg Am 2004；86 Suppl 2：17-25.
6) 糸満盛憲, ほか編. 整復・固定手技. AO法骨折治療. 東京；医学書院；2003. p103-96.

骨盤・下肢

大腿骨遠位部（顆部・顆上）骨折

順天堂大学医学部附属静岡病院整形外科准教授　最上敦彦

髄内固定のメリット

❶ 他の髄内固定治療同様，髄腔中心に主たるインプラントが設置されるため，低侵襲で軟部組織に優しく，バイオメカニカルな安定性が高い。
❷ 髄内釘を挿入することで顆上骨折部の整復がおおむね得られるため，アライメントの獲得が容易である。
❸ 内・外側双方からロッキングスクリューが入るので，顆部骨折の固定性が高い。

使用する髄内固定器具

　大腿骨顆部・顆上骨折に使用する逆行性髄内釘には，①極力髄内釘遠位寄りに多くの遠位ロッキングスクリューが打てるスクリュー配置，②遠位ロッキングスクリューを安定化させる機構，③顆部骨折を圧迫固定できる顆部専用スクリュー，④手技の簡便化が可能なショートネイルの設定，などの条件が求められる。本骨折に対する使用が推奨される代表的機種の一覧を示す（図1）。

T2 Supracondylar Nail（T2SCN）（Stryker社）

　必要な条件に見合う機能をほぼすべて併せ持つため，第一選択となる。きわめて髄内釘遠位寄りに遠位ロッキングスクリューホールが配置してある。最遠位と最近位のLM方向には，大型のワッシャーの付いたシャフトとナットを連結する構造の顆部専用スクリュー（図2a）が使用可能である。遠位から2番目と3番目のロッキングスクリューを斜め打ちとすることで，ホール間隔の狭小化効果と骨質のよい後方皮質骨方向への挿入を考慮している。再遠位のロッキングスクリューはエンドキャップで制動可能である。遠位は同形状のショートネイルとロングネイルの設定がある（図2b,c）。

TRIGEN™ META-NAIL™（メタネイル）（Smith & Nephew社）

　遠位ロッキングスクリューホールに螺子切り構造やポリエチレンスリーブを組み込むことで，すべての遠位ロッキングスクリューと髄内釘の安定化を図っている（図3）。

Phoenix™ Retrograde Femoral Nail（フェニックス）（Zimmer Biomet社）

　髄内釘内にプリセットされた特殊な円筒型スクリュー（CoreLock™）を絞め込むことで，すべての遠位ロッキングスクリューを同時に安定化できるメカニズムを有する（図4）。

図1 推奨される各髄内釘の比較

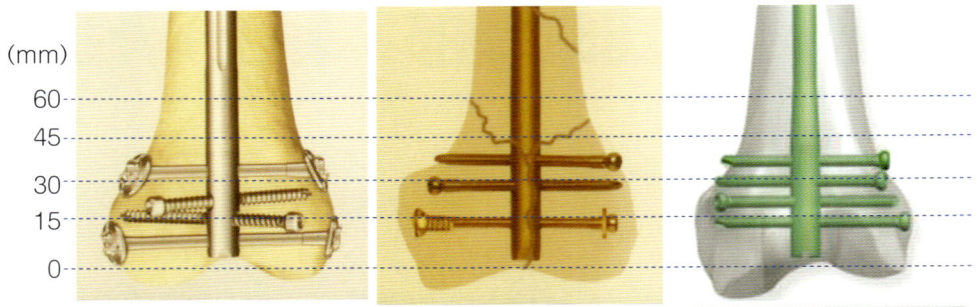

	T2 Supracondylar Nail (Stryker社)	TRIGEN™ META-NAIL™ (Smith & Nephew社)	Phoenix™ Retrograde Femoral Nail (Zimmer Biomet社)
髄内釘径(Φ)	10・11・12mm ※13mm：ショートネイルのみ	10・11.5・13mm	9・10.5・12・13.5mm
髄内釘前弯(R)	2,000mm	2,000mm	1,800mm
髄内釘長(L)	240～360mm ※170・200mm：ショートネイル	220～40mm	240～420mm
遠位ロッキングスクリュー数	4本	3本	4本
遠位ロッキングスクリュー挿入方向(位置)	④LM(32mm) ③OBL(21mm) ②OBL(14mm) ①LM(6mm)	③OBL(40mm) ②OBL(30mm) ①LM(15mm)	④LM(38mm) ③OBL(30mm) ②OBL(22mm) ①LM(14mm)
顆部専用スクリュー(構造)	あり(中空シャフト・ナット)	なし(対側にロックナット装着)	なし
ワッシャー	両側あり(直径17mm)	片側のみあり	なし
遠位ロッキングスクリュー制動機構	−	＋(螺子切り・ポリエチレンスリーブ)	＋(CoreLock™)
エンドキャップでの最遠位スクリュー制動化	＋	＋	−
ショートネイルの有無	あり	なし	なし

LM：外・内側方向
OBL：斜め方向
①～④：遠位からのロッキングスクリューの順番

図2 T2 Supracondylar Nail
a：顆部専用スクリュー。中空のシャフトスクリューとナットをガイドワイヤー越しに連結する構造である。それぞれに付属する大振り（17mm径）で薄いワッシャーが可動することで，顆部の形状に合わせた固定が可能である。
b：ショートネイル
c：ロングネイル

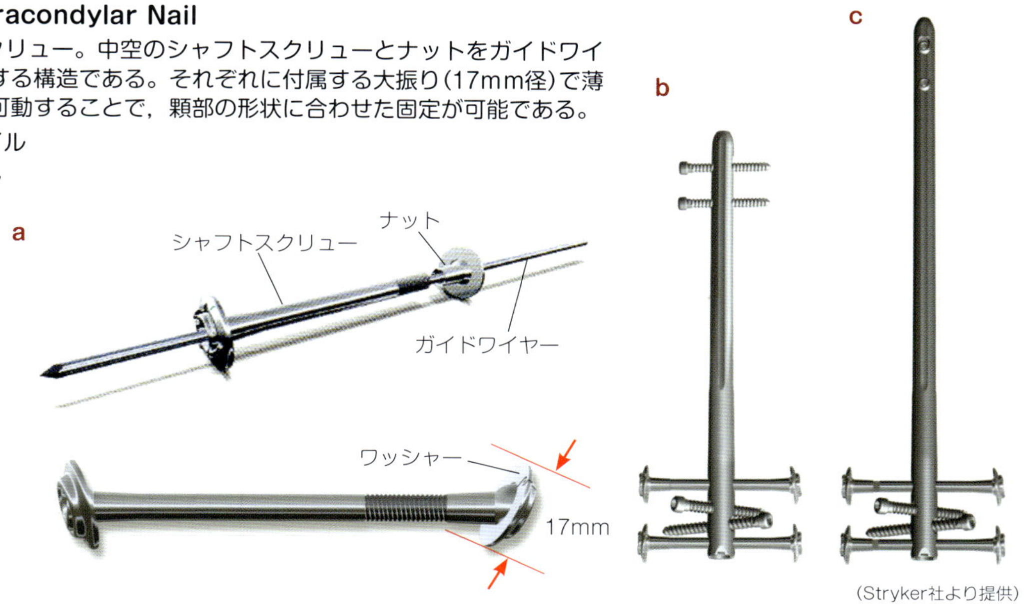

（Stryker社より提供）

図3 TRIGEN™ META-NAIL™
ロッキング機構として，すべての遠位ロッキングスクリューホール（①〜③）には螺子切りが施され，さらに近位2本の斜めスクリューホール（②，③）にはポリエチレンスリーブが組み込まれている。

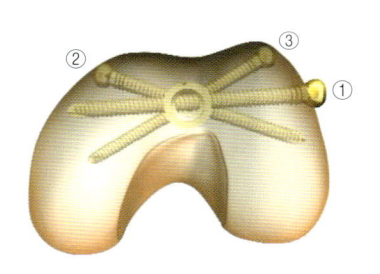

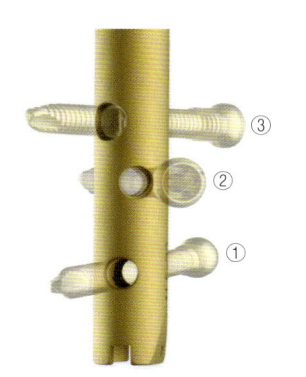

（Smith & Nephew社より提供）

図4 Phoenix™ Retrograde Femoral Nail
髄内釘内にプリセットされた特殊な円筒型スクリュー（CoreLock™）で，すべての遠位ロッキングスクリューを同時に安定化できる。

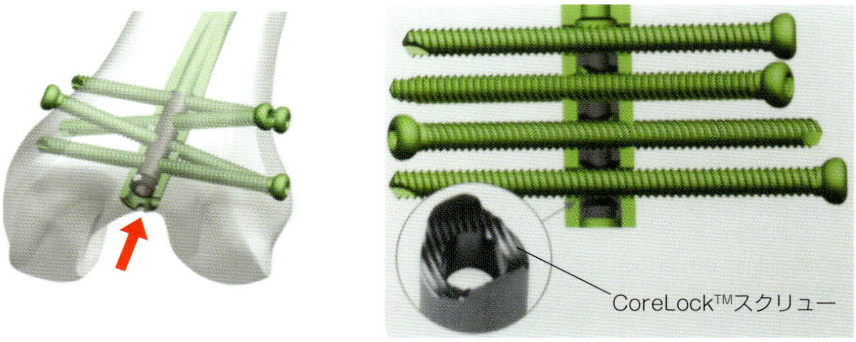

CoreLock™スクリュー

（Zimmer Biomet社より提供）

骨盤・下肢　大腿骨遠位部（顆部・顆上）骨折

############################### **Meister Check** ###############################

◆**髄内釘選択のチェックポイント**◆(図1)

- **遠位ロッキングスクリューの位置と数**：本骨折の髄内釘固定の成功の鍵は，顆部骨片の固定性の獲得である。しかしながら，顆上骨折の部位は膝関節近傍から斜め上方に走る斜骨折であることが多く，顆部骨片のnear corticalからfar corticalに遠位ロッキングスクリューを複数本挿入することが，しばしば困難となる。よって，本骨折に使用する逆行性髄内釘に求められる最も重要な条件は，極力遠位寄りに配置された遠位ロッキングスクリューホールの位置と数である。
- **遠位ロッキングスクリューの安定化機構**：そもそも髄内釘のロッキングスクリューホールの直径は，スクリュー挿入時の操作性を考慮してスクリュー径よりも若干大きく設定されており，これが逆に髄内釘とスクリューの安定性を低下させる。そこで，本骨折治療に対する逆行性髄内釘における最も重要な最遠位のロッキングスクリューを，髄内釘内に最後に挿入するエンドキャップでロッキングスクリューホールに押しつけて安定化する「セットスクリュー効果」は，髄内釘とロッキングスクリューの間の「遊び」をなくす意味で有用である。META-NAIL™やPhoenix™におけるすべてのロッキングスクリューの制動化機構は有用であるが，いずれの髄内釘もスクリューホール設置位置が近位寄りすぎることが欠点である。
- **顆部スクリューの重要性**：顆部は皮質骨が薄く海綿骨が主体であり（特に高齢者で），またAO分類Type Cでは顆部骨片間の圧着が必須となる。そのため顆部の固定に際しては，螺子山によるスクリューの効きに期待するのではない，特殊な顆部専用スクリューの設定が求められる。構造としては，ボルト・ナット機構（内・外側から圧迫が可能）と大きくて薄いワッシャー（皮質骨を面でとらえ，スクリューヘッドの骨髄内migrationを防止し，周囲軟部組織とのirritationが起きにくい）が望ましい。
- **ショートネイルとロングネイルの選択基準**：髄内釘はできるだけ長いサイズを用いたほうが顆上骨折部での良好なアライメントと力学的安定性が得られやすいので，「ロングネイル」使用が原則である。一方，近位ロッキングスクリューの固定の手間を考えれば，ターゲットデバイス越しにスクリュー固定ができる「ショートネイル」のほうが手技的に安全かつ容易である。ショートネイルを選択可能かどうかは，顆間窩から"顆上骨折部"までと"髄腔峡部(isthmus)"までのそれぞれの距離による。顆上骨折部が遠位であれば，髄内釘近位端が髄腔峡部を越えるならばショートネイルが選択可能である。顆上骨折部が近位まで伸びているのであれば，ショートネイルでは骨折線と近位ロッキングホールが近接するため，ロングネイルを選択するべきである（図5）。

図5 ショートネイルとロングネイルの選択基準

a：顆上骨折部が「遠位」の場合。ショートネイルでもネイル近位端が髄腔峡部を越えるならば選択可能であるが，そうでないと不安定（赤矢印）となる。

b：顆上骨折部が「近位」の場合。骨折線が近位まで伸びている場合，ショートネイルでは骨折線と近位ロッキングホールが近接し，不安定（赤矢印）となるためロングネイルを選択するべきである。

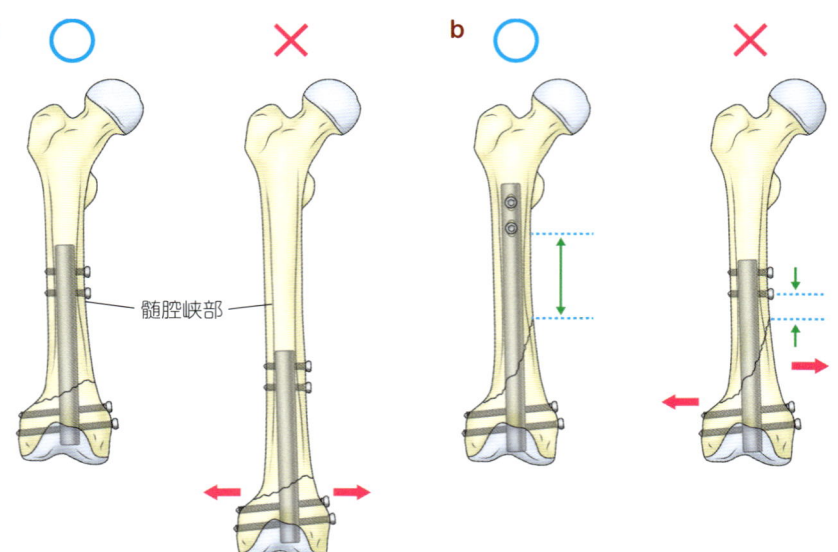

手術の基礎知識

髄内固定治療の適応

　骨折部の不安定性がきわめて高く，かつ膝関節拘縮予防のためには早期の可動域訓練を必要とすることから，ほぼ全例手術療法の適応といえる。保存療法が適応となるのは，骨癒合良好で関節拘縮を起こしにくい幼児症例や，全身状態が悪く手術が行えない高齢者症例，あるいは大腿骨遠位部の関節外骨折で骨折部が嵌入し，転位のない場合に限られる。幼児では"hip spica cast"となるが，高齢者で無理があれば下肢の内・外側からはさみ込むように固定する"ダブルギプスシーネ固定"（外側のシーネを殿部まで伸ばし，おむつで固定する）が有用である。

　髄内固定治療の適応のためには，顆部骨片に最低2本，できれば3本以上のロッキングスクリュー挿入が求められる。よって，T2SCNを用いる場合，顆間窩から顆上骨折部までの距離が「おおむね30mm以上」あれば適応となる（図1）。これを条件にAO分類のType別に適応を検討する（図6）と，Type Aは逆行性髄内釘単独で，Type C1およびC2は顆部骨折をスクリューやKirschner鋼線（K-wire）固定を追加してType Aにすることで，「絶対適応」となる。Type B単独ではスクリュー固定にバットレスプレート固定を併用することが多いが，顆上骨折や骨幹部骨折を伴うときには逆行性髄内釘で固定する

図6　AO分類タイプ別の適応
○：絶対的適応
△：相対的適応
×：（単独では）非適応

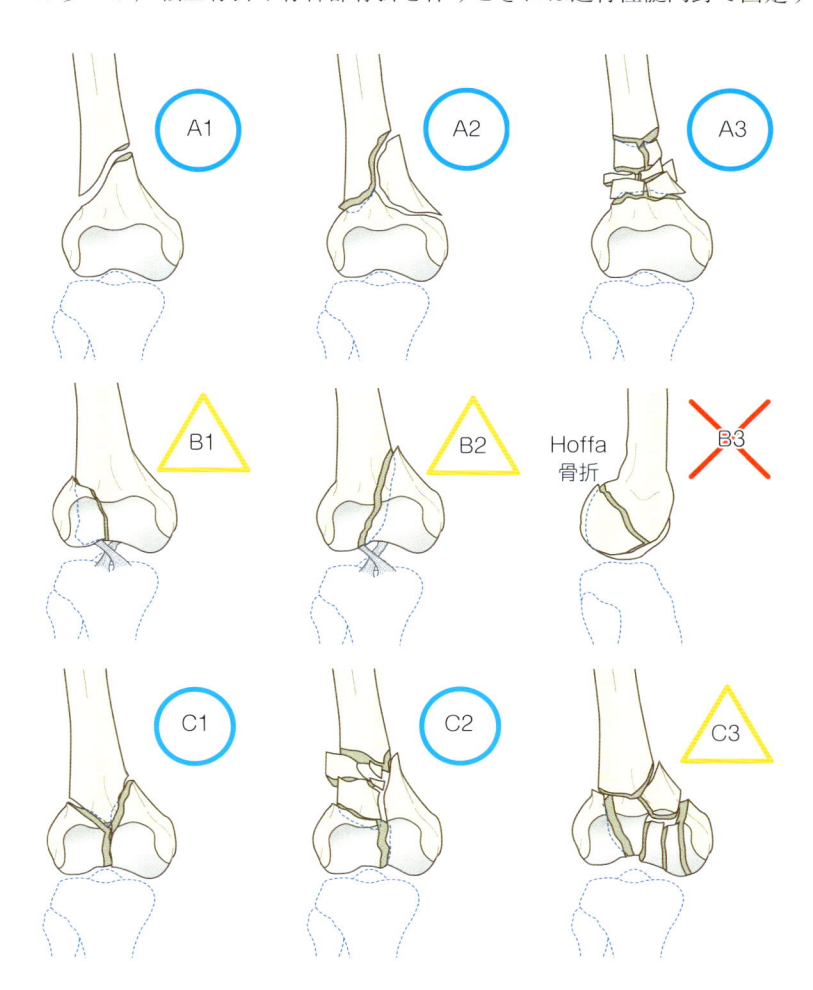

ほうが安定するので，「相対適応」となる．Type B3単独では「適応外」である．残るType C3については関節面の整復固定が可能で，かつ顆部内・外側からのロッキングスクリュー挿入部の皮質骨に粉砕骨折や骨欠損がないならば，「条件付き適応」となる．なお「禁忌」は，他骨折と同様に骨端線閉鎖前の若年患者例や汚染の著しい開放骨折である．

Meister Check

◆ロッキングプレートとの比較◆

- ロッキングプレートの出現以来，本骨折の治療の主流はロッキングプレートに取って代わられた感は否めない．しかしながら，本骨折に対する現在のロッキングプレートは，「外側」からの片側支持・固定が主体であるため適応が困難な症例があるのも事実である．
- 顆上骨折が関節近傍遠位外側から近位内側へ向かう斜骨折のタイプ(AO分類Type A1)では，顆部骨片をスクリュー先端のみで支えることとなるため，本来ならば一般的に用いられている外側プレートではなく，内側プレートの適応となるべきである．
- 骨幹端(特に内側部)の粉砕や転位が強いタイプ(AO分類Type A2・A3やType C2・C3)などでは，骨幹部がプレートに引き寄せられて骨軸の外側偏位をきたしやすい．また，不安定性残存のために内側プレート固定を追加したダブルプレーティングや骨移植が必要となることも多い．
- 顆部が骨折しているタイプ(AO分類Type C)というだけで髄内釘は適応外と考えられがちであるが，ロッキングプレートのスクリュー自体には顆部の圧迫効果がないものが多く，逆にこれらの症例こそT2SCNにあるような顆部専用圧迫スクリューを使用しての逆行性髄内釘が本領を発揮する．
- これらロッキングプレートの適応困難例においてこそ，適切な逆行性髄内釘の使用が内固定を容易かつ強固に行うことを可能にする．

◆ 診断と読影のポイント

通常の2方向X線像で顆部の骨折部が重なり評価が難しいときは，牽引下で再度X線撮影を行うことで，受傷時にはわからなかった骨折線や骨片を認めることがある．特に低位の顆上骨折や顆部粉砕骨折症例では，顆間窩から顆上骨折部までの距離や顆部皮質骨・関節面の損傷状況を正確に把握するために，3Dを含めたCTによる評価が必須である(図7)．加えて，健側大腿骨のメジャー入りX線像を撮影して，顆間窩から小転子部下縁までの距離(使用髄内釘の長さの目安)(図8①)と髄腔峡部の幅(使用髄内釘の太さの目安)(図8②)を計測しておく．

◆ 術前整復・保持のポイント

顆部に付着する筋の牽引力により，骨折部は短縮・反張(recurvatum)転位をきたしやすいため，常に膝窩動脈損傷の合併に留意する．また内反膝にもなりやすい(図9)．通常は下肢に軽度牽引を加えて，大腿後面から足底までのギプスシーネ固定を行う．ただし著しい不安定性や開放骨折症例においては，脛骨近位部からの直達牽引や膝関節を架橋するspanning創外固定を装着する．いずれにおいても厳密な解剖学的術前整復は必要ではなく，軟部組織に負担のかからない状態を維持して髄内固定治療まで待機する．

図7 CT画像の有用性

単純X線像（a）ではわかりにくい，顆間窩から顆上骨折部までの距離や顆部皮質骨および関節面の損傷状況（矢印）を正確に把握するために，3Dを含めたCT画像は有用である（b）。

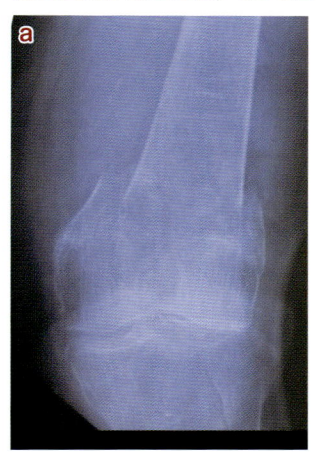

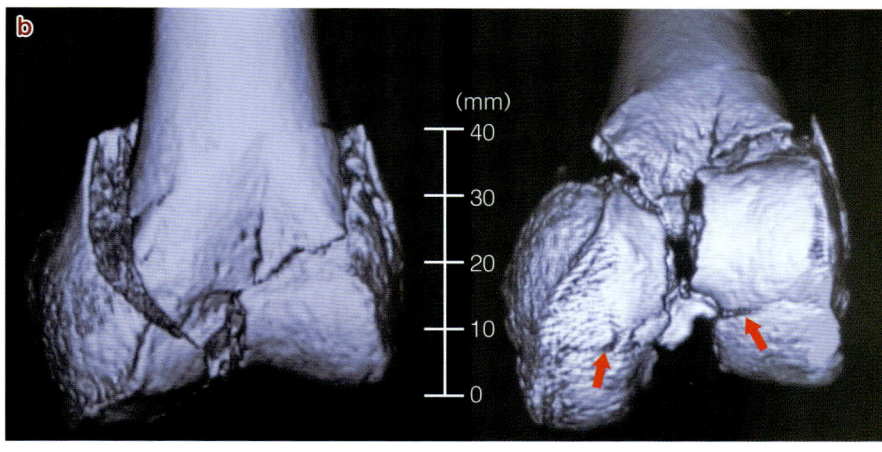

図8 メジャー入り健側大腿骨X線正面像
①顆間窩から小転子部下縁までの距離
　（使用髄内釘の長さの目安）
②髄腔峡部の幅（使用髄内釘の太さの目安）

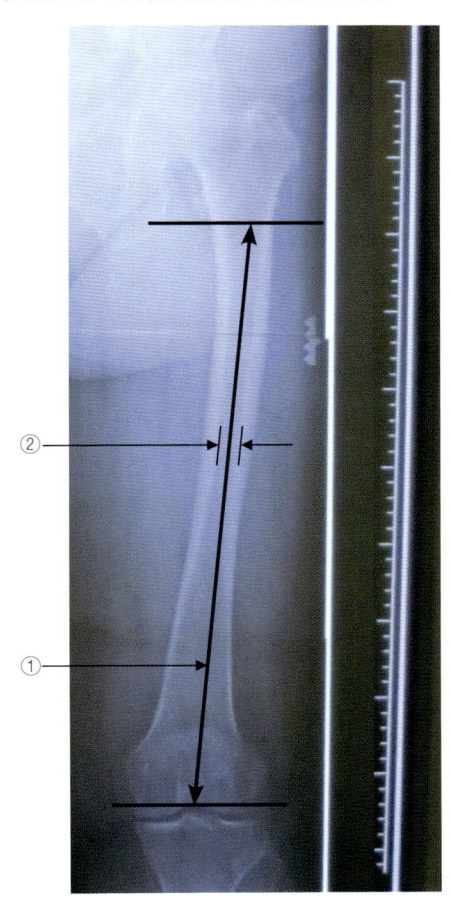

図9 大腿骨顆部骨折における転位様式

骨折部は短縮・反張（recurvatum）の転位をきたしやすいため，常に膝窩動脈損傷の合併に留意する（a）。また内反膝にもなりやすい（b）。

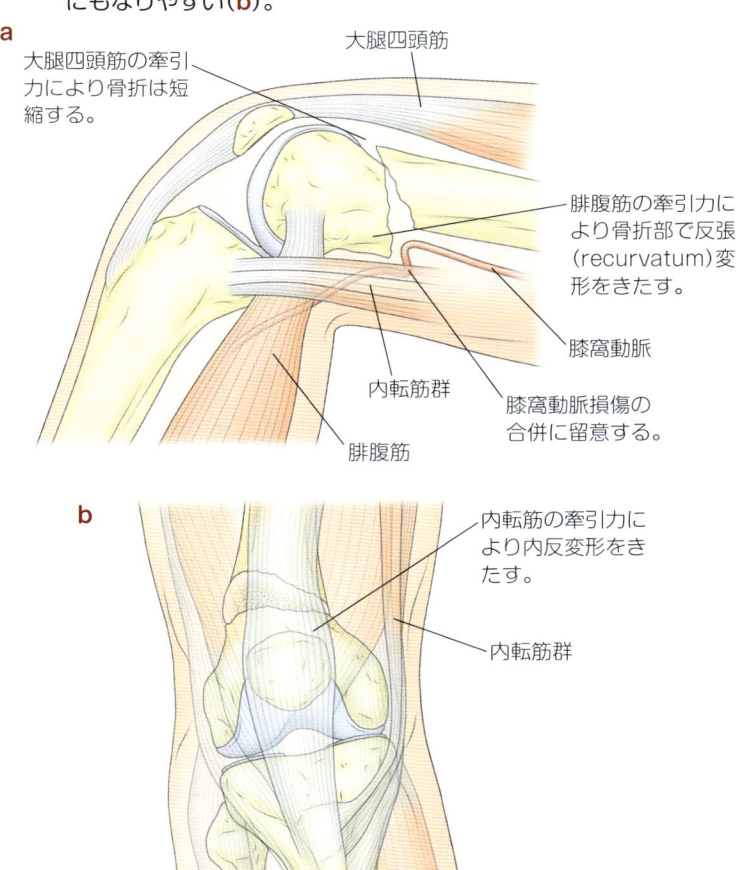

a
- 大腿四頭筋の牽引力により骨折は短縮する。
- 大腿四頭筋
- 腓腹筋の牽引力により骨折部で反張（recurvatum）変形をきたす。
- 膝窩動脈
- 内転筋群
- 膝窩動脈損傷の合併に留意する。
- 腓腹筋

b
- 内転筋の牽引力により内反変形をきたす。
- 内転筋群

骨盤・下肢　大腿骨遠位部（顆部・顆上）骨折

|||||||||||||||||||||||||||||||||||||||||||||| **Meister Check** ||||||||||||||||||||||||||||||||||||||||||||||

◆下肢状況の事前チェックと逆行性髄内釘の適応の限界◆

　下記のような下肢状況においては，逆行性髄内釘固定が不適切または不可能になるため，事前にチェックしておく．
- **股関節**：既存インプラント[short femoral nailや人工骨頭および人工股関節全置換術（total hip arthroplasty；THA）のステムなど]がある場合，ネイル近位端との距離が短すぎると，この部分に応力が集中して骨折を起こすリスクが高まる．
- **大腿骨**：若年者に多い極端に狭い髄腔，高齢者における高度な外弯・前弯など．
- **膝関節**：膝蓋骨低位，変形性膝関節症による膝屈曲障害，ネイル挿入不能な人工膝関節全置換術（total knee arthroplasty；TKA）コンポーネントの使用など．

髄内固定手技

◆体位

　放射線透過性の手術台で仰臥位にて行う．イメージのCアームは健側から入れる．膝下に枕を入れて膝関節を約30〜60°に屈曲することで，イメージ側面像で骨折部が健側下肢と重ならなくなり，また顆上骨折部の整復不良は改善する．イメージ正・側面像にて，顆上骨折部の大まかな整復位が得られる膝の屈曲角度ならびに枕の位置を把握しておく（**図10**）．下肢全体を（特にロングネイルを使用する場合は股関節近傍まで確実に）消毒し，ドレーピングする．経皮的に手術が可能な場合は不要であるが，関節を展開して手術を行う場合に備えて，滅菌駆血帯（ターニケット）を大腿近位に装着できるようにしておく．

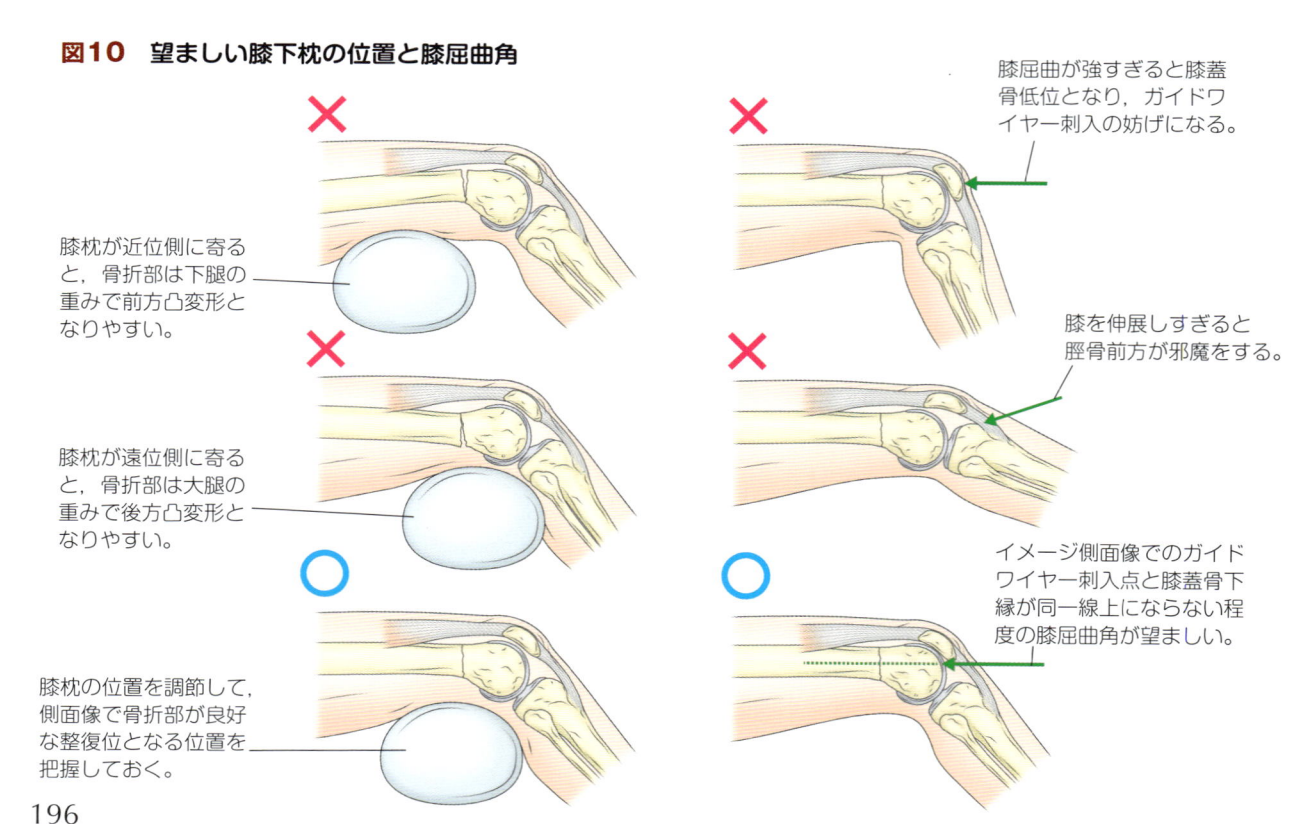

図10　望ましい膝下枕の位置と膝屈曲角

膝枕が近位側に寄ると，骨折部は下腿の重みで前方凸変形となりやすい．

膝枕が遠位側に寄ると，骨折部は大腿の重みで後方凸変形となりやすい．

膝枕の位置を調節して，側面像で骨折部が良好な整復位となる位置を把握しておく．

膝屈曲が強すぎると膝蓋骨低位となり，ガイドワイヤー刺入の妨げになる．

膝を伸展しすぎると脛骨前方が邪魔をする．

イメージ側面像でのガイドワイヤー刺入点と膝蓋骨下縁が同一線上にならない程度の膝屈曲角が望ましい．

皮切（アプローチ）と顆部骨片の整復・固定

閉鎖性手技－AO分類Type Aや関節面の転位の少ないType C1およびC2の場合

　膝蓋靱帯縦切開アプローチ（膝蓋骨下縁と脛骨粗面の間の膝蓋靱帯中央部に約3cmの縦切開を置く）から，顆間窩に達する（図11①）。加えて顆部内・外側アプローチ（遠位ロッキングスクリュー挿入予定部位となる顆部内・外側面それぞれに約4cmの切開を置く）から，その下の筋膜・関節包を含め骨上まで鋭的に展開し顆部側面に達する（図11②，③）。顆部内・外側アプローチの創から顆部骨折部を触診や視診で確認し，イメージ画像をみながら大型の骨鉗子による整復操作やK-wire（2〜3mm径）による仮固定を行う（図12）。

開放性手技－関節面の転位が高度なAO分類Type Cや開放骨折の場合

　閉鎖骨折では，片側の傍膝蓋骨アプローチ（内顆部の骨折がメインであれば内側，外顆部の骨折がメインなら外側）（図11④or⑤）で顆部を広く展開する。必要であれば髄内釘挿入のための膝蓋靱帯縦切開アプローチ（図11①）や遠位ロッキングスクリュー挿入のための対側の顆部側方アプローチ（図11②，③）を追加する（図13）。高齢者で変形性膝関節症により今後TKA施行が予想される症例では，皮切だけは（通常のTKAのように）膝蓋骨前方（正中）アプローチ（図11①＋⑥）として，その後内側傍膝蓋骨アプローチ（図11④）で深部展開するのが望ましい。通常膝蓋骨を反転するまでの展開は要しない。

図11　皮切（アプローチ）
①：膝蓋靱帯縦切開アプローチ
②：顆部内側アプローチ
③：顆部外側アプローチ
④：内側傍膝蓋骨アプローチ
⑤：外側傍膝蓋骨アプローチ
①＋⑥：膝関節前方（正中）アプローチ

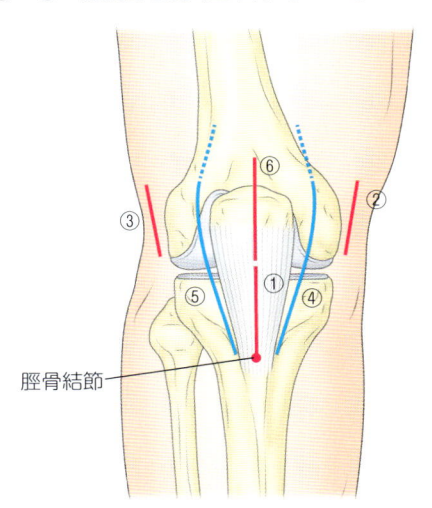

図12　閉鎖性手技
関節面の転位の少ないAO分類Type Cの場合。

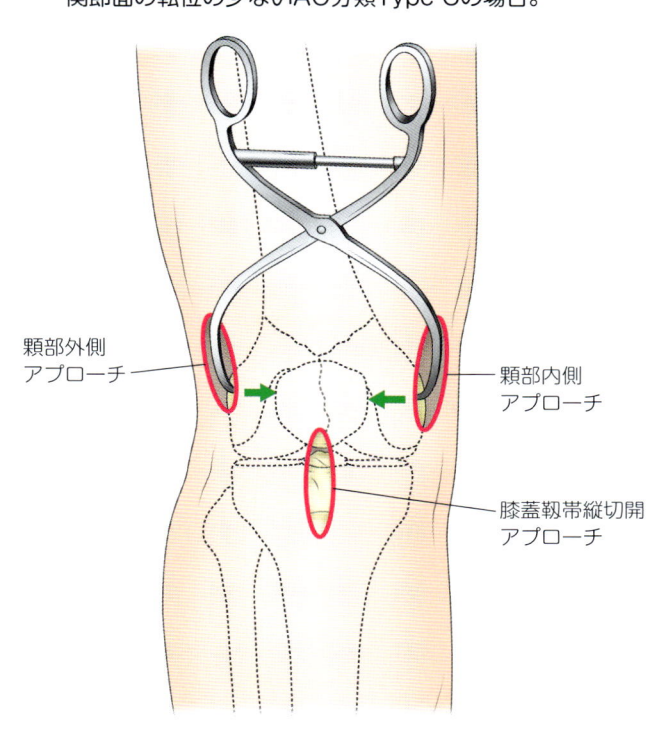

図13 開放性手技（右膝）
内顆骨片の転位の大きいAO分類Type Cの場合。内側傍膝蓋骨アプローチに顆部外側アプローチを追加して，顆部骨折用整復鉗子（T2SCNに標準装備）で固定する。

顆部骨折用整復鉗子

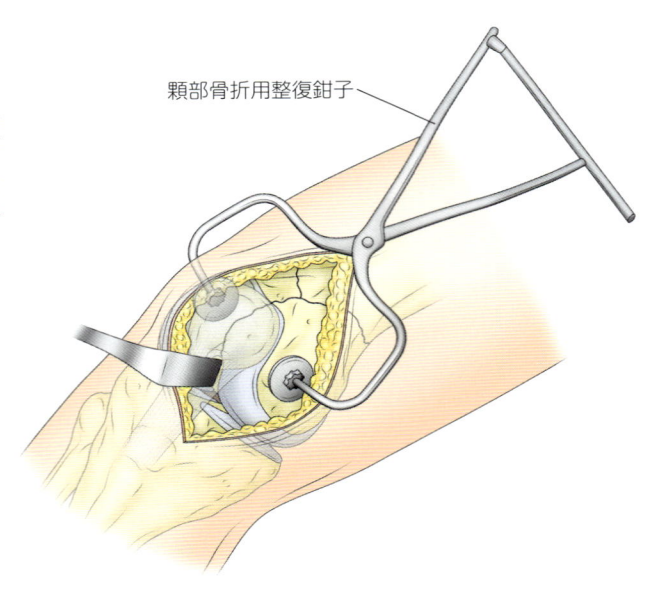

図14 開放創利用（左膝）
開放骨折の場合。原則，その開放創を上下に延長して顆部にアプローチする。

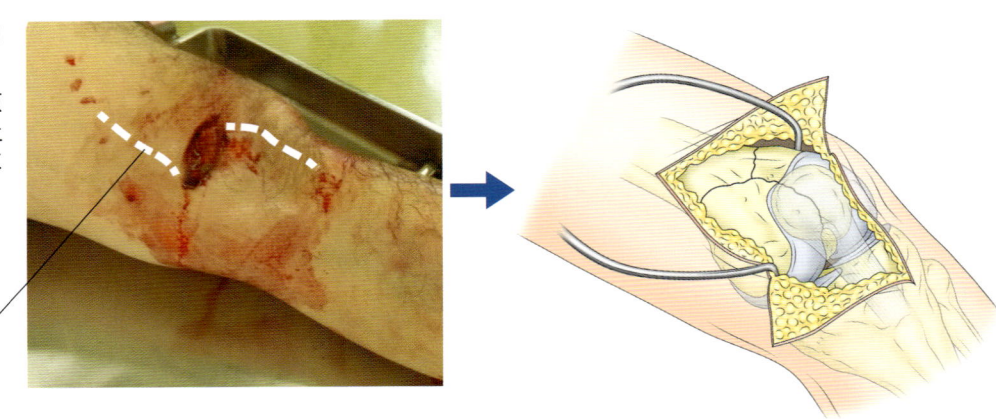

開放創を上下に延長する。

　開放骨折であれば，原則その開放創を上下に延長して顆部にアプローチする（**図14**）。必要であれば皮切の間隔を考慮（おおむね7cm以上あける）して各アプローチを併用する。
　できる限り顆部関節面骨折部を直視下に置き，複数の大型骨鉗子で骨折線が線状になるように解剖学的に整復し（難治症例参照），閉鎖手技と同様にK-wireによる仮固定を行う。

Meister Check

◆顆部骨折の固定法◆
・顆部の骨折固定材料は，髄内釘や遠位ロッキングスクリューの設置予定位置を避けなければならない。顆部骨折が不安定であればキャニュレイテッドスクリューで行ってもよいが，髄内釘挿入時に干渉して入れ替えの必要が生じることも多いため，スモール径のスクリューかK-wireの仮固定に止めておくほうがよい（**図15**）。通常，最終固定はネイル遠位部に挿入した顆部専用スクリューを含めたロッキングスクリューでまかなえる。
・ただし，Hoffa骨折や関節軟骨面の単独骨片がある場合は，スクリューによる固定が必要になる。その際に髄内釘や遠位ロッキングスクリューと干渉するようなら，これを避ける位置にガイドワイヤーを打ち直して，適切なスクリュー固定に変更する（難治症例参照）。

図15 関節内骨折における顆部固定材料と設置位置

a：顆部の固定材料は，髄内釘や遠位ロッキングスクリューと干渉して入れ替えの必要が生じることも多いため，K-wireの仮固定に止めておくほうがよい。
b：キャニュレイテッドスクリュー固定にしたいのであれば，髄内釘挿入予定部位と関節軟骨下骨ラインの間（赤丸の位置がベスト）を狙う。

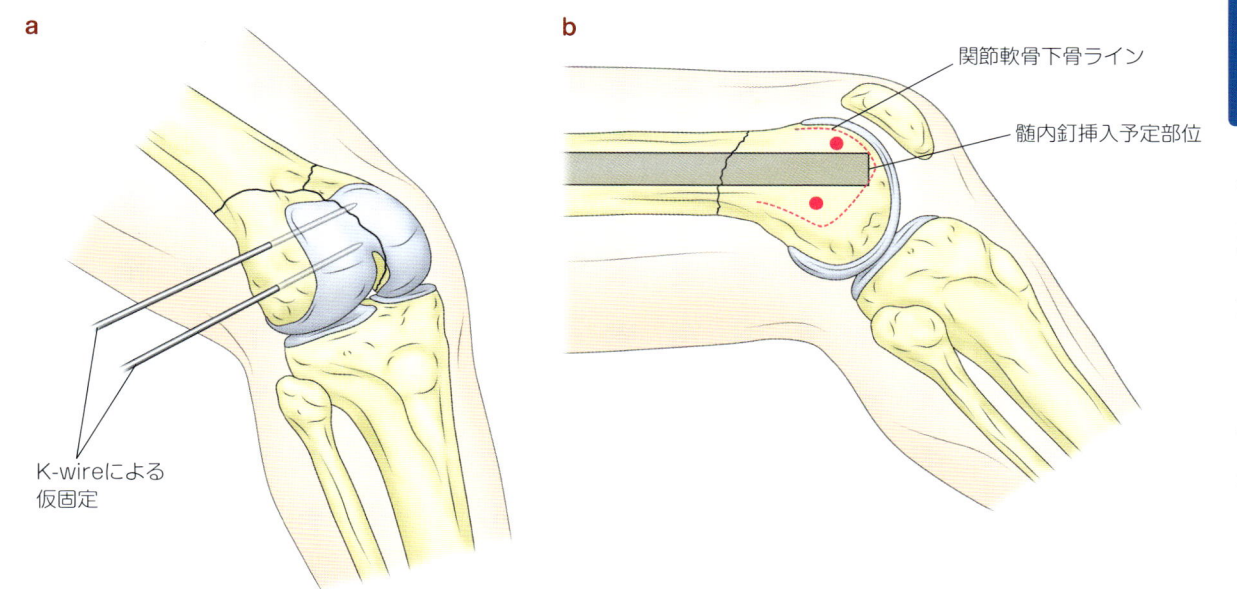

髄内釘挿入部の作製

　髄内釘挿入点は，イメージ正面像で顆間窩中央（大腿骨軸の延長線上），側面像でBlumensaat's lineの前縁［これより下では後十字靱帯（posterior cruciate ligament；PCL）付着部を損傷する危険性があるため要注意］である（図16）。顆間窩中央は触診でもわかるので，主にイメージ側面像で確認しながら3mm径K-wireをハンマーで数cm打ち込み，その後パワードリルで顆上骨折部手前まで刺入する。プロテクションスリーブを装着し，K-wireを通して8mm/12mm径のステップリーマーで顆間窩から数cmまでの顆部髄腔を開孔する。

顆上骨折部の仮整復・ガイドロッドの挿入および髄腔のリーミング

　先を若干曲げた球付きガイドロッドを開創部から近位髄腔に通す。この時点で顆上骨折の正確な整復を得る必要はない。ガイドロッドを通して予定サイズの2mmアンダー径のフレキシブルリーマーから近位側の髄腔リーミングを開始する。髄腔峡部で髄内皮質骨に当たる抵抗を感じるまで，順次リーミング径を上げていく（リーミング径が12mmを超える場合は，開創部もリーミングする）。

図16 髄内釘挿入部作製のためのガイドワイヤー刺入位置
a：正面
b：側面

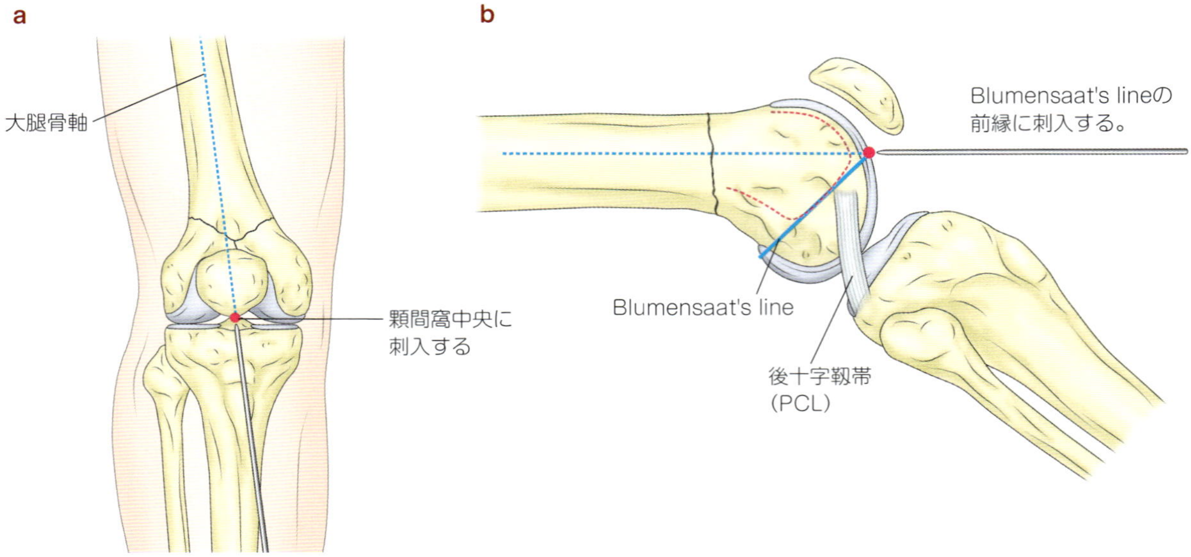

- 大腿骨軸
- 顆間窩中央に刺入する
- Blumensaat's lineの前縁に刺入する。
- Blumensaat's line
- 後十字靱帯（PCL）

Meister Check

◆髄腔リーミングを円滑に行うためのコツ◆

- 高齢者などで明らかに近位の髄腔が広い場合は，遠位の顆部関節面のリーミングのみ施行すればよい。
- 髄腔が狭いところまで押し込んでからリーマーを回し始めると即座にスタックするため，髄腔の広いところで回転させてから遠位にゆっくり進めていく。音や手応えに変化が生じたら即座に引き戻し，また進めるといった操作を繰り返す。いわば，ボクシングの"hit & away"である。
- リーミングの目的は至適髄内径の「計測」であって，髄内皮質骨の「拡大」ではない。リーマーはあくまで「ルーラー（ruler）」と心得るべきである。

◆ 使用髄内釘の決定

　髄内釘径は，最終リーミングよりも1mm以上小さい径のものを使用する。ただし，髄内釘の折損を回避するには最低でも10mm径，できれば11mm径以上のの髄内釘を使用することが推奨される。

　通常，使用髄内釘長の決定は，ガイドロッドの先端を至適位置に置き，ガイドロッド用ルーラーの先端を顆間窩より数mm程度顆部髄内に入れたうえで，髄外に出ている部分のガイドロッドの長さをルーラーで測定し計測する（**図17**）。T2SCNには「ショートネイル」と「ロングネイル」がある。両者の長さの違いは**図1**のとおりである。よって，ガイドロッドの先端を「髄腔峡部の近位部」に置いたときの計測値が200mm以下で，かつ顆上骨折の骨折線の位置が近位ロッキングホールと近接しないならば，「ショートネイル」の使用が可能である。それ以外ではガイドロッドの先端を「小転子部下縁」に置いたときの計測値に準じた「ロングネイル」を使用しなくてはならない（**図5，17**）。

> **Meister Check**
>
> ◆ロングネイル近位端の至適位置◆
>
> ロングネイルの近位端位置を小転子部下縁までにしておけば，同時（あるいは後日）受傷した大腿骨近位部骨折に対して，髄内釘をそのままに（抜釘せずに）骨接合術を行うことが可能である［例えば，大腿骨頸部骨折の場合は，cannulated cancellous hip screw(CCHS)やHansson Pinによる固定，大腿骨転子部骨折の場合は，プレート部分にモノコーティカルロッキングスクリューやワイヤリングを使用したsliding hip screw (SHS固定)など］。

図17 使用髄内釘長の決定法

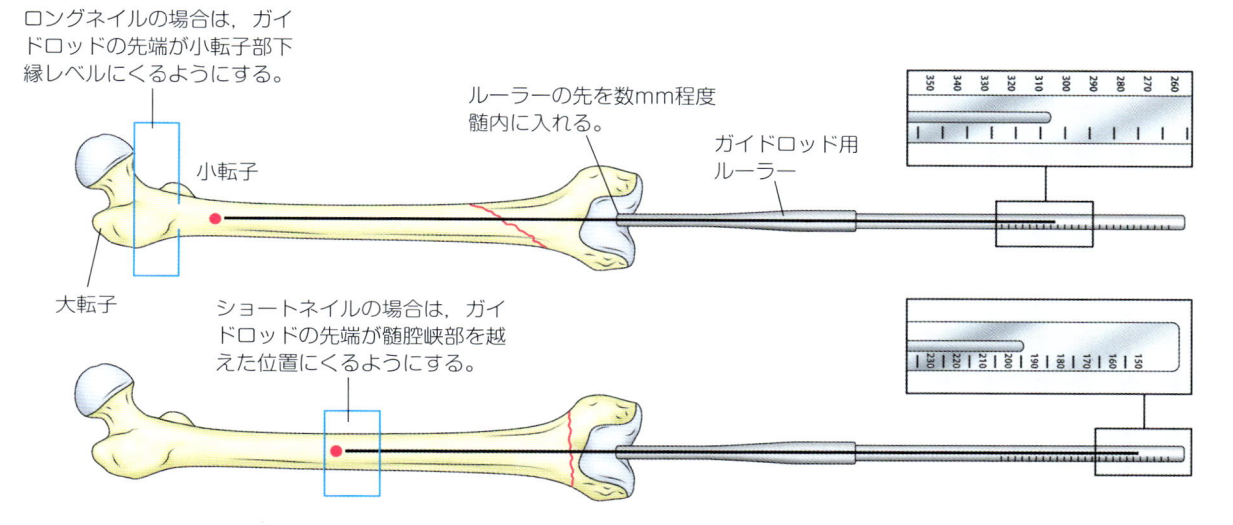

ロングネイルの場合は，ガイドロッドの先端が小転子部下縁レベルにくるようにする。

小転子
大転子
ルーラーの先を数mm程度髄内に入れる。
ガイドロッド用ルーラー

ショートネイルの場合は，ガイドロッドの先端が髄腔峡部を越えた位置にくるようにする。

◆顆上骨折部の整復と髄内釘の挿入

　選択した髄内釘をネイルアダプターを用いてターゲットアームに装着し，ガイドロッドを通して髄内に挿入する。顆上骨折部の整復は，通常，屈曲した膝下に入れた枕の位置調整や膝の徒手牽引，ならびに髄内釘の挿入自体で可能となることが多い（**図10**）。膝関節面に対し大腿骨骨軸は16〜20°外反していることを目安にする（**図18**）。

　髄内釘挿入途中で明らかに矯正不足のときは，一度髄内釘を抜去し，次の要領でblocker pinを追加して再挿入する。イメージ側面像で後方凸変形が残存する場合は髄内釘の通過する前方に外側から（**図19a**），イメージ正面像で顆部の内側偏位が残存する場合は髄内釘の通過する外側に前方から（**図19b**），それぞれ2.0mm径あるいは2.4mm径のK-wireをblocker pinとして刺入する。こうすることで髄内釘の進行方向がコントロールされ，髄内釘の挿入に応じて整復が可能となる（**図19c,d**）。スクリューに比べてK-wireならば，髄内釘との強い干渉を起こしても必要なだけベンディングし

図18　膝関節の生理的外反角
大腿骨の膝関節軸と骨幹部軸は約16〜20°外反している。

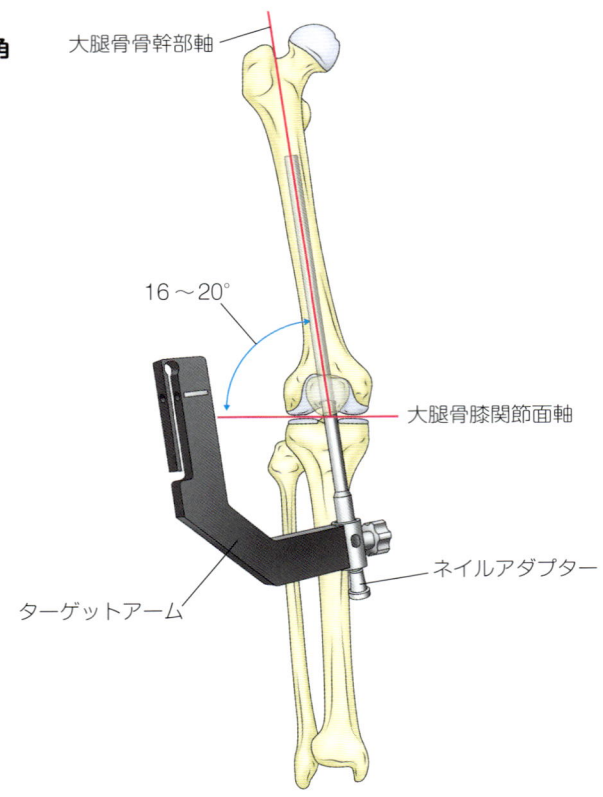

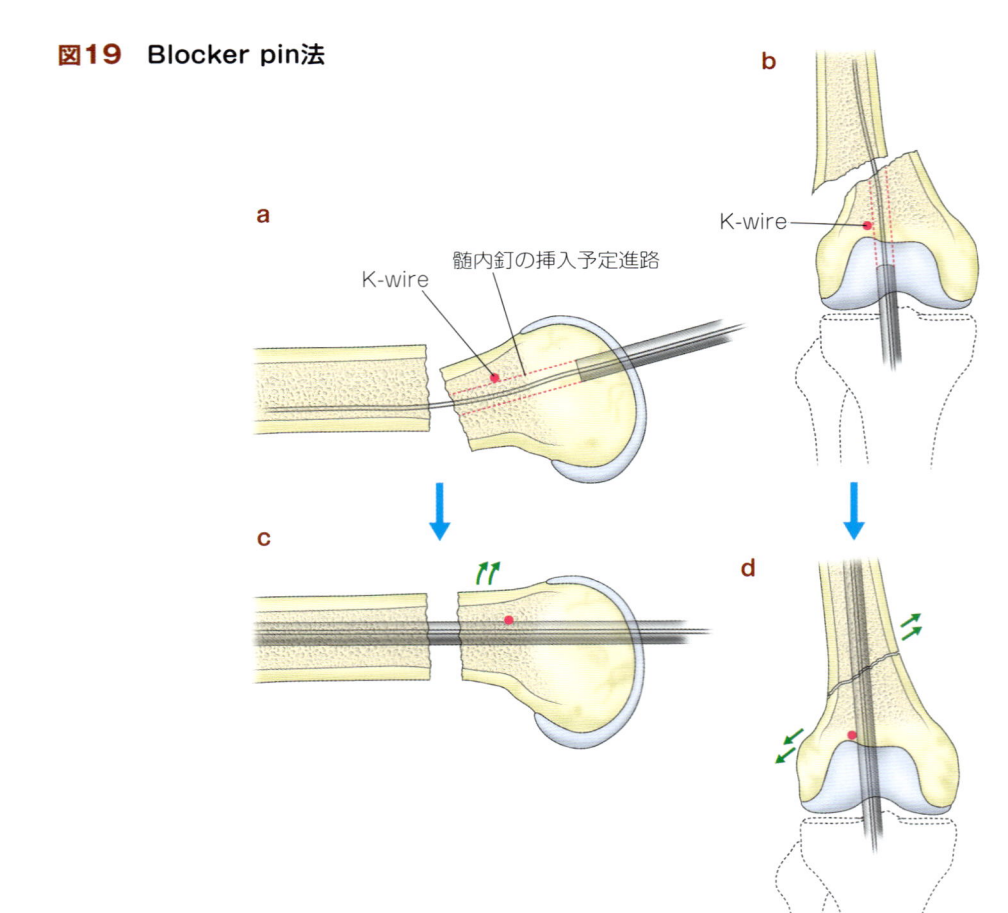

図19　Blocker pin法

図20　Joy stick法
a：顆部関節面に平行にK-wireを刺入する。
b：トラクションフレーム（T2SCNに付属する術中牽引器）。
c：フレームの弯曲のため，K-wireと接続してもターゲットアームと干渉しない。
d：フレームをコントロールして顆上骨折部を整復する。

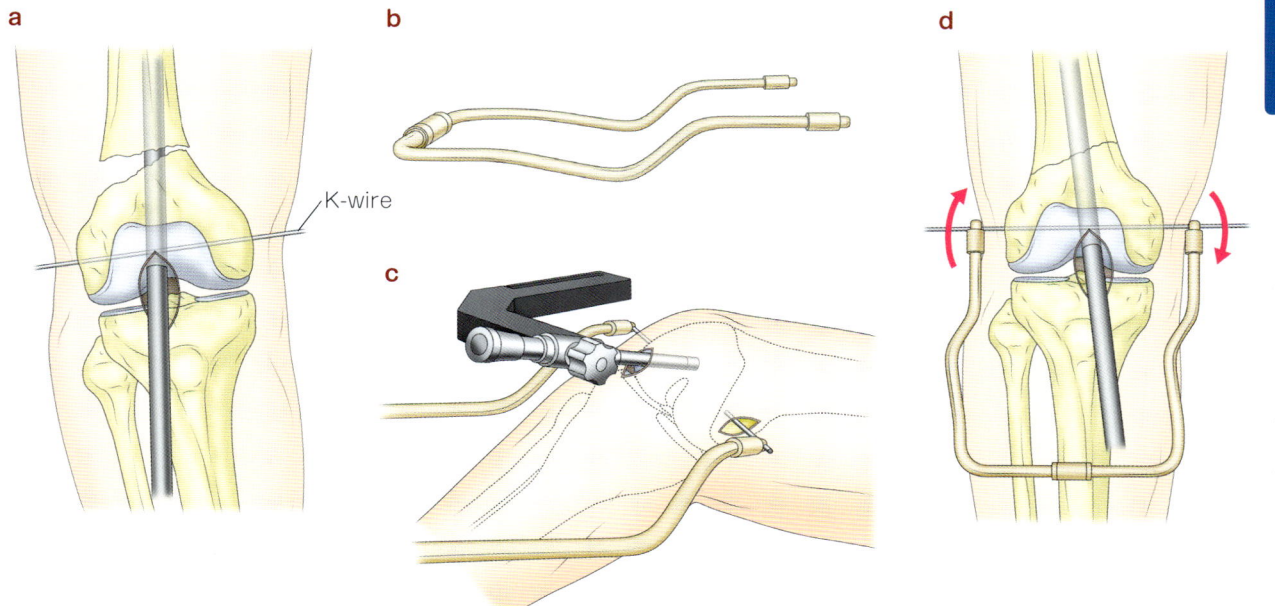

てくれるので，新たな骨折を生じる危険性が少ない。また顆部の内・外反偏位が残存する場合は，顆部に刺入したK-wireをトラクションフレーム（T2SCNに付属する術中牽引器）で固定し，内・外反を加えるjoy stick法（図20）も有効である。

================== Meister Check ==================

◆顆上骨折部のアライメントのチェックポイント◆
・転位の許容範囲は内・外反変形7°以内，伸展・屈曲変形で7〜10°以内とされ，脚短縮も1〜1.5cm以内は治療成績に影響を与えない。よって，顆上部の粉砕が高度で解剖学的整復が困難な場合，転位が許容範囲であれば，骨幹端の骨片が顆部に嵌入しているほうが骨折部の安定化が得られ骨癒合に有利であるので，無理に矯正しない。
・もともと膝内側OAのある患者では「若干外反位」に矯正固定するほうがよい。
・反張位固定を回避するには，比較的損傷を免れている「後方皮質骨の連続性」をイメージ側面像でチェックするのがよい（図21）。

髄内釘の挿入深度調整

　顆部骨片への遠位ロッキングスクリューの挿入本数を確保し，かつ髄内釘遠位端が顆部軟骨下骨とアンカリングするためには，極力「浅め」に髄内釘を挿入することが重要となる。しかしながら，関節面への髄内釘突出は厳密に回避しなくてはならない。T2SCNのネイルアダプターには，髄内釘の遠位端（接続部）より3mmの位置に最初の円周状の溝がある。髄内釘の挿入深度はイメージ正面像ではわかりにくいため，イメージ側面像でこの溝がBlumensaat's lineよりも奥に入っていることが目安となる（図22）。

図21　反張位固定の回避
反張位固定を回避するには，比較的損傷を免れている「後方皮質骨の連続性」（赤線）をイメージ側面像でチェックするのがよい。

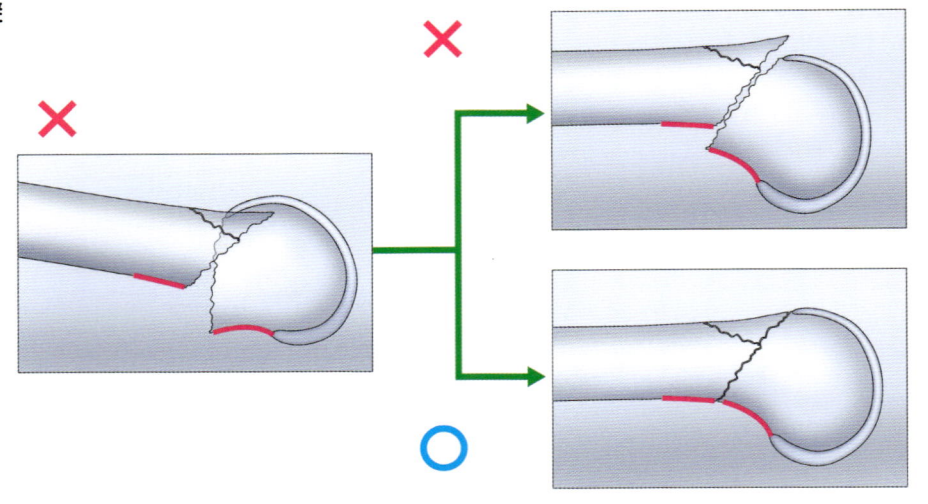

図22　髄内釘の至適挿入深度
T2SCNのネイルアダプターには，髄内釘の遠位端（連結部）より3mmの位置に最初の円周状の溝がある。イメージ側面像でこの溝がBlumensaat's lineよりも奥に入っていることが目安となる。

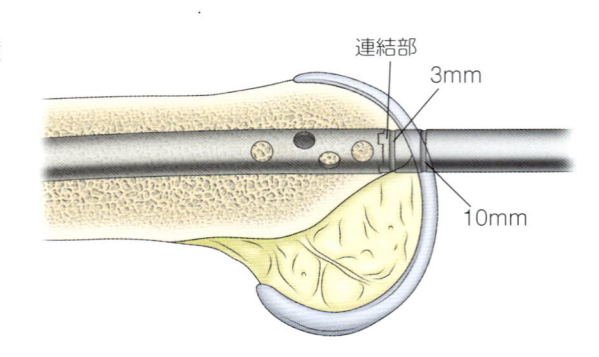

◆大腿骨遠位部での回旋コントロールと遠位ロッキングスクリュー固定

　まずイメージ側面像を地面に平行に固定したうえで，大腿骨顆部の回旋を"condylar shape sign"（図23）を指標に中間位にしたままキープする。次いで，ネイルアダプターに装着した遠位固定用ターゲットアームを回旋させて地面と平行になるように回旋すれば，両者の回旋は一致し最遠位ロッキングスクリューは正確な大腿骨側面に挿入可能となる（図24）。

　T2SCNでは，遠位に4本のロッキングスクリューが挿入可能である。顆上部の骨折線が膝関節面に近い場合，より多くのロッキングスクリューを顆部に挿入するためには，髄内釘の遠位端は顆間窩にできるだけ近い位置に置かねばならない。そのため，最遠位のロッキングホールが至適位置にあることを確認する意味で，必ず最遠位（図25 ④）のロッキングホールから固定を開始する。最遠位ロッキングに際しては，若年者を除き顆部の骨質は皮質・海綿骨ともに不良と考えるべきで，極力顆部スクリューを使用する。その後，順次ターゲットアームを回旋させて，遠位より可能なだけロッキングスクリュー固定を行う。ちなみに，遠位から4番目のロッキングホール（図25 ①）もLM方向であるため顆部専用スクリューが使えるが，遠位から2番目と3番目のロッキングホール（図25 ②，③）の斜位ロッキングホールには全螺子型皮質骨スクリューしか使えない。

図23 Condylar shape sign
大腿骨遠位部の回旋変形を確認する方法。

顆部回旋位　　　　顆部中間位

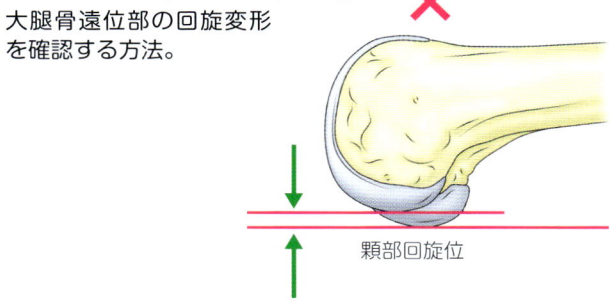

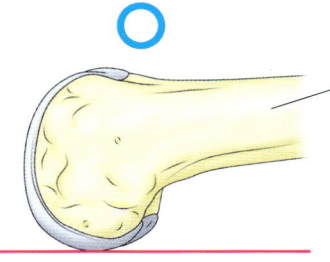

イメージ側面像で顆部後縁を同一線上に合わせることで，顆部が中間位になることを確認する。

図24 大腿骨遠位部とターゲットアームの回旋コントロール

a：大腿骨遠位部を"condylar shape sign"を指標に中間位にキープする。

b：傾いているターゲットアームを回旋させて地面と平行になるように回旋すれば，両者の回旋は一致する。

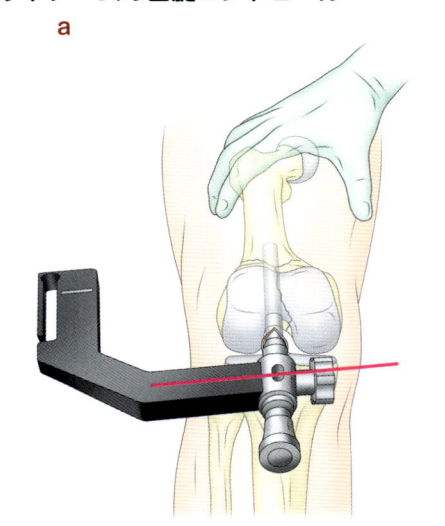

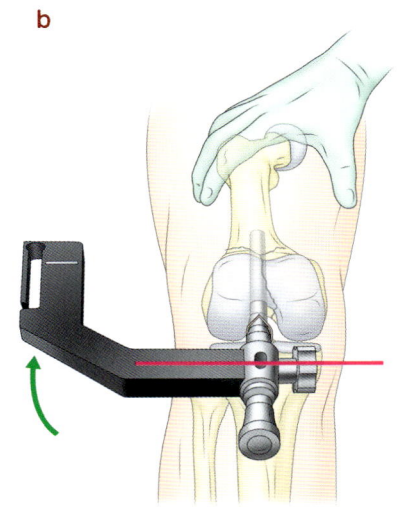

図25 遠位ロッキングスクリューの位置
必ず最遠位（④）のロッキングホールから固定を開始する。

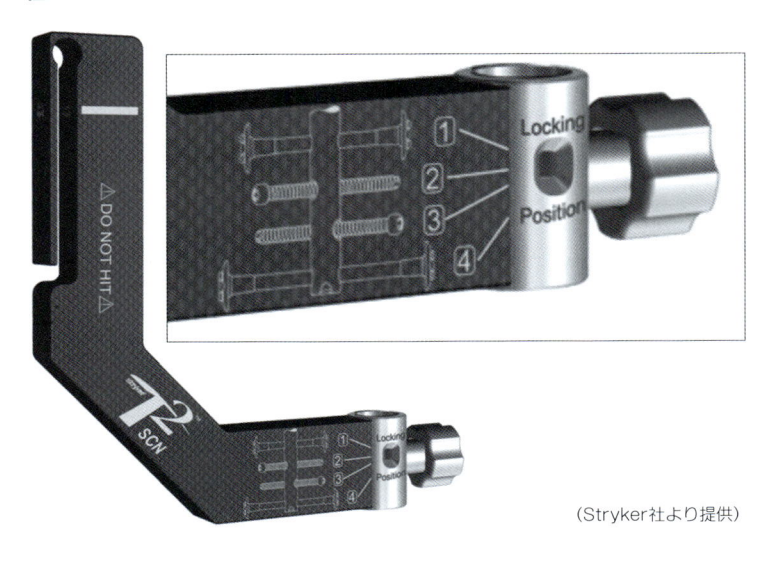

（Stryker社より提供）

骨盤・下肢　大腿骨遠位部（顆部・顆上）骨折

205

|||||||||||||||||||||||||||||||||||||||||||||||||||| **Meister Check** ||||||||||||||||||||||||||||||||||||||||||||||||||||

◆顆部スクリューの使い方のコツ◆

- **長さの決定（図26）**：顆部は軸方向からみると台形をしており，ロッキングスクリューの長さの計測を誤りやすい。また顆部スクリューは長すぎると顆部骨折部への圧迫が効かず，短すぎるとナットとの連結ができずに術後のナットの脱落を生じたりする。顆部スクリューでの固定可能範囲は表記サイズよりも「−5mm～＋2mm」であるので，これを考慮し長さを選択する。
- **挿入のための皮膚・軟部組織展開（図27）**：顆部スクリューのワッシャーは直径が17mmあるので，小切開で無理に押し込むと軟部組織がはさまり，シャフトとナットの結合障害を生じたり，術後の屈曲障害の原因となりうる。最遠位と遠位から4番目のLMスクリューホールに顆部スクリューを挿入することを考えると，これらをつなげた「約4cm」の皮切を両側に置き，軟部組織をしっかりと展開すれば，両側の創からすべての遠位ロッキングスクリューが挿入可能となる。
- **ナットの装着位置**：きつく締め込むとナットの中心からシャフトの先端が突出してくるため，腸脛靱帯の刺激を避けるため，ナットは「内側」に置くほうがよい（図28）。
- **締め方（図28）**：両側のドライバーの軸を肉眼的に一致させ，両側から押し込むようにして同じテンポで回し込むと結合しやすい。

図26　顆部スクリューの長さ決定法（例）

顆部スクリューで固定可能な範囲は，表記サイズよりも**「−5mm～＋2mm」**である。

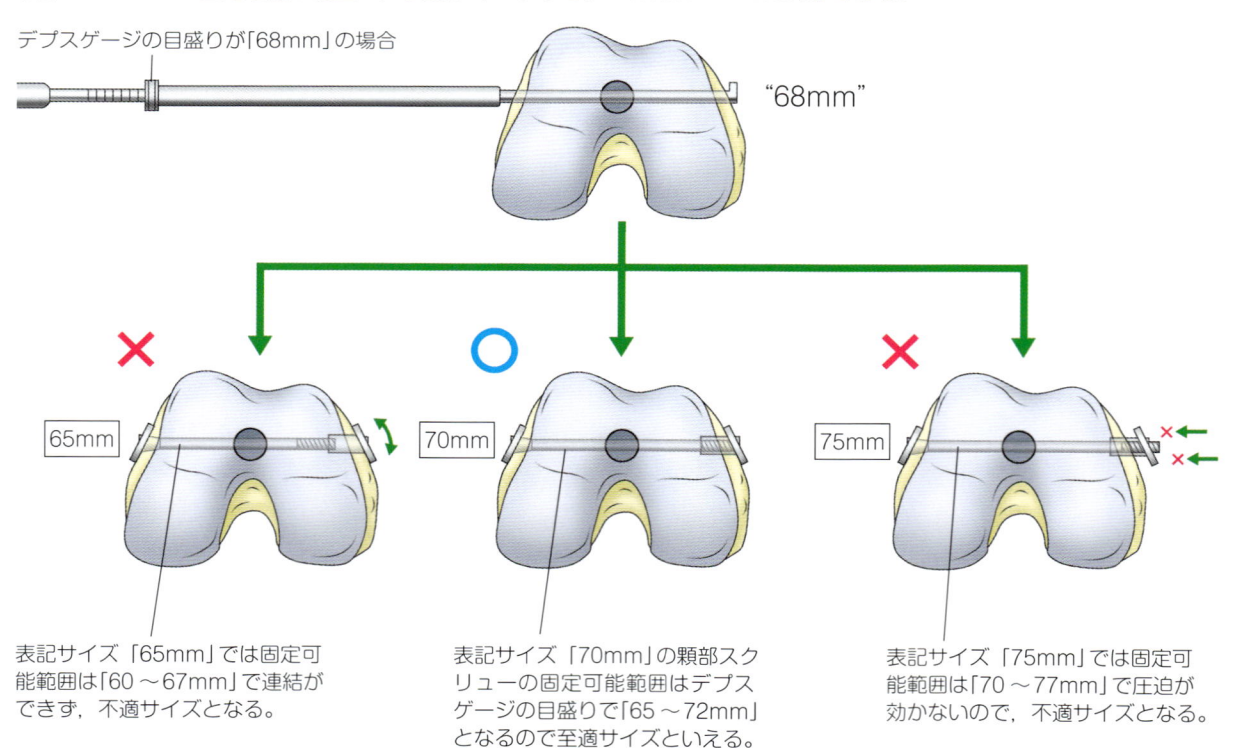

デプスゲージの目盛りが「68mm」の場合　　"68mm"

❌ 65mm：表記サイズ「65mm」では固定可能範囲は「60～67mm」で連結ができず，不適サイズとなる。

⭕ 70mm：表記サイズ「70mm」の顆部スクリューの固定可能範囲はデプスゲージの目盛りで「65～72mm」となるので至適サイズといえる。

❌ 75mm：表記サイズ「75mm」では固定可能範囲は「70～77mm」で圧迫が効かないので，不適サイズとなる。

図27 顆部スクリュー挿入のための皮膚・軟部組織展開

最遠位と最近位の遠位ロッキングスクリューの挿入位置をつなげた大きめの皮切（約4cm）を両側に置く。

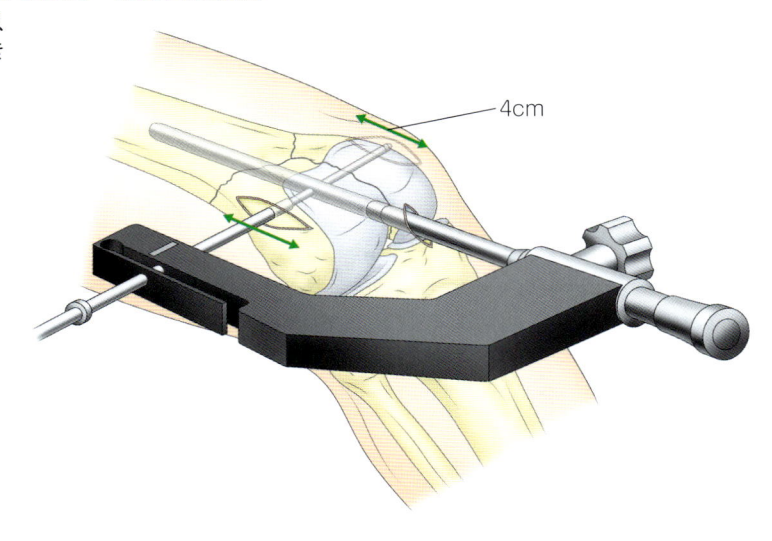

図28 ナットの設置位置と顆部スクリュードライバーの締め方

「ナットは膝内側」に置くようにし，両側のドライバーの軸を一致させ，術者と助手で同じテンポで押し回すと結合しやすい。

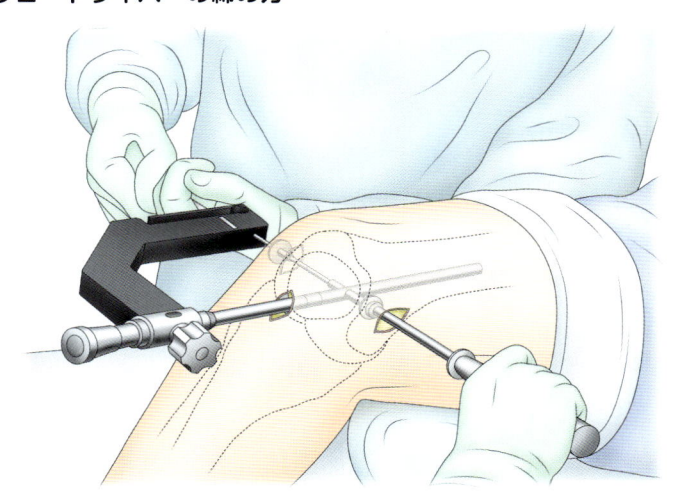

◆ 大腿骨近位部での回旋コントロールと近位ロッキングスクリュー固定

　大腿骨遠位部のターゲットアームを水平に保持したまま，大腿骨近位部の回旋を"lesser trochanter shape sign"（図29）を指標に中間位であることをチェックする．回旋異常を認めるときは，大腿骨遠位部骨片をターゲットアームごと慎重に回旋し修正する．顆上骨折部にギャップを認めるときは，遠位ロッキングスクリューで顆部と一体となったネイルエンドをハンマーで軽く叩き，近位側にスライドさせることでギャップを埋めて（"forward strokeテクニック"）から，近位のロッキングスクリュー固定を行う．

T2SCNショートネイルの場合（図30a）

　遠位固定用ターゲットアームをはずし，近位固定用ターゲットアームを取り付け，イメージガイド下にLM方向に2本の皮質骨スクリューで固定する．ターゲットアームに負荷をかけると形状が歪み，ドリルがロッキングホールからはずれることがあるので注意する．

T2SCNロングネイルの場合（図30b）

　近位の2つのAPロッキングホールが，イメージ正面像で正しく描出されるまで手術台を傾ける。フリーハンドで行うので，2つのホールをつなぐ約2cmの縦切開を大腿前面に置き，慎重に深部を展開する。1mLディスポーザブル注射器の外筒の先端をカットしたものをドリルガイドとして用いて，イメージ下に大腿前面から後面に向けて2本の皮質骨スクリューで固定する。

図29 Lesser trochanter shape sign
大腿骨近位部の回旋変形を確認する方法。

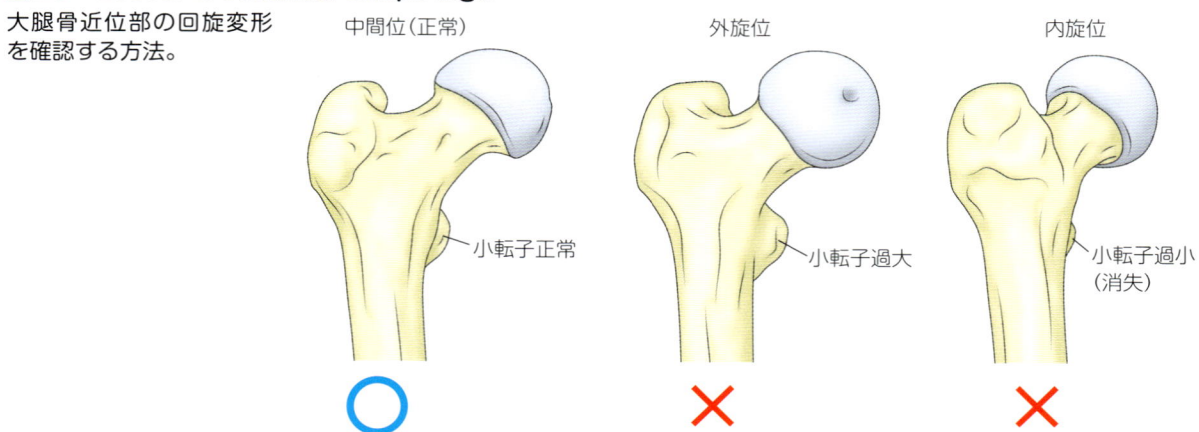

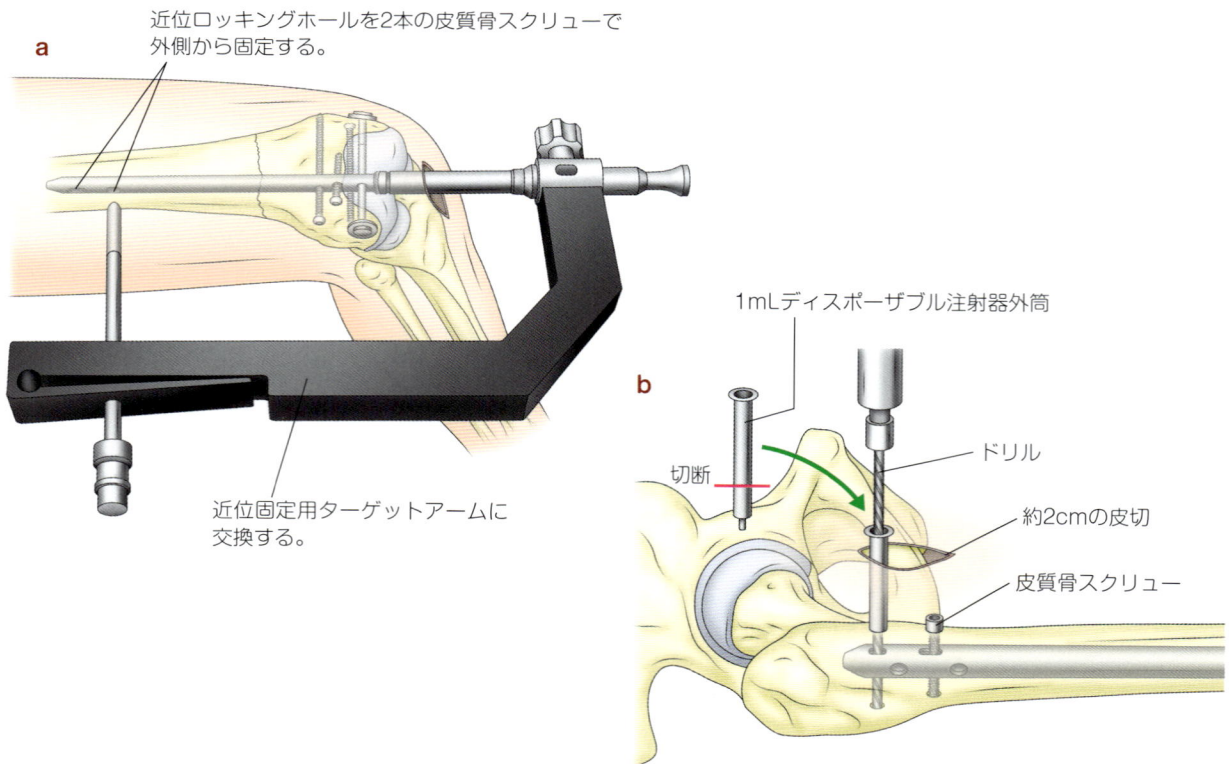

中間位（正常）／小転子正常
外旋位／小転子過大
内旋位／小転子過小（消失）

図30 近位ロッキングスクリュー固定
a：T2SCNショートネイルの場合。
b：T2SCNロングネイルの場合。

a：近位ロッキングホールを2本の皮質骨スクリューで外側から固定する。
近位固定用ターゲットアームに交換する。

b：1mLディスポーザブル注射器外筒／切断／ドリル／約2cmの皮切／皮質骨スクリュー

図31 エンドキャップによる最遠位ロッキングスクリューの安定化機能

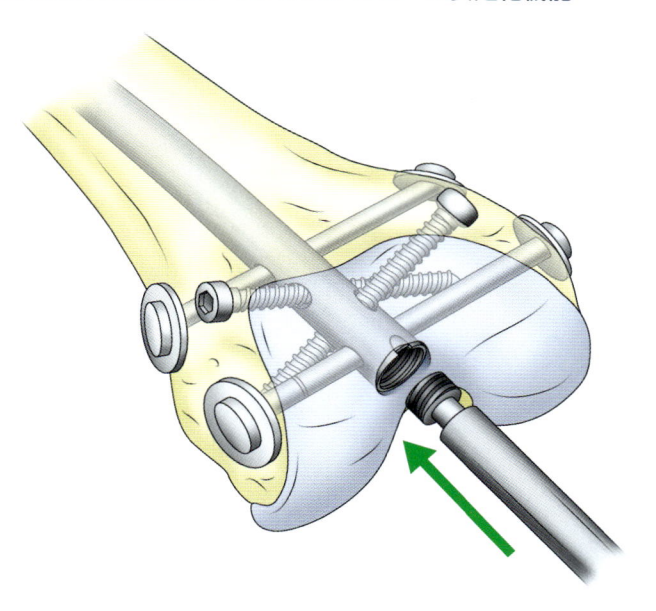

◆ エンドキャップの挿入・創閉鎖

　最終的な髄内釘のロッキングスクリューによる固定が終了したら，使用したK-wireはすべて抜去する。髄内釘遠位部のスレッド部分への骨侵入を防ぐため，エンドキャップを挿入する。エンドキャップは，最遠位のロッキングスクリューを安定化する機能をもち，ロッキングスクリューとネイルとの接触角度を維持し，髄内釘の横方向への動きを制御するので，必ず使用する（**図31**）。最後に創内（特に関節内）を十分に洗浄後，軟部組織を縫着し，閉創する。

◆ 後療法

　原則的に外固定は行わずに，術翌日より可動域訓練［持続的他動運動（continuous passive motion；CPM）併用］を開始する。部分荷重歩行訓練開始は術後2〜3週以降，全荷重歩行訓練開始は術後4〜6週ごろを基準とする。

　膝関節周囲の腫脹軽減に伴い，遠位ロッキングスクリュー（特に顆部スクリュー）のヘッドが軟部組織と干渉して疼痛やクリックを訴える場合は，後日抜釘を考慮する。

難治症例

　71歳，女性。横断歩道を歩行中，自動車にはねられ受傷した。初診時画像所見(**図32a〜e**)にて，外顆骨折(AO分類Type B1)ならびに内顆Hoffa骨折(AO分類Type B3)を伴う大腿骨遠位部骨折を認めた。

　手術は内側傍膝蓋骨アプローチで進入した。同一皮切から大腿骨両顆部後方を展開するために，脛骨粗面を骨切りして膝蓋骨を近位に翻転した(**図32f**)。直視下に顆部骨折部を整復して複数の骨鉗子で保持した(**図32g**)。大腿骨遠位部骨折を整復して，大腿骨顆部から逆行性髄内釘(T2SCN)を挿入した。遠位ロッキングスクリュー固定後，干渉しない位置に内顆Hoffa骨折固定のためのスクリューを追加した(**図32h**)。骨切りした脛骨結節は元の位置にスクリューとソフトワイヤーで固定した(**図32i**)。

　術後1年6カ月を経過した時点での骨癒合は良好で，膝関節可動域も0〜120°を維持しており，T字杖併用にて疼痛なく独歩可能である(**図32j**)。

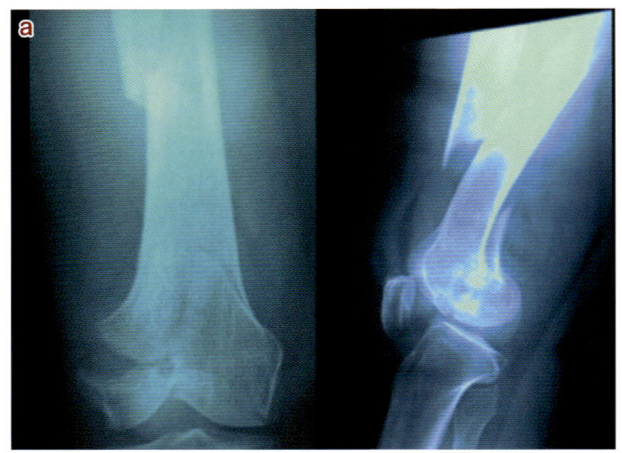

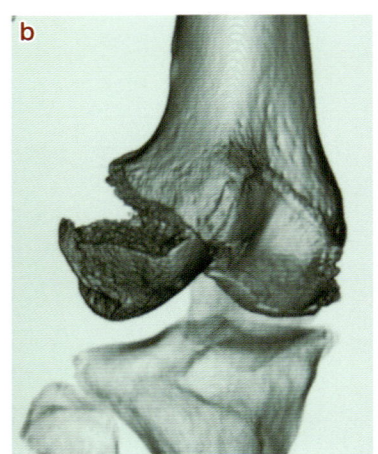

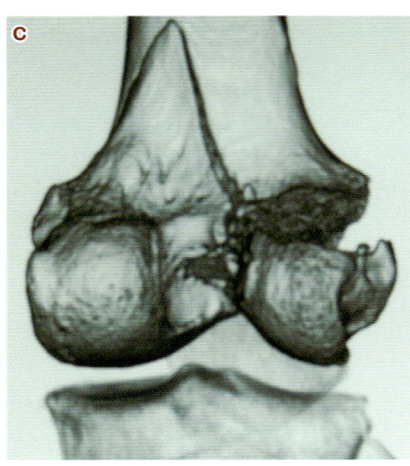

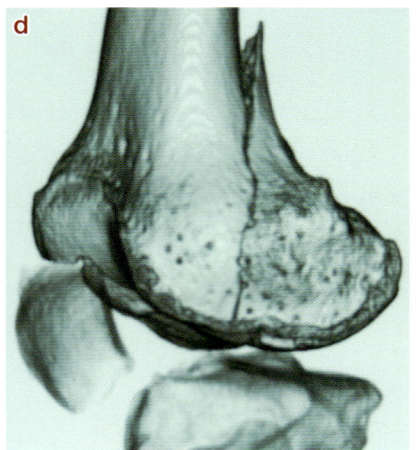

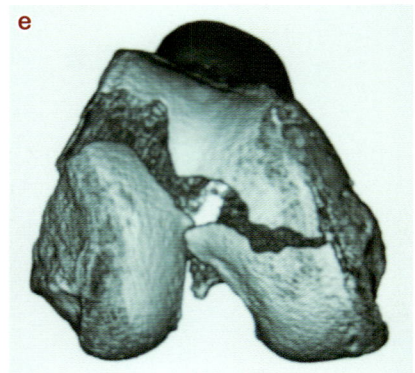

図32　難治症例
a：初診時単純X線像
b〜e：初診時3D-CT

図32 難治症例（つづき）
f, g：術中写真
h：終了時の大腿骨X線像
i：終了時の脛骨X線像
j：術後1年6カ月の単純X線像

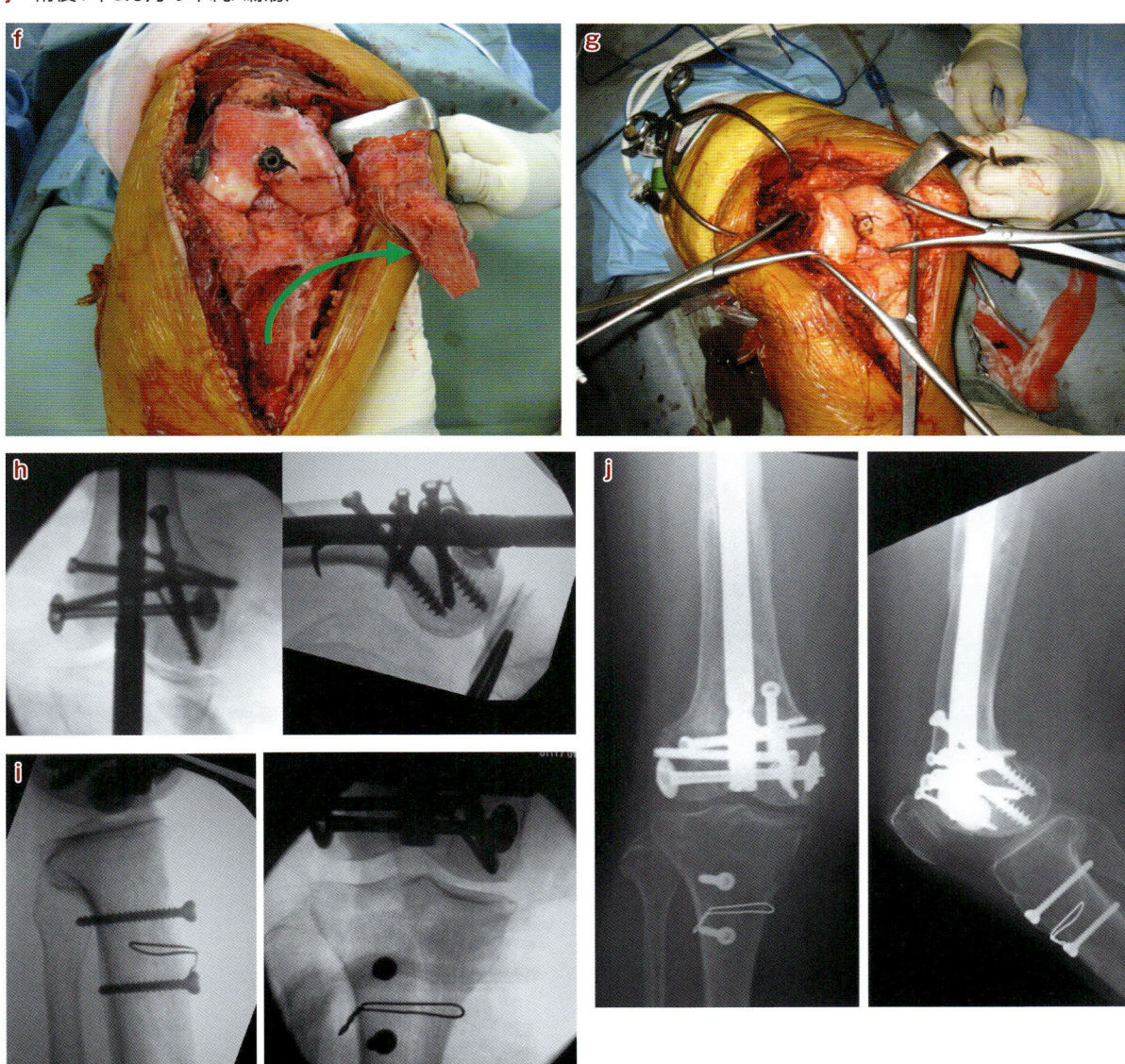

骨盤・下肢　大腿骨遠位部（顆部・顆上）骨折

文献

1) 最上敦彦, ほか. 大腿骨顆部・顆上骨折に対するT2ロッキングネイルシステムの有用性. 骨折 2005；27：63-6.
2) 最上敦彦, ほか. 大腿骨および脛骨骨折に対するT2ロッキングネールシステム. 別冊整形外科 2003；44：80-6.
3) 最上敦彦. 大腿骨顆部・顆上骨折に対する骨接合術（逆行性髄内釘法）. OS NOW Instruction 3. 安田和則ほか編. 東京：メジカルビュー社；2007. p156-75.
4) 最上敦彦. 人工膝関節周囲大腿骨骨折に対する髄内釘固定法. 整形外科Knack & Pitfalls 骨折治療の要点と盲点. 松下　隆編. 東京：文光堂；2009. p344-6.

骨盤・下肢

脛骨骨幹部骨折

熊本整形外科病院副院長　生田拓也

髄内固定のメリット

1. 早期荷重が可能である。
2. 手術による軟部組織の侵襲が小さい。
3. 骨折部を展開せず手術を行うため，骨膜などの新たな損傷は最小限で済む。
4. 単純骨折の場合，髄内釘を挿入することにより骨折部の整復を行うことが可能である。

使用する髄内固定器具

EXPERT™ Tibial Nail（Synthes社）

　現在，市販されている髄内釘はどの機種も改良が積み重ねられてきたデザインであり，優劣はつけ難く骨幹部骨折に用いる場合，どの機種を用いてもよいと思われる。

　現在筆者がよく使用している機種はEXPERT™ Tibial Nailである。近位の横止めスクリュー孔がより近位側に，遠位の横止めスクリュー孔がより遠位側に配置してある。すなわち，より近位部の骨折および，より遠位部の骨折が固定可能なデザインとなっている。また，術中骨折部のコンプレッションが可能で，最近位の横止めスクリューはエンドキャップで制動が可能である。また他の機種と異なる点は，横止めスクリューが六角形の形状ではなく星形の形状となっており，抜釘時の抜去困難トラブルを少しでも回避できるのではないかと考えられる（図1）。

図1 EXPERT™ Tibial Nail

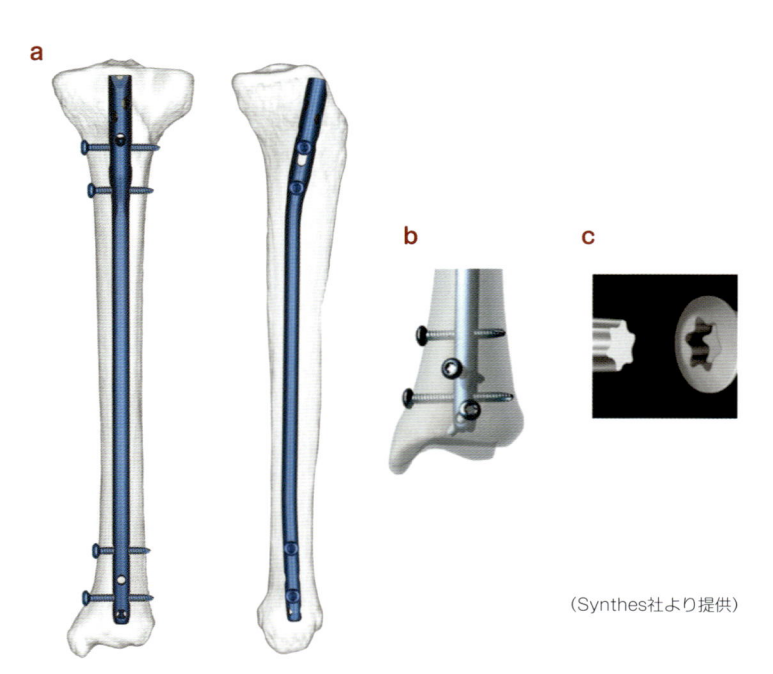

（Synthes社より提供）

手術の基礎知識

髄内固定治療の適応

保存療法

　保存療法の適応となる骨折は，①転位が少ない骨折，②転位があっても良好な整復位が安定した形で得られる骨折，③早期に骨癒合が期待できる小児の骨折，である。保存療法は侵襲が少ないという反面，整復位の保持を外固定に頼るため，完全な整復位を得ることは困難であることが多いので，許容範囲をよく理解しておく必要がある。

　許容される変形は短縮1cm以下，屈曲変形10°以下，内・外反変形5°以下，回旋変形10°以下である。

Meister Check

◆変形の許容範囲◆
　許容される変形は短縮1cm以下，屈曲変形10°以下，内・外反変形5°以下，回旋変形10°以下である。

手術療法

　保存療法で整復位が得られない場合に手術療法の適応となる。また，さらに就学や就労，スポーツなどの早期の復帰を希望する場合にも，社会的な条件によって手術療法を選択してよい。

　手術療法の絶対的な適応は，①関節内骨折との合併例，②大腿骨骨折との合併例（floating knee），③gradeの高い開放骨折，④コンパートメント症候群，などである。

　髄内釘による手術は軟部組織に対する手術侵襲が少なく，術後は早期から荷重歩行が可能であるというメリットがあり，脛骨骨幹部の手術療法としては髄内釘がgold standardである。

　骨折部位に関する適応としては，遠位部骨折に対してはロッキングスクリューが挿入可能な部位まで拡大が可能であるが，近位部骨折に対しては通常，膝屈曲位での手術になるため，膝屈曲により近位部骨片が膝蓋腱に引っ張られ骨折部が前方凸変形となりやすく[1]，整復位の獲得，保持の問題および固定性の問題，またイメージコントロールの問題で適応は慎重になる必要がある（**図2**）。しかしながら最近ではsemi-extended positionおよびparapatellar approach[1]，suprapatellar approachによる手術により，適応が拡大されつつある。

　開放骨折に対する髄内釘の適応としては，Gustilo分類Type ⅢAまでは問題なく適応となるが，Type ⅢB，Cに関しては感染の危険性が高くなり適応は慎重にする必要がある。すなわち髄内釘の場合，感染を併発すると骨髄全体に波及してしまうリスクがあるため，感染の危険性が高い場合は適応は禁忌ではないが，慎重にしなければならない。

　プレートによる手術は，骨折部を展開して整復固定を行うので，すべての骨折型，骨折部位に対して対応でき，X線被ばくが少なくて済み特別な器械を必要とせず，正確な整復固定が可能であるが，軟部組織および骨膜に対する侵襲が大きくなるため，骨癒合が遷延したり抜釘後の再骨折が生じたりする確率が高くなる。また髄内釘に比

図2 近位部骨折の骨片の転位
近位部骨折に対しては通常膝屈曲位での手術になるため，膝屈曲により近位骨片が膝蓋腱に引っ張られ，骨折部が前方凸変形となりやすい[1]。

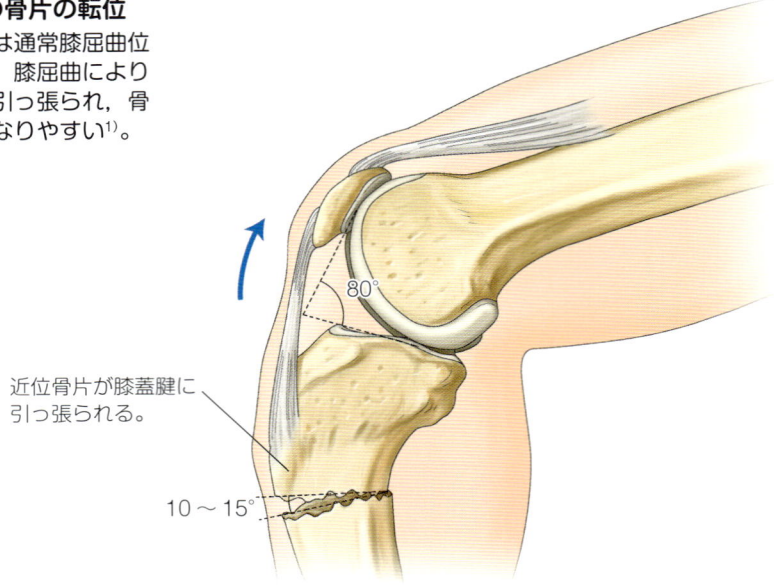

近位骨片が膝蓋腱に引っ張られる。

80°

10〜15°

べ免荷期間が長く必要であるため，脛骨骨幹部骨折に関しては髄内釘のメリットを上回る部分は少ない。

◆画像診断と読影ポイント

治療方針を決定するために脛腓骨2方向X線像を撮影する。脛骨遠位部骨折では介達外力によるMaisonneuve骨折のように腓骨骨折の部位が脛骨骨折と異なることがあるので，膝関節および足関節を含めた下腿全長のX線像を撮影する（**図3**）。脛骨骨幹部骨折の診断と治療法決定のためには，通常，2方向X線像で十分であるが，骨折線が関節（特に足関節）へ及んでいる可能性があるときにはCTを撮影して骨折形態を把握しておく。また使用する予定の髄内釘の径や長さを計測するために健側脛骨の全長メジャー入りX線像を撮影しておく。

Meister Check

◆X線像の撮影◆
術前には膝関節および足関節を含めた下腿全長のX線像を撮影する。また健側脛骨の全長メジャー入りX線像を撮影しておく。

◆整復法のポイント

脛骨骨幹部骨折の場合は可能な範囲での徒手整復後，シーネ固定で待機することが多い。骨折部が不安定である場合は踵骨から直達牽引を行って待機する。多発外傷の場合や開放骨折の場合には重症度に応じて創外固定を用いて待機し，二期的に手術（damage control orthopaedics；DCO）を行う。

図3　術前X線像

脛骨遠位部骨折では介達外力によるMaisonneuve骨折のように腓骨骨折の部位が脛骨骨折と異なることがあるので，膝関節および足関節を含めた下腿全長のX線像を撮影する．**a**と**b**は同一肢のX線像であるが，**a**のX線像では腓骨骨折が認識できない．

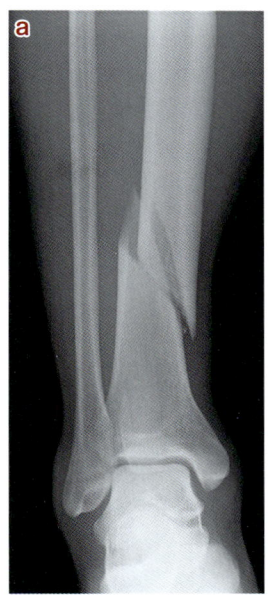

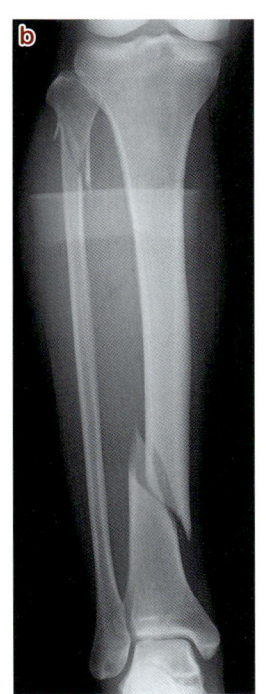

髄内固定手技

◆ 展開，骨片の整復

　患肢を消毒しドレーピングを行った後，手術を開始する前にできるだけ整復位を獲得しておくほうがよい．そのために経皮的な操作で整復可能な骨折型（斜骨折や螺旋骨折）では，先端が鋭の骨把持器で経皮的に骨片を把持し，整復位を得ておくようにする（**図4**）．

> **Meister Check**
>
> ◆術前の整復◆
> 　整復可能な骨折型（斜骨折や螺旋骨折）では先端が鋭の骨把持器で経皮的に骨片を把持し，整復位を得ておく．

　整復位を得た後，筆者は下腿をエスマルヒ駆血帯にて巻き上げ駆血し，エスマルヒ駆血帯は巻いたままの状態にて手術を行っている．これは駆血帯を巻くことにより軟部組織を緊張させ，骨折部を安定化させる効果をもたらすことを考えての処置である．Sarmientoら[2]による機能的療法を一時的に応用した方法であると考え用いている（**図5**）．
　これまで脛骨髄内釘手術における駆血についてはその是非が論ぜられているが，その前提としてthermal necrosisについて理解しておく必要がある．Thermal necrosisとは，リーミング時の発熱により骨皮質が壊死を起こすという合併症である．Thermal

図4　骨把持器による骨折部の経皮的整復
経皮的な操作で整復可能な骨折型（斜骨折や螺旋骨折）では，先端が鋭の骨把持器で経皮的に骨片を把持し，整復位を得ておくようにする。

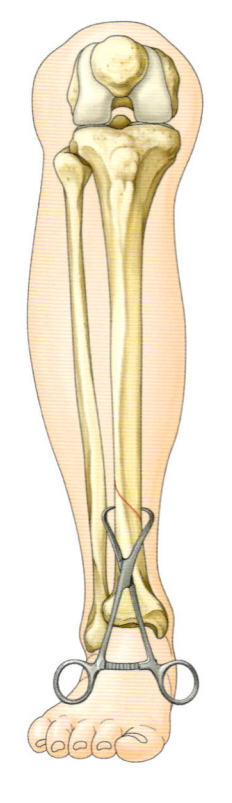

図5　三角マットを使用した術中体位
三角マットに患肢を乗せ，膝関節を約90°屈曲させた肢位で行う。下腿をエスマルヒ駆血帯にて巻き上げ駆血し，エスマルヒ駆血帯は巻いたままの状態にて手術を行っている。

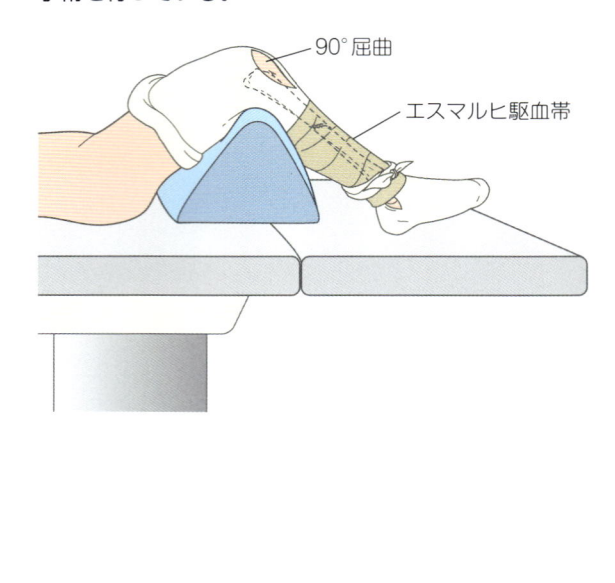

necrosisの発生に術中の駆血帯の使用が関与しているのではないかとの推論を基に，その防止のために脛骨髄内釘手術における駆血帯の使用は禁忌であるという考えがある[3,4]。一方，駆血帯を使用した場合と使用しない場合で脛骨のリーミングを行った動物での実験報告や，術中のモニタリングを行った報告があるが，それらの報告では駆血帯の有無による発熱に有意差はないとしている[5,6]。さらにそれらの報告ではthermal necrosisの発生には髄腔径や骨皮質の硬さ，リーミング量，リーマーの形状（刃がシャープであるか否か，刃の溝が深いか浅いか）が影響しているとしている[5,6]。

筆者は脛骨髄内釘手術では，これまでほぼ全例，術中駆血帯を使用してきているが，thermal necrosis発生例の経験はない[7]。

X線透視ができる手術台で仰臥位とし，三角マットに患肢を乗せ，膝関節を約90°屈曲させた肢位で行う。大腿支持台（thigh rest）で膝関節屈曲位にして行う場合は，下腿の重みで骨折部が後方凸変形となりやすいため注意が必要である（図6）。

皮切に関して筆者は，膝蓋骨下縁より脛骨粗面への縦切開としている。縦切開のほうが髄内釘挿入に際し操作がしやすく創部の挫滅も少ない。しかしながら縦切開は術後瘢痕を形成しやすく，伏在神経の膝蓋下枝の損傷の可能性があるとされ，横切開を勧める報告もある[4]。

次に骨孔作製部位へのアプローチであるが，その前に脛骨解剖軸（骨軸）について知っておくべきことがある。すなわち脛骨解剖軸（骨軸）は平均的に正面像で外側顆間隆起の内側を通るとされる（図7）。一方，膝蓋腱が付着する脛骨粗面は平均的に脛骨の正面ではなく正面より外側に位置する。このため髄内釘の骨孔作製部位へのアプロー

チは，膝蓋腱を避けて腱内側から行う（内側傍膝蓋腱刺入）か，膝蓋腱内側1/3を縦切開して行うほうがよい．筆者は現在，膝蓋腱内側1/3を縦切開して展開している（**図8**）．

> **Meister Check**
>
> ◆骨孔作製部位へのアプローチ◆
> 　脛骨解剖軸（骨軸）は正面像で外側顆間隆起の内側を通る．骨孔作製部位へのアプローチは，膝蓋腱を避けて腱内側から行うか，膝蓋腱内側1/3を縦切開して行う．

図6　大腿支持台（thigh rest）で手術を行う際の注意点
大腿支持台（thigh rest）で膝関節屈曲位にして手術を行う場合は，下腿の重みで骨折部が後方凸変形となりやすいため注意が必要である．

骨折部が後方凸変形しやすい．

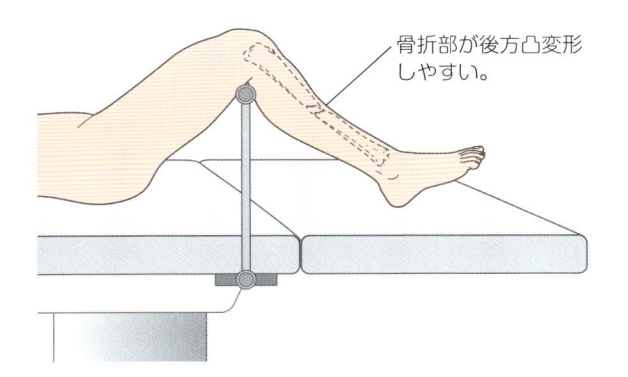

図7　脛骨解剖軸（骨軸）
脛骨解剖軸（骨軸）は平均的に正面像で外側顆間隆起の内側を通る．

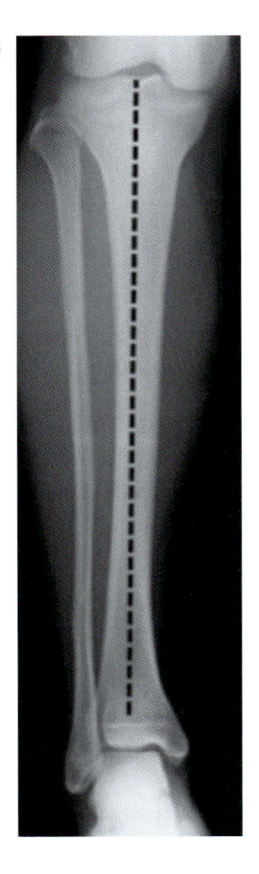

図8　骨孔作製部位へのアプローチ

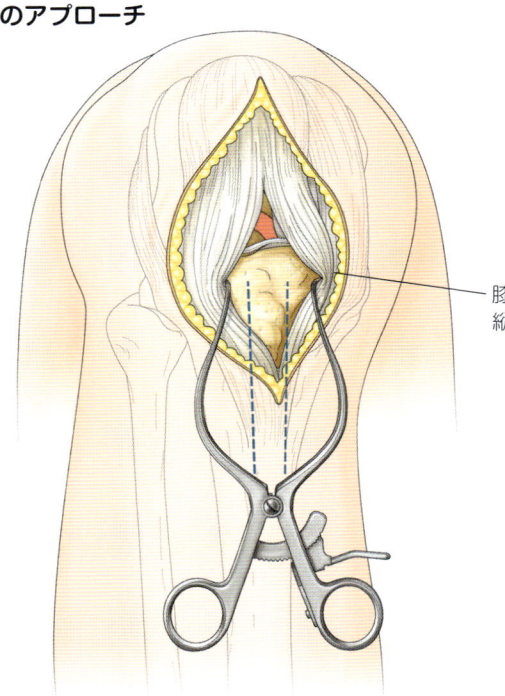

膝蓋腱内側1/3を縦切開して展開する．

骨盤・下肢　脛骨骨幹部骨折

217

◆ 骨孔の作製

　膝蓋腱を縦切開し脛骨関節面前縁から脛骨粗面に至る斜面上に骨孔を開けるが，筆者は斜面上の後方，すなわち脛骨関節面前縁に作製している。その理由として，リーミング中に骨孔が徐々に前方に移動することが多く，膝蓋腱付着部に至る場合もあるので膝蓋腱を保護する目的で，できるだけ斜面上の後方，すなわち脛骨関節面前縁に骨孔を作製している（図9）。

　骨孔はオウルで開窓して作製するが，オウルの先端を前方に向け髄腔に平行となるように深く挿入し，後方に向かないように注意する。ガイドワイヤーは先端を少し曲げて刺入する。ガイドワイヤーの刺入方向が髄腔に向かっていない場合でも，通常は後方や内・外側の骨皮質に当たりながら髄腔を進んでいくが，高齢者で皮質が薄い場合，ガイドワイヤーが直線的に進み後方の皮質を穿孔することもあるので注意が必要である。また，ガイドワイヤーが遠位へ刺入困難であるときには，骨孔の位置が骨軸と大きくずれており，ガイドワイヤーが皮質に当たっている場合もあるのでイメージで確認を行う。

> **Meister Check**
>
> ◆高齢者での注意点◆
> 高齢者で皮質が薄い場合，ガイドワイヤーが直線的に進み後方の皮質を穿孔することもあるので注意が必要である。

図9　骨孔の作製
外側顆間隆起の内側，脛骨関節面前縁に作製する。

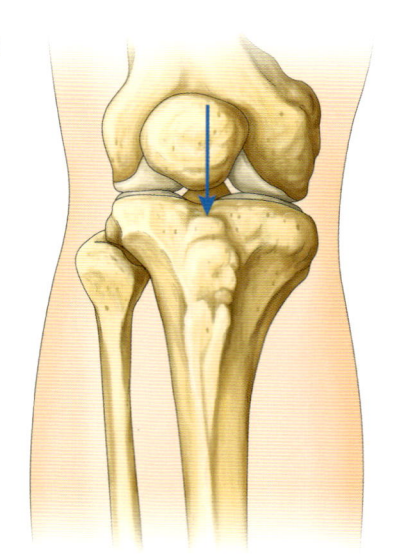

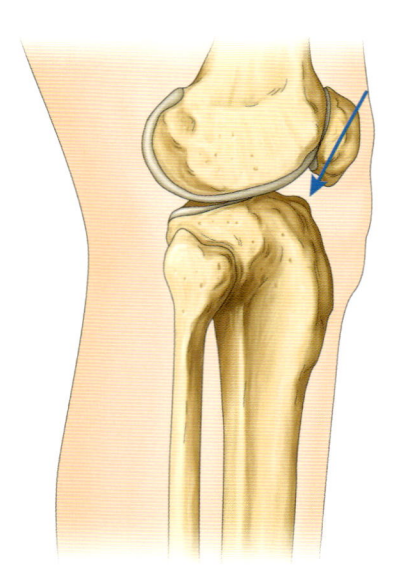

ガイドワイヤーを遠位骨片に刺入する操作において，術直前操作にて整復位が得られている場合は問題ないが，整復位が得られていない場合は，助手に整復操作を加えてもらいながら曲げた先端を回転させ，骨髄腔を確認しつつガイドワイヤーを進める。この場合，前述したように駆血帯を巻いたままであるとより容易に整復操作が進められる。ガイドワイヤー先端の自由度がない（回転させる余裕がない）場合は先に近位骨片のみ，ある程度の太さまでリーミングした後にこの操作を行うとよい。

　ガイドワイヤーが遠位骨髄腔に入っていれば，ガイドワイヤーを回転させたときにザラザラとした抵抗を感じるが，入っていない場合は抵抗がなくなるのでイメージで確認を行う。ガイドワイヤーの先端はできるだけ脛骨遠位部の中央に位置するように2方向イメージ下に確認し，打ち込んで固定しておく。

髄内釘の挿入

リーミング

　ガイドワイヤー刺入後リーミングを行う。リーミングの際には膝蓋腱を含めた軟部組織を巻き込まないようにプロテクターを用いて軟部組織を保護する。前述したようにリーミングの際には骨孔が徐々に前方に移動し，膝蓋腱付着部に至る場合もあるので注意を払う必要がある。

　リーマーが骨折部を通過する際にはできるだけ整復位を保持した状態で行う。骨片が転位したままの状態で無理にリーミングを行うと，遠位骨片に新たな骨折が生じたり，遠位骨片を偏心性にリーミングしてしまったりする可能性がある。抵抗が大きい場合は，整復位を再度取り直してからリーミングを行ったほうがよい。リーミングは抵抗を感じるまでは1mmおきに径を上げていってもかまわないが，抵抗を感じてからは0.5mmおきに径を上げていくようにする。使用する予定の髄内釘の径より1mm大きな径までリーミングを行う。

　ここで使用するリーマーについてであるが，前述したthermal necrosisの予防のためにもリーマーは刃がシャープで刃の溝が深いものを使用すべきである。また，もし1回のリーミングに強い抵抗を感じ，時間を要したときには，その都度生理食塩水で髄腔を洗浄し冷却を行う。

　この後，髄内釘の挿入となる。髄内釘にターゲットデバイスを連結し，ガイドワイヤーを通して髄内釘の挿入を行う。髄内釘を挿入する際も，骨折部を通過させる際にはできるだけ整復位を保持した状態で行う。また，骨折部を通過させる際にはできればハンマーを用いずにねじ込むように遠位骨片へ導くようにする。骨片が転位したままの状態で無理に髄内釘を打ち込むと，遠位骨片に新たな骨折が生じることがあるので注意が必要である。

> **Meister Check**
>
> ◆リーミングのコツ◆
> 　リーマーが骨折部を通過する際にはできるだけ整復位を保持した状態で行う。髄内釘を挿入する際も，骨折部を通過させる際にはできるだけ整復位を保持した状態で行い，できればハンマーを用いずにねじ込むように遠位骨片へ導くようにする。

髄内釘の挿入

　髄腔峡部の骨折であれば髄内釘を遠位骨片まで挿入することにより骨折部は安定し，整復の状態はより正確なものになるが，髄腔拡大部の骨折の場合，内・外反変形や屈曲・伸展変形が残存した状態で髄内釘を挿入しても変形は矯正されずそのままの状態となる。

　その場合はblocking screw[8)]〔poller screw, transmedullary support (TMS) screw〕の使用が有用である。Blocking screwの考え方として，ピンやスクリューを用いて拡大した髄腔内に，仮の皮質を作って髄内釘を導くことにより整復位を得るということであり，TMS screwや実際の交通整理に用いるpollerを呼称に用いたpoller screwのほうが，その機能をよく表している。すなわち髄腔拡大部に仮の皮質のラインを想定し，その部位にピンやスクリューを刺入する。また髄内釘を挿入する際にはKirschner鋼線（K-wire）を用いて一時的な使用になるのでblocking pinと呼称したほうがよいかもしれない（**図10**）。

Meister Check

◆Blocking screwの用い方◆
　拡大した髄腔内に仮の皮質を作るというイメージにて仮の皮質のラインを想定し，その部位にblocking screwとしてのピンやスクリューを挿入する。

◆ 髄内固定

　近位の横止めスクリュー挿入はターゲットデバイスを用いて行う。遠位の横止めスクリュー挿入はフリーハンドで行う。患肢を助手に固定させ，イメージをスクリュー孔が正円に見える位置にセットする。このとき，患肢の位置を大きく変えることはせずに（微調整はかまわないが）イメージの位置を調節することにより，スクリュー孔が正円に見えるようにする（**図11**）。この後は決して患肢の位置を変えてはならない。まずK-wireにて正円孔の中央にpilot holeをあける。その後，ドリルの先端をpilot holeに導きドリリングを行う。この際，ラジオルーセントドリルである必要はない。ドリルの先端がpilot holeにあり，ドリルが皮質に対し直角になっていることがイメージ下に確認できれば，ドリルはスクリュー孔を必ず通過する。その後，横止めスクリューを挿入する。その後，用いたblocking pinがあれば基本的には抜去するが，もし骨折部の不安定性が残存している状態であれば，今度はblocking screwとして改めてスクリューを挿入する。このとき用いるスクリューはcannulated cancellous screw（CCS）が有用である。

Meister Check

◆遠位横止めスクリュー挿入の注意点◆
　遠位の横止めスクリュー挿入の鍵は，イメージをスクリュー孔が正円に見える位置にセットすることに限る。セットした後は決して患肢の位置を変えてはならない。

図10　Blocking screwを挿入する位置

拡大した髄腔内に仮の皮質を作るイメージにてピンやスクリューを挿入する。そのピンやスクリューが髄内釘を導くことにより整復位を得る。点線が仮の皮質のイメージである。

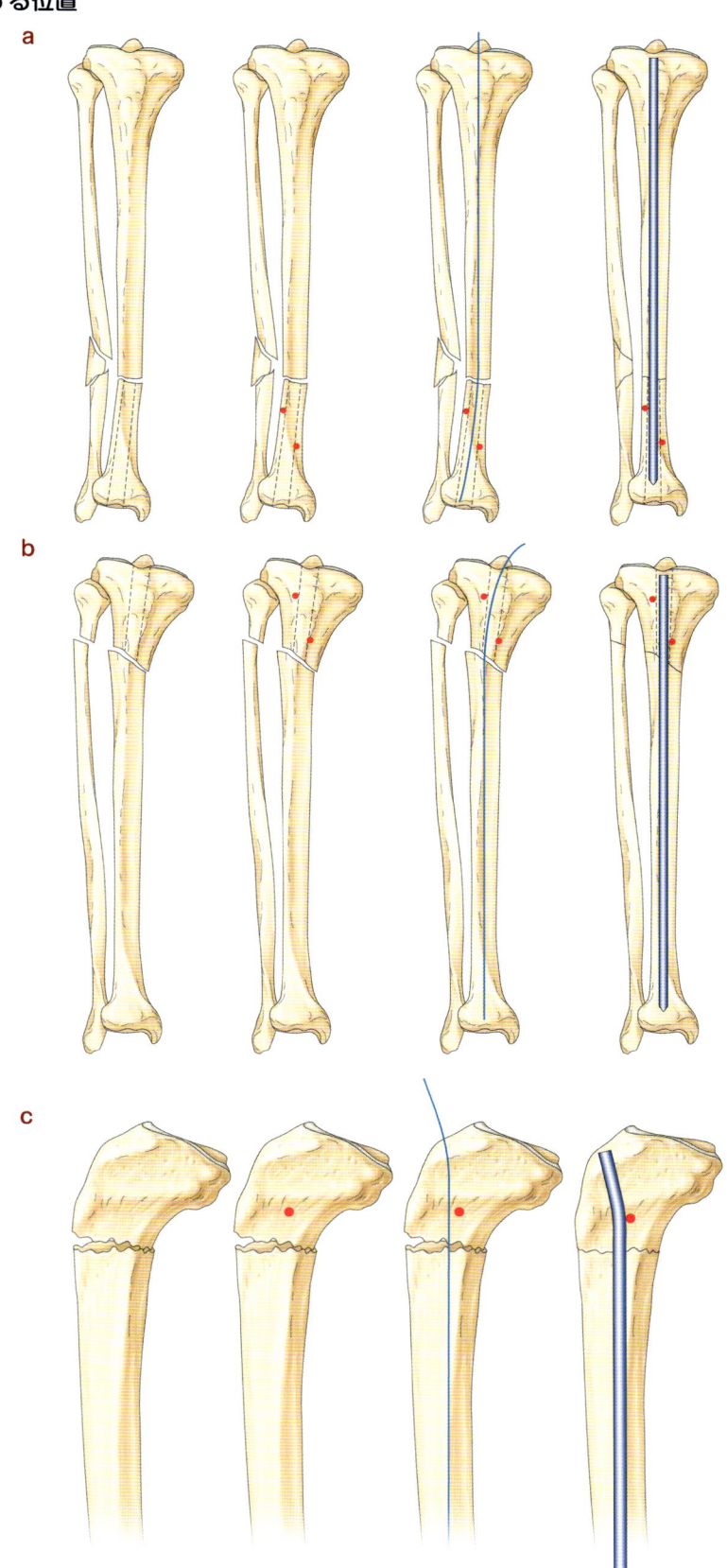

骨盤・下肢　脛骨骨幹部骨折

図11 スクリュー孔のX線透視像
患肢を助手に固定させ，イメージをスクリュー孔が正円に見える位置にセットすること(circling technique)が重要である。

a：良
b, c：不良

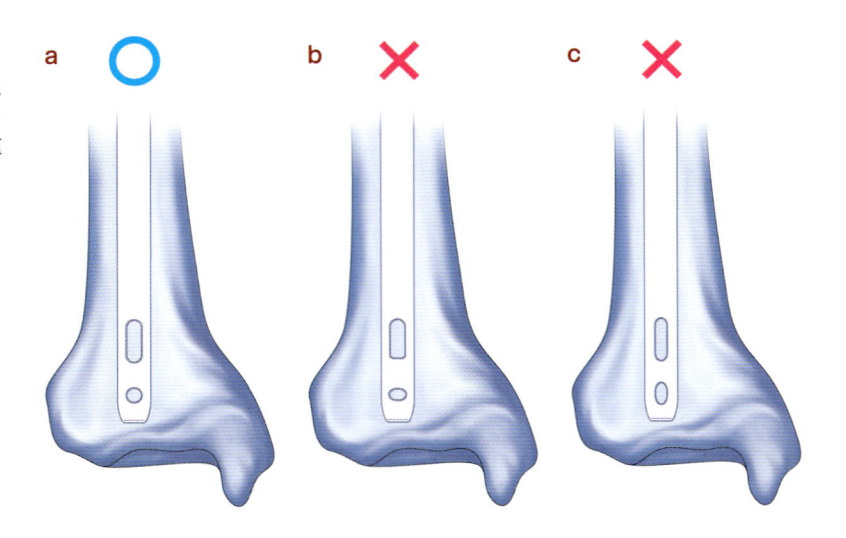

図12 Compression screwによる骨片間の圧着
Compression screwの使える髄内釘では，compression screwを髄内釘に挿入して近位の横止めスクリューに圧を加えることにより，近位骨片が移動し骨折部が圧着される。

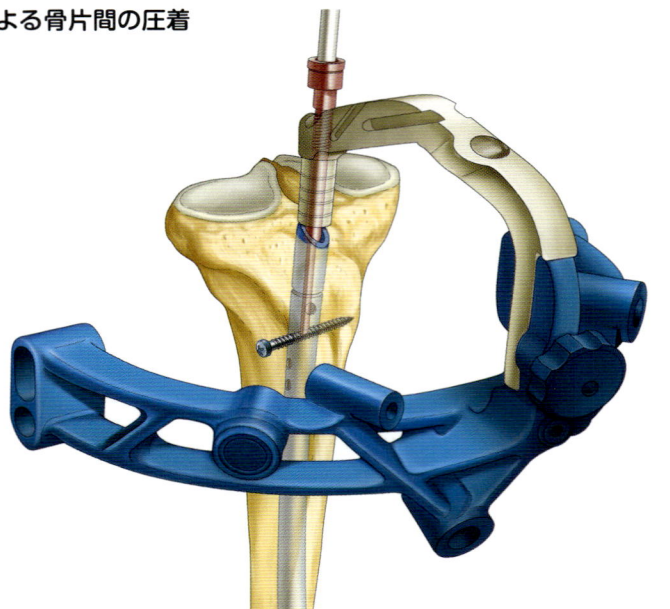

単純骨折では髄内釘を挿入した後に骨折部に離開が生じた場合，骨片を引き寄せてできるだけ離開部位を小さくして骨片を接触させておいたほうが骨癒合には有利である。その際にはback stroke techniqueが有効である。すなわち髄内釘をやや深めに挿入後，先に近位のdynamic locking hole近位端に横止めスクリュー1本を，遠位のstatic locking holeに横止めスクリュー2本を挿入して，髄内釘を近位に叩いて引き上げ骨折部に圧着を加え，その後に近位のstatic locking holeに横止めスクリュー1本を挿入する方法である。

また，compression screwの使える髄内釘では，先にback stroke techniqueと同様に横止めスクリューを挿入した後，compression screwを髄内釘に挿入し近位の横止めスクリューに圧を加えることにより，近位骨片が移動し骨折部が圧着される(**図12**)。

創閉鎖

洗浄後，エンドキャップを挿入してドレナージチューブを留置し，膝蓋腱，皮下，皮膚の順に閉創する。

後療法

術後，外固定は行わない。患肢高挙としクーリングを行う。術翌日にドレナージチューブを抜去し，可動域訓練，松葉杖歩行訓練を開始する。基本的に免荷はせず，腫脹の状態をみながら疼痛自制内で荷重を促す。

若年者では基本的に骨癒合後抜釘術を行う。できれば術後1年ごろに予定する。脛骨の髄内釘の場合，術後数年経ってからの抜釘術は，髄内釘の形状や，骨形成の状態により困難である場合が多いので，その旨を患者に説明しておいたほうがよい。高齢者では希望があれば抜釘術を行う。

難治症例

80歳，女性。自転車にて走行中，トラックに巻き込まれ両足をひかれ受傷した。Gustilo分類TypeⅢAの開放骨折であり，直ちに創処置，創外固定術を行った。さらに後日下腿植皮術を施行した。待機して髄内釘にて髄内固定術を行った。術後は免荷することなくリハビリテーションを行った。術後1年時，骨癒合は順調に得られている（図13）。

図13　難治症例
a：術前
b：創外固定術後
c：髄内釘術後
d：術後1年

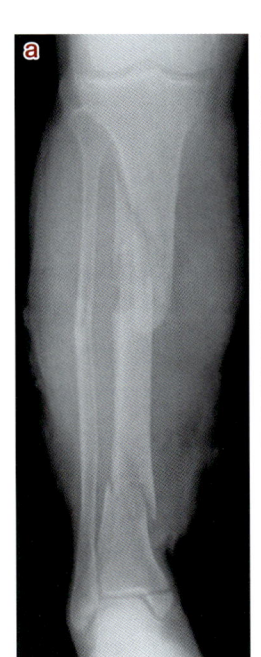

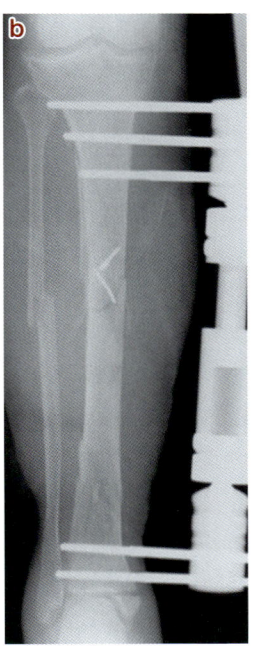

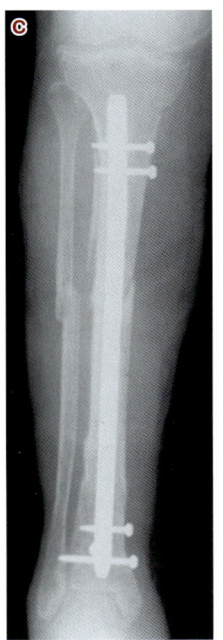

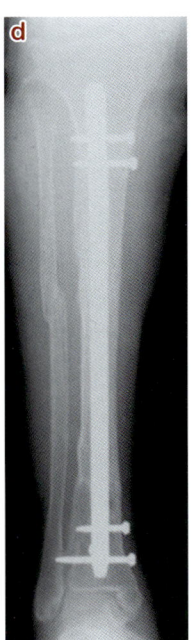

文献

1) Tornetta P 3rd, et al. Semiextended position of intramedullary nailing of the proximal tibia. Clin Orthop Relat Res 1996 ; 328 : 185-9.
2) Sarmiento A, et al, Authors. Closed Functional Treatment of Fractures. Berlin : Springer-Verlag ; 1981.
3) Leunig M, et al. Thermal necrosis after tibial reaming for intramedullary nail fixation. A report of three cases. J Bone Joint Surg Br 1996 ; 78 : 584-7.
4) 糸満盛憲編. 下腿骨骨幹部骨折. 運動器外傷治療学. 東京：医学書院；2009. p513-24.
5) Karunakar MA, et al. The thermal effects of intramedullary reaming. J Orthop Trauma 2004 ; 18 : 674-9.
6) Giamoudis PV, et al. Friction burns within the tibia during reaming. Are they affected by the use of a tourniquet ? J Bone Joint Surg Br 2002 ; 84 : 492-6.
7) 生田拓也. 脛骨骨折に対する髄内釘による治療. 骨折 2005 ; 27 : 653-6.
8) Krettek C, et al. The use of Poller screws as blocking screws in stabilising tibial fractures treated with small diameter intramedullary nails. J Bone Joint Surg Br 1999 ; 81 : 963-8.

骨盤・下肢

脛骨遠位部骨折

仙台医療センター整形外科医長　**伊勢福修司**

髄内固定のメリット

1. 骨折部周囲の軟部組織に低侵襲であること。
2. 脛骨骨軸近くを太い髄内釘で支えるので，力学的に安定していること。

使用する髄内固定器具

T2ロッキングネイルシステム（脛骨ネイル）（Stryker社）

　近位横止めスクリューを3本挿入可能で，スタティック，ダイナミック固定のほかに骨折部に圧迫を加えるコンプレッション機能を有する。遠位にも3本の横止めスクリューを挿入可能であり，スクリューホールは髄内釘遠位端から5mm，15mm，25mmにある。髄内釘遠位端から5mmと13mmに遠位横止めスクリューホールを設けた遠位骨折用の髄内釘も用意されている。

　近位横止めスクリューのターゲットデバイスの安定性や，スクリューとスクリュードライバーのフィッティングのよさなど，個々の手術器械が洗練され取り扱いやすい（図1）。

　膝蓋上アプローチ用の手術機器も利用可能である。

図1　Stryker社T2ロッキングネイルシステム（脛骨ネイル）
a：全景
b：スタンダードネイルの遠位部
c：脛骨遠位骨折用ネイルの遠位部

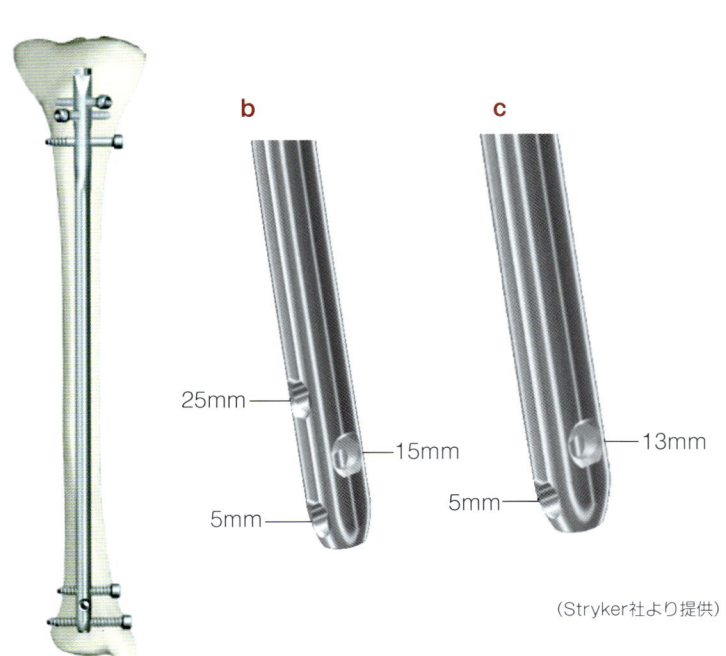

（Stryker社より提供）

手術の基礎知識

◆ 髄内固定治療の適応

手術療法か保存療法か

　他の関節内骨折と同様に，関節面に2mm以上の転位を伴う脛骨遠位部骨折は整復，固定する必要がある．関節内に転位がない場合には，保存療法も可能である．しかし，ほとんど転位のない亀裂骨折を除いて，骨癒合率の低さ，ギプス固定に伴う合併症（筋萎縮，関節拘縮，深部静脈血栓症）などから手術を勧めることが多い．

必要な検査

　患側の2方向単純X線撮影は当然として，脛骨長，髄腔径，関節付近の正常形態を把握して術前計画を立てるため，術中に整復状態を比較するために，スケール入りの健側下腿2方向，足関節2方向の単純X線を撮影しておく．脛骨天蓋関節内骨折の評価のためにCTが必要である．単純X線撮影でとらえられないような関節内亀裂骨折が，髄内釘を打ち込んで，顕在化することがある．

髄内釘固定の長所と適応

　髄内釘固定の長所は，骨折部周囲の組織に侵襲が少ないことである．下腿遠位は軟部組織が薄いので，皮下骨折であっても，受傷時の損傷に加えて手術の侵襲により治療経過中に軟部組織が破綻する危険がある．プレート固定ではminimally invasive plate osteosynthesis(MIPO)であっても，術中に骨周囲の軟部組織内を操作し，骨外に固定金属が設置される．

　髄内釘固定の他の利点として，脛骨長軸近くに固定材料が設置されるので力学的により安定していること，徒手などで保持しつつ髄内釘を遠位部の髄腔内に入れることによって固定されるので，整復位保持から固定という一連の操作が比較的容易であることが挙げられる．

　AO分類のC3など関節内骨折の骨片が小さく，遠位横止めスクリューや他の手段で固定不能である場合には，髄内釘固定は不適当である．遠位部骨片に横止めスクリューを2本以上挿入できない場合は，十分な固定性を得られず髄内釘の適応ではない．AO分類で髄内釘固定の適応を表現すると，関節外骨折43Aのほとんどの症例，43C1とC2の一部であり，43B部分関節内骨折や43C3関節内粉砕骨折は適応とならない（**図2**）．骨端線（成長軟骨）が残存している若年症例に髄内釘固定が不適当であることはいうまでもない．開放骨折に対して髄内釘固定を行い感染すると骨髄腔の全長にわたって感染が波及する．従って，受傷直後の洗浄・デブリドマンが十分に行われたと判断できる場合に，髄内釘固定が適応となる．

図2 AO分類に基づいた髄内釘固定の適応

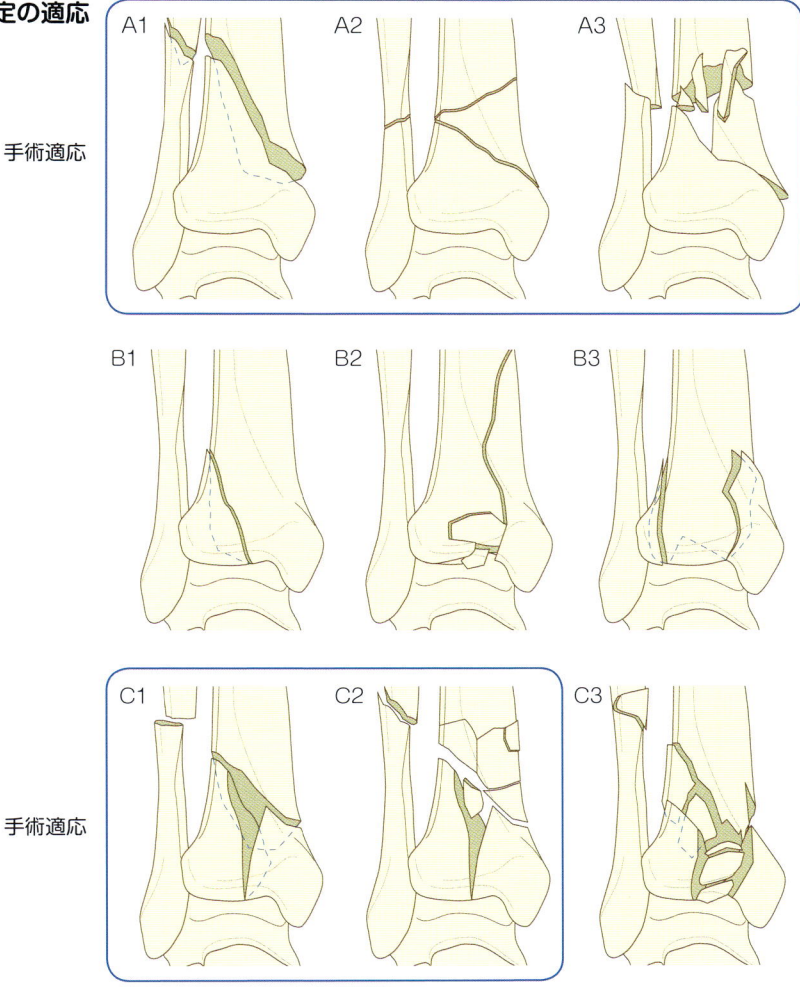

手術適応　A1　A2　A3

B1　B2　B3

手術適応　C1　C2　C3

画像診断と読影のポイント

単純X線
　単純X線像で，遠位部骨片に横止めスクリューを2本以上挿入可能かどうか評価する（**図3**）。

CT
　CTで，骨折の関節面への波及，関節内骨折があれば転位の程度を評価する（**図4**）。関節内転位をどのように整復するのか，例えば経皮的に骨鉗子を使用して整復するのか，mini-openとして直視下に整復するのかなどの術前計画を立てる。整復された骨片をどのように固定するのか，すなわち髄内釘の横止めスクリューで固定可能なのか，髄内釘とは独立したスクリューで固定しなければならないのかを検討し，必要な固定材料を用意する。受傷機転が回旋外力である場合は，腓骨骨折の外果関節面への波及，整復の必要性の有無，脛腓靱帯の損傷の程度も評価する（**図5**）。

図3 画像診断：単純X線像
単純X線像で遠位骨片に2本以上の横止めスクリューを挿入できるか評価する。横止めスクリューの長さも予測する。

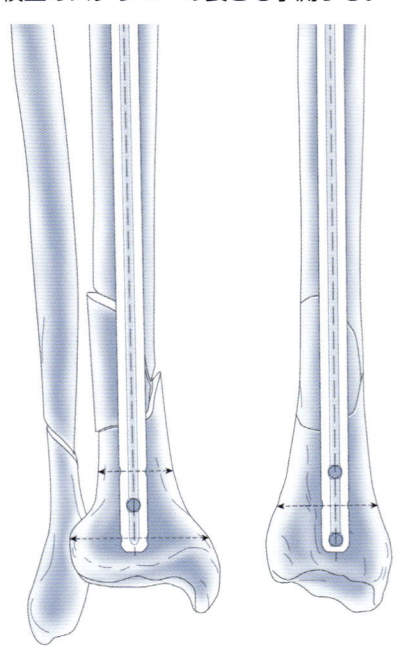

図4 画像診断：関節内骨折の単純X線像とCT像
関節内骨折を評価し，どのようにスクリューを挿入するのか計画しておく。

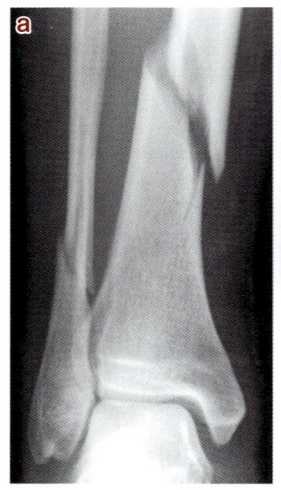

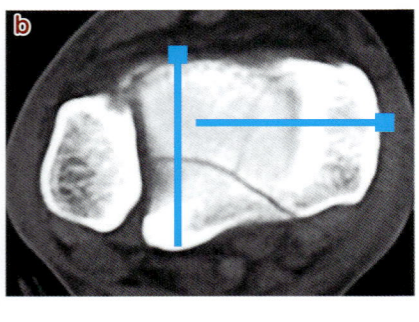

図5 画像診断：外果骨折および脛腓結合損傷の合併例
a：単純X線正面像
b：単純X線側面像
c：CT前額断像・水平断像。単純X線像で明らかでない，①外果関節面に及ぶ骨折と，②前脛腓靱帯付着部の剥離骨折，③後脛腓靱帯付着部（後果）の亀裂骨折がとらえられた。

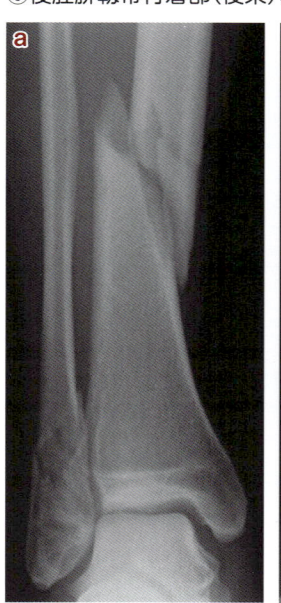

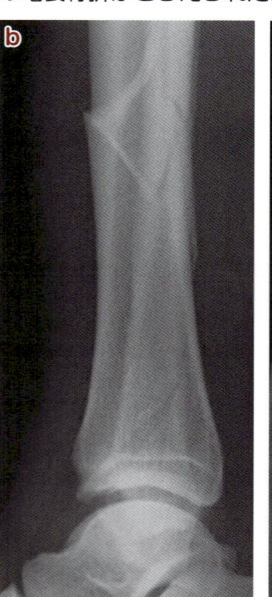

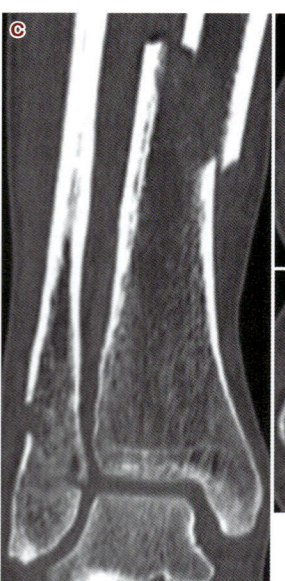

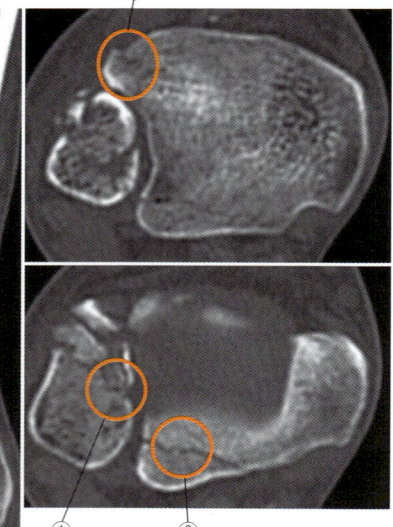

◆ 整復法のポイント

関節内骨折は髄内釘挿入操作の前に本固定または仮固定しておく。

遠位骨幹端の骨折は軸方向へ牽引しつつ徒手整復する。単純な斜骨折であれば骨鉗子を経皮的に使用して整復・保持する。

いったん髄内釘を挿入した後も許容できない転位が残存する場合には，blocking pin，poller screwを利用する。

◆ 術前準備

体位・患肢の保持

体位は仰臥位で，患肢を枕の上に置いて，膝を屈曲させて（図6）手術を行う。髄内釘挿入操作時に膝を十分に屈曲できること，遠位横止めスクリュー挿入操作時に側面像を透視する際に健側下肢と重ならないことを術直前に確認しておく。

図6 患肢の保持
a：膝深屈曲位。骨皮質開窓～ガイドワイヤーの挿入～髄内釘の挿入。
b：膝軽度屈曲位。関節内骨折の整復・固定，遠位横止め。
c：透視可能な台（Stryker社の貸出手術器械）。

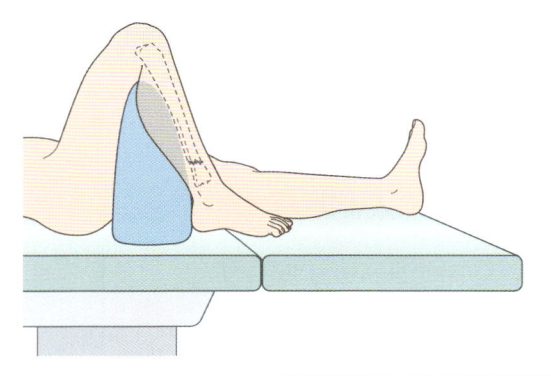

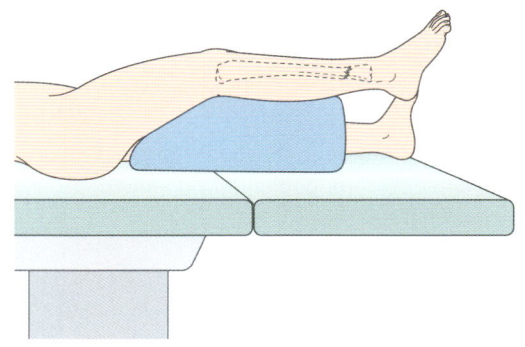

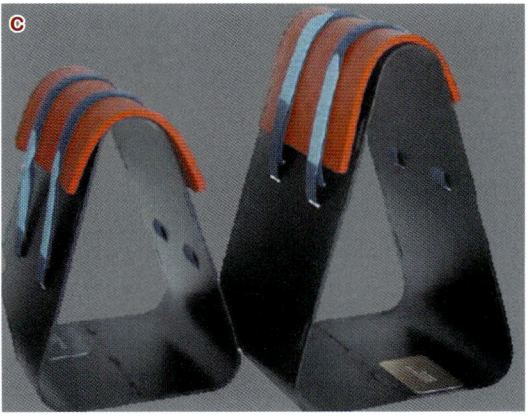

(Stryker社より提供)

髄内固定手技

◆ 皮切と展開

　髄内釘挿入のための脛骨近位部へのアプローチとして，通常は経膝蓋腱アプローチ（patellar tendon-splitting approach）を使用する。膝蓋腱の損傷を避けるためにparatendon approachがよいとの意見もある。しかし，髄内釘手術では正確な位置での骨皮質開窓が大切であり，筆者はこれを行いやすい経膝蓋腱アプローチを用いている。

　皮切は骨皮質開窓，リーミングなどの手術操作を最も容易にできるところに，すなわち術直前に透視正面像で脛骨骨軸を確認し，その延長上に置くようにする（図7a）。リーミングなどの操作で皮切の近位部の皮膚が傷みやすいので，近位は膝蓋骨下端まで切開する。遠位は関節裂隙付近まで切開し，必要に応じて脛骨粗面付近まで延長する。

　遠位部の関節内骨折が複雑な場合や，骨折が骨幹部中央まで及んでいる場合など，手術の全過程において下腿を水平に保持したままのほうが操作しやすいと考えられる場合には，一連の手術操作を膝関節屈曲10〜15°（semi-extended position）で行うことが可能な膝蓋上アプローチ（suprapatellar approach）を選択する[1]。このアプローチでは膝関節と脛骨髄腔が連続するので，開放骨折では膝関節に感染が波及する危険性を有する。

◆ 髄内固定

髄内釘の挿入位置

　膝蓋腱を縦切して脛骨近位端を展開した後，骨皮質開窓位置を再度透視で確認する。透視正面像で脛骨骨軸の延長上，外側顆間隆起付近になることが多い。側面像では脛骨近位端・脛骨高原の前方角で開窓する。遠位前方の脛骨粗面の方向へずれないように注意する（図7c）。開窓の方向は側面像でもできるだけ脛骨骨軸に沿うように気を付ける。膝蓋骨が邪魔になり，骨軸より後方へ向きがちであり，後方へ向かうとガイドピンを挿入したときに後方骨皮質に衝突し，無理に挿入しようとすると後方に突き抜けることがある（図7b）。これを避けるためには，可能な限り膝を屈曲して，膝蓋骨を上方へ避けるようにする（図7c）。

図7 皮切の位置，骨皮質開窓の位置，肢位

a：皮切の位置
b：膝の屈曲が不十分な場合
c：膝の屈曲が十分な場合

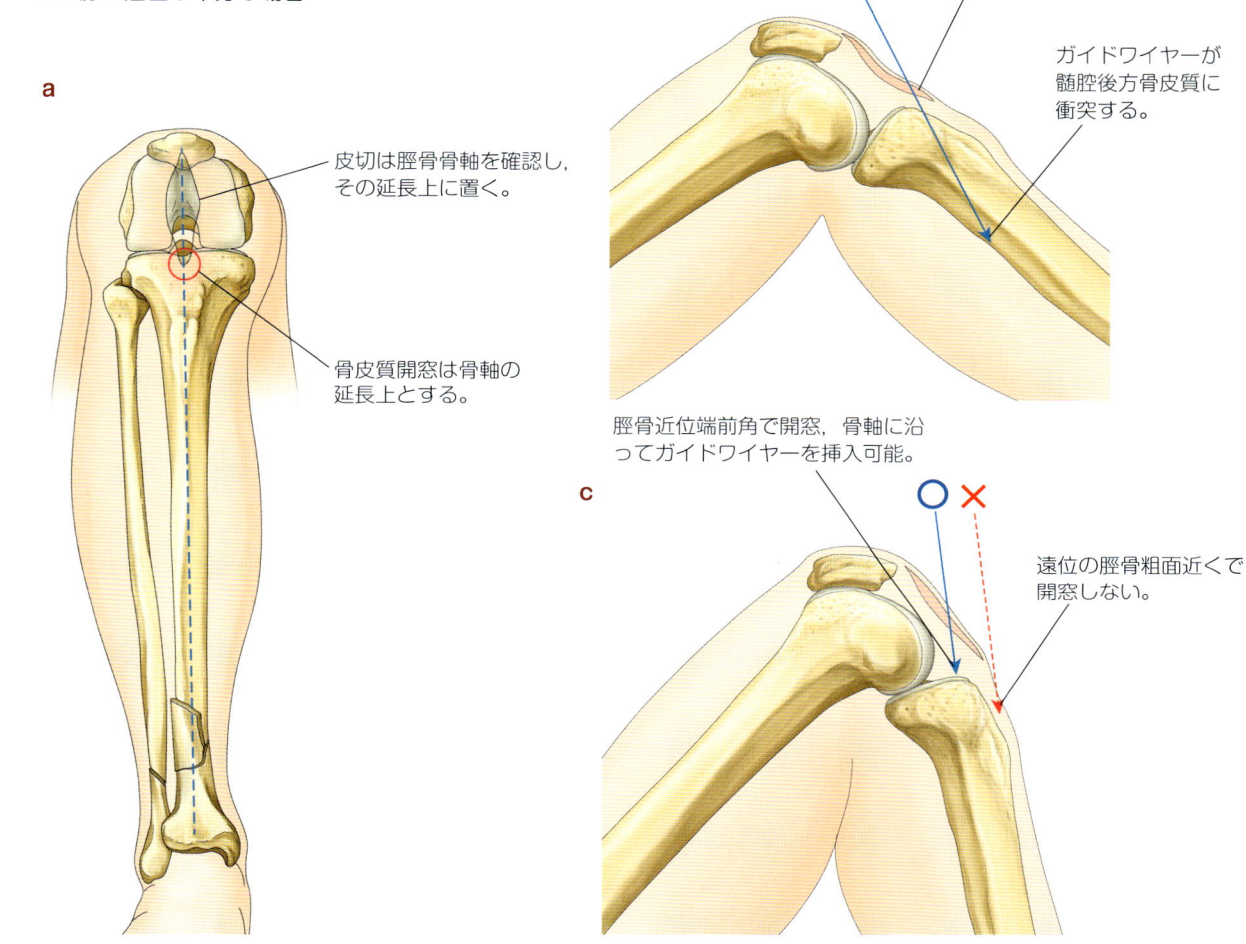

a
皮切は脛骨骨軸を確認し，その延長上に置く。
骨皮質開窓は骨軸の延長上とする。

b
骨皮質開窓の位置が遠位にずれる。
ガイドワイヤーが髄腔後方骨皮質に衝突する。

c
脛骨近位端前角で開窓，骨軸に沿ってガイドワイヤーを挿入可能。
遠位の脛骨粗面近くで開窓しない。

骨盤・下肢　脛骨遠位部骨折

Meister Check

◆**骨皮質開窓の器具**◆
　骨皮質開窓の際にオウルを使用してもよいが，骨皮質開窓用のKirschner鋼線(K-wire)を刺入して位置を確認しておいて開窓用のリジッドリーマーを使用したほうが正確である。

◆**ガイドワイヤーのベンディング**◆
　ガイドワイヤーは先端から2cm程度のところで20〜30°曲げておくとよい。ガイドワイヤーを髄腔に挿入するときに先端を前方に向けることによって，後方骨皮質上を滑らせ衝突を回避してスムーズに挿入できる。また，骨折部を越えて遠位骨片髄腔内に挿入する際や，遠位端の至適位置への誘導する際にも便利である。

◆ 整復操作

関節内骨折の整復・固定

　髄内釘挿入操作を行う前に，関節内骨折を本固定しておく，あるいは髄内釘を挿入する際に転位が増大しないように仮固定しておく．言い換えると，関節内骨折を固定することによって，AO分類の関節内骨折type Cを関節外骨折type Aに変換してから，骨幹部と遠位部骨片のアライメントを整えて髄内固定する．転位した関節内骨折を経皮的にポイント付き骨鉗子で整復・保持，あるいはK-wireを経皮的に挿入してjoy stick法を利用して整復する．通常の直径4.0mmの海綿骨スクリューあるいは同径のcannulated screwを経皮的に挿入・本固定する．このとき，可能であれば後から挿入する髄内釘の邪魔にならない位置を工夫してスクリュー固定する（**図8**）．髄内釘の閉鎖手技の利点が若干失われるが，プレート固定と同様に関節内骨折を展開して整復し，髄内釘および追加のスクリューで固定してもよい．この方法は，type C2のように関節内骨折が比較的単純で，骨幹端骨折が粉砕しているような場合には有効な選択肢となりうる．

骨幹端骨折の整復・固定

　軸方向へ牽引しつつ側方からの圧迫によって側方転位を整復する．単純な斜骨折であれば骨鉗子を経皮的に使用して整復・保持しておくことができる（**図9**）．脛骨顆部後方と踵骨など，髄内釘の挿入の邪魔にならない部分に貫通ピンを刺入して，一時的に創外固定あるいはディストラクターを装着・牽引して短縮をとり，大まかな整復位を得る方法もある（**図10**）．腓骨骨折がある場合，軟部組織の状態が許せば，腓骨骨折を整復・固定することにより，脛骨骨幹端骨折の短縮，回旋転位もある程度整復される．ただしプレート固定すると脛骨遠位の操作の際に透視側面像で邪魔になることがある（**図11**）．

図8 関節内骨折のスクリュー固定

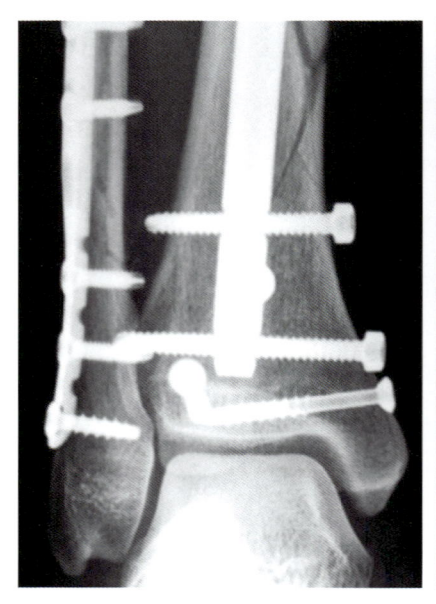

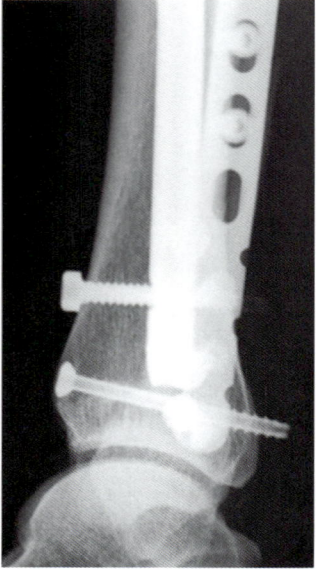

図9 経皮的にポイント付き骨鉗子で整復，保持

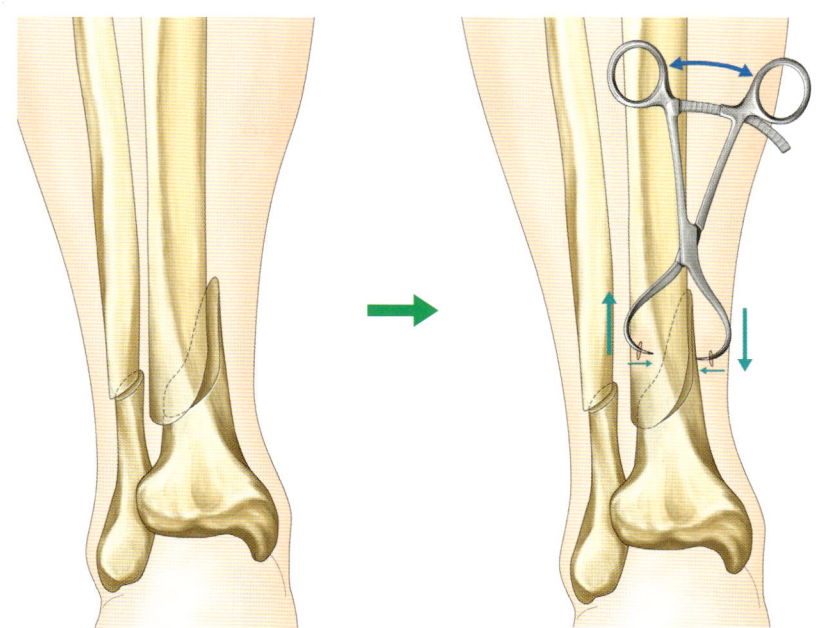

骨盤・下肢　脛骨遠位部骨折

図10 術中の一時的な創外固定
　　　　貫通ピンの挿入位置

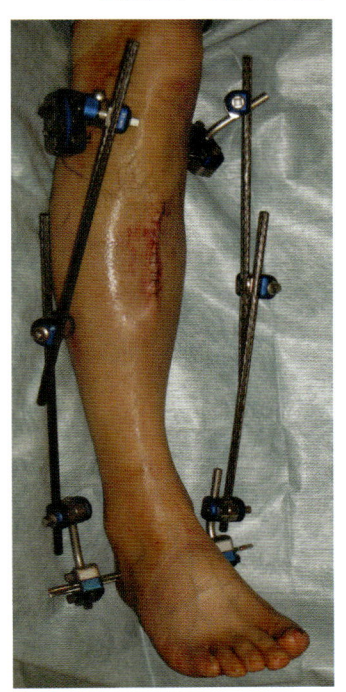

図11 腓骨骨折を先行して固定
Gustilo type Ⅱ開放骨折。腓骨をプレート固定すると，短縮転位・回旋転位が矯正され，脛骨髄内釘固定が行いやすくなった。

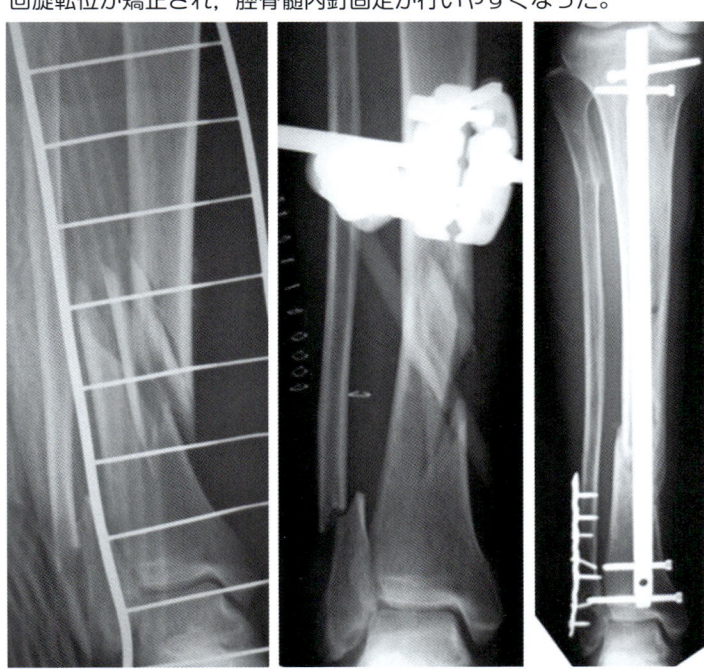

233

図12 遠位骨片の髄腔内のガイドワイヤーの至適位置

脛骨骨軸の延長上epiphyseal scarの深さまでとする。
a：透視正面像
b：透視側面像

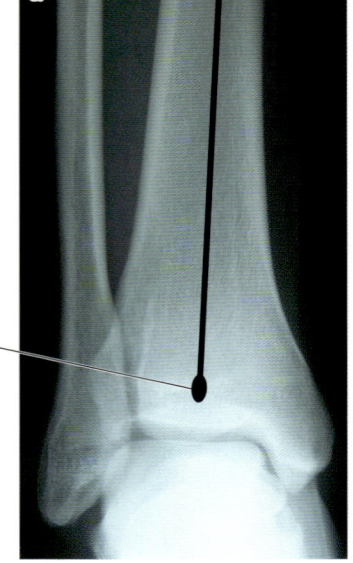

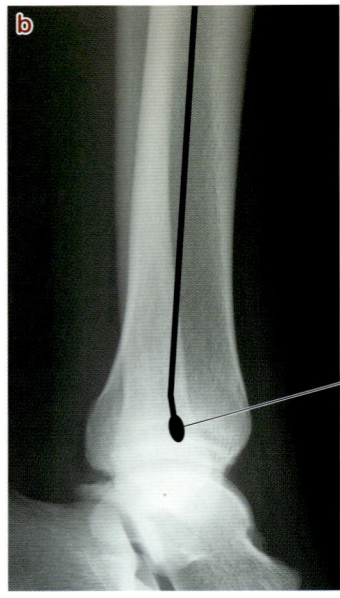

脛骨天蓋関節面の中央よりやや外側まで。

天蓋の中央よりやや前方まで。

◆ 遠位骨片へのガイドワイヤーの挿入

　ガイドワイヤー先端を，脛骨骨軸の延長上，遠位骨端線の跡(epiphyseal scar)の深さまで，透視正面像では脛骨天蓋関節面の中央よりやや外側，側面像では天蓋の中央よりやや前方に誘導する(図12)。ガイドワイヤーを至適位置に挿入しておくことが，髄内釘先端を至適位置に挿入するために必要であり，髄内釘先端の位置がよくないと後からpoller screw, blocking pinを使用しても十分な整復位を得られない。

◆ リーミング

　狭部でリーマーが骨皮質と接触すると，音(カラカラと少し高い音になる)と手ごたえが変わる。その時点でリーミングを終了するか，もう1サイズ(0.5mm)大きいリーマーを使用してリーミングを終了する。骨皮質を削りすぎることはよくないが，十分な固定を得るために，できるだけ直径の大きい髄内釘を選択できるように，中途半端にせずに十分にリーミングする。最終リーミング径より1mm小さい径の髄内釘を選択する。リーマーが骨折部を越えるときには，何らかの方法で整復位を保持する。ガイドピンは入っていても転位が残存した状態で無理にリーミングを行うと，骨折部骨皮質が偏心性に削れてしまうことがある。

> **Meister Check**
>
> ◆骨質に応じたリーミング◆
> ・遠位骨片の髄腔は，若年者で骨端の海綿骨が緻密である場合には，遠位の骨端線痕の少し近位までリーミングする。
> ・高齢者で海綿骨の粗鬆がある場合には主骨折線を越えるところまでリーミングして，骨端の海綿骨を温存しておく。

髄内釘の長さの最終決定

　髄内釘の長さは，術中の計測で最終決定する。髄内釘の遠位は，関節内への穿破を避けることは当然ではあるが，できるだけ遠位まで挿入して固定力を増加させるようにする。ガイドワイヤーを側面像で軟骨下骨ぎりぎりまで挿入して計測する。正面像で評価すると関節面（天蓋関節面）の後方への傾きのために，至適位置より近位，すなわち挿入深度が浅くなりがちである。ガイドピンの骨外に出ている部分を計測する場合には，ルーラーが脛骨近位骨皮質にきちんと接触しているかどうか，あるいは髄内に入り込んでいないか，透視側面像で確認するほうがよい。短すぎる髄内釘は固定力が不足し，長すぎる髄内釘は脛骨近位で膝関節へ突出するので，至適な長さを正確に決定する必要がある（図13）。遠位の横止めを先に行い，back strike（stroke）techniqueによって骨折部に圧迫をかける予定のときには，その分短くなることを考慮して長さを決定する。

図13　遠位骨幹端骨折の固定が不十分であった症例

47歳，男性。転倒して受傷。他医で髄内釘固定後，当科を紹介された。
a：受傷後7カ月
b：受傷後9カ月に偽関節手術を行った。腓骨を骨切り，太く長い髄内釘に入れ替えた。骨移植は行わなかった。
c：偽関節手術後9カ月

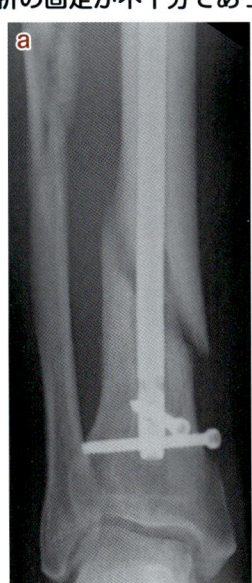

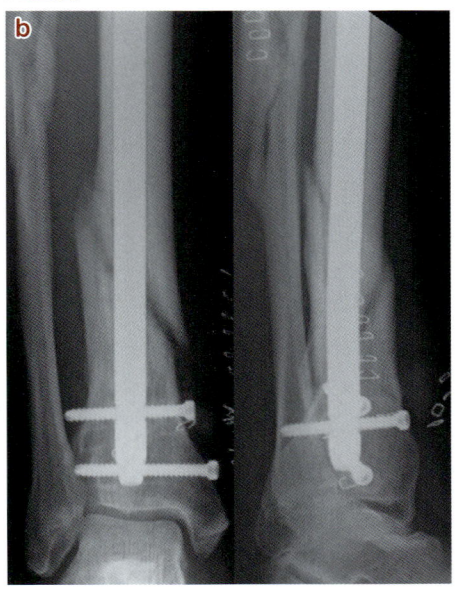

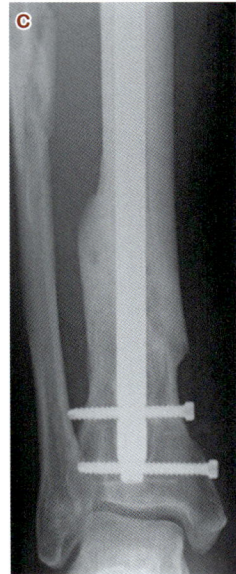

🔶 回旋転位の評価

　髄内釘を挿入する前と，横止めスクリューを挿入する前に回旋転位の整復を確認する。骨折が斜骨折であればspike先端とそれに対応する切れ込みなどの形状で判断可能である。横骨折，骨幹端粉砕骨折など骨折部の形態で判断が困難な場合には，近位と遠位骨片の骨皮質の厚さ，術前に撮影しておいた健側正面像の膝と足関節の形態と患側の形態との相違，遠位から観察して脛骨粗面と第2中足骨基部がほぼ重なること（**図14**），などから回旋転位の整復状態を評価する。

🔶 髄内釘の挿入

　髄内釘挿入時も何らかの方法で整復位を保持する。保持困難な場合には無理をして挿入せず，遠位部の海綿骨を無駄に破壊しないようにする。矢状断面での転位は徒手整復や，下腿〜踵に枕を置いて位置調整をすることでコントロール可能なことが多い。髄内釘挿入後も転位が残存する場合には，髄内釘をいったん除去して，ポイント付き骨鉗子による経皮的な整復，blocking pin，poller screwの使用などで対応する。

図14　回旋転位の評価
遠位から観察して脛骨粗面と第2中足骨基部がほぼ重なる。

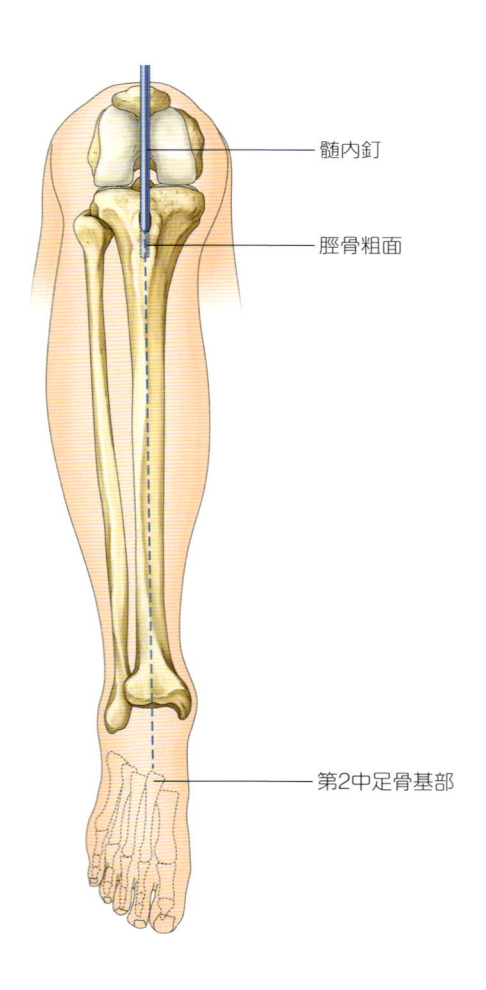

● Poller screw(blocking screw, intra-medullary support screw)

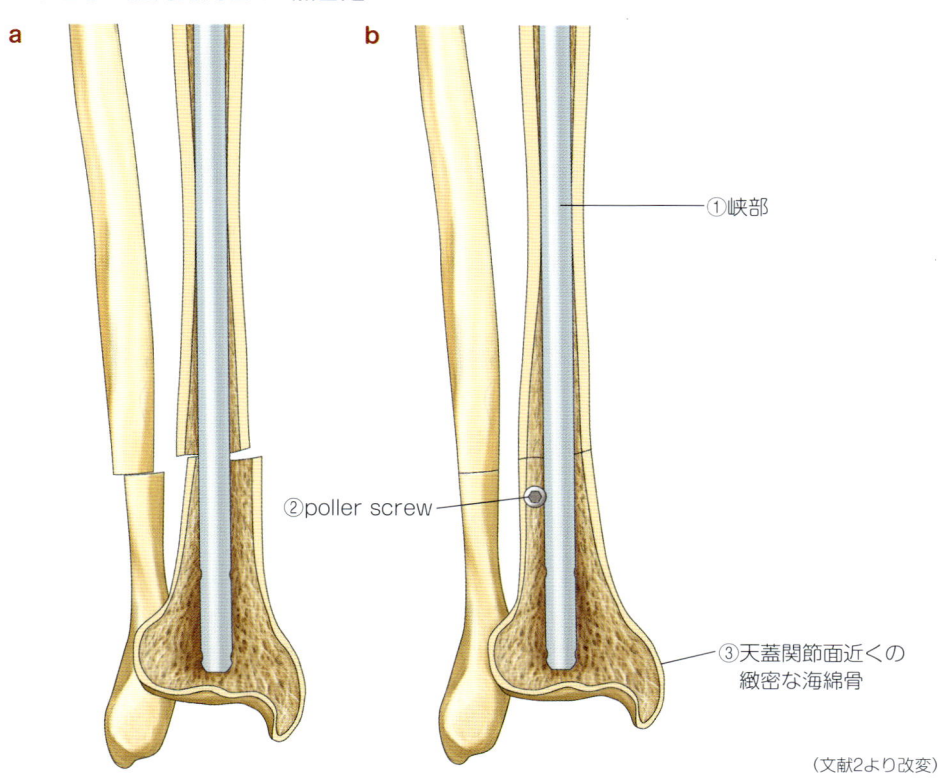

　Poller screwの原理は，髄内釘周囲を3点固定することにより，前額断面での内反・外反，矢状断面での前方凸・後方凸などの角状変形（angular deformity）を整復し，その整復位を保持することである[2]。3点とは，①峡部，②poller screw，③天蓋関節面近くの緻密な海綿骨である（図15）。回旋固定力や粉砕骨折における短縮に抗する固定力はない。

　遠位骨幹端骨折では遠位骨片の骨折部近くの陥凹側に1本挿入すれば十分なことが多い。髄内釘を挿入して角状変形が生じた際に，いったん髄内釘を骨折部より近位へ引き抜いておいてから，poller screwを先の髄内釘の進路上からわずかにずらして挿入し，髄内釘を再挿入すると角状変形が整復されることを目指す（図16）。天蓋関節面近くの海綿骨が脆弱であったり，髄内釘が短く緻密な海綿骨に到達していない場合など，3点固定の1点が脆弱である場合には，骨折部より離れて転位の凸側にもう1本poller screwの挿入が必要となることがある（図17）。

Meister Check

◆Poller screw techniqueのコツ◆
　現実にはスクリューを効果的に挿入するには習熟が必要である。スクリューの挿入と除去を何度も繰り返すと粗鬆骨では新たな骨折を生じる危険がある。スクリューの代わりに，鋼線（blocking pin）を挿入すれば多少の遊びを許容するので，比較的安全，容易である。blocking pinで整復位を保った状態で髄内釘を挿入し，横止めスクリューを挿入してからblocking pinを除去してもよい。

図15　Poller screwの原理①：髄内釘周囲の3点固定

a　　b

①峡部
②poller screw
③天蓋関節面近くの緻密な海綿骨

（文献2より改変）

図16 Poller screwの原理②
いったん髄内釘を骨折部より近位へ引き抜いておいてから，poller screwを先の髄内釘の進路上からわずかにずらして挿入し，髄内釘を再挿入する。

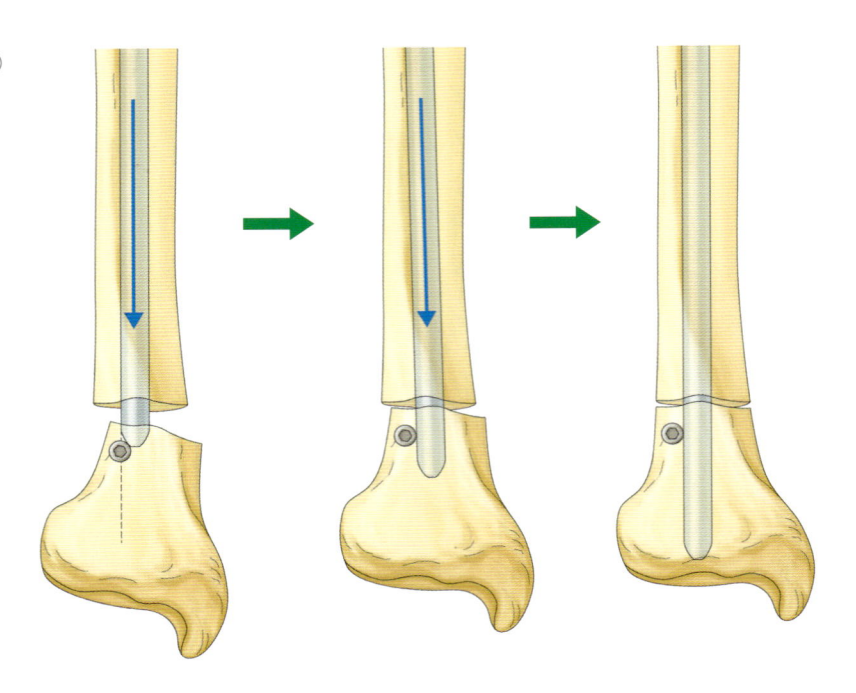

図17 Poller screwの原理③：最遠位が脆弱な場合の固定

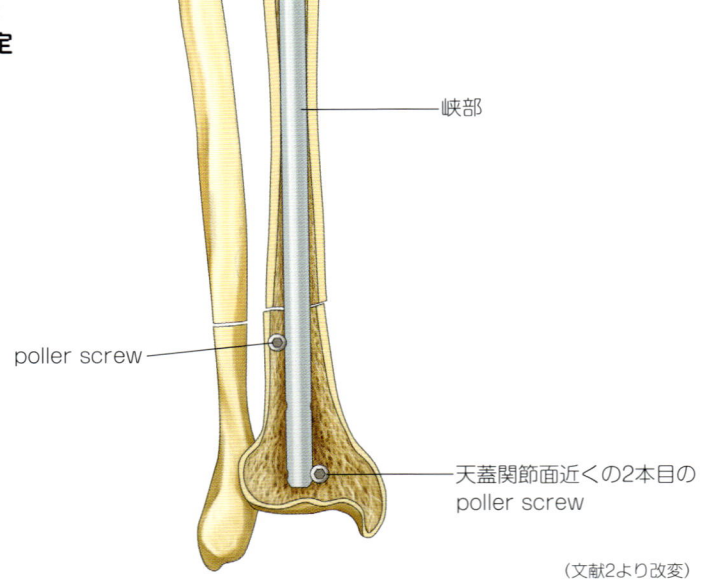

峡部
poller screw
天蓋関節面近くの2本目のpoller screw

（文献2より改変）

◆ 近位横止めスクリューの挿入

　経膝蓋腱アプローチで手術を行う場合，骨幹端骨折圧迫のためのback strike(stroke) techniqueが必要なければ，遠位横止め操作の前に近位の横止めスクリューを挿入して，髄内釘接続器具を除去する。こうすることによって，膝を伸展して下腿を手術台に平行に置くことができるので遠位の操作が容易になる。髄内釘近位には，ターゲットデバイスを使用して横止めスクリューを2本以上挿入する。近位横止めの前に，内側から

外側へ挿入する遠位の横止めスクリューの方向が足底方向から観察してほぼ水平になるように，髄内釘の回旋を確認，調節する。

◆ 遠位横止めスクリューの挿入

遠位部には内側から外側へ2本横止めスクリューを挿入，必ず前後へのスクリューを1本挿入して合計3本のスクリューを挿入する。透視下にフリーハンド法あるはラジオルーセントドリルを使用してドリリングし，スクリューを挿入する。内側からの挿入操作時には大伏在静脈と伴行する伏在神経の損傷を避けるため，皮切後に鈍的に皮下組織を分けて骨に到達する。前方からのスクリュー挿入時には通常の経皮固定より大きめの切開を置き，深腓骨神経，前脛骨動脈・静脈，伸筋腱などを損傷しないようにこれらの組織をよける。髄内釘と横止めスクリューの間にはある程度の遊びがある[3]。固定後，骨折部にストレスをかけて観察し，不安定であれば，poller screwやmono-cortical plate[3]などの追加固定が必要となる。

◆ 腓骨(外果)の固定

腓骨骨折が外果関節面に及び転位している場合には，足関節果部骨折に準じて，観血的整復固定が必要になる。

◆ 創閉鎖

縦切した膝蓋腱は縫合修復する。皮下，皮膚を縫合，閉創する。
スクリュー挿入部創は，大きければ皮下縫合・皮膚縫合，小さい創は皮膚のみ縫合する。

◆ 後療法

通常，外固定は不要で，術翌日から膝と足関節の可動域訓練を開始する。
足関節周囲の軟部組織の状態が不良であれば，軟部組織の安静保持の目的で下腿から足部まで2週間程度シーネ固定する。骨幹端骨折の近位と遠位の主骨片同士が接触している骨折は3週間後から部分荷重歩行を開始し，8週間程度で全荷重歩行，主骨片同士が接触していない粉砕骨折では仮骨を確認できて(6週間程度)から部分荷重を開始し，術後12週程度で全荷重歩行としている。

◆ 固定金属除去

基本的には髄内釘を除去する必要はない。しかし，40歳代までの若年者では除去することが多い。横止めスクリューのスクリューヘッドの違和感を訴える場合には固定金属すべてを除去することと，スクリューのみ除去することの両方を患者に説明し，希望に応じている。

難治症例

　44歳，男性。足場の悪いところで転倒して受傷した（図18）。受傷後3日目に手術を行った（図19）。内外方向へのcannulated screwを天蓋中央付近に挿入せざるをえなかったので，髄内釘を十分な深度まで挿入できなかった。また，遠位骨片に矢状断方向の骨折があったため，前後方向への遠位横止めスクリューを断念した。幸い腓骨骨折をプレートで固定したことが固定力を補ったと考えられる。術後5週で部分荷重，10週で全荷重歩行，術後11カ月で金属を除去した。短縮，内外反の変形はなく，生活に支障はなかった（図20）。

図18　受傷時
a：単純X線正面像
b：単純X線側面像
c：CT水平断像

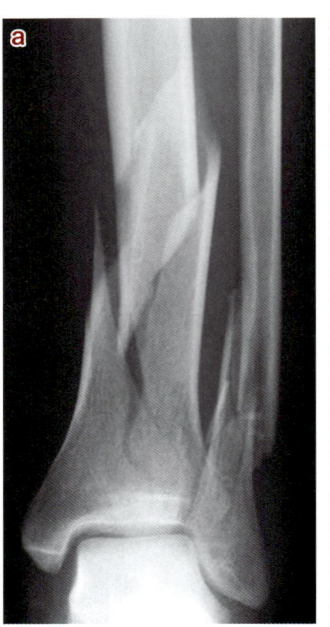

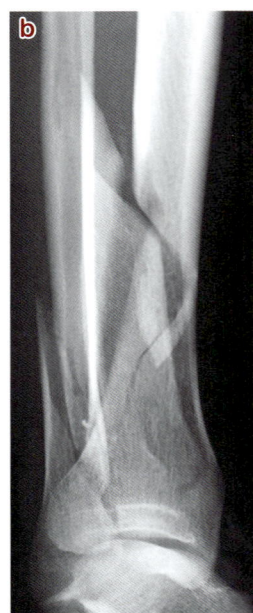

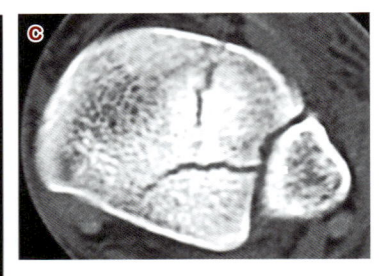

図19　術直後
a：単純X線正面像
b：単純X線側面像

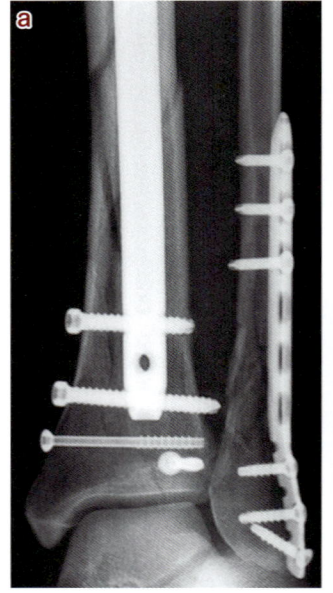

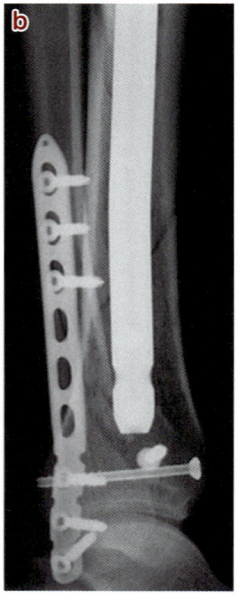

図20 初回手術後11カ月，金属除去後
a：単純X線正面像
b：単純X線側面像

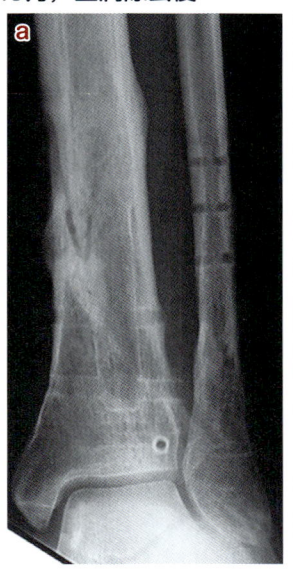

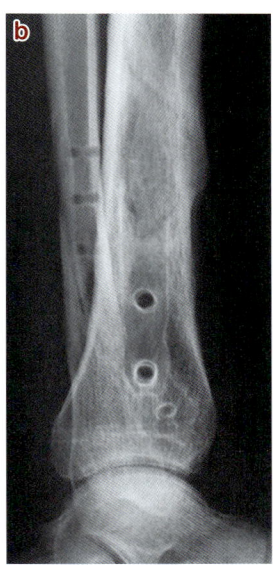

文献

1) Morandi M, et al：Intramedullary nailing of tibial fractures: Review of surgical techniques and description of a percutaneous lateral suprrapatellar approach. Orthopedics 2010；33：172-9.
2) Stedtfeld HW, et al：The logic and clinical applications of blocking screws. J Bone Joint Surg 2004；86-A supplement 2：17-25.
3) 笹島功一，ほか：下肢関節近傍骨折に対する髄内釘・プレート併用法の試み．骨折 2002；24：336-9.

骨盤・下肢

踵骨骨折（Westhues変法）

唐津赤十字病院整形外科副部長　北村貴弘
しらにた整形外科クリニック院長　白仁田　厚

髄内固定のメリット

1. 手術アプローチが容易である。
2. 最小侵襲手術（MIS）であり，軟部組織の状態が悪くても，腫脹軽減をそれほど待たずに施行可能である。
3. プレート固定と比較して，神経損傷や創縁の皮膚壊死，感染，CRPS（complex regional pain syndrome）などの合併症が非常に少ない。
4. 術後早期運動が可能である。

使用する髄内固定器具

5mm径のSteinmann pin（図1a）

常備可能，長さの調整も容易であり，筆者らは多用している。

RS screw™（帝人ナカシマメディカル）（図1b）

術後のピンの脱転を防止するため，螺子の付いた中空ピンである。Steinmann pinと比較してピン突出部が少ないため，軟部組織への侵襲が低減し，刺入部の皮膚潰瘍のリスクが減少する。長さ65～90mm（5mm刻み），100～110mm（10mm刻み）があり，症例に合わせて片側螺子付きと両端螺子付きの選択が可能である。

図1 使用する髄内固定器具
a：5mm径Steinmann pin
b：RS screw™

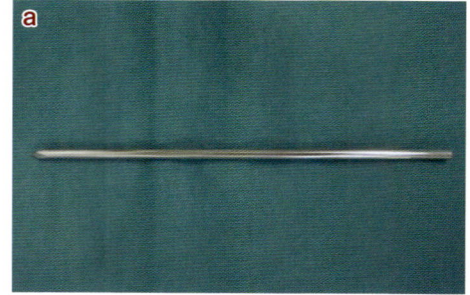

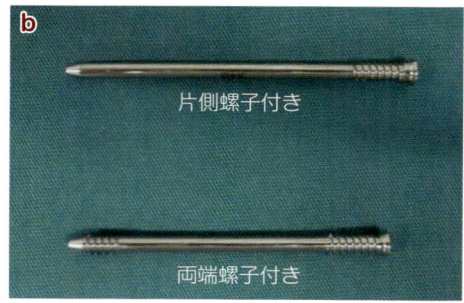

手術の基礎知識

◆ 髄内固定治療の適応

踵骨骨折で後距踵関節面の転位を認める場合は，原則手術療法の適応である。

Westhues変法は固定力や横径増大の改善はプレート固定に劣るが，軟部組織へのダメージが少ないため，プレート固定で危惧される，神経損傷，創縁の皮膚壊死，感染，CRPSなどの術後合併症は非常に少ない。筆者らはこの点を重視して，Westhues変法を第一選択としているが，すべての骨折型に適応になるわけではないため，術前にその適応を慎重に検討する必要がある。

検査は単純X線像とCTを撮影する。単純X線像では踵骨3方向撮影（側面像，軸射像，Anthonsen像）（図2）に足部前後像を加える。CTはMPR（multi planar reconstruction）にて横断像，矢状断像，冠状断像の3方向の撮影，および3D-CTを作成する（図3）。

手術適応

単純X線像におけるEssex-Lopresti分類[1]の舌状型（tongue type）はWesthues変法の最も良い適応である。陥没型（depression type）は一般的にプレート固定の適応といわ

図2 単純X線像
a：側面像
b：軸射像
c：Anthonsen像

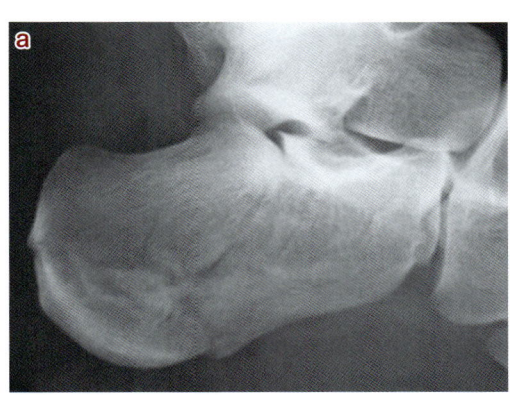

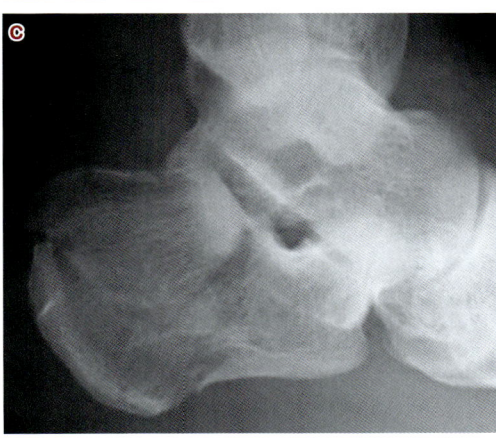

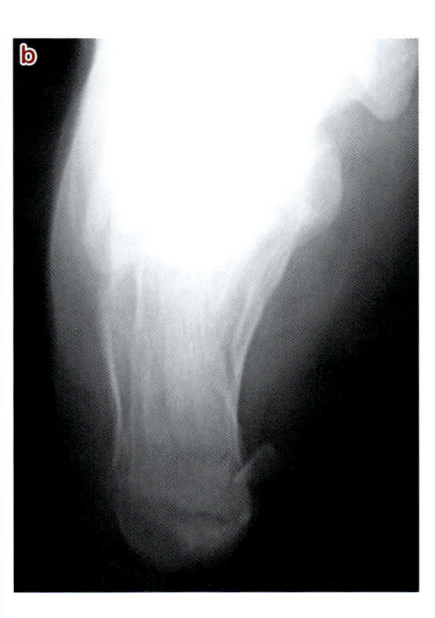

図3 CT
- a：横断像
- b：矢状断像
- c：冠状断像
- d：3D-CT

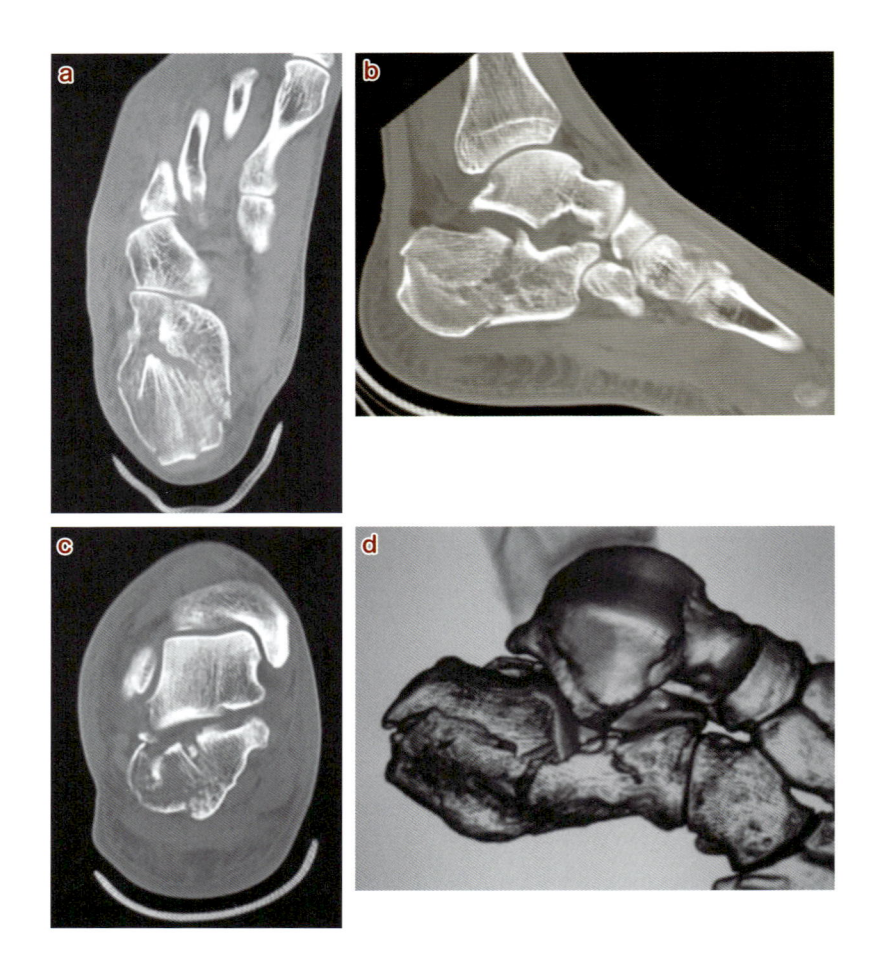

れているが，転位した骨片が大きく，横径増大が少ない症例には適応となりうる。粉砕型（comminuted type）の場合は適応となることは少ないが，軟部組織の状態が非常に悪いなど，プレート固定ができない事情がある場合，有用な選択肢になりうる。

◆ 画像診断と読影のポイント

単純X線像ではEssex-Lopresti分類を用いて評価する。後距踵関節内骨折の場合，側面像で舌状型（**図4a**），陥没型（**図4b**）の両者に，分類不能の症例を粉砕型として分類し，Böhler角とGissane角を測定する。さらに軸射像にて骨片の陥没の程度，体部の内・外反変形と横径増大をチェックしておく。Anthonsen像にて後距踵関節面の適合性を観察し，足部前後像にて踵立方関節や踵骨外壁前方に及ぶ骨折線の有無を確認する。

CTではSanders分類[2]（**図5**）を用いて，骨折の重症度を評価する。後距踵関節面の状態や外側壁の膨隆の程度を観察し，Westhues変法での整復の難度をある程度予測する。また3D-CTにて踵骨全体の形状を把握し，ピンをどこに，どの方向に打ち込んでいくかを十分に検討する（**図6**）。

図4 Essex-Lopresti分類
a：舌状型（tongue type）
b：陥没型（depression type）

骨盤・下肢　踵骨骨折（Westhues変法）

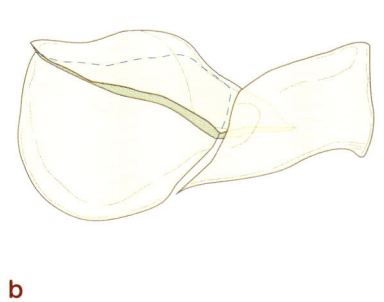

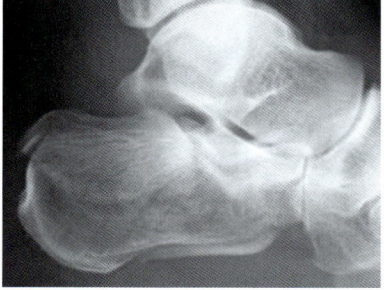

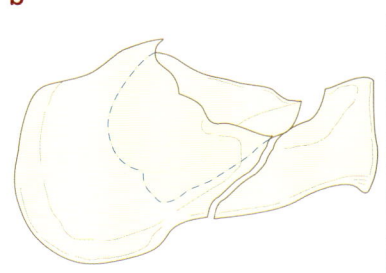

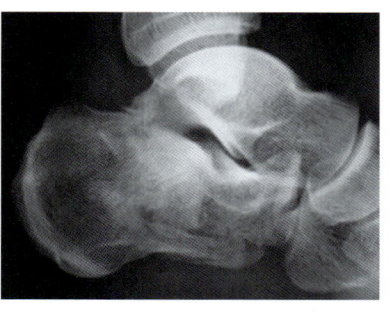

図5 Sanders分類
◎：良い適応
○：適応あり
△：転移した骨片が比較的大きければ適応あり
×：適応となることは少ないが状況によっては選択肢となりうる

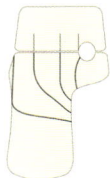

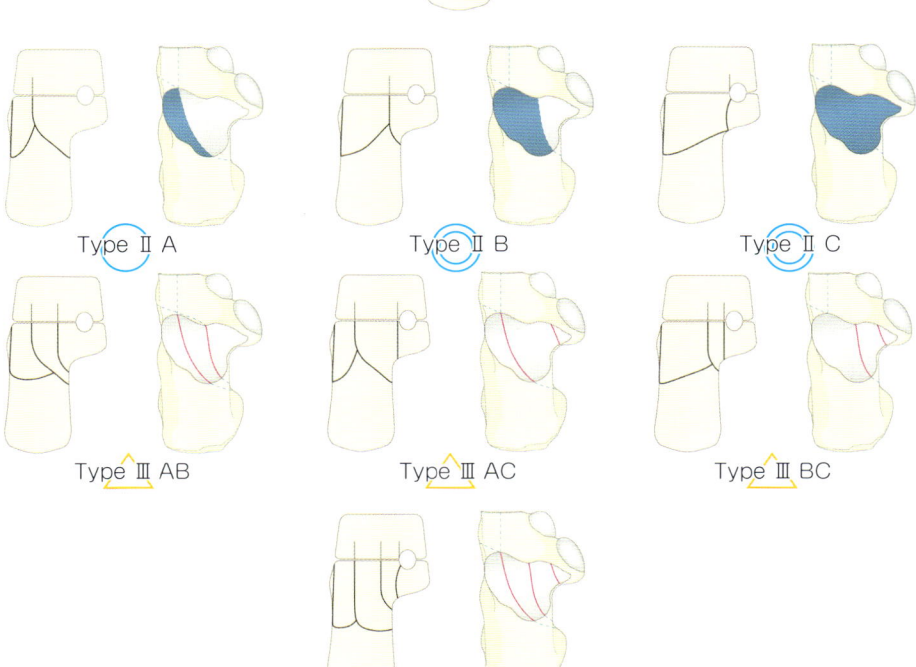

Type ⅡA　◎
Type ⅡB　◎
Type ⅡC　◎
Type ⅢAB　△
Type ⅢAC　△
Type ⅢBC　△
Type Ⅳ　×

（文献2より）

245

◆ 整復法のポイント

術前に大本法[3]（図7）による徒手整復を行うが，そのコツを習得するには多くの経験が必要と思われ，簡単ではない。筆者らは可及的な整復に止めている。

図6　3D-CTでの術前評価
3D-CTにて踵骨全体の形状を把握し，骨片の転位方向と位置を確認する。ピンをどこに刺入し，どの方向に打ち込んでいくかを十分に検討する。

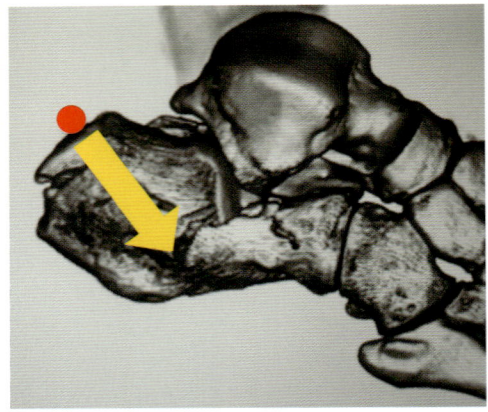

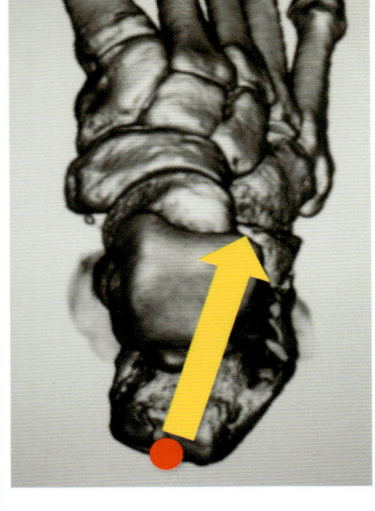

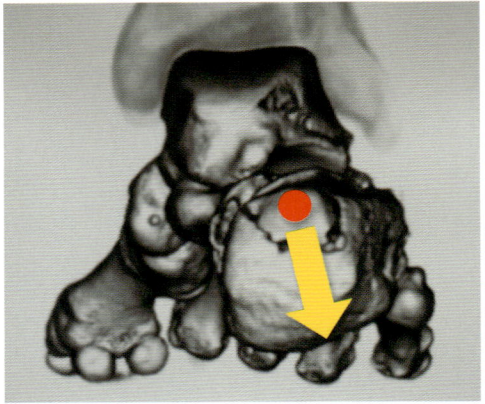

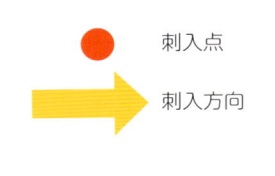

● 刺入点
→ 刺入方向

図7　大本法

患者を腹臥位として膝関節を90°屈曲させ，助手は患肢大腿部をおさえる。

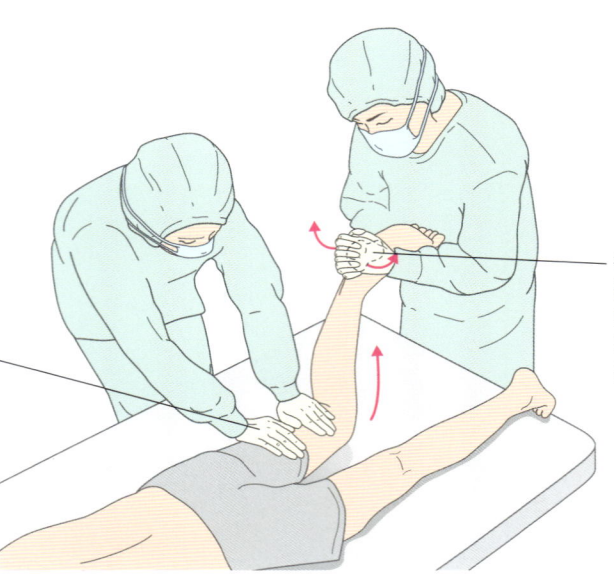

術者は両手掌を踵骨の内・外側に当てて包み込むように両手指を組む。両手掌で強い圧迫を加えながら上方に牽引を加え，素早く内・外反を繰り返し整復する。

髄内固定手技

以下，Steinmann pinを用いたWesthues変法について述べる。

◆ 展開

体位は術者の好みにより側臥位または腹臥位とするが，多発外傷などで全身状態があまりよくない場合，仰臥位として胡座をかかせて行うことも可能である。X線透視装置をセッティングし，術中に踵骨側面像が正しくみえるように患者の足部の下にクッションを敷いて高さを調整する（**図8**）。

術前に予想した刺入点を参考に，透視をみて踵骨隆起に確実にピンが刺入できる位置をマーキングする。マーキング部位を中心に，約1〜1.5cmの小切開を加え皮下を展開，アキレス腱を鋭的に縦切する。電動ドリルに5mm径のSteinmann pinを取り付け，ピン先を踵骨隆起に当てる。

図8 手術体位

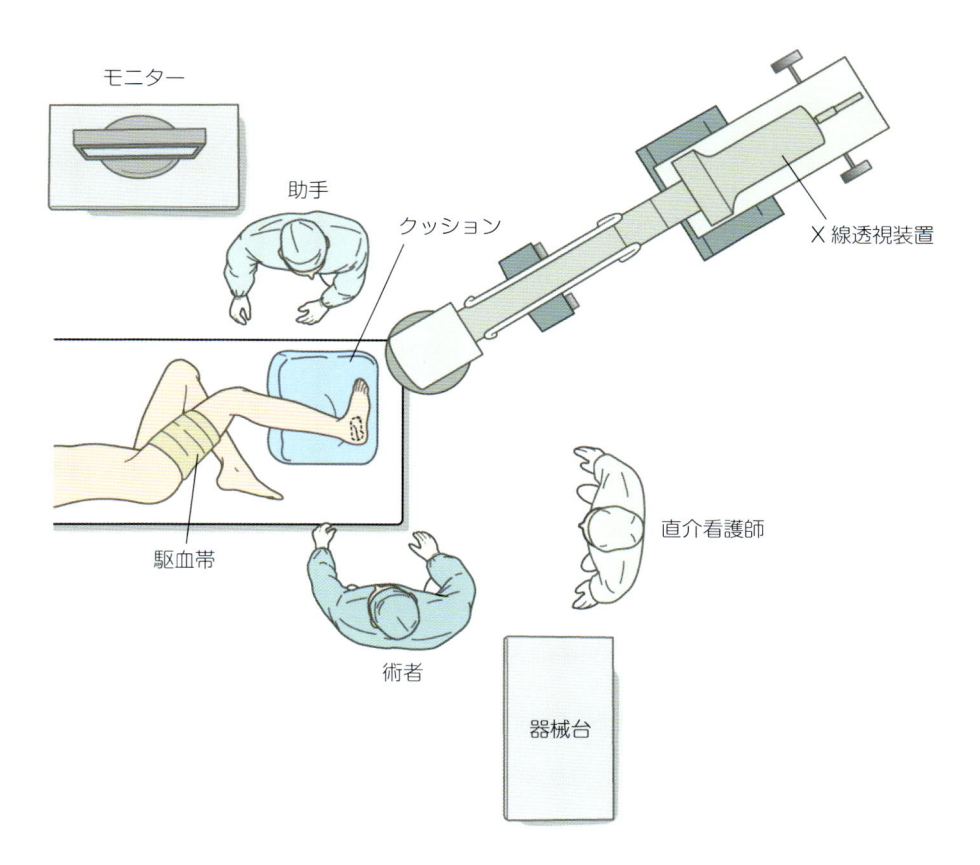

◆ 骨片の整復および髄内固定

舌状型の場合

　透視で確認しながらドリルを回してピンを進め，先端を骨片の直下まで進める（**図9a**）。刺入方向の目安としては後距踵関節面の転位角度とほぼ平行である。助手に足部を底屈位に保持させ，ドリルを付けたままピンを徐々に足底方向に引き下げると，梃子の作用でピン先端が持ち上がり，関節面が整復される（**図9b**）。良好な整復位であれば，ピン先はおのずと立方骨に向かっている。ドリルをさらに進めて踵立方関節を貫通させ，ピンを立方骨に刺入する（**図9c**）。ドリルをはずし，ピンカッターを用いてピンを皮膚直上で切断し，打ち込み器で打ち込んでピン断端を皮下に埋没させる（**図10**）。

図9　手術手技（舌状型）

a

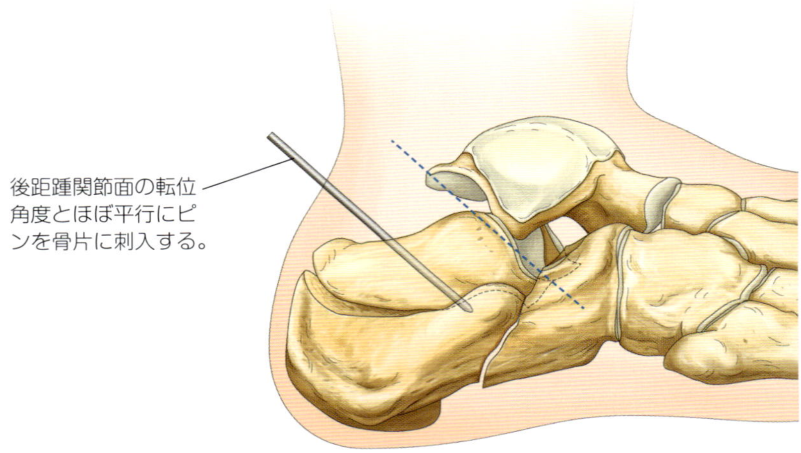

後距踵関節面の転位角度とほぼ平行にピンを骨片に刺入する。

b

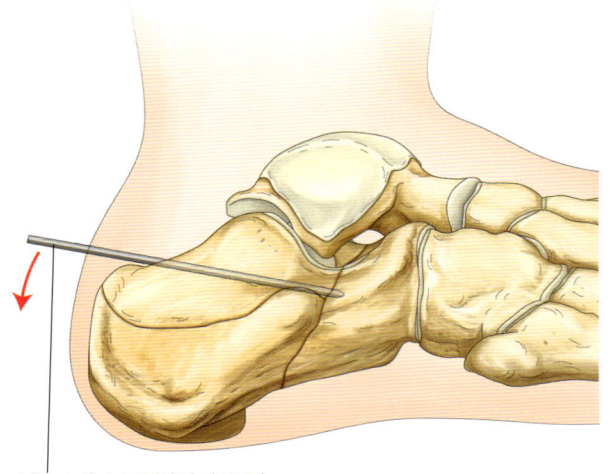

ピンを徐々に足底方向に引き下げて関節面を整復する。

c

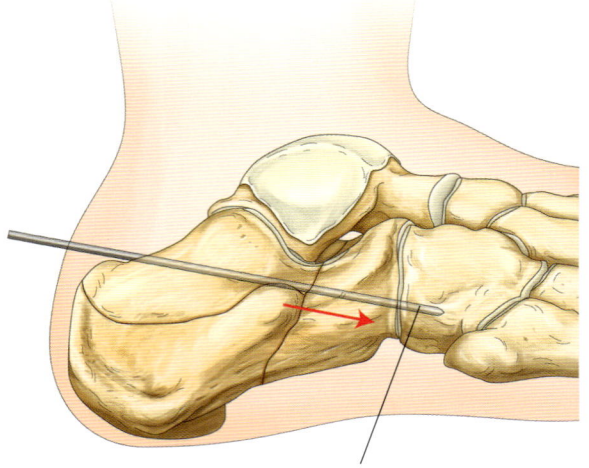

ピンを立方骨に刺入する。

図10 舌状型の症例
a：術前
b：術後

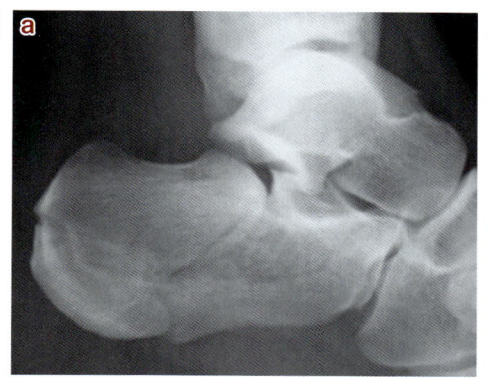

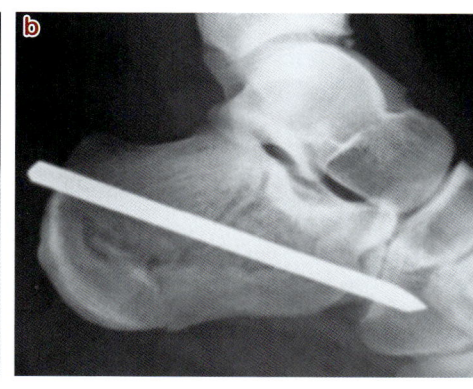

陥没型の場合

　転位した骨片を持ち上げるためにピンの刺入位置を工夫している[4]。Ⅱ度(D2)では踵骨隆起頂点より前方の骨折線あるいは骨折線に近い部位よりピンを刺入し，陥没した骨片を持ち上げ整復する(**図11a**)。Ⅲ度(D3)では踵骨隆起が上方に転位しているため，踵骨隆起頂点の遠位よりピンを刺入し，ピンを手元で足底方向に引き下げると同時に，陥没した骨片を持ち上げ整復する(**図11b**)。慣れないうちは陥没骨片を持ち上げることばかりに気を取られ，踵骨隆起の引き下げが不十分になることが多いので，注意が必要である。

　ピン先が立方骨に向かうようにうまく陥没骨片の下方をピンで支えることができたら，舌状型と同様にピンを立方骨内に刺入し，皮下に埋没させる(**図12**)。

Meister Check

◆ピンの刺入・固定時のポイント◆

　原法と異なり，ピンは皮下に埋没し，ピン先端を立方骨に刺入している。そのため，ピンの方向がやや外側に向かっていることを確認しながら行うが，ピンを外側へ入れようとするがあまり踵骨体部が内反してしまうことは避けなければならない。

　5mm径の太いSteinmann pinを用いる。ピンが太いので入れ直しは避けなければならないが，細いピンでは踵骨隆起引き下げに際しピンが弯曲してしまい，整復後さらにドリルを回して踵立方関節を越え，ピンを立方骨に突き刺すのに支障をきたす。

骨盤・下肢　踵骨骨折(Westhues変法)

図11 手術手技（陥没型）
a：D2，b：D3

a

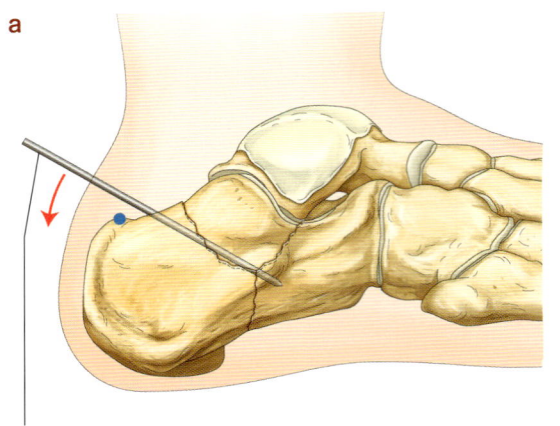

D2では踵骨隆起より前方の骨折線に近い部位からピンを刺入する。

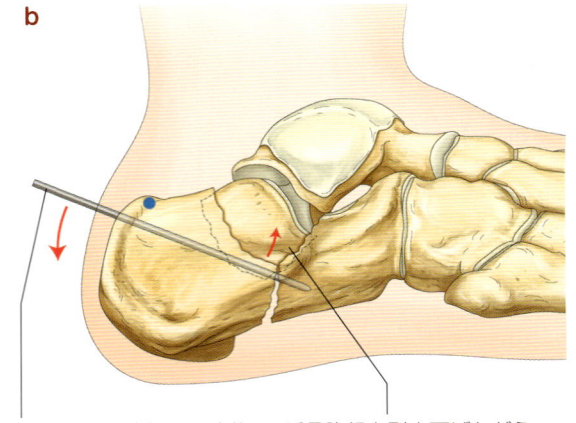

b

D3では踵骨隆起より遠位にピンを刺入する。

踵骨隆起を引き下げながら陥没した骨片を持ち上げる。

図12 陥没型の症例
a：術前
b：術後

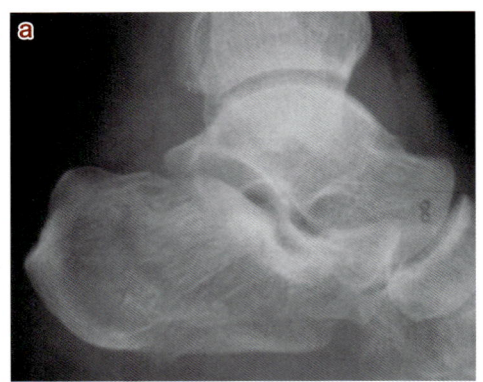

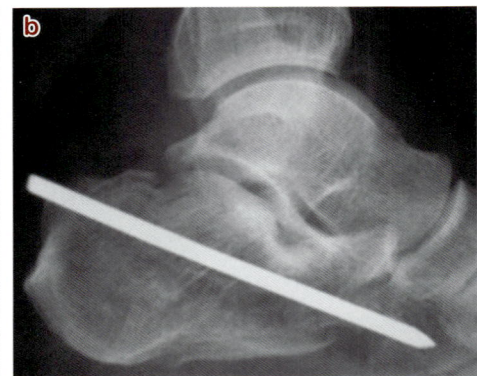

粉砕型の場合

多くは観血的整復固定の適応になるが，観血的にも十分な整復ができないような重症例や，軟部組織の状態が非常に悪い例などでは，可及的に踵骨の形が復元できればよい。その点からはWesthues変法も，ときに有効な選択肢となりうる[5]。後距踵関節面の最も大きい骨片の整復を目指してピンを刺入する。このとき踵骨骨髄内のピンは「ぬかに釘」の状態で，粉砕骨片を確実に把持することは不可能であるため，必ずピンを立方骨に打ち込み固定することが重要である。

最後に横径改善のためにBöhlerの圧締器で外側壁の膨隆を整復する。足関節外果のすぐ下で，直接皮膚を圧迫しないようにガーゼをはさんでから圧締器を当て，ハンドルを回して圧をかける（**図13**）。圧の目安は踵に円形の陥凹がみられる程度である。圧締器が用意できない場合は，徒手で外側壁を可及的に圧迫して整復する。

図13　Böhler圧縮器

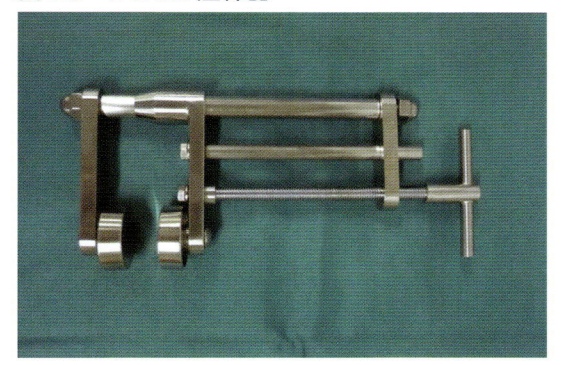

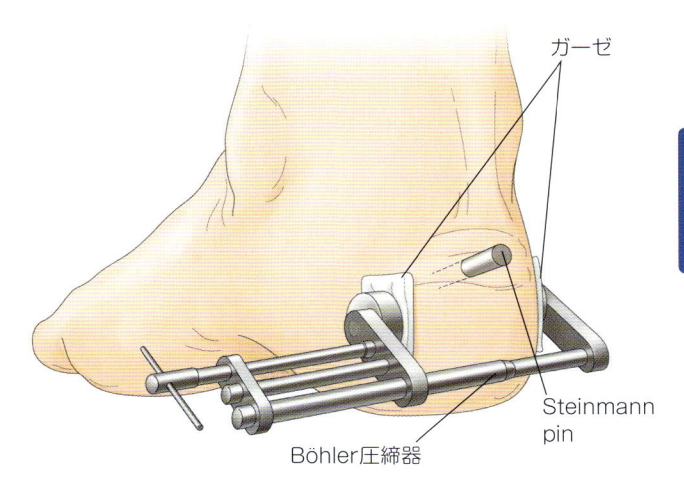

◆ 創閉鎖

皮膚を1～2針縫合する．圧迫包帯を行い，足関節中間位で膝下ギプスシーネ固定を行う．

◆ 後療法

術後は患肢挙上，麻酔がとれた時点より足趾運動を開始する．腫脹軽減のため数日アイシングも行う．早期運動により関節機能の改善を図るため，術後翌日より足関節の自動運動を開始する．単純X線像にて骨折部の再転位がないことを確認しながら，徐々に足部・足関節部の筋力訓練を開始する．座位での足踏み練習を行い，踵を軽く接地して，踵骨の骨萎縮を予防する．通常は術後4～6週より足底板を装着して部分荷重を開始，術後8～10週前後で全荷重歩行とする．足底板は術後3～6カ月間の装着とする．陥没型や粉砕型の場合は2～3週遅いメニューとし，早期に歩行訓練をさせたい症例や両側受傷例では，PTB式免荷歩行装具（図14a）や踵部免荷型装具（図14b）を用いている．

骨癒合が得られれば抜釘を行う．術後3～6カ月で可能である．通常は局所麻酔下で行う．皮下にピンが抜けていれば，その直上に小切開を加え抜去する．皮下に抜けていない場合は，透視下にピンの位置を確認してから切開を加え，アキレス腱も縦切してピン先を確認する．スムースなピンであるので，抜去時はペンチではなくリュエル鉗子やニッパーなど，把持する部分が刀状になっているものを用いたほうが引き抜きやすい．まれではあるがピンが骨内に埋没して抜去困難な場合は，細い打ち込み器でピン先をさらに進め，皮膚上に出てきたピン先端より引き抜いて抜去する．

図14 術後装具
a：PTB式免荷歩行装具
b：踵部免荷型装具

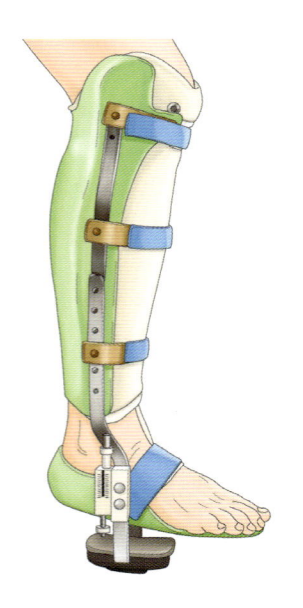

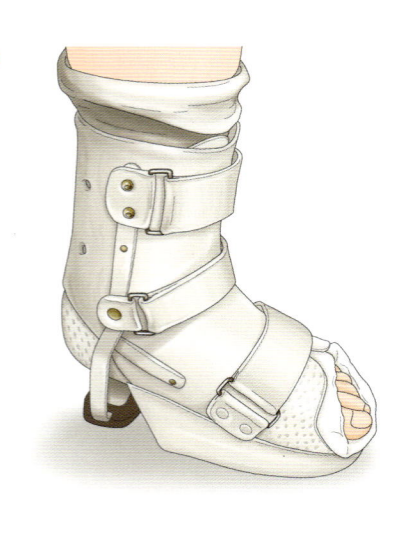

Meister Check

◆Westhues変法の限界◆

　Westhues変法は骨片にピンを刺し，持ち上げればよいという単純なものではない[6]。ピンの刺入位置や方向を間違えると，有効な梃子の作用を得られず，骨片の整復がうまくいかない。術前にX線とCTで骨片の転位方向と位置を評価し，ピンをどこに，どの方向に打ち込んでいくかを，十分に検討することが大切である。

　陥没型，粉砕型の場合，Westhues変法では必ずしも目標としていたような整復位が得られない場合がある。このとき何度もピンを入れ直すと，骨片をさらに壊してしまい，関節面の整復がより難しくなる。このような場合は，Westhues変法にはこだわらず，施行時期は軟部組織の状態にもよるが，観血的整復固定を考慮する。

難治症例

　Westhues変法は骨折部をピン1本で支えるため，その適応は関節面の粉砕がないもの，または軽度なものが多い。難治症例の多くは関節面の粉砕が強く，観血的整復固定が適応になり，Westhues変法の適応になることは少ない。しかしSanders分類Type Ⅳのように，観血的整復固定を行っても関節面の修復が難しいことが予想される場合，関節面の整復は妥協し，踵骨隆起を引き下げて足全体の形を整え，早期運動により関節の可動性獲得を目指すならば，低侵襲なWesthues変法の選択肢もあると考えている。また多発外傷で踵骨骨折の治療だけに時間をかけることができないような場合や，軟部組織の状態が良くない場合も，低侵襲で短時間に施行可能なWesthues変法の利点が生かされ，試みてよい方法である。

症例提示

　82歳，女性。約3mの高さからの転落受傷。右踵骨骨折（陥没型）に加え，右脛骨・腓骨遠位部骨折，左橈骨・尺骨遠位部骨折，第12胸椎椎体骨折を合併していた。受傷1週で踵骨骨折に対してはWesthues変法を施行，同時に右脛骨と左橈骨の骨折部の固定も行った。

　術後約2カ月でSteinmann pinを抜去し，徐々に荷重歩行を開始した。経過良好で日常生活に支障はない（**図15**）。

図15 多発外傷例
82歳，女性。踵骨骨折は陥没型。
a〜d：術前
e：術直後
f：抜釘後

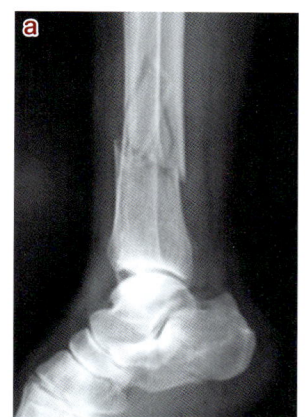

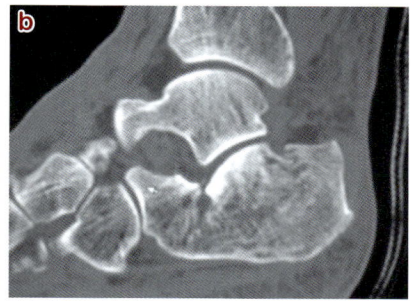

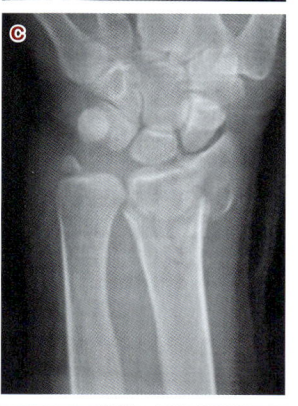

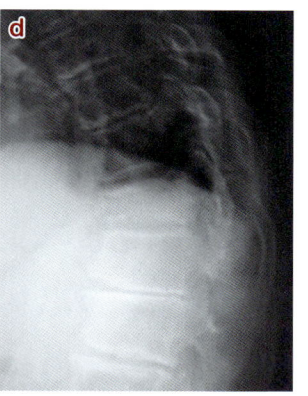

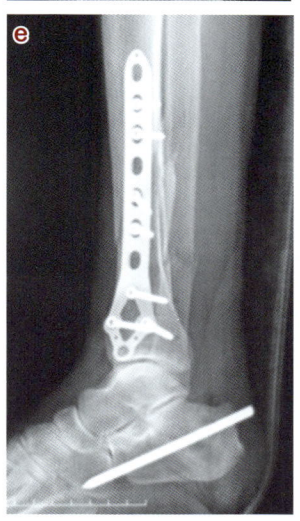

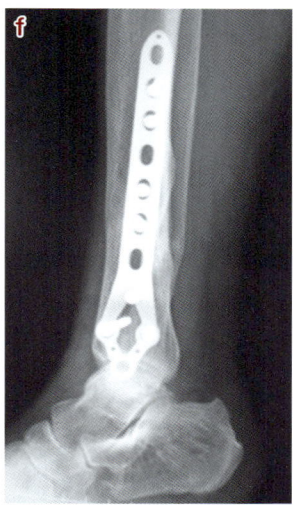

骨盤・下肢　踵骨骨折（Westhues変法）

文献

1) Essex-Lopresti P. The mechanism, reduction technique, and results in fractures of the os calcis. Br J Surg 1952；39：395-415.
2) Sanders R. Intra-articular fractures of the calcaneus：present state of the art. J Orthop Trauma 1992；6：252-65.
3) 大本秀行. 踵骨骨折－徒手整復の適応と限界－. 日足の外科会誌 2002；23：68-70.
4) 北村貴弘, ほか. 踵骨関節内骨折に対するWesthues変法の適応と限界. 骨折 2003；25：456-61.
5) 白仁田　厚, ほか. 踵骨関節内骨折に対する手術療法. 新OS NOW 18. 高岡邦夫, ほか編. 東京：メジカルビュー社；2003. p185-97.
6) 野村茂治, ほか. 踵骨骨折に対するWesthues法. 日整会誌 2005；79：13-6.

骨盤・下肢

中足骨骨折

福島県立医科大学外傷学講座教授，総合南東北病院外傷センター副センター長　**寺本　司**
大洗海岸病院院長　**家田俊也**

髄内固定のメリット

❶手術のアプローチが簡単である。
❷骨癒合に有利なminor invasive surgery(MIS)である。
❸骨折部の整復は徒手整復か小切開で行える。
❹術後早期のリハビリテーションの開始が可能で，関節可動域の制限が少ない。

使用する髄内固定器具

Kirschner鋼線（K-wire）

　直径が1.5mm，1.8mm，2.0mm，2.4mmのK-wire（図1）を髄腔の大きさに合わせて1〜3本用いる。3本用いたのは第1中足骨のみで，他の中足骨は1〜2本である。2.4mm径のK-wireも第1中足骨のみで使用され，1.5mm径のK-wireも用いることはまれで，主に1.8mm径と2.0mm径のK-wireを用いる。実際使用する場合は，それぞれのK-wireの特性を熟知しておくことが最も重要である。すなわち，1.5mm径からK-wireの直径が大きくなるにつれて弾性がなくなり，中足骨の髄腔の大きさにもよるが，骨折の整復状態がK-wireの形態によってずれてくる場合がある。おおまかな目安は以下である。

①1.5mm径は軟らかく骨片の整復を邪魔しないが，固定性は劣る。
②2.4mm径は固く，K-wireの形態に骨折の整復状態が適合してしまう。
③2.0mm径は固定性は十分であるが，整復状態をやや邪魔する傾向にあり，さらに髄内への刺入が困難な場合もある。
④1.8mm径は髄内への刺入はより容易だが，固定性は2.0mm径に劣る。

　以上のような特徴を考慮し，髄腔の大きさを考えながら刺入していく。高齢者の場合皮質が薄く，K-wireの刺入方向が足背から足底に向かって刺入するため，鋼線を曲げないと皮質を貫きやすい。しかし曲げすぎると刺入が困難で，微妙なさじ加減が必要である。

図1　使用する器具
a：K-wire
b：ペンチ

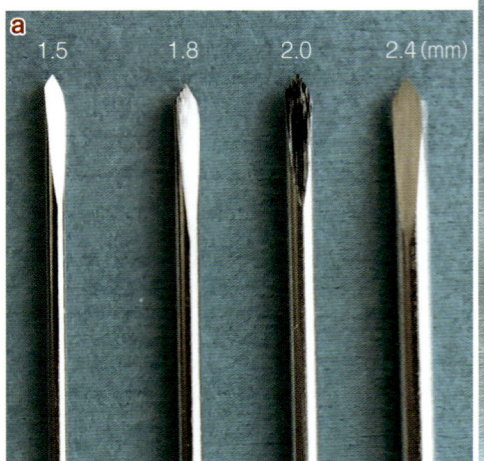

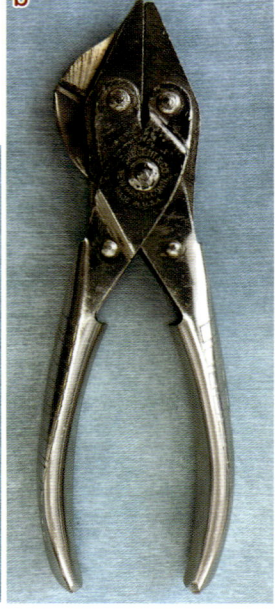

254

手術の基礎知識

◆ 髄内固定治療の適応

中足骨骨折は骨折部位により，①骨頭骨折，②頸部骨折，③骨幹部骨折，④基部骨折，に分かれる。K-wireを用いた中足骨の髄内釘法の適応は，中足骨骨幹部骨折と中足骨頸部骨折および中足骨骨頭骨折の一部と考えられる。しかし中足骨骨幹部骨折，中足骨頸部骨折でも転位の少ないものは保存療法で十分と思われるが，早期の社会復帰を必要とする場合，手術を行った症例もある。

また骨折部で底屈・短縮変形を生じている例は，足底胼胝を形成しやすく，手術を行っている。手術に当たっては，中足骨の長さの維持を心がけている。しかし陳旧例はあまり中足骨の長さにこだわると，MTP関節の可動域制限が起こることがあり，どのくらいの長さにするかは術中の可動性をみながら決定している。

まれではあるが背屈変形では可動域制限を起こしやすく，手術を行っている。

あまり注意が払われていないが，内・外転変形や回旋変形でも足趾の変形を生じることがあり，積極的に手術を行っている。

中足骨のプレート固定は，他の四肢骨幹部と違って固定力は弱く，荷重に対しては背側に設置するので，荷重に対して特に弱く推奨できないと考えている。

本法の最大の利点は，骨癒合に有利なMISであり，関節包をK-wireで貫通しないので，関節可動域の制限が少ないことである。本法の短所は手術手技に熟練を要することである。特にK-wireの曲げ方，刺入方法，また骨折部を展開しないことから，骨折の整復方法などは特に難しい（**図2～7**）。

図2 右第2～4中足骨頸部骨折①
72歳，女性。術前足部X線正面像では転位はあまりみられないが（矢印），斜位像では底屈変形がみられる（矢頭）。K-wireを用い整復。1.8mm径K-wireを1本ずつ髄内に挿入。術後1年で疼痛なく，MTP関節の可動域も良好である。
a：術前足部X線正面像，**b**：術前足部X線斜位像，**c**：術直後X線斜位像，**d**：術後1年X線斜位像，**e**：術後1年での可動域

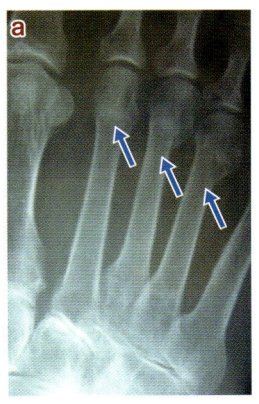

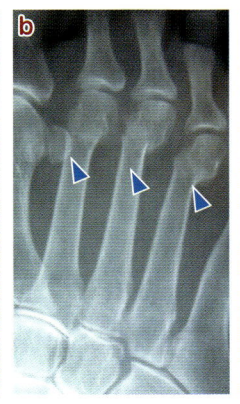

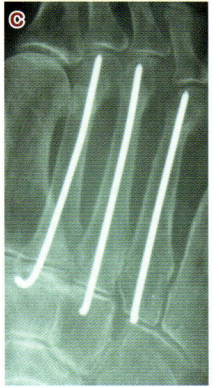

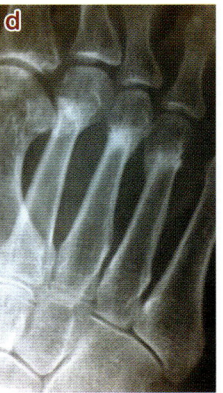

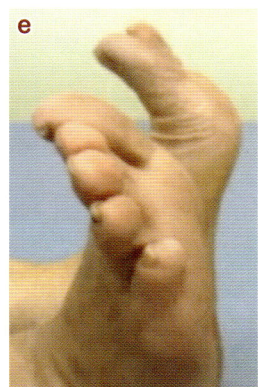

図3　右第2〜4中足骨頚部骨折②（図2と同一症例）

第3中足骨頚部骨折の術前・術中整復および術後の変化である。第3中足骨頚部骨折に対して，K-wireを中枢側より骨折部に刺入し，K-wireを末梢側に倒して中足骨骨頭を持ち上げて整復を行い，K-wireを髄内に刺入し固定する。

a：術前，b：整復前，c：整復中，d：整復後，e：術直後，f：術後1年

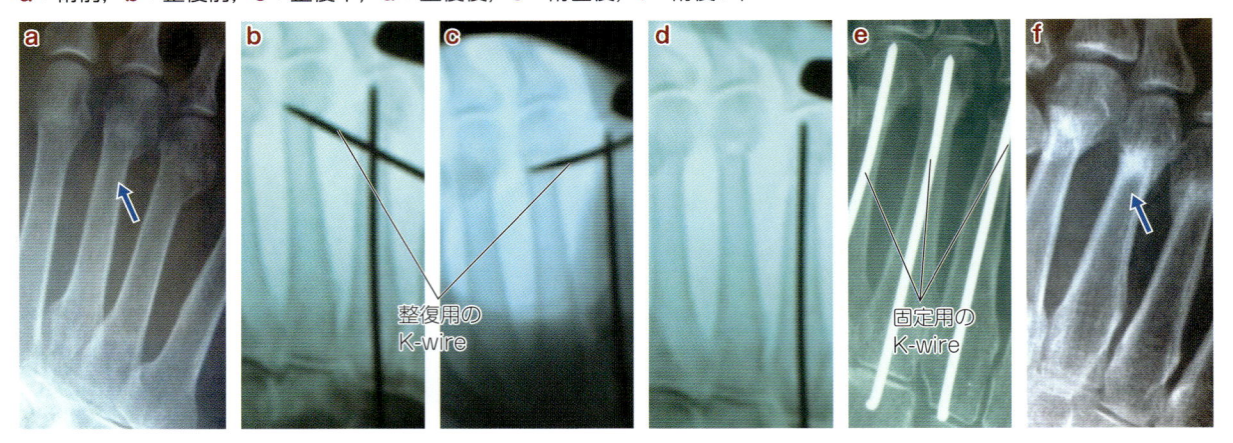

図4　右第2〜4中足骨頚部骨折，第1・第5中足骨基部骨折

56歳，男性。

a：術前X線像，b：術後X線像，c：K-wireを髄内に刺入（矢印），d：K-wireを手元で回転させて鋼線の刺入方向を変える（矢印），e：K-wire刺入時の透視像

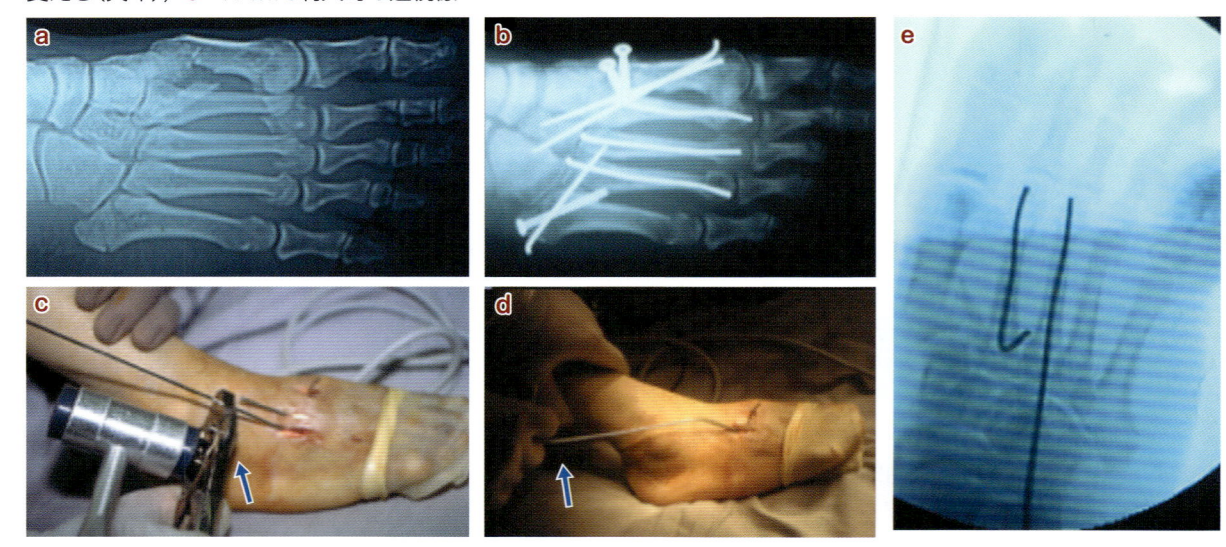

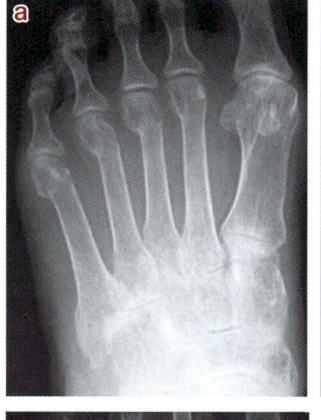

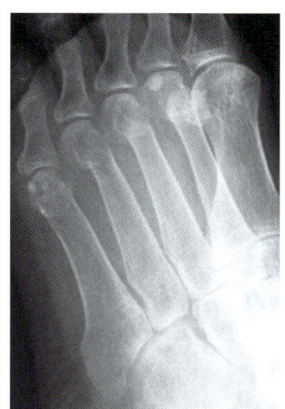

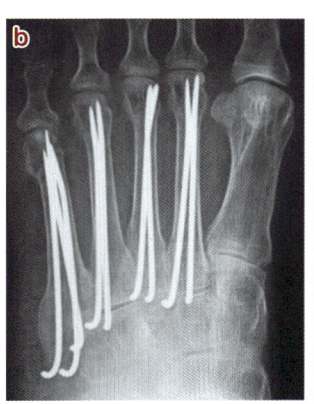

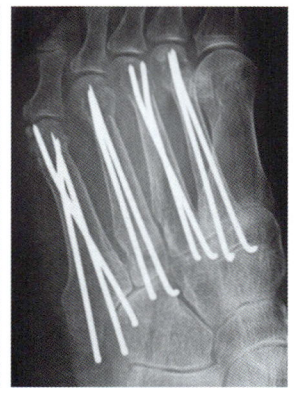

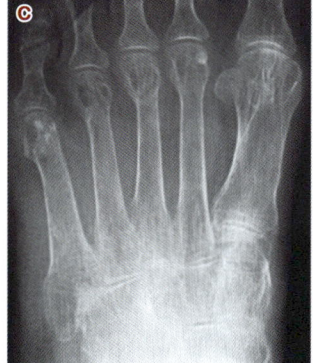

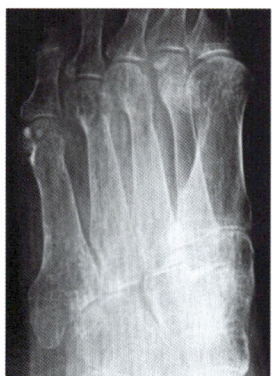

図5 第1中足骨骨幹部骨折，第2趾基節骨骨折，第3〜4趾末節骨骨折

48歳，男性。交通事故にて受傷。母趾挫滅創。来院時母趾には壊死があり，この後切断した。
a：受傷後足部X線正面像
b：骨接合後足部X線正面像
c：骨接合後外観。この後母趾は切断した。

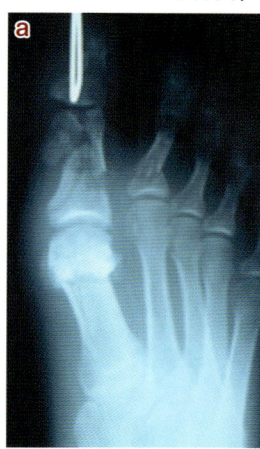

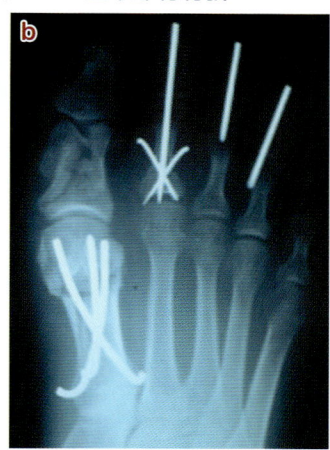

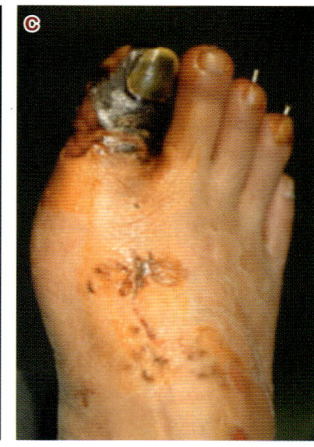

図6 左第2〜5中足骨頚部骨折

62歳，女性。転倒して受傷。術中K-wireにて整復。K-wireを髄内に刺入。1.8mm径K-wireを第5中足骨に3本，ほかは2本ずつ刺入した。術後8カ月疼痛なく可動域良好である。
a：受傷時
b：術後
c：術後8カ月

骨盤・下肢　中足骨骨折

図7 第2〜4中足骨骨幹部骨折

23歳，男性。交通事故にて受傷。K-wireを髄内に刺入。骨癒合良好で足趾の可動域制限なし。
a：術前足部X線正面像
b：術中足部X線正面像
c：術後足部X線正面像

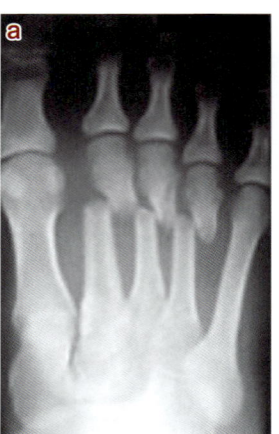

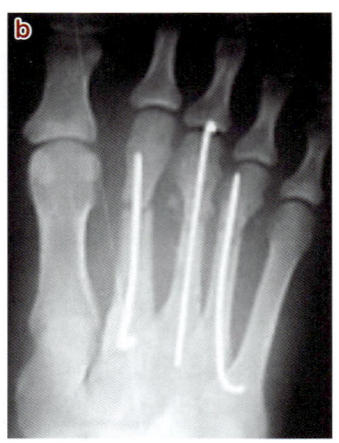

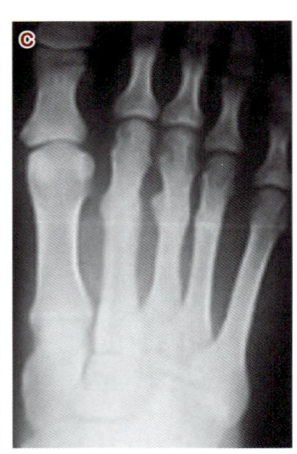

画像診断と読影のポイント

　　骨折部の読影のポイントは，X線像は足部の正面・側面・斜位像を撮影し，骨片の転位の確認には健側と比較して行っている。また足部側面の比較は立位では撮影できないので，両側椅子に座らせ荷重のかからない状態で，足関節背屈0°で比較する場合もある。骨片の転位は三次元方向に転位しているので，X線像のみでは確認しづらい場合もある。
　　X線像における回旋変形の確認には，中足骨頭の曲率に注意して観察することが重要で，骨折の整復の際には中足骨軸に対する関節面の宝庫の確認が重要である。ただ回旋変形はX線像では確認しづらく，三次元CTのほうが確認しやすい場合も多い。X線像で確認するのは髄腔の大きさである。これによりK-wireの大きさと，刺入する本数をある程度決定する。また若いアスリートでは髄腔は狭いことが多く，高齢者では髄腔は比較的大きい場合が多い（**図8**）。

整復法のポイント

　　骨折部までK-wireを挿入しておいて，まず徒手整復を試みる。整復されればそのままK-wireを刺入する。整復状態の確認はイメージ透視下に行う。しかし多くの場合，手術のときには受傷時より経過し，短縮転位は徒手整復では戻しにくい。2.0mmか2.4mm径のK-wire，ノミ，エレバトリウムを小切開で中枢側より挿入し，こねることで骨片の整復を行う。整復は足底より足背からの挿入が容易で，背屈変形はそのままエレバトリウム，ノミ，K-wireを骨折部挿入し，末梢側に倒すと整復される。底屈変形は足底から行うこともあるが，意外と末梢側から骨折部に挿入し，足趾を牽引しながら中枢側に鋼線を倒すと整復されることがある。また短縮，内・外反変形は転位している方向から刺入し，骨折部を支点に足趾を牽引しながら骨折部の整復を行う。ただし回旋変形が存在する場合は，1.5mm径のK-wireを末梢骨片に刺入し，回転させながら整復する（**図9〜12**）。

図8　中足骨基部のK-wire刺入部位

第1・第2中足骨基部のK-wire刺入部の確認は，足部X線正面像で行う。第3〜5中足骨の確認は足部X線斜位像で確認する。それぞれ中足骨が重なって部位が確認しにくいためである。第1中足骨は足底側にもう1箇所刺入部位がある。第1・第5中足骨では最大3本，ほかは2本刺入する。

a：第一中足骨，**b**：足部正面像，**c**：足部斜位像

中足骨骨折

骨盤・下肢

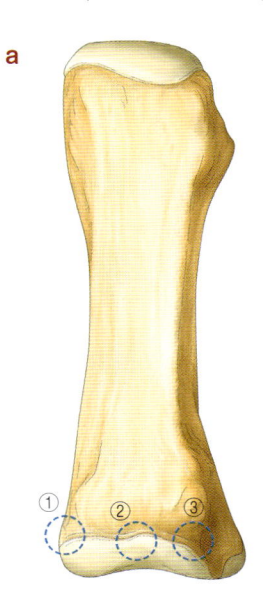

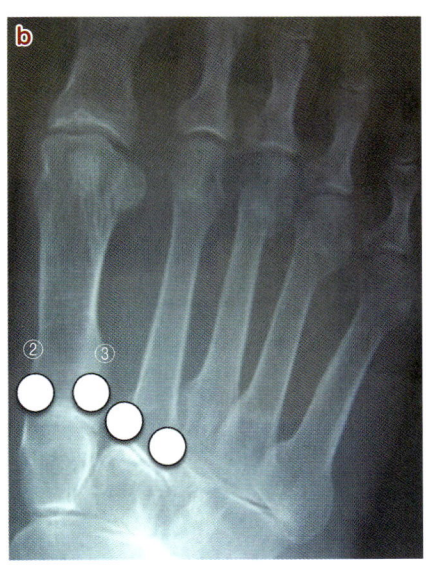

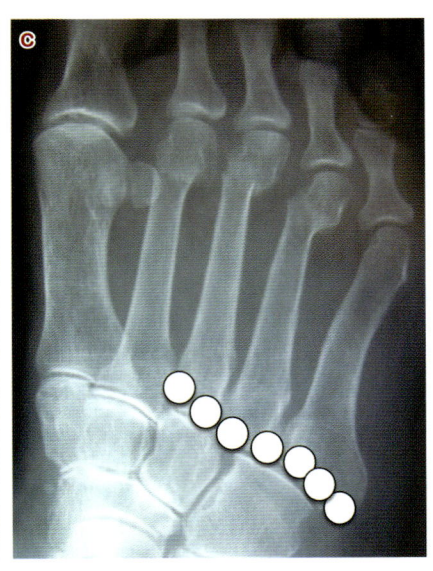

図9　骨片の整復方法①

切開せずイメージ透視下にK-wireを用いて整復を行う。

a：整復前，**b**：整復中，**c**：整復後

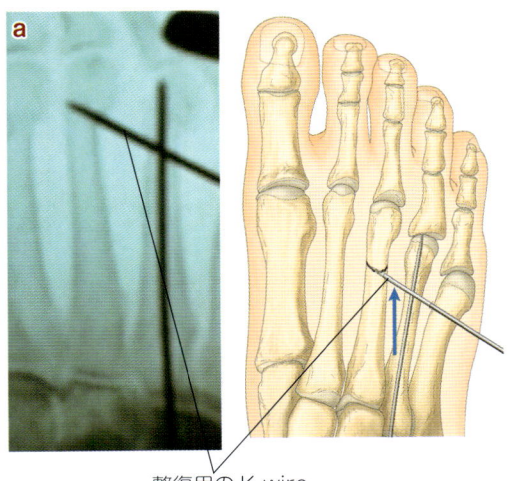

整復用のK-wire

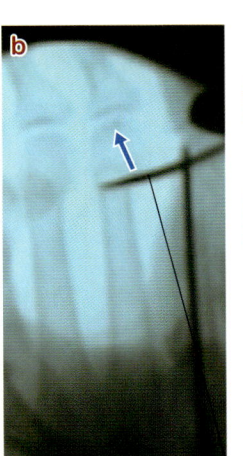

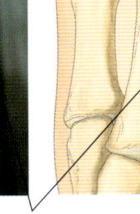

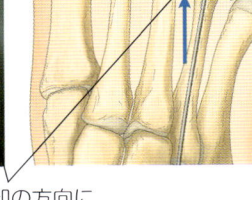

鋼線を矢印の方向に持ち上げて整復を行う

259

図10 骨片の整復方法②
小切開でエレバトリウムまたはノミを用いて整復を行う。

エレバトリウム

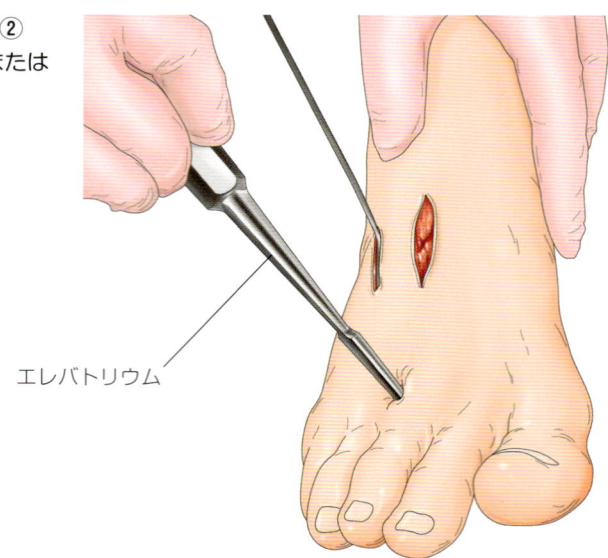

図11 骨片の整復方法③
骨頭骨折の整復操作では，柔らかい操作が必要である。
a：A法。骨折部にK-wireを刺入し，骨折部を支点に整復する。
b：B法。骨折部にK-wireを刺入すると壊れそうな場合に，中足骨の健常部から沈んだ骨頭の下にK-wireを刺入し，矢印の方向に回転させ，骨頭を持ち上げ整復する。

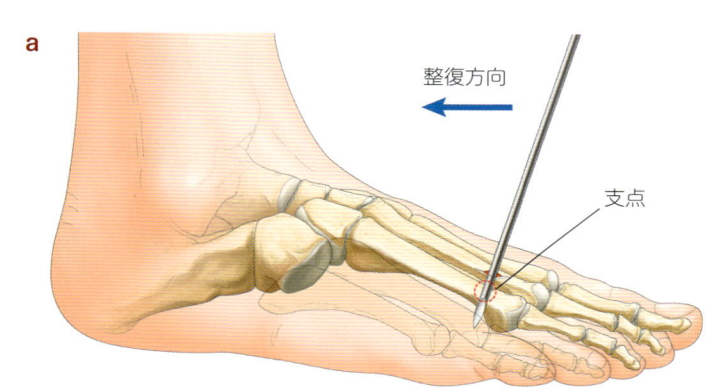

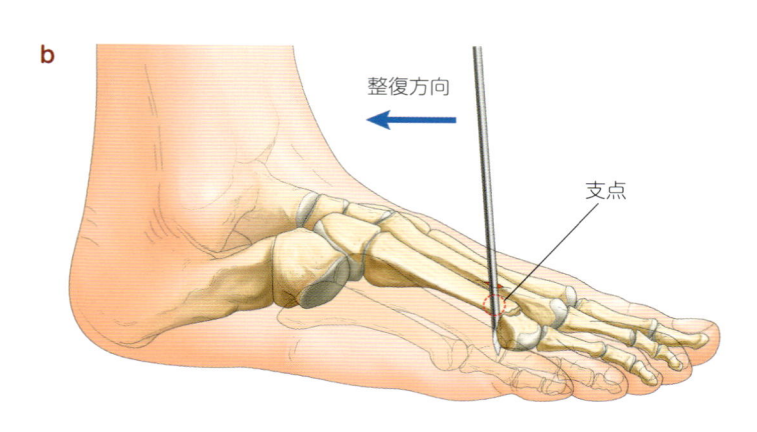

a
整復方向
支点

b
整復方向
支点

図12 骨片の整復方法④ーB法の実際

a：まずK-wireで整復を行う。
b：整復の保持が難しいので，末梢足底側よりK-wireで仮固定する。
c：先に骨折部まで刺入していたK-wireをそのまま骨頭内に刺入する。

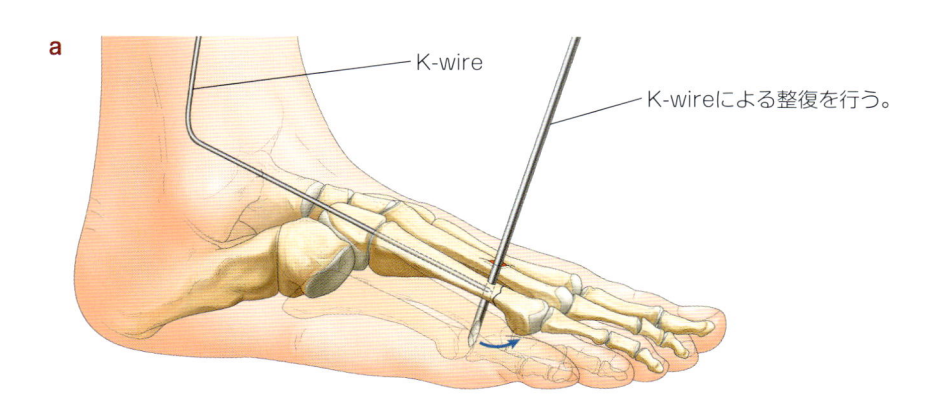

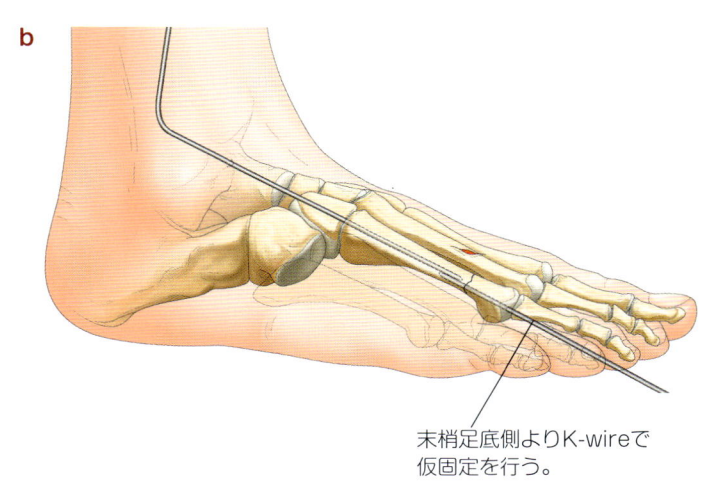

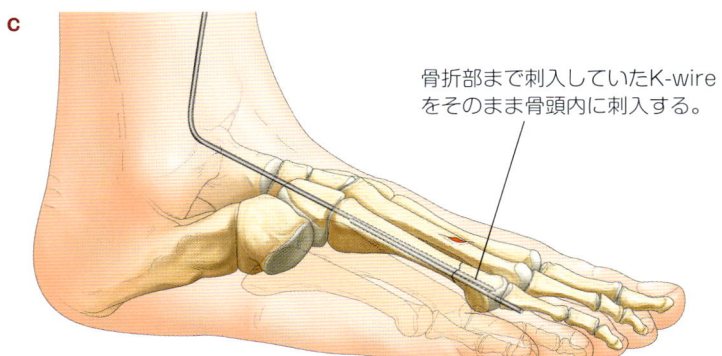

a

K-wire

K-wireによる整復を行う。

b

末梢足底側よりK-wireで仮固定を行う。

c

骨折部まで刺入していたK-wireをそのまま骨頭内に刺入する。

骨盤・下肢　中足骨骨折

髄内固定手技

◆ 展開

　麻酔は全身麻酔か腰椎麻酔で行う。体位は仰臥位で膝屈曲位（膝下に枕を敷いて），足部の足底側に小枕を置き，足関節やや背屈位で行う。透視装置は健側より行い，画面は健側やや尾側に置く。術者は患側に立ち，助手は尾側に立つ。K-wireの刺入部の確認はLisfranc関節近傍より刺入するので，第1・第2中足骨は足部正面像で刺入部を確認し，第3～5中足骨の場合は斜位像で刺入部を確認する。斜位像で確認するのはイメージの照射方向とK-wireの方向が一致するためで，足部正面像で第3～5中足骨を確認すると，基部が重なって映り，自分の感覚と刺入部が合わないのでやりにくい。イメージ透視下に確認し，刺入部と思えるところに切開を加え，中足骨に到達する。骨折部の確認はイメージ透視下に行う。徒手的に整復されれば骨折部の切開および展開は行わない。徒手的に整復されなければ，骨折部に直接2.0mmまたは2.4mm径のK-wireを刺入するか，小切開を背側に加えてエレバトリウムを骨折部に挿入し，骨折部を支点に整復操作を行う。

◆ 骨片の整復方法

　まず徒手整復を試みる。足趾，中足骨骨頭部をつかんで末梢側に牽引し，整復を試みる。整復状態の確認はイメージ透視下に行う。回旋の評価は難しいが，足部正面像の骨頭形態により判断している。

　徒手的に整復ができない場合は，短縮方向に転位している場合は中枢側より，短縮転位している方向から直接2.0mmまたは2.4mm径のK-wireを刺入し，骨折部を支点として整復する。小エレバトリウムを使用する場合は背側より整復を行う場合のみで，小切開を背側に加えて，骨折部に中枢側より刺入し整復する。

　底屈変形の場合は背側末梢より，骨折部にK-wireを刺入し，中枢側に鋼線を倒しながら整復する。

　この方法での中足骨骨頭骨折の経験は少ないが，整復は必ず皮切を置かずに行う必要がある。われわれの場合，整復できたのは第2中足骨骨頭が足底側に潰れて転位した症例を，背側より健常な骨皮質の部分に末梢側から2.0mm径のK-wireを刺入し，中枢側に倒して整復した症例である。骨折などの合併症の可能性もあり，注意深く行う必要がある。

　背側に転位した骨頭骨片は，末梢側よりK-wireを骨折部に刺入，健常な骨皮質のところに刺入し，末梢側にゆっくり倒せば整復の可能性があると考える。

◆ 髄内固定の挿入

　順序は逆になるが，整復操作を試みる前に髄内釘として用いるK-wireの刺入部位を，イメージ透視下に確認，小切開を加え展開，中足骨基部に2.0mm径のK-wireで刺入用の穴を2箇所にあけ，1.8mmまたは2.0mm径K-wireを骨折部の手前まで刺入しておく。

K-wireの刺入方法は足背から足底側に刺入するため，K-wireの方向変換の方法が重要である．K-wireの方向変換には次の方法がある（**図13～16**）．

K-wireの先端を彎曲させる

鋼線の曲げ方によって方向は変わるが，鋼線の先端が平坦であれば先端の弯曲のみ強くすることにより，容易に方向変換できる．しかし弯曲が強すぎると回旋がしづらくなるので注意を要する．

彎曲したK-wireの回転

中足骨基底部より弯曲した鋼線を回転させると，先端の方向が回旋し，刺入方向も変更される．特に中足骨背側より刺入した鋼線が底側骨皮質に衝突し，反転後中足骨遠位に刺入する場合は，弯曲を利用した回転以外では刺入方向の変更は困難である．しかしこの方法が行えるのは大きさが1.8mm径のK-wireまでで，2.0mm径以上は骨折を起こす可能性があるので注意を要する．また回旋させる場合は短いK-wireで行うのではなく，骨折を生じさせないために長いK-wireで行う．

K-wireの先端の形状

先端の形状が尖っている場合は，その鋭角を利用して方向変換する．

中足骨骨頭骨折の手術手技で最も重要なことは，骨折部を展開しないで整復固定することである．術中整復固定を2本のK-wireで固定可能な場合は問題ないが，術中整復状態の保持が困難な場合が多く，整復した状態で1本は髄内釘を挿入し，もう1本は整復した状態のまま，末梢の足底側からK-wireで一時的に固定し，術後3～4週ぐらい

図13　K-wire刺入方法①

K-wireの曲げ方は以下の3箇所で曲げる．

a：先端を曲げる方法は2つあり，1つは先端の形状（尖った角度）（①）を利用する方法と，もう1つは主に先端を曲げた形状（②）を利用する方法である．この部位が骨頭に刺入される部分である．

b：骨幹部に刺入される部位で，緩やかに曲げる．

c：術者が把持する部分で，回転しやすいように90°に曲げる．

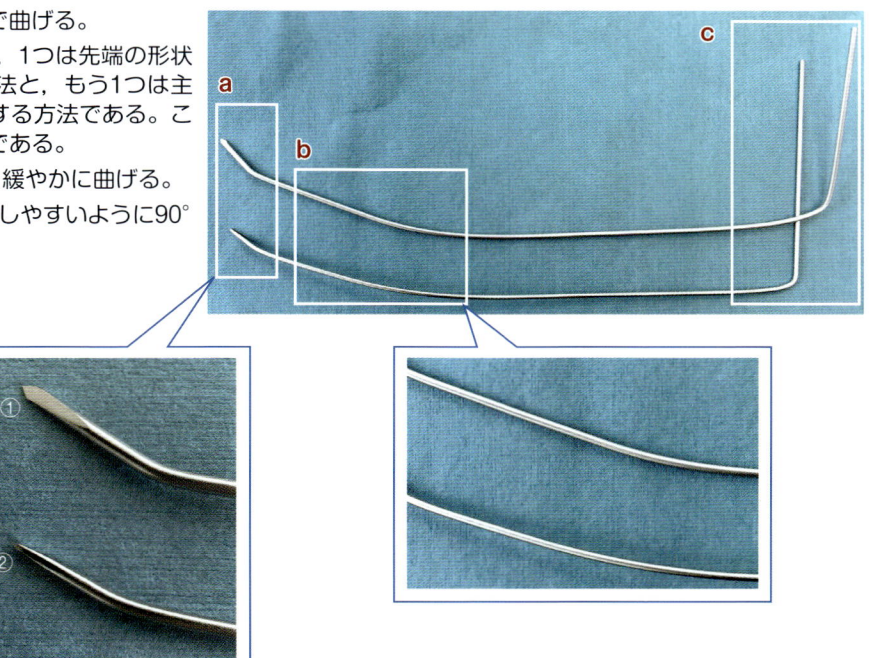

で骨折周囲に瘢痕が形成され，ある程度固定された状態のときに関節包を貫かないK-wireの髄内固定をもう1本追加するのもよい方法である。

　第1中足骨骨折や第5中足骨骨幹部骨折の場合，髄腔が大きくK-wireを満たせず，十分な固定力が得られない場合など，隣の中足骨とK-wireで固定を追加してもよいと考えている。

Meister Check

◆骨折の整復方法とK-wireの曲げ方が重要◆

　手術のコツは骨折の整復方法とK-wireの曲げ方で，骨折の整復では頭のなかに三次元のなかでの骨片の位置を考えながら，整復操作を行うことと，K-wire，エレバトリウム，ノミなどによる整復操作をゆっくり行うことが重要で，急激な整復操作では骨折を生じる可能性があり，愛護的な操作を心がける。

　K-wireの曲げ方は中足骨に挿入される部分にゆるい彎曲をつけることであり，もしそれで挿入できない場合や，高齢者で足底に抜けるような場合は，先端の曲げを強くすることがコツである。また足底に抜ける場合は，先端の尖った部分を切除して挿入する場合もある。

　K-wireを回転させる場合は，手元を90°に曲げつつ，曲げる方向を確認しながら刺入していくのがよいと思われる。中枢側から刺入するので，K-wireをペンチで把持し，ハンマーで叩いて刺入するが，叩くことによって骨折部が離開していくことがあり，骨癒合期間にも影響するので術中注意する。もしどうしても離開するようであるなら，前述のように一度末梢から関節を貫いて固定し，術後3～4週で再度刺入し直してもよいと考える。

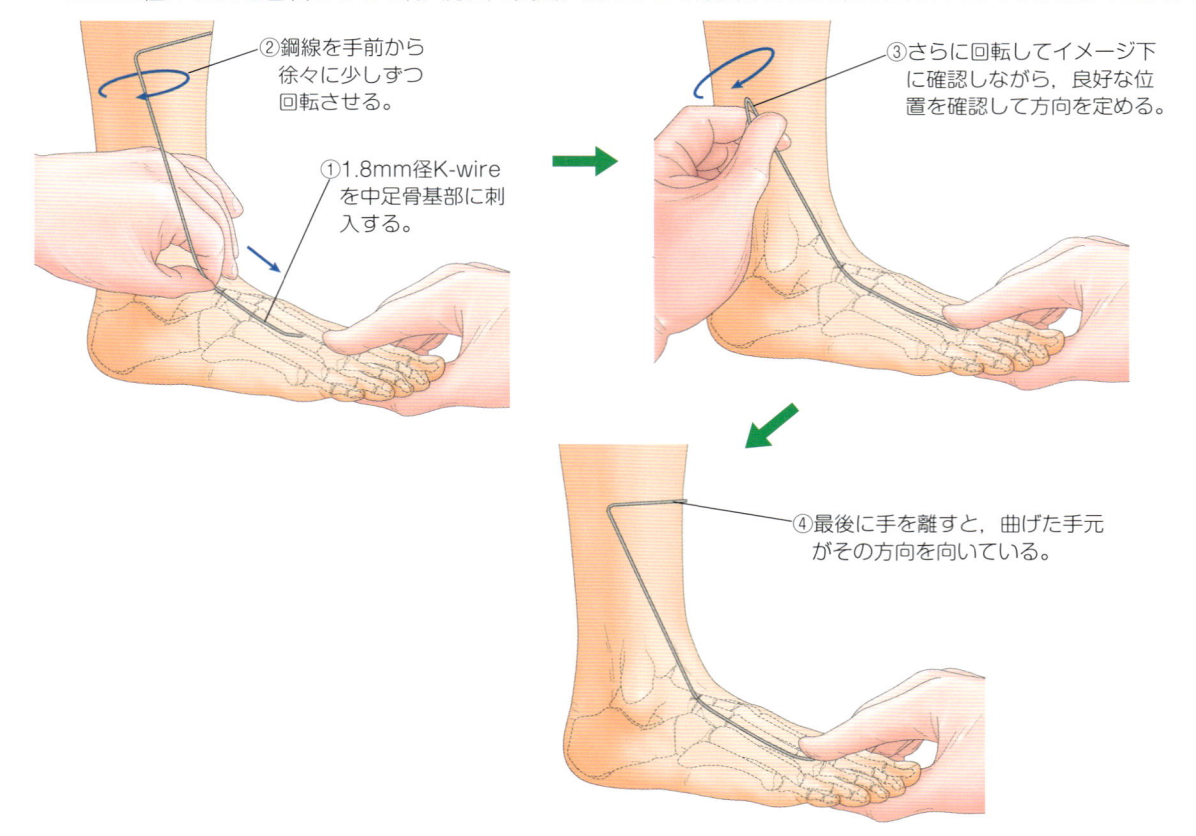

図14　K-wire刺入方法②

1.8mm径K-wireを回転させての刺入方法の変更。ただしこの方法は2.0mm径以上のK-wireでは骨折の危険がある。

②鋼線を手前から徐々に少しずつ回転させる。

①1.8mm径K-wireを中足骨基部に刺入する。

③さらに回転してイメージ下に確認しながら，良好な位置を確認して方向を定める。

④最後に手を離すと，曲げた手元がその方向を向いている。

図15　K-wire刺入方法③

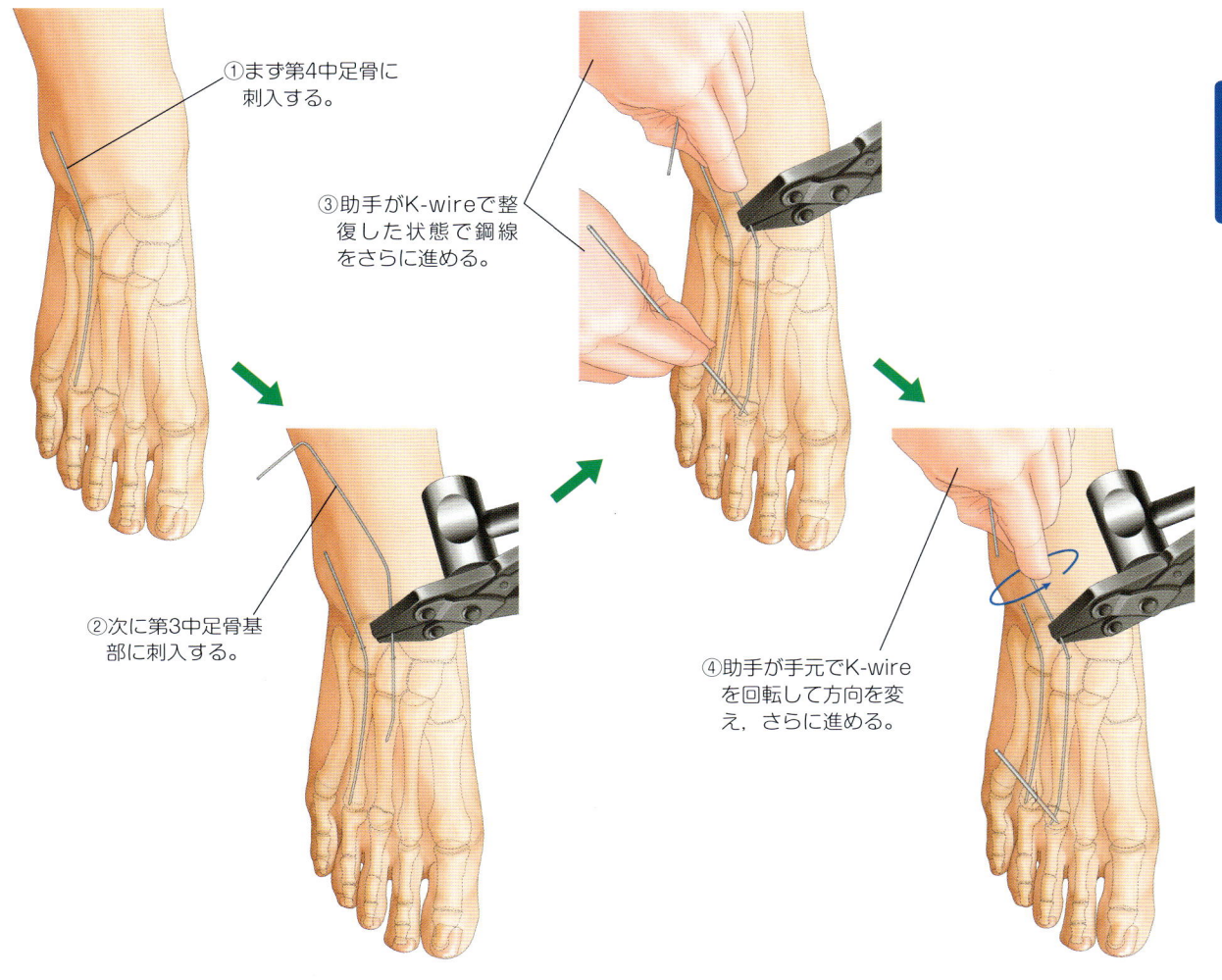

①まず第4中足骨に刺入する。

②次に第3中足骨基部に刺入する。

③助手がK-wireで整復した状態で鋼線をさらに進める。

④助手が手元でK-wireを回転して方向を変え，さらに進める。

図16　K-wire刺入方法④

K-wireの正面像では先端が約45°の傾斜がついており，この傾斜を利用して皮質表面を滑らしてK-wireの方向を変える。

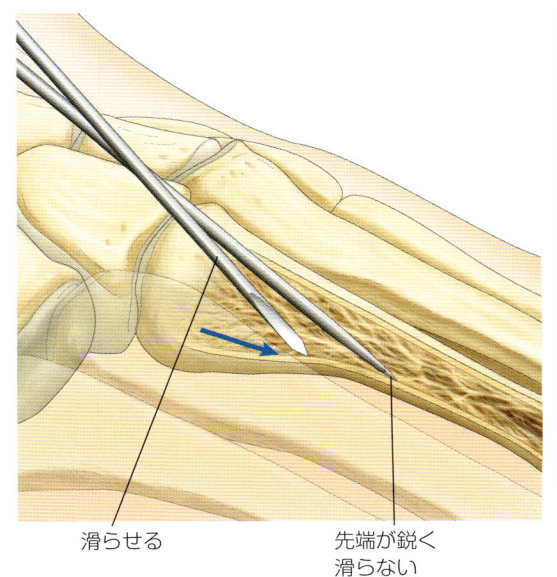

滑らせる

先端が鋭く滑らない

約45°の傾斜

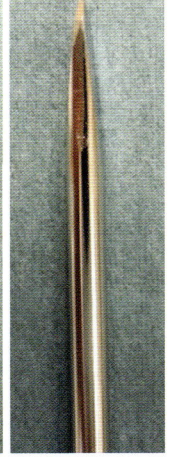

正面像　　側面像

骨盤・下肢　中足骨骨折

◆ 創閉鎖

刺入部と骨折展開部があれば縫合する。骨折治癒後は基本的にK-wireを抜去するようにしている。特に隣の中足骨と固定したK-wireは術後6〜8週で抜去する。

◆ 後療法

術後2週間シーネ固定，術後2週より踵歩行，足趾の自動運動は許可する。術後4週で部分荷重を許可するが，痛みがある場合や通勤・通学を行う場合は，痛みがあるため，ピンカム装具などを用いて社会復帰させる。

難治症例

47歳，男性。交通事故にて受傷。右第2〜4中足骨骨頭骨折。

骨折部よりやや中枢側の健常な皮質骨の部分に，1.8mm径K-wireを足底側の骨折部に対して刺入し，この健常皮質を支点として中枢側にK-wireを倒して骨頭骨折を整復する。骨片の保持が困難であったので，1.8mm径K-wireを遠位底側より関節を貫通して近位骨幹部の髄内に刺入し固定した。

術後3週で骨折周囲の瘢痕が形成され，骨片の転位も起こらないと考え，関節可動域を考慮して遠位底側から関節を貫通しているK-wireを抜去して，背側から彎曲した1.8mm径K-wireを髄内に刺入し固定した。

術後は6週間シーネ固定として，3週目に関節可動域を考慮して遠位底側から止めている鋼線を抜去して，近位背側から彎曲した1.8mm径K-wireと入れ替える。6週目より部分荷重を開始した。術後9カ月で骨癒合し，痛みもなく，MTP関節の可動域も良好で，骨頭の変形も軽度である（図17）。

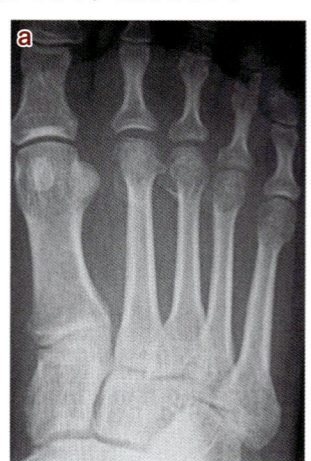

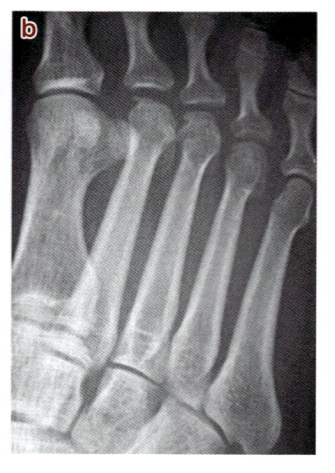

図17 難治症例

47歳，男性。第2〜4中足骨骨頭骨折。受傷時第2〜4中足骨骨頭はどれも短縮。関節面のみ残し，中足骨のなかに骨頭は陥没していた（矢印）。術中背側健常部より，2.0mm径K-wireを陥没した骨頭表面に向かって刺入し，ゆっくりと中枢側に鋼線を倒し，整復，足底側より1.8mm径K-wireで仮固定し，さらに髄内にもう1本刺入した（g, h）。術後3週時に可動域を考え，仮固定の鋼線を抜去し，新たに髄内に鋼線刺入固定した（i, j）。術後1年骨頭の形態は保たれ，変形することなく可動域も良好であり，疼痛もない。

a：術前足部X線正面像
b：術前足部X線斜位像

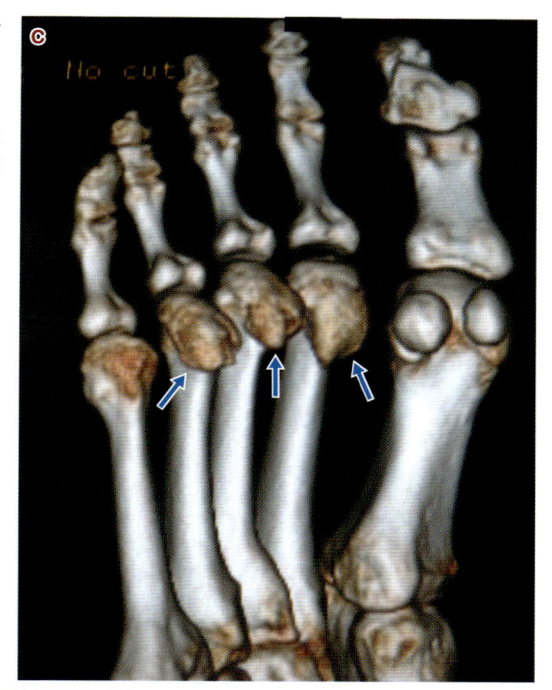

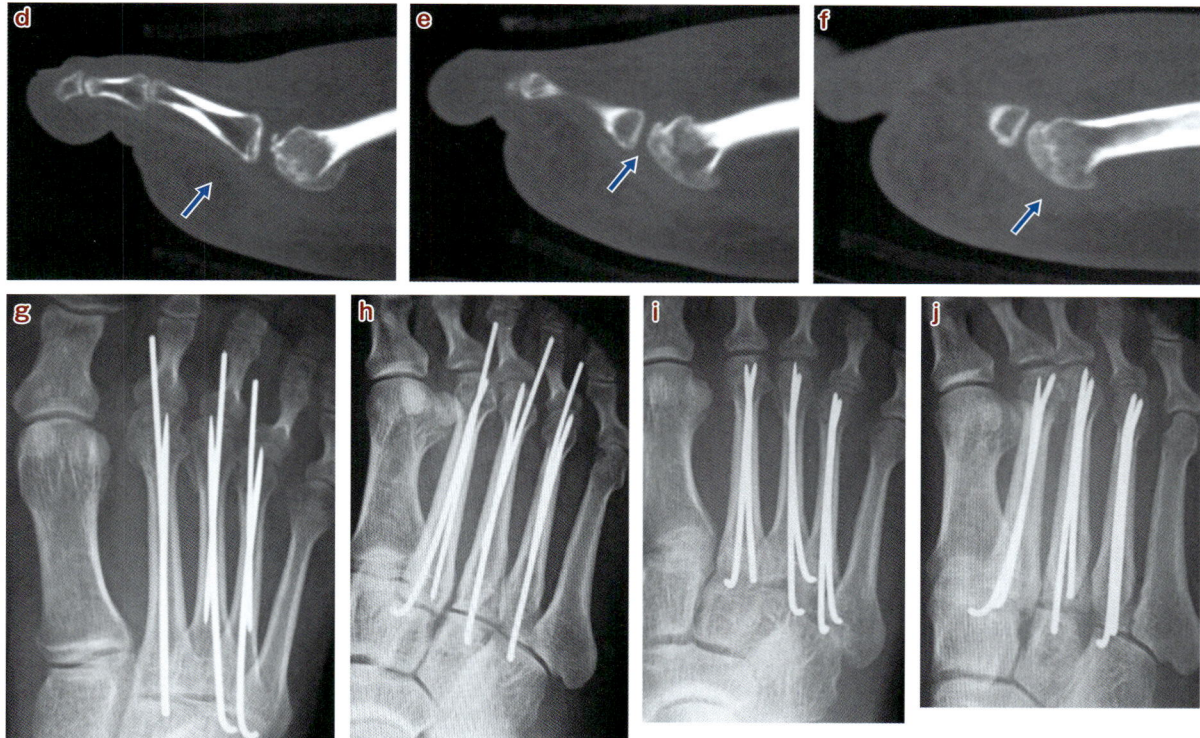

図17 難治症例（つづき）

c：術前3D-CT，**d～f**：術前CT側面像（**d**：第2趾，**e**：第3趾，**f**：第4趾），**g**：術中足部X線正面像，**h**：術中足部X線斜位像，**i**：術後3週足部X線正面像，**j**：術後3週足部X線斜位像

図17 難治症例(つづき)

k：術後1年足部X線正面像，**l**：術後1年足部X線斜位像，**m, n**：第2中足骨頭(**m**：正面像，**n**：側面像)，**o, p**：第3中足骨頭(**o**：正面像，**p**：側面像)，**q, r**：第4中足骨頭(**q**：正面像，**r**：側面像)，**s～u**：中足骨頭骨折後術後1年の可動域(**s**：第2趾，**t**：第3趾，**u**：第4趾)

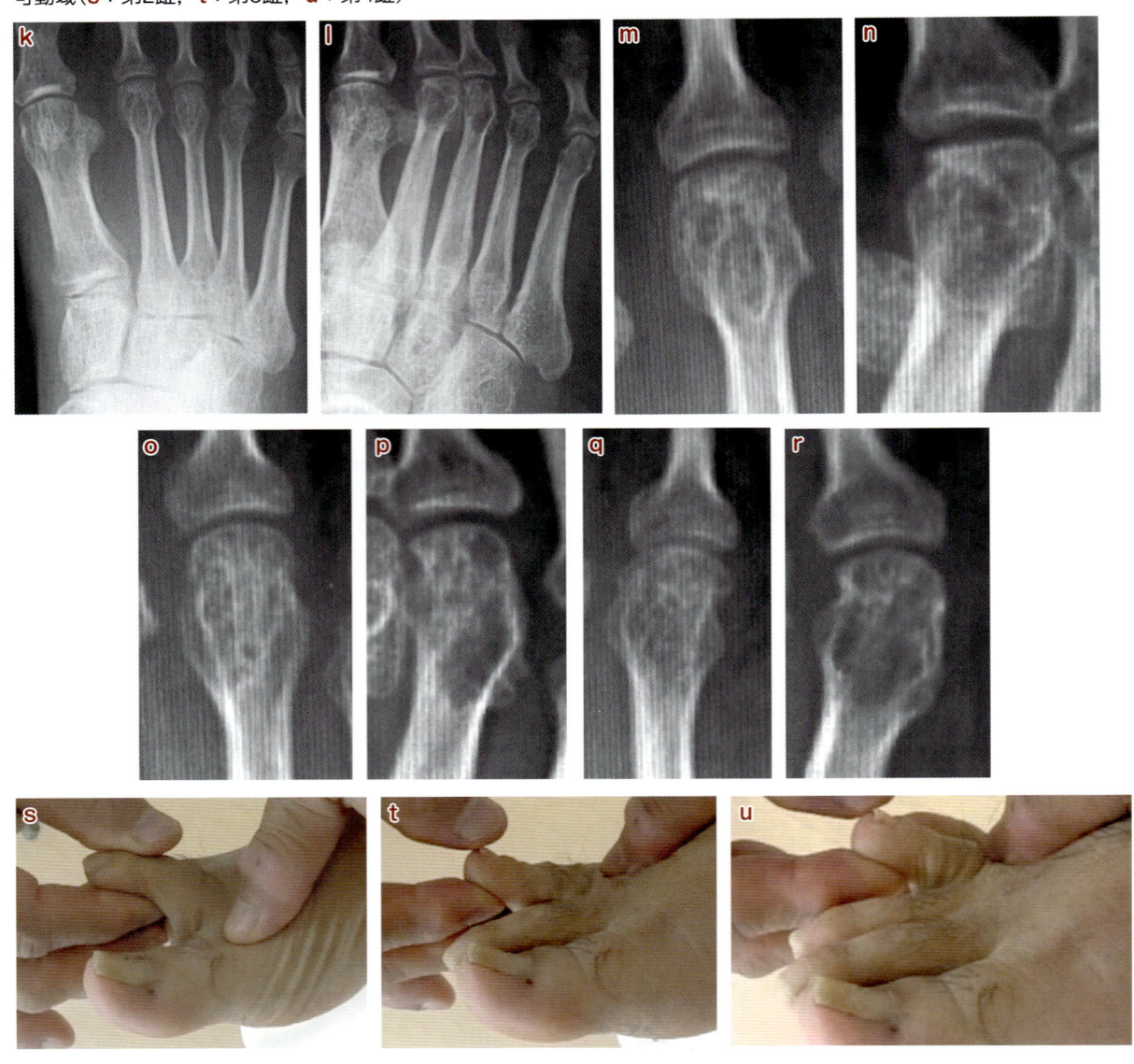

文献

1) 寺本 司, ほか. 中足骨骨折に対してキルシュナー鋼線を用いた髄内固定法の実際. 日足の外科会誌 2003；24：167-71.

索 引

和 文

あ

アライメント	12
生田分類	119, 140
異所性骨化	165
インサーター	149
エイミングアーム	147
エレバトリウム	16, 52, 258
遠位骨幹端骨折	237
遠位ロッキングスクリュー	192
エンドキャップ	150, 185, 209
横骨折	60
オウル	44
大本法	246

か

外果骨折	16
回旋安定性の獲得	87
回旋変形	61, 163
ガイドピン	93
ガイドロッド	199
ガイドワイヤー	145, 234
外反嵌入型4-part骨折	12
外反骨切り	112
開放骨折	194, 197, 213, 223, 233, 238
海綿骨	238
カウンターシンク	56
過外旋	99
角度安定性の獲得	87
顆上骨折	189, 201
肩関節の痛み	33
顆部骨折	189
顆部スクリュー	183, 192, 206
観血的骨接合術	59
関節拘縮	226
関節脱臼骨折	62
間接的整復	121
関節内亀裂骨折	226
関節内骨折	87, 213, 232
感染	8, 242
陥没型踵骨骨折	249
ガンマネイル	138
偽関節	3, 33, 86, 97, 112, 160, 163
偽関節部粉砕術	164
基節骨骨折	62
逆行性髄内釘固定	43, 168
キャニュレイテッドスクリュー	70, 198
臼蓋上方腸骨髄内スクリュー固定	82
強斜位	105
亀裂骨折	228
近位骨片伸展位変形	122
筋萎縮	226
禁忌	194
緊急手術	104
クラウンリーマー	19, 131, 146
頚基部骨折	120
脛骨遠位部骨折	225
―AO分類	227
脛骨骨幹部骨折	212
脛骨天蓋関節内骨折	226
経膝蓋腱アプローチ	230, 238
脛腓結合損傷	228
頚部前後捻	106
ケーブルテクニック	178
楔状骨片	37
牽引手術台	92
牽引方法	92
腱板疎部	30
腱板の保護	30
後外側欠損型骨折	119
高度肥満	169

高齢者の大腿骨	160
骨鉗子	5
骨幹端骨折	232
骨幹部の側方転位	18
骨孔	216
骨軸	216
骨接合術	89, 101
骨粗鬆症	18
骨頭壊死	12, 86, 97
骨頭海綿骨	87
骨頭骨折	266
―外反転位	17
―内反転位	16
骨頭穿破	66
骨把持器	215
骨盤骨折	169
骨盤輪	71
骨膜剥離子	5
骨癒合	6
コンパートメント症候群	213
コンプレッション固定	183
コンプレッションスクリュー	32, 183

さ

再転位	49
サイドプレート	115
鎖骨骨幹部骨折	3
鎖骨骨折	2
坐骨神経	182
三角マット	215
自家骨移植術	164
持続的圧迫力の獲得	88
膝蓋上アプローチ	230
しびれ	50
尺骨の内固定	40
尺骨ロッド	42
尺骨神経背側枝	64
手指骨折	58

順行性髄内固定	24, 40, 154
踵骨骨折	242
掌側転位型骨折	49
掌側ロッキングプレート	49
小転子下方線	97
小転子サイン	180
小児の骨折	213
上半身挙上位	14
踵部免荷型装具	252
上腕骨近位部骨折	10
上腕骨骨幹部骨折	24
―AO分類	27
上腕骨用髄内釘	25
ショートネイル	192
神経損傷	31, 165, 242
人工股関節全置換術	194
人工骨頭置換術	12
人工大腿骨頭置換術	141
人工膝関節全置換術	194
伸展筋損傷	68
伸展拘縮	66
深部静脈血栓症	226
髄腔	38, 176, 216
髄腔峡部	175, 194
垂直剪断骨折	100
杉岡式外反骨切り術	112
スクリュー孔	220
スクリュー固定	98
スタティック固定	116, 165, 168, 178, 184
スライドハンマー	42, 57
舌状型踵骨骨折	248
遷延癒合	112, 163
前額面剪断骨折	120, 128
仙骨異形成	74
仙骨骨折	71
剪断力	160
仙腸関節固定	79
前方beak	124

前方骨性支持の獲得	123	橈骨神経麻痺	28, 33
前腕骨骨幹部骨折	36	橈骨スケールプレート	45
—AO分類	37	橈骨ロッド	46
総指伸筋腱	43	疼痛軽減	49
増殖性偽関節	163	ドリルスリーブ	145
足底腱膜	255		

た

な

ターゲットアーム	201	中野分類	118, 141
大腿骨遠位部骨折	189	軟骨損傷	68
—AO分類	193	軟部組織	3
大腿骨顆部	161	熱傷	6, 8

は

大腿骨頚部骨折　86, 98, 162, 169	背側転位型関節外骨折　49
大腿骨骨幹部骨折　154, 168	バックアウト　66
大腿骨転子下骨折　96	バットレス効果　49
大腿骨転子部骨折　115, 138	バットレススクリュー　52, 56
大腿骨転子部粉砕骨折　141, 152	バットレスプレート　193
大腿支持台　216	反張　194
ダイナマイゼーション　86, 116, 164	腓骨骨折　232
ダイナミック固定　184	皮膚壊死　242
多発外傷　169	皮膚刺激症状　68
ダブルギプスシーネ固定　193	ファイター骨折　60
恥骨結合　71	不安定骨折　60
恥骨上枝逆行性髄内スクリュー固定　80	フリーハンドテクニック　181
中手骨頚部骨折　60	ブレード　149
中手骨骨幹部螺旋骨折　61	フレキシブルスターターリーマー　146
中手骨骨頭骨折　59	ブロッキングスクリュー　161
中足骨頚部骨折　255	プロテクションスリーブ　147
中足骨骨幹部骨折　257	粉砕型踵骨骨折　250
中足骨骨折　254	粉砕骨折　34, 61, 130, 136, 160
腸骨窩　84	閉鎖性整復　104
腸骨大腿靱帯　127	変形癒合　163
長母指伸筋腱　43	ポーラースクリュー　162
直接的整復　117, 124	ボクサー骨折　60
デプスゲージ　135, 206	
転位型骨折　141	

まや

橈骨遠位端骨折　48	松葉杖　143
橈骨神経浅枝障害　55	

横止めスクリュー ･････････････ 160, 182, 239

ら

ラグスクリュー ･･････ 116, 126, 128, 132
リーミング
　････････ 31, 159, 171, 176, 199, 219, 234
リジットリーマー ･････････････････ 171, 231
リバースドリリング法 ･･････････････････ 94
レバーアーム ･･････････････････････････ 115
ロッキングスクリュー ･･･････････ 178, 197
ロッキングプレート ･･･････････････････ 194
ロングネイル ･････････････････････････ 192

欧文

A

Anthonsen像 ････････････････････････ 243
AO/OTA分類 ･･･････････････････････ 140
AO分類
　—脛骨遠位部骨折 ･･････････････ 226
　—上腕骨骨幹部骨折 ･･･････････････ 27
　—前腕骨骨幹部骨折 ･･･････････････ 37
atrophic nonunion ････････････････ 164

B

back strike (stroke) technique ････ 222, 238
beach chair position ････････････････ 14
blocker pin ･･････････････ 174, 201, 237
blocking screw ･･････ 161, 175, 220, 236
Blumensaat's line ････････････ 171, 199
Böhler圧締器 ･･･････････････････････ 250
buddy taping ･･････････････････････ 68

C

cannulated cancellous hip screw (CCHS) ･･ 102
cannulated cancellous screw (CCS) ･･････ 220
cannulated screw ････････････････････ 98
chipping technique ･････････････････ 164

complex regional pain syndrome (CRPS) ･･ 242
compression screw ･････････････････ 222
condylar shape sign ･･･････････････ 204
cortical step sign ･･････････････････ 180
cross table像 ････････････････････････ 99

D

damage control orthopaedics (DCO) ･･････ 214
dash wire ･･･････････････････････････ 133
deltoid splitting approach ･･････････ 14
diameter difference sign ･････････ 180

E

epiphyseal scar ････････････････････ 234
Essex-Lopresti分類 ････････････････ 245
EXPERT™ Tibial Nail ･･････････････ 212

F

femoral distractor ････････････････ 158
floating knee ･･･････････････････････ 213

G

Gamma 3 trochanteric nail ･･････ 116
Garden alignment index ･････････ 101
Garden分類 ･････････････････ 88, 93, 100

H

HAI Forearm Rod System® ･･･････ 36
Hansson Pin ････････････････････････ 86
hip spica cast ･････････････････････ 193
hypertrophic nonunion ･････････ 163

I

iliosacralスクリュー ･･････････････････ 76
infra-isthmal fracture ････････ 160, 174
intrafocal pinning ･････････････････ 125
intra-medullary support screw ･･････ 237

J

Jahss法 ··· 65
Japanese PFNA ····································· 138
Jensen分類 ··· 117
joy stick法 ···························· 15, 172, 203

K L

Kapandji変法 ··· 142
Kirschner鋼線(K-wire)
　　···· 2, 5, 13, 51, 58, 117, 126, 158, 170,
　　　193, 220, 231, 254, 263
lesser trochanter shape sign ········ 180, 207

M

Maisonneuve骨折 ································· 214
MICRONAIL® ·· 48
Mikulicz線 ·· 178
minimally invasive plate osteosynthesis(MIPO)
　　··· 24, 226

N

nail height gauge ···························· 18, 19
Natural Nail® System ······················· 154
Neer分類 ·· 12

O P

OneShot Guide(OSG) ························ 133
patellar tendon-splitting approach ······· 230
Pauwels分類 ··································· 88, 100
PFNA固定 ·· 138
Phoenix™ Retrograde Femoral Nail ······· 189
Polarus humeral nail ···························· 10
poller screw ···················· 162, 174, 220, 237
PTB式免荷歩行装具 ···························· 252

R

recurvatum ··· 194
rotator interval ······································ 30

S

RS screw™ ·· 242

Sanders分類 ··· 245
Schanz screw ······················ 75, 158, 172
short femoral nail(SFN) ··········· 117, 197
short femoral nail固定 ······················ 115
simplified Garden分類 ······················· 100
sliding hip screw(SHS) ············ 98, 103
Steinmann pin ···························· 172, 242
strong suture ·· 8
suprapatellar approach ····················· 230

T

T2 Femoral Nailing System ············ 154
T2 Supracondylar Nail(T2SCN) ····· 168, 189
T2上腕骨近位骨折用ロングネイル ······· 24
T2上腕骨ネイル ····································· 24
T2大腿骨髄内釘 ··································· 168
T2ロッキングネイルシステム ············ 225
THA ··· 194
thermal necrosis ································· 215
thigh rest ··· 216
TKA ··· 194
totally radiolucent table ··················· 155
TRIGEN™ META-NAIL™ ················· 189
Twin Hook外反位固定術 ······················ 89

U V

U-Blade Lag Screw ·························· 116
vertical hip fracture ·························· 100

W Y

Ward三角 ·· 94
Watson-Jones approach ····················· 104
Westhues法 ·· 242
Young-Burgess分類 ······························· 72

骨折　髄内固定治療マイスター

2016年4月10日　第1版第1刷発行
2023年6月10日　　　　　第8刷発行

- ■編　集　　澤口　毅　さわぐちたけし

- ■発行者　　吉田富生

- ■発行所　　株式会社メジカルビュー社
　　　　　　〒162-0845 東京都新宿区市谷本村町2-30
　　　　　　電話　03(5228)2050(代表)
　　　　　　ホームページ https://www.medicalview.co.jp/

　　　　　　営業部　FAX 03(5228)2059
　　　　　　　　　　E-mail　eigyo@medicalview.co.jp

　　　　　　編集部　FAX 03(5228)2062
　　　　　　　　　　E-mail　ed@medicalview.co.jp

- ■印刷所　　図書印刷株式会社

ISBN978-4-7583-1369-8 C3047

Ⓒ MEDICAL VIEW, 2016. Printed in Japan

- ・本書に掲載された著作物の複写・複製・転載・翻訳・データベースへの取り込みおよび送信(送信可能化権を含む)・上映・譲渡に関する許諾権は，(株)メジカルビュー社が保有しています．

- ・ JCOPY 〈出版者著作権管理機構 委託出版物〉
本書の無断複製は著作権法上での例外を除き禁じられています．複製される場合は，そのつど事前に，出版者著作権管理機構(電話 03-5244-5088，FAX 03-5244-5089，e-mail：info@jcopy.or.jp)の許諾を得てください．

- ・本書をコピー，スキャン，デジタルデータ化するなどの複製を無許諾で行う行為は，著作権法上での限られた例外(「私的使用のための複製」など)を除き禁じられています．大学，病院，企業などにおいて，研究活動，診察を含み業務上使用する目的で上記の行為を行うことは私的使用には該当せず違法です．また私的使用のためであっても，代行業者等の第三者に依頼して上記の行為を行うことは違法となります．